常见中草药毒副反应与合理应用
（第二版）

主编 赖祥林 赖昌生

SPM 南方出版传媒
广东科技出版社｜全国优秀出版社
·广州·

图书在版编目（CIP）数据

常见中草药毒副反应与合理应用 / 赖祥林，赖昌生主编 . —2版 . —广州：广东科技出版社，2018.3
ISBN 978-7-5359-6806-7

Ⅰ . ①常… Ⅱ . ①赖…②赖… Ⅲ . ①中草药—药物—副作用—研究 Ⅳ . ①R285

中国版本图书馆CIP数据核字（2017）第228537号

CHANGJIAN ZHONGCAOYAO DUFUFANYING YU HELI YINGYONG
常见中草药毒副反应与合理应用

责任编辑：丁嘉凌
装帧设计：林少娟
责任校对：吴丽霞　黄慧怡　蒋鸣亚
责任印制：彭海波
出版发行：广东科技出版社
　　　　　（广州市环市东路水荫路11号　邮政编码：510075）
　　　　　http://www.gdstp.com.cn
　　　　　E-mail: gdkjyxb@gdstp.com.cn（营销）
　　　　　E-mail: gdkjzbb@gdstp.com.cn（编务室）
经　　销：广东新华发行集团股份有限公司
印　　刷：广州一龙印刷有限公司
　　　　　（广州市增城区荔新九路43号1幢自编101房　邮政编码：511340）
规　　格：850mm×1 168mm　1/32　印张28　字数400千
版　　次：2007年1月第1版　2018年3月第2版
　　　　　2018年3月第3次印刷
定　　价：78.00元

如发现因印装质量问题影响阅读，请与承印厂联系调换。

《常见中草药毒副反应与合理应用》
（第二版）

编委名单

主　编　赖祥林　赖昌生

编　者　李开静　周伟光
　　　　陈双英　赖科云
　　　　刘宇河　谢秀强
　　　　徐泽杰　江小荣
　　　　刘敬旺　廖展梅
　　　　党　英　杨　广
　　　　陆石俊　林华胜
　　　　张雯雯

主编简介

赖祥林 男，1947年7月生，毕业于广西中医学院医疗系，曾到中国中医研究院进修学习。中医内科主任医师，历任广西玉林市中医院副院长，广西玉林市中西医结合骨科医院副院长。先后在海内外杂志上发表专业论文160多篇，出版专著10部，获科技进步奖10项，曾先后获"广西优秀医学科技工作者""广西玉林地区有突出贡献的科学技术人员""广西名老中医""第五批全国老中医药专家学术经验继承工作指导老师"等荣誉称号。2014年10月获"全国名老中医药专家传承工作室建设项目专家"。

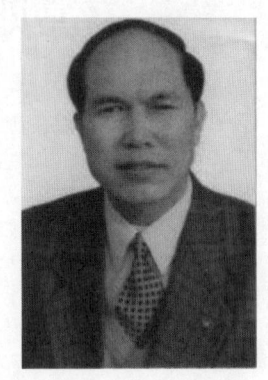

现任广西玉林市老科学技术工作者协会副会长，广西玉林中草药研究会副会长，广西中西医结合活血化瘀专业委员会顾问委员等职。

赖昌生 男，汉族，玉林市红十字会医院科教科副科长，理学硕士，主任药师，教授，硕士研究生导师。1994年毕业于广西中医学院药学系，2000年毕业于广西桂林电子工业学院计算机信息管理专业，获管理学学士。具有较强的科研能力，共参加10余项科研项目的研究。其中有国家重大科研专项十一五计划课题"中医药防治艾滋病、病毒性肝炎等疾病临床科研一体化平台构建及应用研究"，国家自然科学基金项目"乳腺癌裸眼可视蓝色纳米靶向造影剂研究"，

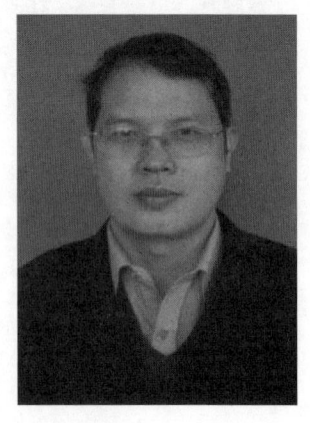

广西科技厅项目"肿瘤可荧光探针纳米材料的设计合成与性能研究"，卫生厅项目"AIDS/H静脉C注射生存分析"，获科技成果多项，其中获广西医药卫生适宜技术推广奖1项，获玉林市科技进步一等奖3项，二等奖5项，三等奖3项，编著了《糖尿病方术优先》《中风方术优选》《肝病方术优选》《常见中草药毒副反应与合理应用》（第一版）、《岭南特色活血化瘀药现代研究与临床应用》等专著多部；发表论文50余篇，其中大部分为核心期刊论文。

内容提要

本书主要介绍常见中草药的毒副反应及其预防与救治，同时介绍如何合理应用有毒副作用的中草药。本书是作者在参阅大量中医药学文献的基础上，结合50余年的临床实践，收集、整理有关中草药毒副反应的资料编写而成。

本书分上、下两编，上编总论概述有关常见中草药毒副反应的原因、中草药及其毒副反应概况、中草药中毒的临床诊断、中草药中毒的预防、中草药中毒的抢救措施等。下编各论按植物药、动物药、矿物药3章分别具体介绍200多种常见中草药的毒副作用。根据药物的主要成分分类，每味药设别名、基原、产地、炮制、功效与主治、用法用量、毒性、中毒症状、预防、救治、合理应用以及配伍禁忌。作者博采众家之长，广集文献精华，对药物毒副作用的防治方法作详细介绍，既有参考文献，又有个人体会。对如何合理使用有毒副作用的药物于临床，特别是对疑难疾病的治疗作了重点介绍。

本书为广大中医药爱好者的良师益友，也可作为中医药工作者，中医、中西医结合的临床、教学及科研人员的参考书。

前　　言

　　中草药是祖国医学的主要组成部分，是中华瑰宝之一，其以独特和卓著的疗效被人类广泛应用。而有毒中草药则是治病攻邪的最佳良药。善于使用者，能起沉疴痼疾；不善用者，适得其反，危害人体，以致引起中毒，甚则危及生命。为了预防和治疗各种原因所致的常见中草药毒副反应，使人类更好地、更科学地使用中草药，充分发挥祖国医学的优势，从而达到治疗疾病，保护健康的目的。编者在参阅大量有关文献的基础上，结合50多年的临床实践，历时20多年收集、整理有关中草药毒副反应的资料，对如何预防和治疗中草药的毒副反应，合理使用有毒中草药，编撰成该书，以供广大医药工作者及医药爱好者阅读参考。

　　全书分上、下两编。上编总论概述有关常见中草药毒副反应的原因，中草药及其毒副反应的概况，中草药中毒的临床表现及诊断，中草药毒副反应的预防，中草药毒副反应的救治措施和方法等。下编各论分3章介绍了200多种常见中草药的毒副作用，植物类药，包括生物碱类、强心苷类、氰苷类、皂苷类、毒蛋白类、蒽醌苷类、萜类、挥发油类、内酯类、其他有毒植物类等；动物类药，包括毒蛋白类及其他有毒动物类；矿物类药，包括含砷类、含汞类、含铅类、含铜类及其他有毒矿物药。每类按药物的主要成分分类，每味药物设别名、基原、产地、炮制、功效与主治、用法用量、毒性、中毒症状、预防、救治、合理应用及配伍禁忌等，分别作详细介绍。编者博采众家之长，广集文献精华，对各类药物毒副反应的预防和救治方法的介绍，既汲取历代前贤及近代名医的经验，又结合编者的临床体会。对如何发扬祖国医学的宝贵遗产，合理、科学地使用有毒副作用的药物于临床，特别是对疑难疾病的治疗作了重点介绍。

　　为了更好地落实全国名老中医药专家的传承工作，继承和发扬祖国中医药学的宝贵遗产，全国名老中医药专家传承工作室的团队成员通力合作，经过2年多的努力工作，终于完成了《常见中草药毒副反应与合理应用》（第二版）的编撰工作。为广大医药工作者、医药院校的广大师生、医药科研人员，以及广大中医药的爱好者献上一本最新版本的有关常用中草药毒副反应与合理应用的具有中医药特色的专著，为中国中医药的宝库增添新的一页，为中医药的继承增添光彩。

前言

本书编写过程中力求做到条目清楚，通俗易懂，言简意赅，便于掌握。既可作为广大中医药爱好者的良师益友，又可作为中医药、中西医结合医务人员及医药院校的广大师生从事临床、教学以及科研的参考书，亦可为广大中草药爱好者、各类患者及其家属提供有关中草药毒副反应的防治方法和相关信息。

本书的资料来源广泛，在编撰过程中查阅和参考了大量有关中草药毒副作用及临床应用的书籍，并参阅了现代有关的医药杂志，收录了预防和救治中草药毒副反应的经验，这些经验乃先辈们及同道们的医药经验精华。由于参考文献较多，在此就不一一列举。因此，我们谨向原作者表示敬意和感谢！

由于编者水平所限，编写过程不足之处在所难免，恳请同道及读者斧正。

赖祥林
全国名老中医药专家传承工作室
广西玉林市中西医结合骨科医院
2017年2月

目　录

上编　总　论

第一章　概论 ·· 3
　　一、有毒副反应中草药的概念 ················· 3
　　二、中草药不良反应与药源性疾病病因 ······ 3
第二章　中草药及其制剂毒副反应概况 ·········· 7
　　一、中毒反应中草药品种分类 ················· 7
　　二、中毒原因 ······································ 8
　　三、中毒途径 ······································ 9
　　四、中毒的毒物成分 ····························· 9
　　五、中毒主要临床表现 ·························· 10
　　六、治疗和预防 ··································· 11
第三章　中草药中毒的临床表现 ····················· 12
　　一、过敏反应 ······································ 12
　　二、中毒反应 ······································ 12
第四章　中草药毒副反应的诊断 ····················· 14
　　一、详细询问病史 ································ 14
　　二、严格及时地进行体格检查 ················· 14
　　三、实验室检查 ··································· 15
第五章　中草药毒副反应的预防 ····················· 16
　　一、加强药政管理 ································ 16
　　二、加强对医者责任心和医术的要求 ········ 16
　　三、加强对中草药毒副反应的知识宣传、教育和研究工作 ·············· 17
第六章　中草药毒副反应的救治 ····················· 18
　　一、清除尚未吸收的毒物 ······················· 18
　　二、阻止毒物的吸收 ····························· 20
　　三、促进已吸收毒物的排泄 ···················· 21
　　四、解毒药的应用 ································ 22
　　五、对症治疗 ······································ 23

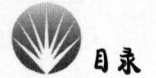

下编 各 论

第一章 植物类有毒中草药
第一节 生物碱类
- 一、一叶萩 … 29
- 二、附子 … 30
- 三、川乌 … 33
- 四、草乌 … 35
- 五、雪上一枝蒿 … 37
- 六、博落回 … 39
- 七、闹羊花 … 40
- 八、黄藤 … 42
- 九、百部 … 43
- 十、含羞草 … 44
- 十一、延胡索 … 45
- 十二、吴茱萸 … 47
- 十三、益母草 … 52
- 十四、洋金花 … 55
- 十五、天仙子 … 58
- 十六、白附子 … 60
- 十七、半夏 … 63
- 十八、天南星 … 66
- 十九、麻黄 … 71
- 二十、藜芦 … 74
- 二十一、马钱子 … 76
- 二十二、山慈菇 … 82
- 二十三、龙葵 … 85
- 二十四、白毛藤 … 87
- 二十五、山豆根 … 88
- 二十六、苦参 … 92
- 二十七、半边莲 … 96
- 二十八、石榴皮 … 98
- 二十九、石蒜 … 100
- 三十、华山参 … 102

三十一、长春花 ………………………………………… 103
三十二、罂粟壳 ………………………………………… 106
三十三、雷公藤 ………………………………………… 109
三十四、昆明山海棠 …………………………………… 114
三十五、常山 …………………………………………… 116
三十六、喜树 …………………………………………… 118
三十七、八角莲 ………………………………………… 121
三十八、大戟 …………………………………………… 123
三十九、了哥王 ………………………………………… 125
四十、巴豆 ……………………………………………… 128
四十一、芫花 …………………………………………… 132
四十二、泽漆 …………………………………………… 134
四十三、烟草 …………………………………………… 136
四十四、犁头尖 ………………………………………… 138
四十五、地骨皮 ………………………………………… 139
四十六、伸筋草 ………………………………………… 141
四十七、泡囊草 ………………………………………… 143
四十八、吐根 …………………………………………… 143
四十九、飞龙掌血 ……………………………………… 145
五十、使君子 …………………………………………… 146
五十一、断肠草 ………………………………………… 148
五十二、大一枝箭 ……………………………………… 149
五十三、大百部 ………………………………………… 150
五十四、文殊兰 ………………………………………… 151
五十五、石龙芮 ………………………………………… 152
五十六、苦木 …………………………………………… 153
五十七、金果榄 ………………………………………… 154
五十八、相思豆 ………………………………………… 156
五十九、娃儿藤 ………………………………………… 157
六十、假黄皮 …………………………………………… 158
六十一、野烟叶 ………………………………………… 159
第二节　强心苷类 ……………………………………… 160
一、万年青根 …………………………………………… 160
二、香加皮 ……………………………………………… 161

目录

三、夹竹桃……163
四、八角枫……164
五、罗布麻……166
六、铃兰……168
七、福寿草……169
八、羊角拗……170
九、马连鞍……172
十、莲生桂子草根……173
十一、白薇……174

第三节 氰苷类……177
一、苦杏仁……177
二、瓜蒂……180
三、桃仁……181
四、白果……184
五、郁李仁……186
六、肿节风……188

第四节 黄酮、异黄酮苷类……190
一、白英……190
二、金背枇杷叶……191
三、鱼藤……192
四、地瓜子……193
五、金钱草……194
六、飞扬草……196
七、一枝黄花……197
八、三角草……199
九、野芋头……200

第五节 醇苷、酚苷、蒽醌苷类……202
一、红豆杉……202
二、仙茅……203
三、水蓼……204
四、决明……206
五、望江南……208

第六节 皂苷类……209
一、重楼……209

- 二、威灵仙 ... 211
- 三、白头翁 ... 213
- 四、木通 ... 215
- 五、狼毒 ... 217
- 六、绵马贯众 ... 219
- 七、商陆 ... 221
- 八、毛茛 ... 223
- 九、猪牙皂 ... 225
- 十、仙鹤草 ... 227
- 十一、柴胡 ... 229
- 十二、皂荚 ... 232
- 十三、木鳖子 ... 234
- 十四、远志 ... 236
- 十五、无患子 ... 238
- 十六、闭鞘姜 ... 239
- 十七、黄水榕 ... 240

第七节 毒蛋白类 ... 242
- 一、天花粉 ... 242
- 二、相思子 ... 244
- 三、苍耳子 ... 245
- 四、蓖麻子 ... 247

第八节 蒽醌苷类 ... 250
- 一、虎杖 ... 250
- 二、芦荟 ... 253
- 三、羊蹄 ... 254

第九节 萜类 ... 256
- 一、泽泻 ... 256
- 二、乌桕 ... 258
- 三、甘草 ... 259
- 四、金钮扣 ... 262
- 五、大飞扬草 ... 263
- 六、羊踯躅 ... 265
- 七、醉鱼草 ... 266

第十节 挥发油类 ... 268

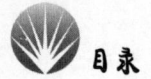

- 一、石菖蒲 268
- 二、细辛 270
- 三、艾叶 272
- 四、粗糠柴 274
- 五、生姜 275
- 六、葶苈子 278
- 七、赤芍 281
- 八、批麻草 282
- 九、千年健 283
- 十、乳香 284
- 十一、大泽兰 285
- 十二、沉香 286
- 十三、桔梗 288

第十一节 内酯类 291
- 一、川楝子 291
- 二、苦楝皮 293
- 三、马桑叶 294
- 四、樟脑 296

第十二节 其他有毒植物药 297
- 一、山豆根 297
- 二、大黄 299
- 三、三七 302
- 四、马兜铃 303
- 五、马鞭草 305
- 六、人参 306
- 七、丹参 308
- 八、天麻 310
- 九、瓜蒌根 311
- 十、祖师麻 313
- 十一、蛇床子 314
- 十二、干漆 315
- 十三、大风子 318
- 十四、豨莶草 319
- 十五、丁公藤 320

十六、两面针·················321

十七、独一味·················323

十八、瓦松··················324

十九、蛇莓··················325

二十、棉花子·················326

二十一、千层塔················327

二十二、藤黄·················328

二十七、牵牛子················329

二十四、鸦胆子················331

二十五、甘遂·················333

二十六、桄榔·················335

二十七、荷包豆················336

二十八、蝎子草················337

二十九、魔芋·················337

三十、野八角·················339

三十一、乌桕·················340

三十二、白叶藤················341

三十三、白花丹················342

三十四、买麻藤················343

三十五、蝶豆·················344

第二章 动物类有毒中药··············346

第一节 毒蛋白类················346

一、蜂房··················346

二、蟾酥··················350

三、蜈蚣··················355

四、全蝎··················359

五、土鳖虫·················365

六、虻虫··················369

七、水蛭··················372

第二节 其他有毒动物类··············383

一、白花蛇·················383

二、斑蝥··················386

三、红娘子·················393

四、没食子·················394

目录

第三章　矿物类有毒中药 396
  第一节　含砷类 396
    一、砒石 396
    二、雄黄 399
  第二节　含汞类 401
    一、丹药 401
    二、朱砂 405
    三、轻粉 408
  第三节　含铅类 411
    一、密陀僧 411
    二、铅丹 414
  第四节　含铜类 417
    一、胆矾 417
    二、铜绿 418
  第五节　其他有毒矿物药 421
    一、硇砂 421
    二、白矾 423
    三、硫黄 426

附录 430
  一、十八反歌诀 430
  二、十九畏歌诀 430
  三、妊娠禁忌歌诀 430

上编 总 论

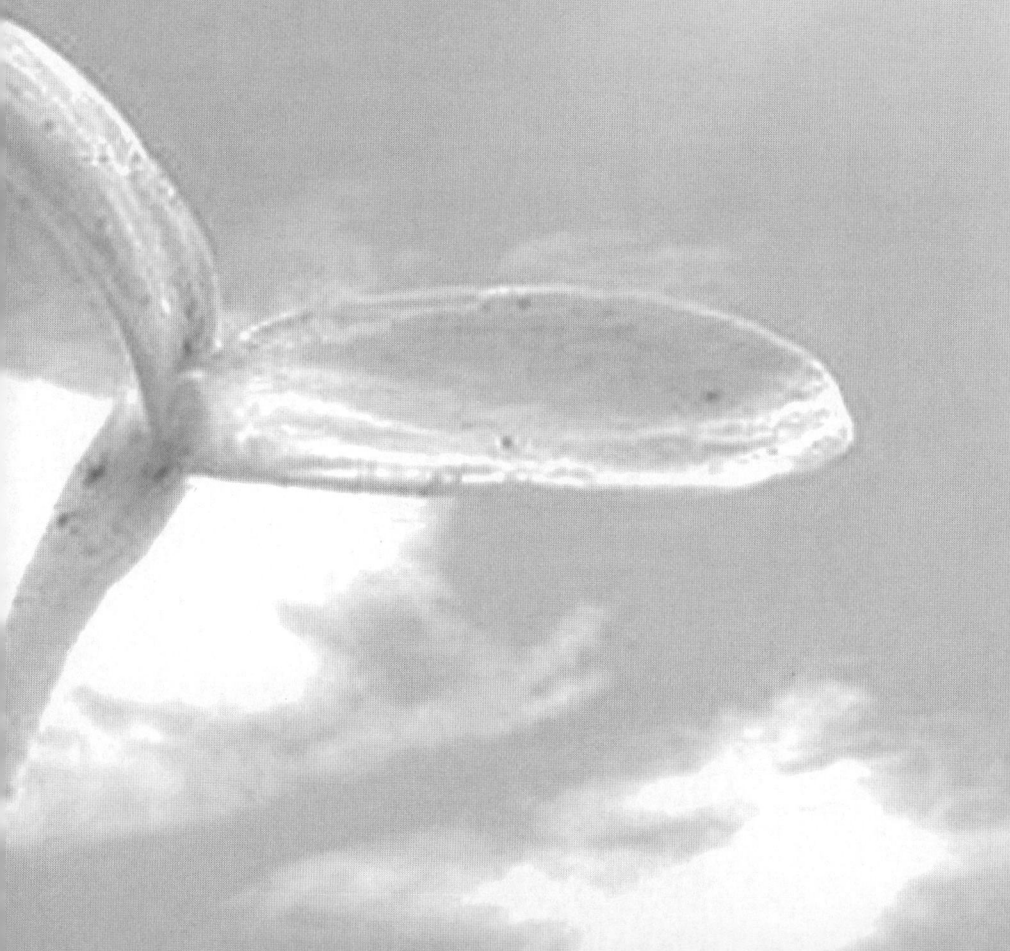

第一章 概 论

一、有毒副反应中草药的概念

广义概念是泛指一切中草药或中草药的偏性；狭义概念则指人们在正常用法、用量的情况下，容易出现不良反应的中草药。

1. 广义概念　是指一切中草药或中草药的偏性。《类经·卷十四》指出："凡可避邪安正者，皆可称之为毒药。""所谓毒者，以气味之有偏也。"所指的是所有中草药或中草药的偏性。中草药都具有一定的偏性，如寒、热、升、降、补、泻、收、散等。

2. 狭义概念　是指药物进入人体后能损害人体的组织器官，扰乱或破坏机体生理功能，使机体产生病理变化甚至危及生命的中药。《诸病源候论·卷二十六》指出："凡药物云有毒及大毒者，皆能变乱，于人为害，亦能杀人。"这里的"有毒及大毒者"是指狭义的有毒中草药，即偏性大、药理作用强、安全范围小、容易产生不良反应或药源性疾病的中草药，"变乱"是指不良反应或药源性疾病，与现代医学的认识相接近。

世界卫生组织（WTO）将药物使用过程中所出现的任何有害的不受欢迎的反应统称为药品不良反应。现代医学药理学中把药物引起的不良反应分为副作用、毒副反应、后遗效应以及由于体质因素发生的特殊反应。中草药学中把不良反应统称为毒副反应。长期以来，大多数人对西药的不良反应给予极大的关注，而对中草药的不良反应不够重视，有的人甚至认为中草药无毒性，无副作用，有病能治病，无病能健身，这是非常错误的认识。随着祖国中医药事业的不断发展，中草药的广泛应用以及广大人民群众对药源性疾病认识水平的提高，对中草药应用中所出现的毒副反应，应逐渐引起人们的高度重视。

二、中草药不良反应与药源性疾病病因

从古至今，人类以动植物为食物，在寻觅食物的同时，发现了很多有生物

活性作用的动物和植物，可以用来防治疾病，如小麦、大米既是人们的主食，又可以用以治疗多种疾病，因此有"医食同源"之说。长期的生活实践，人类对中草药产生了适应性，中草药中含有的糖类、维生素等，进入人体内可转化为葡萄糖、葡萄糖醛酸，从而帮助人体解毒；有的中草药含有蛋白质、胶质，可以保护胃黏膜，缓和刺激，阻碍有毒成分的吸收，并可以与一些有毒成分如生物碱类结合。

我国中医药事业取得了较大的发展，中草药饮片及制剂的应用日益广泛，中草药使用中发生的不良反应亦日益增多。据文献记载，中草药的毒副作用有逐年上升的趋势。

按药物分类有植物类、动物类和矿物类三大类。植物类药物的毒性可分为生物碱类、强心苷类、氰苷类、皂苷类、毒蛋白类、蒽醌苷类、萜类、挥发油类、内酯类和其他有毒植物类等。矿物类有毒中药可分为含砷类、含汞类、含铅类、含铜类及其他有毒矿物药类。按现代诊断学分类，中草药不良反应常可以引起呼吸、循环、消化、泌尿、神经等系统中毒，严重者可以引起中毒性休克。

造成中草药毒副反应的原因主要包括：

1. 处方超量　如超剂量内服瓜蒂、常山等导致中毒死亡。

2. 误服　误将广豆根作北豆根用于预防感冒致中毒，白术误用而致害，误用甜瓜蒂而致死等。误食曼陀罗果实、幼儿偷食或误食苍耳子、贪吃白果等亦可引起中毒。

3. 炮制不当或未经炮制　中草药通过炮制加工可以降低毒性，减少副作用，还可以改变药性，提高药物疗效，所以有"生熟异治"之说。但是，近年来人们忽视了炮制工作，造成中药饮片质量下降的情况相当严重。这也是中药产生不良反应的原因之一。中草药经过炮制处理后，药性和疗效发生了很大的变化。中草药在加工炮制过程中，化学成分的变化是比较复杂的。川乌、草乌、附子等因含乌头碱类生物碱8位上的乙酰基在较缓和的加热条件下被一些脂肪酰基置换，生成毒性较小的脂生物碱类而解毒。因此，含乌头碱类的方剂，先煎、久煎以破坏其毒性成分是很科学的。若与其他药同煎，煎煮时间短，则毒性成分不能有效破坏，用之易引起中毒甚至死亡。

4. 用法不当随意加大用量　各种中草药治疗疾病都有一定的计量范围。剂量过小，血药浓度低，产生不了治疗作用；剂量过大，生理活性强烈，超出机体的承受极限，必然产生毒副反应。目前，中草药虽然不像化学药物那样具有精确的起效量、极量和中毒量，但国家药典和中药学中对各种中药的成人每天常用量均有明确规定，不适当地随意加大剂量常会产生毒副反应。例如木通常

用量是3~6g，有人用至18g；人参常用量是3~9g，有人用至40g；制川乌常用量是0.3~0.6g，有人用至2g；雄黄常用量是0.05~0.1g，有人用至1g。如此超量服用有毒药物，便可引起中毒。

5. 药不对症，用药无据　中医治病讲究辨证施治，对症下药，是指用药要因人因病因地因时而异，对症下药，随症加减，这是中医中药治病的独特之处。各种中草药既有适应证，又有禁忌证。例如表虚自汗、阴虚盗汗者禁用解表发汗药；实热证、阴虚火旺、津血亏虚者忌用温里药等。

6. 盲目使用偏方、单方、秘方　中医确实有用单方、偏方、秘方治大病的许多成功病例，均系在掌握药性、了解病情、严格用法用量的基础上取得良好效果的。一般来说，单方、偏方都有很强的针对性，如果用药不对症，误用滥用，均易产生毒副作用。近年来有关木通、马兜铃使用不当引起的肾功能损害的报道屡见不鲜。

7. 久服而积蓄中毒　久服雷公藤可导致珠蛋白生成障碍性贫血，长期服番泻叶可导致依赖性等。

8. 过敏体质　据有关文献记载，涉及产生不良反应的中草药达500多种，能引起过敏反应的中草药达150多种，而过敏性休克又占过敏反应总数的25%。如僵蚕引起皮疹，口服鳖甲煎剂可致严重的过敏反应等。某些药物的处方剂量虽在安全范围之内，但因个体差异、年老体弱或过敏体质而出现毒副反应。

9. 中药质量问题　同一中药因品种、产地、种植、生产期、采收时间、药用部位、运输、贮存、炮制方法的不同而导致质量相差悬殊，因此，毒性也相差很多倍，质量差的中药容易导致中药药源性疾病。此外，制剂水平低下，也是常见药源性疾病的原因。

10. 违反用药禁忌　临床中，违反十八反、十九畏或妊娠用药禁忌引起的药源性疾病屡见不鲜。例如大戟和甘草同用引起腹胀、腹痛、肠鸣等毒副反应；半夏与附子同用引起皮疹、瘙痒；孕妇用麝香引起流产等。

11. 不适当的配伍西药　随着中西医结合的深入发展，临床上联用中西药防治疾病的情况日趋普遍，治疗范围越来越广。中西药合用的病例至少要占住院患者的50%以上。中西药结合冠以中药名，由中药厂生产，中药房出售，容易被误认为是纯中药制剂，如中草药千里光、虎杖配西药对乙酰氨基酚、马来酸氯苯那敏合为"感冒清片"，中草药虎杖配西药非那西丁、马来酸氯苯那敏制成"感冒片"；名为"感冒冲剂"是由荆芥、柴胡、大青叶配西药阿司匹林组成。"感冒清""感冒清片""感冒清胶囊""感冒散"等药品虽组方各异，但都是中西药合用。临床上，经常遇到一些对解热镇痛药过敏者误服这类药而引起中药药源性疾病的病例，是由于一些医生、患者均不知其成分，误以为是纯中药制剂。

中西药联合应用，药物间的相互作用也可导致药源性疾病。例如：海螵蛸、龙骨、牡蛎等含钙量高的中药，与洋地黄类中药同用，可引起心律失常，房室传导阻滞；五倍子、诃子、地榆、四季青等中药对肝脏有一定毒性，与四环素、红霉素、利福平等有肝脏毒性的药物合用，容易引起肝损害；中药甘草、鹿茸不可与水杨酸类、甲苯磺丁脲等合用，因为糖皮质激素与水杨酸衍生物合用，能使消化道溃疡的发生率增加；中药乌梅、山萸肉、陈皮、木瓜、北五味子等，不宜与磺胺类药物合用，因有机酸能酸化尿液，使磺胺溶解度降低，导致在肾小管中析出结晶，引起结晶尿或血尿，甚至肾功能衰竭。

由于中药的化学成分复杂，若配伍不当可发生相互作用，不但不能起到积极的治疗作用，反而会降低疗效，甚至发生毒副作用。

12. 煎煮、服用方法或盛贮器具不当　如乌头类药煎煮时间越短，山豆根煎煮时间越长，则毒性相对增加。鸦胆子未用胶囊或桂圆肉包裹服用，可出现不良反应；细辛末吞服超过3 g，可出现中药药源性疾病，而煎服时，有人用到几倍的量仍然安全。煎煮或盛贮中药所用器具，历代医家都主张用砂锅，因金属器具的化学性质不稳定，容易与药物起化学变化，影响疗效，甚至发生不良反应。有人将朱砂盛贮在铅制品中，加水研细调服，造成毒性增加，患者服后心悸、气短加重，出现恶心、腹痛、面色苍白、汗出肢冷等毒副反应。

13. 患者自身体质差异　年老、体弱、小儿、经期、孕期、心肾肝脏功能异常等特殊情况，应用有毒中药容易引起中药药源性疾病，必须格外注意。

14. 故意或擅自服药　从古至今均有故意用有毒副作用中药进行谋杀和自杀的事例。所用中草药物大多是砒霜、雄黄、马钱子、巴豆、蟾酥、钩吻、斑蝥、生草乌等剧毒中草药。此外，还有个别人因缺乏医药知识，乱服有毒中草药，如有人自行服用斑蝥、凤仙花、红娘子进行堕胎而致中毒。

15. 外用中草药使用不当　外用中草药在滥用、超量、处方配伍不当、贴敷时间过长等情况下，外用中草药可经皮肤、黏膜及呼吸道吸收引起中毒，甚至死亡，亦应引起注意。该类中草药有斑蝥、蟾皮、蟾酥、砒霜、轻粉、巴豆、生南星、生半夏、闹羊花、夹竹桃、芫花等。

第二章 中草药及其制剂毒副反应概况

新中国成立以来,国内中医药事业发展迅速,中草药、中成药的制剂不断创新。中草药、中成药毒副反应临床报道亦屡见不鲜。有研究报道,1959—1979年间发生中药过敏中毒反应已达696例;1983—1984年关于中药及中成药中毒反应的报道达到47篇204例。特别是乌头类药物中毒反应更为常见,国内已报道700余例。仅在1965—1984年间,国内某医院就发生乌头类中毒355例。综合上述报道,足以证明中草药及各种中成药制剂的毒副反应的严重性,并值得引起重视。因此,中草药副作用的有关问题应引起医药工作者的高度重视,并采取有效的防治措施,达到用药安全、有效的目的。

一、中毒反应中草药品种分类

1. 植物类、动物类、矿物类药物　如白果、苦杏仁、桃仁、枇杷仁、乌头类(分川乌、草乌,有250种,国内有48种)、洋金花、天仙子、天南星、苦楝子(皮)、火麻仁、麻黄、苍耳子、钩吻、夹竹桃、万年青、防己、巴豆、艾叶、蓖麻子、博落回、雷公藤、马桑、地瓜子、羊角荣、细辛、钻地风、白杜鹃花、生半夏、藜芦、昆明山海棠、六轴子、商陆、薄荷、肉桂、松香、乌桕苦丁香、木通、茺蔚子、蟾蜍、斑蝥、砒石(信石、砒霜)、水银、红粉、天雄、甘遂、狼毒、三分三、华山参、罂粟壳、闹洋花、青娘子、红娘子、茵上亭长、地胆、耗粉、藤黄、马兜铃、芡实、续断、丹参、三七、何首乌、使君子、荆芥、羌活、防风、胆草、独活、泡沙参、马勃、木香、夏枯草、川芎、红花、乳香、没药、茵陈、白蒺藜、生吴茱萸、黄连、天竺黄、白芥子、黄药子、枣花蜜、桐思子、山慈菇、鱼藤、马尾千金草、枇杷毛叶、地肤子、旋覆花异品、大青叶、百合、莽草、九节兰、鬼臼、芫花、杜鹃、龙利叶、大果枸杞、高丽参、生地瓜、花粉、牵牛子、细叶金钱草、菠萝、狗爪兰、大麻子、皂荚、抬乌棒、木薯、胡萝草、野葛、马钱子、酸枣仁、四季青、番泻叶、鸦胆子、苦参子、蝉蜕、蜂蛹、蜂蜜拌葱、狗肝、雪莲花、白花菜、菟丝子、见肿消、千年耗子屎、靛玉红、朱砂、甘草、山豆根、土沙苑子、竹节七、辛夷花。

2. 中成药类　如三仙丹、红叶丹、白降丹、六神丸、安神补脑丸、牛黄解毒丸（片）、小活络丸、大黄苏打片、三七片、鼻炎片、复方桔梗片、喉症丸、蒲地兰消炎片、舒经活血片、活血壮筋丹、止痛丹、复方宣乌片、小活络丹、龙虎丸、瓜蒂散、鸡血藤浸膏、橘红化痰片、舒筋活络酒、参茸木瓜酒、安宫片、黑锡丹、广丹丸、大蒜雄黄酒、1.5%蟾蜍制剂、六应丸、藿香正气水、磁珠丸、羚翘解毒丸、云南白药、小檗碱、穿心莲片、何首乌片（强力补）、雷公藤酒（或糖浆）、葶苈子粉、五味子粉、四川金钱草、冲剂、风湿止痛膏、附子干姜糊、10%小檗碱煎汁加硼酸水、竺黄酒、夏枯草膏（或合剂）、红花浸液、香连丸、安神补心丸、风油精、万宝丹、八味地黄丸、丹参舒心丸、甘遂丸、经络丸、枯痔散、含蜜陀僧药片等。

3. 复方汤剂类 如川芎调茶散、麻杏石甘汤、小青龙汤、逍遥散加减等。

4. 针剂类 如板蓝根、山熊胆、穿心莲、黄藤素、仙鹤草素、丹参、鱼腥草、两面针、鹿茸精、花粉素、栝蒌皮、茵栀黄、大黄藤素、大青叶、柴胡、复方柴胡、复方威灵仙、复方筋骨草、复方地龙、复方当归、当归与维生素混合液、四季青、蟾蜍、红花、当归、补骨散、千里光、天麻、丁公藤、肿节风、马鞭草、紫珠草、风湿宁、川芎嗪等针剂。

二、中毒原因

中草药及其制剂中毒原因，综合文献报道主要有：

1. 用量过大，出现中毒 文献记载，斑蝥治疗疯狗咬伤只用3~7只，有认为多用可取速效，一次用100只，结果造成中毒。

2. 未经炮制，煎煮不当 有报道用生使君子内服2 h自觉腹痛、呕吐、腹泻、全身出现麻疹；另有报道服汤剂16剂，均为附子片，服到最后一剂，因煎煮时间太短（只15 min），毒性未除而中毒。

3. 配伍不当，发生中毒 文献报道34例附子或乌头中毒患者中，有6例是附子与麻黄配伍，选其中4例将麻黄去掉，仍用原剂量，未发生中毒；有6例因服用附子兼饮酒（用10~20 mL白酒做药引）而中毒，其中5例不饮酒，原附子剂量不变，未产生中毒。

4. 药名相似，配错他药 有人将山楂错配成山奈发生中毒，也有人将土鳖虫9 g误配成斑蝥9 g，幸经核实发现，未酿成严重事故。

5. 药物相似，误服中毒 有报道将莽草当茴香服用，6人中毒，其中3人死亡。

6. 个体差异，体质过敏 苦楝皮成人用200~300 g，一位45岁的体弱女患者才服225 g即中毒；有一患者因盗汗、头晕、心悸服玉屏风散，服后3 h发生腰

痛，第2天仍有症状，患者有河蚌、蛤蜊等食物过敏史，这是由于玉屏风散含有牡蛎所致。

7. 饮食不慎，误食中毒　甜杏仁可食用，有人炒食相类似的苦杏仁而发生氰氢酸中毒，有人把龙葵误入菠菜服食致中毒。

8. 不求医诊，擅自服药　有人用斑蝥预防狂犬病使23人发生中毒。

9. 中药品种混乱，地方习惯不同　北豆根（山豆根）和南豆根（广豆根），两种植物来源不同，后者毒性大于前者，有人将南方广豆根调入北方当北豆根入药造成中毒。

10. 业务人员水平低，玩忽职守造成中毒　有人将蟾酥10.2 g当阿胶发给患者（蟾酥内服最高剂量0.015～0.03 g），超量340～680倍，服后中毒死亡，也有人将信石当花蕊石错发给患者造成死亡。

11. 其他　如医者误诊，用药不适，制剂不纯，用后过敏等等原因均可引起中毒。

三、中毒途径

1. 经消化道中毒　这是较常见的中毒途径。曾有报道355例乌头碱中毒均由口服进入消化道吸收后引起中毒。

2. 经皮肤黏膜中毒　多因外用药（贴、洗、敷）引起中毒，如伤湿止痛膏外敷和红花浸泡液外洗引起过敏反应；乌头碱提取物肩部导入引起过敏反应；外敷曼陀罗叶引起中毒反应等。

3. 经呼吸道中毒　当有毒中草药在煎煮中的蒸汽或粉尘被吸入呼吸道后引起中毒，此类中毒较少见，偶见于高敏体质患者中，甚至有的具有芳香易挥发的中草药气味进入人体亦可引起中毒。曾有报道1例对木香过敏者，在搬运木香时引起中毒过敏性头晕、胸闷、心烦，全身蚁行感等。

4. 经注射（如肌内注射或静脉注射）中毒　这亦是常见的中毒途径。曾有报道用柴胡注射液治疗感冒引起过敏反应，注射10～30 min出现全身麻疹、心悸、面色苍白等症状。

四、中毒的毒物成分

有毒中草药的毒物成分主要分为四大类：

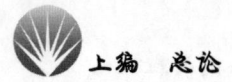

1. 含生物碱类有毒中草药　如乌头碱类的川乌、草乌、附子、雪上一枝蒿等；阿托品类的曼陀罗、天仙子；其他如马钱子和钩吻等。
2. 含皂苷类有毒中草药　含强心苷类的如夹竹桃、香加皮、洋地黄皮、罗布麻、羊角拗、万年青等；含氰苷可的如杏仁、桃仁、枇杷仁、亚麻仁、扁豆等。
3. 含毒蛋白类有毒中草药　如巴豆、苍耳子等。
4. 含其他成分有毒中草药　如天南星、商陆、白附、黄独、白果、马桑等。

五、中毒主要临床表现

1. 消化道症状　主要有食欲下降、恶心、呕吐、腰痛、腹泻、黄疸、肝损害等，如内服含蜜陀僧片引起腰酸痛，黄药子及雷公藤引起肝损害。
2. 呼吸系统症状　主要有胸闷、气憋、呼吸急促、喉头痰鸣等。曾有报道1例1岁5个月男性患者，因用罂粟1枚（约8 g）水煎成30 mL内服20 mL，3 h后出现神志不清，喉头哮鸣，呼吸急促，肺部水泡音。此外，还有枇杷叶毛致严重喉头水肿的报道。
3. 循环系统症状　主要有心悸、心律失常、血压下降，甚至引起休克表现。据文献报道引起休克的针剂药物有柴胡、鹿茸精、千里光、天麻、风湿宁、紫珠草、肿节风、鱼腥草、穿心莲、补骨脂等，内服引起休克的药物有六神丸、牛黄解毒丸、云南白药、羚翘解毒丸、九节兰、生地瓜等，外敷药物有鸦胆子仁等，因心律失常及心电图改变引起休克的药物有乌头碱类、蟾蜍、夹竹桃、博落回、千年耗子屎等。
4. 血液系统症状　如牛黄解毒片引起血小板减少，抬乌棒致急性溶血性贫血等。
5. 泌尿系统症状　主要引起过敏性膀胱炎和过敏性肾炎等。如牛黄解毒片引起过敏性膀胱炎，使君子肉致过敏性肾炎，注射大青叶致血尿，雷公藤致肾毒性作用，斑蝥致急性膀胱炎，番泻叶致尿潴留等。
6. 神经系统症状　主要表现为头昏、昏迷、精神异常、抽搐、多发性神经尖及神经末梢障碍等。如复方丹参液致剧烈头痛，泽金花致抽搐，曼陀罗致精神异常，白果致末梢神经功能障碍等。
7. 皮肤损害症状　主要表现为荨麻疹、红斑、丘疹及皮炎等。如内服蟾蜍致剥削性皮炎，小活络片致荨麻疹，大黄致过敏性皮炎，白芥子和川芎致皮肤药物疹。文献报道因不同剂型的中药或中成药制剂引起过敏性皮肤黏膜反应就有20余种。

附：可引起中毒致死的中草药及中成药有土沙苑子、竹节七、经络丸、甘遂丸、大柴胡、马桑子、乌头类、朱砂、枯痔散、雪上一枝蒿、山慈菇、牵牛子、葱伴蜂蜜、雷公藤、人参、藜芦、木通、地瓜子、斑蝥、穿心莲、苍耳子。

六、治疗和预防

1. 治疗　中草药及制剂所致的毒副反应与化学药物和生物制剂引起的中毒反应的处理大致相同。主要根据不同的药物和不同的病情，采取相应的综合措施。包括催吐、洗胃、导泻、补液、利尿、抗过敏、镇静、止痉、吸氧、抗休克、抗呼吸衰竭及抗心功能衰竭等处理。此外，也可使用有效的中草药或民间单方、验方治疗。如乌头碱类中毒，可用生姜120 g、甘草15 g（或绿豆120 g，甘草60 g）煎水服，或用苦参20 g煎水服。钩吻中毒可用鲜羊血200~300 mL趁热服下，如无鲜羊血时，可用鲜白鸭、白鹅血亦可。雷公藤中毒时可用绿豆125 g，甘草50 g，煎水服；或用三黄汤（黄芩、黄连、黄柏各10 g煎水服），或用鲜萝卜125 g，或莱菔子250 g炖服。

2. 预防

（1）加强学习，培养良好的医德医风，提高医疗技术水平，熟悉与正确掌握使用剧毒药品的用量和方法。提高对中草药及其制剂毒副反应的认识，一旦发现患者有中毒反应，应立即采取有效措施进行及时处理。

（2）加强科普宣传，帮助群众了解医药的常识，不能乱吃药物，患者应严格按照医生的医嘱服药治疗。

（3）加强药政管理，严格执行卫生部、国家食品药品监督管理局下达的《关于医疗用毒药、限制性剧药管理规定》，有关人员应深入医、药部门进行监督、检查执行情况。一旦发现问题，应及时处理。

（4）加强科学研究，特别是一些易于混淆的、毒性较强的、副作用较大的而却有一定疗效的品种进行研究，严格掌握有效治疗量与中毒量。对初制的新产品应制订质量标准经检查合格后，方可出售使用。

综上所述，常见中草药毒副反应应引起医务工作者的高度重视，合理地应用于临床，做到用药安全有效。

第三章 中草药中毒的临床表现

中草药中毒可分为过敏反应和中毒反应两大类，均具有突然发病、来势凶猛、发展快、病情重等特点。

一、过敏反应

常见的中草药过敏反应为皮肤荨麻疹或疱疹，此外兼有胸闷气短、咳喘、烦躁不安，部分患者表现恶心、呕吐、呃逆、腹痛、腹泻等消化道症状，亦有过敏性休克致死者。过敏反应多在用药后短期内出现，常见注射剂反应重于口服药剂。

二、中毒反应

中草药中毒反应根据剂量的大小不同而有轻重差异，一次大剂量应用而中毒者多起病急，发展迅速，若不及时抢救，常可导致死亡。根据药物的毒性作用部位不同，临床表现如下：

1. 消化系统症状　恶心呕吐，胃脘胀闷疼痛或烧灼样感，腹痛腹泻、肠鸣以至呕血、便血。例如雷公藤、乌头、附子、雪上一枝蒿、藜芦、马兜铃、朱砂、斑蝥、黄丹、千金子等中毒可出现上述临床表现。

2. 神经症状　头晕、头痛，神志模糊，躁动不安，狂躁谵妄，四肢抽搐，口唇发麻，四肢麻木，下肢强直或瘫痪等。如生川乌、雪上一枝蒿、草乌、钩吻、洋金花、苍耳子、闹羊花、马钱子、朱砂、升汞、雄黄、铅粉、龙葵、八角枫等中毒可出现上述症状。

3. 循环系统症状　胸闷，气短，心慌心悸，心律失常，心力衰竭，阿斯综合征，甚至心搏骤停。如乌头、雪上一枝蒿、藜芦、商陆等中毒可出现上述症状。

4. 泌尿系统症状　尿频、尿急、尿痛、血尿、少尿或无尿，氮质血症表现，急性肾功能衰竭，肾小管坏死。如关木通、斑蝥、马兜铃、云南白药等中毒可出现上述症状。

5. 中毒性休克　神志不清，不省人事，血压下降，四肢厥冷，呼吸急促，脉搏细弱等。如洋金花、雪上一枝蒿、断肠草、山豆根、白果、甜瓜蒂、红娘子等中毒可见上述症状。

6. 其他表现　色素沉着，全身皮肤水肿，皮肤变硬，珠蛋白生成障碍性贫血，药物中毒性肝炎等。如雄黄、红升丹、黄药子、鲜蟾蜍、金果榄等药物中毒可出现上述症状。

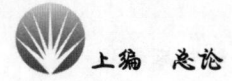 上编 总论

第四章 中草药毒副反应的诊断

一、详细询问病史

急性中草药中毒患者可本人或由他人陪同前来就诊者诉述,医者应当详细询问服用或注射、外用何种药物、剂量多少、时间多久、初期发病症状、做过何种处理等,了解患者的既往病史、过敏史及发病前的健康状况,并将剩余的药物进行毒物分析及提供现场情况,以确诊属何种中毒。既要防止漏诊或误诊,也要防止有意伪造病史。

二、严格及时地进行体格检查

一般患者应做全面严格的体格检查,作出较为准确的诊断。但也要防止因体格检查而延误了诊治时间。对危重患者则应观察其典型症状与体征,如含肾损害类药物中毒时出现血尿、蛋白尿或排尿困难、肾功能衰竭等;含阿托品类中草药中毒时出现瞳孔散大、面色潮红、口干舌燥、心跳加快等,应争分夺秒,进行及时有效的抢救。重点体检应包括如下:

1. 皮肤 面容的颜色及损伤情况,皮肤弹性,体温变化,肌肉四肢是否抽搐与痉挛。
2. 瞳孔的变化 瞳孔的大小,对光反应,结膜是否充血、水肿等。
3. 神志的变化 神志是否清醒,有无昏迷或谵妄现象。
4. 呼吸的变化 呼吸频率,节律幅度,呼吸有无特殊气味,肺部有无啰音。
5. 心率及血压的变化 心率的快慢,节律是否规则及血压的变化情况。
6. 腹部情况 腹部是否压痛、反跳痛,有无腹泻。
7. 呕吐物及排泄物 观察其气味、颜色的变化。
8. 其他 肝、脾、肾脏的变化。

三、实验室检查

要作出正确诊断或证实诊断的依据必须依靠实验室检查，包括常规化验、生化检验、肝肾功能测定、心电图、B超、脑电图、基础代谢等项检验。在条件允许时，应采集患者大小便、呕吐物、胃液、血液等，针对可疑毒物进行定性或定量检查。

根据患者的病史、症状表现、各项体征及实验室检查等，综合分析、归纳，作出正确诊断。

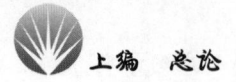

第五章 中草药毒副反应的预防

一、加强药政管理

中草药毒副反应中相当大的比例是中草药质量不合格所致，要杜绝或减少中草药的不良反应，必须切实加强药政管理，澄清中药材混乱现象及伪劣品种。凡应该加工炮制的中草药一律依照《全国中药炮制规范》进行加工炮制。严禁生产不合格的炮制品和制剂，有毒中草药必须严格遵守国家关于《医疗用毒性药品管理办法》实施。含有毒中药的中成药，应注明所含有毒中药的组成和用量；禁止制剂不纯、质量低劣的中药剂型的生产，中西药合方应标明西药的名称、剂量，以确保用药安全有效。

二、加强对医者责任心和医术的要求

作为医者，应当具有良好的医德和强烈的责任心，刻苦钻研业务技术，坚持中医的特色，力求做到辨证准确、立法有据、处方对症、用药精良，同时能做到因人、因地、因时制宜。中医和西医的思路与方法不同，在用药前应详细询问患者的既往史、家族史、过敏史，并根据病情、年龄、体质等因素，严格掌握有毒药品的使用量和时限，避免过量和积蓄中毒，还应根据患者的临床表现、舌象、脉象等体征随时调整处方和药物。

应用有毒中草药应从小剂量开始，逐渐加大用量，中病即止，绝对不可过用；心肝肾功能受损、孕妇、乳母、年老、体弱、婴幼儿等患者，应慎用或少用有毒中草药。对个人或家族史中有过敏反应者必须慎用有毒中草药，尤以中草药注射液，曾对某种中草药发生过敏者应绝对避免再用该药和含有该药的复方制剂。为防止婴儿吸乳出现不良反应或中草药药源性疾病，乳母亦不宜用有毒中草药。

医生还应该耐心和细致地指导患者正确应用中药的煎煮方法、服用时间、盛贮中药，并叮嘱注意事项，对可能发生轻度不良反应的中草药，应告诉患者可能发生的不良反应和处理方法；应用可能产生不良反应的中草药时，应注意密切观察患者，最好能留院观察治疗，若一旦发生不良反应，就能及时抢救，不至于造成严重后果。

三、加强对中草药毒副反应的知识宣传、教育和研究工作

中草药和西药相比，不良反应相对来说要少得多。但药症不符，误服误用，用量过大，或超时限用药导致中草药药源性疾病者屡见不鲜，这种情况大多为未接受过中医药专业系统学习的人员或患者自行用药等不合理用药所致。因此，加强中草药、中成药或含中药的保健品，应用不当会产生不良反应或药源性疾病的宣传、教育，让广大人民群众能充分了解中草药使用不当亦可造成毒副反应的知识。笔者曾统计过中华人民共和国成立以来国内医药刊物出现中草药毒副反应的报道，中草药毒副反应致死的病例并不少。偏方、秘方、验方、食疗方、中成药要取得良好疗效，避免不良反应，亦应在临床医生的具体指导下用药。严格执行医嘱，合理地煎煮，掌握先煎、后下等特殊煎法；服药时间、盛药贮药的器皿等都有讲究。内服药和外用药不可混淆，不能随意增加药量，延长疗程。服用中草药时，要与医生密切配合，发生不良反应时，应立即停用，并及时报告医生。人们对中草药不良反应和药源性疾病的知识了解越多，盲目用药导致中药不良反应及中草药药源性疾病则越少。

严格遵守国家关于毒性、限制性中药和中成药管理的有关规定，特别是含汞、砷类药物及制剂。据世界卫生组织（WHO）公布的资料表明，全世界约1/3死亡病例的病因不是疾病本身，而是不合理用药所致。因此，必须严格执行国家药品管理法的有关规定，合理用药，以防止中草药的毒副反应，确保广大人民群众用药安全、有效。

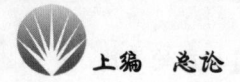
上编 总论

第六章 中草药毒副反应的救治

对于任何急性中毒的患者，不论病情轻重，均应立即给予相应的紧急救治和护理。对中草药中毒的处理原则是：及时作出正确诊断，采用中西医结合进行急救和护理，催吐、导泻排出毒物，增强解毒功能，加速毒物排出。防止休克、心搏骤停、昏迷、脑水肿、弥散性血管内凝血、肺水肿、呼吸衰竭、肝坏死、肾功能衰竭等严重不良反应并发症的发生，一旦发生，应积极抢救，防止并发症的进一步发展。

一、清除尚未吸收的毒物

常用中草药多为口服给药，药物在胃肠道中吸收比较缓慢，口服4～6 h后，胃中尚有残留物。因此，在毒物尚未完全吸收前，把毒物排出体外。

1. 催吐法　适用于中毒早期，对于中毒时间不长，一般在服毒3～4 h以内，估计毒物仍留在胃内的患者。一般催吐剂可兴奋延髓的呕吐中枢，这种作用通过延髓的呕吐化学感受区，或由胃肠道的刺激，反射性兴奋呕吐中枢而引起呕吐。因此，腐蚀性药物中毒、虚脱、昏迷、惊厥、抽搐、食道静脉曲张、主动脉瘤、溃疡病出血、心脏病、高血压、肝硬化、动脉硬化及孕妇等情况禁用。年老、体弱、病后恢复期等患者慎用。

催吐一般采用手指、压舌板、匙柄、筷子、棉签、羽毛等物刺激咽喉黏膜，引起呕吐。无效时，可饮浓盐水（3%）300 mL（1杯）或浓肥皂水300 mL（1杯），仍无效，可用如下催吐剂。

（1）0.2%～0.5%硫酸铜（胆矾溶液）100～200 mL。

（2）1%硫酸锌50～100 mL。

（3）碘酊1 mL混合于100 mL水中。

（4）吐根散15～25 mL，吐根散1 g，加水300 mL口服。

（5）瓜蒂散：甜瓜蒂、赤小豆、豆豉各1 g，研末水煎去渣温服，不吐再服；或甜瓜蒂3 g，甘草9 g，研末水煎服。

（6）白矾1.5～3 g，用开水冲化，微温后再内服。

（7）苦丁香、甘草各9 g，研细末水煎服。

（8）三圣散：藜芦、胆矾各6 g，防风10 g，开水煎服。

（9）1∶4 000高锰酸钾溶液，每次500 mL，产生呕吐后再灌。

上述催吐剂口服后，在15～30 min内可引起呕吐，如此反复数次，直到呕吐液变清为止。

若口服催吐剂仍无效时，可皮下注射阿扑吗啡（去水吗啡）5～8 mg，10 min可引起剧烈呕吐。

2. 洗胃法　凡催吐失败或效果不好时，应立即改用洗胃法。一般在毒物进入人体内4～6 h以内洗胃，但毒物量多或服毒后曾进食大量蛋清、牛奶者，时间再长也应该洗胃；若毒药物质黏度大易沉淀，1日内均可洗胃，并应反复多次；素有幽门梗阻、胃潴留的患者，也宜选用洗胃法。但患上消化道出血或胃穿孔、食管静脉曲张、严重心脏病或主动脉瘤的患者禁用此法。中毒引起的惊厥，抽搐尚未被控制之前亦不可洗胃。

（1）洗胃液的选择

①温浓茶或温开水：适用于尚未明确原因的急性中草药中毒。

②生理盐水或1%～2%的氯化钠溶液。用于砷化物中毒。

③1∶2 000～1∶5 000高锰酸钾溶液，为强氧化剂，不得将其未溶解的颗粒与胃黏膜接触。适用于生物碱类中毒。

④1%～2%碳酸氢钠溶液。适用于酸性毒物中毒。

⑤0.2%～4%鞣质溶液，可用于重金属盐和生物碱等中毒。

⑥3%过氧化氢10 mL混于100 mL水中，可用于阿片、番木鳖碱、氯化物等中毒。

⑦碘酊1 mL溶于500 mL温开水中，可以沉淀生物碱。

⑧5%硫代硫酸钠溶液，用于砷、汞、氯化物等中毒。可形成无毒硫化物。

⑨0.2%～0.5%活性炭混悬液。可用于一切化学性毒物中毒，但氯化物除外。

⑩5%甲醛次硫酸钠溶液，可用于汞中毒。

（2）常用洗胃方法

①口服法：如果患者清醒，可嘱其迅速喝下洗胃液200～400 mL，一般不超过500 mL，小儿酌减。然后用手指或压舌板、匙柄等刺激咽喉部引起呕吐，多次反复。洗胃液总量10 000～15 000 mL，直到洗出液清如注水时为止。

②胃管法：不肯自饮或昏迷患者用之。应尽量将胃内容物抽出后再灌洗。清理者取坐位，指导其自行吞咽胃管；昏迷患者则卧于床上，头部稍低，脸侧于一侧，以防洗出液进入气管。有义齿（假牙）者取下义齿，极度烦躁者先给

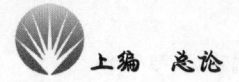

适量镇静剂。

③灌洗式洗胃法：对吸收后再自胃排出部分毒物者可采用此法。洗胃前应将胃内容物抽出，以防止将毒物驱入肠中。先以胃管将胃内容物抽洗干净，再以三通玻璃管连接输液瓶及胃管，灌注时每次注入洗胃液300 mL，轮流开放和夹住连接输液瓶的皮管和引流管即可，以后每30~60 min灌注1次，灌流时间及次数视具体病情变化而定。

④导泻法：毒物入体内5~6 h后已进入肠道，为防止毒物被吸收，在催吐洗胃后，必须导泻。一般用盐类导泻剂，如硫酸镁20~30 g，或硫酸钠10~25 g溶于250 mL水中口服，也可用玄明粉20 g溶于250 mL水中口服，或用番泻叶10 g，泡水250 mL口服，亦可用芒硝20 g，甘草30 g，将甘草煎汁，再入芒硝溶化后服下。或服大承气汤：大黄、芒硝各10 g，厚朴、枳实各6 g，水煎服。但应注意，如毒物已引起严重腹泻，则不必再用泻药；中枢神经抑制药中毒时，不宜用硫酸镁，因其可加深中枢神经抑制。另外，肾功能不全及肠管有损伤出血者亦不宜用硫酸镁，孕妇尽量不用；由脂肪性毒物引起的中毒忌用油类导泻药。

⑤灌肠法：食入毒物数小时，泻药尚未发排作用时，可用灌肠法，用温水200~500 mL，或用生理盐水和1%肥皂水等，加温约40 ℃，高位灌肠，以排泄肠道的毒物，应反复进行。每次灌肠应详细记录出入量，重金属中毒时尤需灌肠。

二、阻止毒物的吸收

1. 保护剂　可保护胃肠道黏膜，减少毒物对黏膜的刺激与腐蚀作用。强烈刺激性或腐蚀剂中毒时，可用牛奶、生鸡蛋清、鱼肝油乳剂、花生油乳剂、淀粉、镁乳、藕粉、豆浆、淀粉糊、面糊、豆油或菜籽油等。

2. 吸附剂　活性炭是良好的吸附剂，能将毒物吸附于其表面，多采用活性炭（药用炭）20~30 g冲服，服毒较多者可反复服用较大剂量的活性炭。中药往往有双重作用，如赤石脂既可吸附消化道内的斑蝥、巴豆、砒石、雄黄等药物，又能阻止肠道对毒物的吸收。

3. 中和剂　酸性药中毒时，用肥皂水、氧化镁乳剂等偏碱性溶液。碱性药中毒时用鞣酸、醋酸、枸橼酸、食醋等酸性溶液中和。

4. 氧化剂　有机物及部分生物碱中毒时，可用氧化剂破坏。通常用（1∶2 000）~（1∶5 000）的高锰酸钾溶液洗胃。能口服者用100 mL，每天

2次，口服。氰化物类中毒时用维生素C 1~2 g，加入5%~10%葡萄糖注射液中静脉滴注，可反复应用。

5．沉淀剂　重金属中毒时，与毒物发生沉淀，防止或减少毒物吸收。常用的沉淀剂如下：

（1）鞣酸可与马钱子、洋地黄及部分重金属产生沉淀而阻止其吸收。但不能沉淀罂粟壳、洋金花、天仙子等所含的生物碱。浓茶可代替鞣酸，但不宜久留胃中，以免对肝脏有害。

（2）蛋白质类食品，如牛奶、蛋清等可与重金属形成沉淀。

（3）碘酊10~30滴加于500 mL温开水中口服或用复方碘溶液1~2 mL，可以奎宁、番木鳖碱及铝、汞、银等重金属形成沉淀。

（4）金属沉淀剂，如氧化镁可与硫化物生成沉淀。

（5）5%碳酸氢钠可沉淀多数碱及硫酸铁等。

6．通用解毒剂

（1）活性炭4份，氧化镁、鞣酸各2份。

（2）绿豆甘草汤：绿豆150 g，甘草15 g，煎汤300 mL饮服。

7．补液排毒　可选用生理盐水、林格液、葡萄糖生理盐水、5%~10%葡萄糖注射液1 000~2 000 mL进行输液，使体内毒物很快排出体外。对于酸中毒患者，除输入一般液体外，还应加入乳酸钠，以矫正酸中毒。

三、促进已吸收毒物的排泄

1．增强肝脏的解毒功能　肝脏的解毒功能有赖于肝糖原的含量，而维生素C有促进肝糖原储存的作用，故应给予中毒患者足够的维生素C和葡萄糖，以增强其肝脏的解毒功能。

2．促进肾脏排毒

（1）大量补液可利尿，如多饮开水、茶水、柠檬水或橘子水，可促进毒物的排出。恶心呕吐者，可静脉输液。

（2）静脉滴注适量的生理盐水，5%~10%葡萄糖注射液或葡萄糖生理盐水。肾功能减退时，可采用体外循环、血液透析、腹膜透析或结肠透析法等，使毒物尽快排出体内。

3．促进呼吸道排毒　对挥发性毒药及气体中毒的患者可用10%硅酮水溶液，或用20%~30%乙醇溶液置于氧气湿化瓶中，随氧气经面罩吸入，以保持呼吸道畅通

四、解毒药的应用

针对已吸收的毒物，选择适当的特殊解毒药物是抢救成败的关键。

1. 常用西药

（1）硫酸阿托品：为抗胆碱药，能与乙酰胆碱竞争受体，阻断M受体样作用，因而能对抗各种拟胆碱药的毒蕈碱样作用，解除迷走神经及副交感神经的过度兴奋，用于多种毒物中毒，可制止腺体分泌，加快心跳，松弛平滑肌等。严重中毒每次30~50 mg，每10~30 min 静脉注射或肌内注射1次；中度中毒每次10~20 mg，每0.5~2 h 静脉注射或肌内注射1次；轻度中毒每次0.5~10 mg，口服，皮下或肌内注射，1~2 h 重复1次，病情好后减量。

（2）硫代硫酸钠：用于治疗砷、汞及氰化物中毒，可用5%的硫代硫酸钠溶液洗胃。不能洗胃时可采用口服法，每次0.5~10 g，小儿每次20 mg/kg，或注射给药，用注射用水将硫代硫酸钠溶解成5%~10%溶液，肌内注射或静脉注射，每天1次，共3~5次。

（3）硝酸毛果芸香碱：主要作用M受体，产生相似于乙酰胆碱样作用，可解莨菪碱类、洋金花、颠茄等中毒，对抗引起的副交感神经作用。1%溶液0.5~1.0 mg/次，皮下注射，15 min 1次，小儿每次0.1 mg/kg，皮下注射或肌内注射。

（4）亚甲蓝：1~2 mg/kg 的小剂量使高铁血红蛋白还原成血红蛋白，用于治疗各种原因引起的高铁血红蛋白症；10 mg/kg 以上的亚甲蓝进入人体内除上述小剂量作用外，相当多的部分又将血红蛋白氧化成高铁血红蛋白，后者与氰离子结合，使被抑制的细胞色素氧化酶活性恢复，但此种反应易发生逆转，使中毒又出现，故给予亚甲蓝注射后应立即缓慢地静脉注射50%硫代硫酸钠25~50 mL，使之与氰基结合，变成无毒的硫氰酸盐，从尿中排出。治疗氰化物中毒时，将1%的亚甲蓝5~10 mL 加入25%葡萄糖注射液20~40 mL 中，缓慢静脉注射，配合维生素C效果更好。

（5）亚硝酸异戊酯：使血红蛋白氧化成高铁血红蛋白，后者与氰结合，可使被氰结合的酶复活，以解氰化物中毒。将 0.2 mL安瓿放于手帕内压碎吸入，可3~5 min吸入1次。用量过大可使血管扩张，血压下降，青光眼患者禁用。3%亚硝酸钠10~15 mL，静脉注射，2~3 mL/min（成人）；1%亚硝酸钠10~25 mL（小儿），静脉缓慢推注，与亚硝酸异戊酯作用相同。

（6）烯丙吗啡：可对抗和消除吗啡及其类似物的镇痛、镇静、欣快症、嗜睡、呼吸抑制、呕吐、缩瞳及胃肠道平滑肌兴奋作用。临床上主要作用于治疗吗啡及其合成的镇痛药的急性中毒，5~10 mg/次，皮下注射、肌内注射或静脉注射，必要时可10~15 min再用，但总量不要超过40 mg。

（7）二巯基丙磺酸钠：为治疗汞中毒的首选药物，对砷中毒也有肯定疗效。还可用于铝铜等中毒，可供皮下注射、肌内注射或静脉注射。急性中毒，每次5 mg/kg，第1天用3~4次，第2天用2~3次，第3~7天用1~2次，7天为1个疗程；慢性中毒，每天用250 mg，分1~2次肌内注射，3天为1个疗程，停药4天可重复应用。一般用5~7个疗程。

（8）促排灵：用于铅中毒，每天0.5~10 g，溶于生理盐水250 mL中，静脉注射，3天为1个疗程，可使铅汞排出量明显增多。

（9）二巯基丁二酸：适用于解救汞、砷、铅等金属中毒，口服30 min达到高峰，血中药物浓度维持时间长，毒性低，加服碳酸氢钠或枸橼酸钠，可增强排泄效果。

（10）青霉胺：为青霉素的分解产物，是含巯基的氨基酸，对金属离子有较强的络合作用，可形成络合物自尿排出，用于铅、汞、铜等金属中毒。每天1 g，分3~4次肌内注射，5~7天为1个疗程，停药2天后可再用，酌情用3~4个疗程。注意用药前要做青霉素过敏试验。

（11）依地酸钙钠：该类化合物能与多数金属离子结合，形成稳定的水溶性金属络合物，从尿中排出，适用于解救铅中毒，对金属、钴、镁、镍、铜、汞也有解毒效力。常用量0.25~0.5 g，肌内注射，每天2次。也可用1 g，加入5%葡萄糖溶液250~500 mL或生理盐水250~500 mL，缓慢静脉滴注，每天1~2次，连续用药3天，休息4天，7天为1个疗程。总量可用4.5~6 g。

2. 常用中药

（1）绿豆120 g，生甘草6 g，水煎服；芦根50 g或白茅根50 g，水煎服，可用于多种有毒中草药中毒的救治。

（2）金花草150~240 g，鸡血藤15 g，香附子10 g，三七15 g，青木香15 g，广木香15 g，茜草15 g，冰片3 g，水煎服。对乌头、苍耳子、马钱子、氰化物等中毒有效。

（3）甘草15 g，黄芩12 g，煎水250 mL，可用于马钱子中毒。

五、对 症 治 疗

由于中毒会不同程度地损害有关器官，产生各种症状，因此，一般应在排毒解毒的同时进行对症治疗，以免延误抢救与治疗时机。

1. 疼痛　误服有毒中草药，可因疼痛导致休克，应根据具体情况选用镇痛剂或麻醉剂。中枢神经受损引起的剧烈疼痛，可皮下注射吗啡，成人每次5~10 mg，小儿每次0.1~0.2 mg/kg。输尿管、胆管、胃肠痉挛引起的腹痛可用阿托品0.5 mg皮下注射，腹痛剧烈者，口服复方樟脑酊2~5 mL或肌内注射哌替啶2~10 mg。呼吸中枢抑制或衰竭时，禁用吗啡，慎用哌替啶。可用针刺疗法。

2. 烦躁与惊厥　中枢神经兴奋引起烦躁不安或惊厥时，宜短暂使用巴比妥类药物，如戊巴比妥钠或异戊巴比妥钠、苯巴比妥钠或异戊巴比妥钠0.1~0.3 g，肌内注射或静脉注射；无效时，以水合氯醛保留灌肠（禁用于心血管、肝、肾功能不全者），或用乙醚轻度麻醉。惊厥者应安置于安静的暗室，也可针刺大椎、内关、合谷、涌泉、百会、人中穴，强刺激。

3. 呼吸中枢衰竭或麻痹　中枢神经过度兴奋可导致呼吸中枢衰竭或麻痹，宜吸氧，保持呼吸道通畅，人工呼吸并给予氨水吸入，注射尼可刹米0.25~0.5 g，或用二甲弗林9 mg，安钠咖0.5 g，山梗菜碱10 mg等，配合人工呼吸，针刺素髎、人中、合谷穴。

4. 循环中枢衰竭或麻痹　肌内注射或静脉注射肾上腺素、去甲肾上腺素、异丙肾上腺素1~2 mg，1%麻黄碱1~2 mL/次，雾化吸入，或应用美速克新明、间羟胺、升压素等。心搏骤停者，立即右心室注射肾上腺素，配合人工呼吸及胸外按摩。针灸内关、神门、心俞、膻中穴。

5. 体温异常　体温降低者应适当保温，但不可过暖，体温过高时，采用冰袋放置头部，低温（较体温低1~2 ℃）则用水浴、输液等方法降温。慎用退热药。针刺大椎、曲池、合谷穴，可配合十宣放血。中毒6~12 h后，仍高热伴昏迷者，应加抗生素，以防感染。

6. 昏迷烦躁不安　可给予苯巴比妥0.2 g，肌内注射；狂躁者用氯丙嗪25~50 mg肌内注射；上呼吸道分泌物不能排出者，用吸引器随时吸痰，以防窒息和感染；尿潴留者留置导尿管导尿。可配合鼻饲管灌服中药，寒闭者用苏合香丸，热闭者用三宝。安宫牛黄丸最凉，药力较强；紫雪丹凉性次之，但镇痉之力较强；至宝丹凉性又次之，但化痰开窍之力最优。高热昏迷谵妄，首选安宫牛黄丸；高热抽搐痉厥，首选紫雪丹；痰壅气粗，舌苔黄厚而腻，首选至宝丹。除紫雪丹每次服1~1.5 g外，其余2药均为每次1丸，无效再服。各药每天服药均不能超过4次，服至第3天仍无效者，不宜再服，小儿用量酌减。针刺人中、百会、劳宫、涌泉、十宣穴，强刺激。

7. 虚脱　气阴两亏，症见神疲乏力，口干口渴，汗出不止，脉细欲绝者，

第六章 中草药毒副反应的救治

用生脉饮;元气欲脱者用独参汤;亡阳者用四逆汤,灸关元、神阙、百会穴;失血较多所致休克者应及时补液输成分血。

总而言之,大多数中草药中毒患者的解救方法是综合进行的,往往几种方法同时进行,可以提高解救疗效。

下编 各 论

하 손 하

第一章 植物类有毒中草药

第一节 生物碱类

一、一叶萩

【别名】 叶底珠、花扫条、小孩拳、八颗叶下珠。

【基原】 为大戟科叶底珠属植物一叶 *Securinega suffruticosa*（Pall.）Rehd. 的嫩叶及根。

【产地】 我国大部分地区均有分布。

【炮制】 割取连叶的绿色嫩枝扎成小把，阴干，取其嫩枝及叶即可；根全年可采，除去泥沙，洗净，切片晒干。

【功效与主治】 舒筋活血，补肾壮阳。治疗面神经麻痹、偏瘫、脊髓灰质炎后遗症、四肢麻木、风湿腰痛、阳痿、耳聋、神经衰弱、嗜睡症。

【用法用量】 水煎服，每天用量不超过12 g，并应久煎。

【毒性】 一叶萩的毒性成分主要为一叶萩碱和二氢一叶萩碱。一叶萩碱中毒能引起脊髓性惊厥，但较番木鳖碱弱，引起猫惊厥的量约为番木鳖碱的10.5倍，而引起死亡的量约为番木鳖碱的100倍。小鼠静脉注射一叶萩碱的LD_{50}（半数致死量）为 6.3 mg/kg，腹腔注射为 25 mg/kg，大鼠腹腔注射为 41 mg/kg。二氢一叶萩碱对小鼠的中枢兴奋作用与LD_{50}均大于一叶萩碱2倍。

【中毒症状】 口服用量过大或肌内注射、穴位注射一叶萩碱误入血管均可引起中毒不良反应。其中毒表现与番木鳖碱中毒近似，几分钟即可发生烦躁不安、心动过速、呼吸困难及惊厥，甚至死亡。少数患者注射硝酸一叶萩碱后出现局部肿胀或荨麻疹等。亦有个别病例出现头晕、恶心、面色苍白、不省人事及癫痫样抽搐，苏醒后对其反应毫无所知。

【预防】 注射剂应控制一叶萩碱的用量，且不能误入血管。应严格控制用药剂量，其脊髓明显兴奋的剂量已接近致死剂量，对于高血压、动脉硬化、急性肾炎、肝炎、癫痫、破伤风和甲亢甲状腺功能亢进（甲亢）等患者应忌用。

【救治】

1. 口服不久者可洗胃或催吐,已发生惊厥者忌催吐或洗胃,以防止窒息。
2. 无洗胃条件时或洗胃催吐后,口服活性炭及5%鞣酸溶液。
3. 对症处理。抗惊厥常用地西泮10~20 mg 肌内注射或静脉注射,或以10%水合氯醛液10~20 mg 灌肠,或苯巴比妥钠0.1~0.2 g 肌内注射。因脑水肿而伴发的惊厥,在进行上述处理的同时,应予甘露醇或山梨醇等脱水剂。抢救时忌用咖啡因、吗啡等,以免抑制呼吸中枢。注射硝酸一叶萩碱出现全身性反应或癫痫样抽搐时,应及时停药,并酌情用脱敏疗法。

【合理应用】

1. 小儿脊髓灰质炎后遗症　用0.4%的硝酸一叶萩碱穴位注射,每穴位注射0.2~1 mL,每天或隔天注射1次,连续治疗15~20次为1个疗程,每个疗程选2~4个穴位为1组。
2. 面神经麻痹　用0.4%硝酸一叶萩碱面部穴位注射治疗周围性面神经麻痹,取穴与神经分布相结合,每次每穴注射药液0.2~0.3 mL,连续12次为1个疗程,疗程间休息2~3天。
3. 癔病性瘫痪　用硝酸一叶萩碱,每次肌内注射8~16 mg,每天1次。注射前后给予暗示,以语言强化,提高药物的中枢兴奋作用。
4. 珠蛋白生成障碍性贫血　用硝酸一叶萩碱注射液,每天8 mg,分2次肌内注射,1周后如无不良反应即按每天16 mg持续应用。
5. 神经性尿潴留　一叶萩碱8~16 mg,每天1~2次,肌内注射。一般用药3天尿潴留消失。
6. 眩晕、耳聋、兴奋性降低的神经衰弱、嗜睡症　用硝酸一叶萩碱2 mg 肌内注射,每天1次,10~15次为1个疗程。
7. 更年期综合征　每天口服一叶萩片(每片含一叶萩碱4 mg)3次,每次2片,连续服20天。
8. 股外侧皮神经炎　以盐酸一叶萩碱肌内注射或足三里穴位注射,每次8~16 mg,每天1次,同时口服复合维生素B,每次2片,每天3次。

【配伍禁忌】　孕妇及阴虚内热者忌服。动脉硬化、急慢性肾炎、癫痫、破伤风和甲亢患者忌用。

二、附　子

【基原】　为毛茛科乌头属植物乌头 *Aconitum carmichaeli* Debx. 的子根加工品。

【产地】 产于四川、陕西等地,江西、湖南等地亦有栽培。

【炮制】 夏至至小暑间挖取附子母根旁的子根,洗净泥土,用胆巴水浸漂后,投入水中煮熟,并按不同规格的要求加工成盐附子、黑附片、白附片即可入药。

【功效与主治】 回阳救逆、温肾助阳、逐风寒湿邪。中医用于阳虚欲脱、四肢厥逆、心腹冷痛、心律失常、心力衰竭、脾泄冷痢、脚气水肿、风寒湿痹、痿躄拘挛、小儿慢惊风、阴疽久漏及一切沉寒痼冷之疾。现代用参附汤治疗休克。

【用法用量】 水煎服,每天用量3～9g,并应久煎。

【毒副反应】 附子所含有毒生物碱中以乌头碱的毒性最强,主要作用于神经系统,使中枢神经与周围神经先兴奋后抑制,甚至麻痹血管运动中枢、呼吸中枢,以致心源性休克、呼吸衰竭等,乌头碱小鼠皮下注射的LD_{50}为0.295 mg/kg。熟附片煎剂小鼠口服和静脉注射的LD_{50}分别为 17.42 g/kg 和 3.516 g/kg。口服乌头碱 0.2 mg,纯乌头碱在3～4 mg时,即可使人中毒死亡。临床误食或用药不慎(如煎煮不当、剂量过大、配伍失宜等)可引起中毒,甚至死亡。中毒剂量为15～30 g。乌头碱小鼠皮下注射致死量为0.2～0.5 mg/kg,口服量1.0～3.0 mg/kg,中毒量和致死量非常接近。

【中毒症状】 轻者口腔和胃部有烧灼性疼痛,继而四肢麻木渐及全身,头晕目眩、心慌心悸、恶心,重者则口角流涎、周身汗出、肢体发硬或者抽搐,脉搏缓弱或心律失常、血压下降、呼吸困难、面色苍白,甚至死亡,亦有个别人引起高血压性头痛及引起精神失常。

【预防】 附子中毒与下述因素有关:①耐受力。年轻体健者耐受性强,年老体弱者耐受性差,易于中毒,且症状亦重,故老年人用量宜低。②煎煮时间。煎煮可使乌头碱分解,故附子应先煎。有人提出用量在10～20 g时应先煎1 h,用量在 20 g 以上时应先煎 2 h,在先煎久煎法用到 60 g,连服30余天无中毒反应。故久煎是预防毒性的重要方法。③剂型。酒精可促使乌头碱吸收,故同时饮酒可加重毒性,丸剂不经煎煮直接口服,使用量0.4～0.5 g,即有中毒病例发生。有人认为,在丸散酊剂中制附子量1次不超过 1 g。④药毒累积。如长期大量应用可发生蓄积中毒,尤见于老年体弱者。⑤炮制质量。炮制不充分,乌头碱未完全分解是造成中毒的重要因素。⑥在服用附子期间,尽量勿用兴奋中枢自主神经性及促进心脏功能的药物,以免助长附子毒力,引起中毒。⑦凡非里、虚、寒证,不宜使用。现代研究还认为,凡心脏病见房室传导阻滞、心肌疾患、肝功能损害及孕妇应慎用。

【救治】

1. 催吐、洗胃　可用1∶2 000高锰酸钾溶液洗胃，洗后从胃管中灌入硫酸钠20 g导泻，或用2%盐水高位灌肠。亦可用1%～2%鞣酸洗胃，酌情给予催吐剂，服用药用炭。

2. 中毒时可用阿托品、普鲁卡因，或水煎肉桂、甘草、绿豆汤口服。用阿托品0.5～2 mg，每10 min至4 h皮下注射或肌内注射1次，若用药后未见症状改善可改用利多卡因，每次50～100 mg，每5～10 min静脉注射1次，同时酌用呼吸兴奋剂及地塞米松、三磷酸腺苷（ATP）、辅酶A等酌情补液，若呼吸困难、酸中毒或昏迷者应及时给予吸氧等。

3. 配合服用中草药

（1）用生白蜜120 g加凉开水搅匀，徐徐咽下或以绿豆汤代茶频服。

（2）用生姜、生甘草各15 g，金银花18 g，水煎服。

（3）绿豆200 g，甘草100 g，水煎服。

（4）浓茶300 mL（1碗）口服，以沉淀生物碱。

（5）防风、甘草各30 g，黑豆60 g，水煎服。

【合理应用】

1. 心力衰竭　用附子注射液肌内注射，每次2 mL，每天3～4次。治疗各种原因引起的心力衰竭，用药后心力衰竭得到控制，心率减慢、呼吸困难、肝肿大、浮肿等亦相继减轻。

2. 感染性休克　以附子、红参各10 g，第1天煎服2剂，第2天以后每天1剂，一般3～5天治愈，或用参附注射液20 mL加25%葡萄糖液20 mL，立即静脉缓慢推注，待血压上升后，再用此注射液60～150 mL加10%葡萄糖液500 mL静脉滴注，休克纠正后停药。

3. 肝病　临床证明附子治疗迁延性肝炎、肝硬化等能减轻肝区疼痛，使肝肿大缩小，有改善絮状浊度反应的作用。

4. 面瘫　熟附子、制川乌、乳香各10 g，共研末，分8～10包，每天1次，每次1包，临用前加生姜末3 g放入药面内，用开水调成糊状，敷患侧太阳、地仓穴，敷盖固定，用热水袋热敷，每天换药1次，一般连用5～10天痊愈。

5. 肾积水　制附片10～15 g，茯苓、白芍各15 g，生姜、白术各12 g。水煎分3次冷服，每天1剂。

6. 子宫脱垂　附子、白胡椒、肉桂、白芍、党参各20 g，共研细末，加红糖60 g，和匀分成30包，每天早、晚空腹各服1包，服前先饮少量黄酒或白酒，15天为1个疗程。

7. 遗尿症　生姜30 g（捣泥），炮附子6 g，补骨脂12 g，共研细末，合为膏状填脐。治疗下元虚寒的小儿遗尿症。

8. **低血压眩晕** 白术12g，淡附子、生姜各9g，炙甘草3g，大枣3枚。水煎服，每天1剂。

9. **慢性胆囊炎** 附子12g，细辛6g，大黄9g。水煎服，每天1剂，2周为1个疗程，治疗寒性胆囊炎有显著疗效。

10. **过敏性鼻炎** 用附子、麻黄、细辛制成浸膏或汤剂，一般服用后5～10min喷嚏、流清涕、鼻塞症状可消失，经3～4h，流泪、结膜及眼睑瘙痒等症亦消失。

【配伍禁忌】 阴虚阳盛、真热假寒及孕妇均禁服。传统认为附子与半夏、白蔹、瓜蒌等有配伍禁忌。依据古今研究资料，似可以得出这样的看法：附子与诸反药并不是绝对配伍禁忌，只要辨证正确，运用得当，还可收到较好疗效，但个别病例也可出现不良反应，故在临床应用中，如非特殊需要，总以慎重为宜。

三、川　乌

【别名】 五毒根。

【基原】 为毛茛科植物乌头（栽培品）*Aconitum carmichaeli* Debx. 的块根。

【产地】 主要栽培于四川、陕西，野生种分布于辽宁、河南、山东。

【炮制】 夏至至小暑间挖出全株，摘下子根，取母根，抖净泥土，晒干入药。用前用水浸润至内无干心，切厚片（2～4mm），清水煮沸2h，取出烘干入药。

【功效与主治】 祛寒湿、散风邪、温经止痛。治风寒湿痹、历节风痛、四肢拘挛、半身不遂、头风头痛、心腹冷痛、阴疽肿毒。

【用法用量】 内服，煎汤：制川乌1.5～3g，宜先煎、久煎或入丸、散。外用：研末调敷。

【毒性】 双酯型二萜生物碱是川乌中的主要毒性成分，如乌头碱、中乌头碱、下乌头碱、杰斯乌头碱（jasaconitine）、异翠雀碱（isodelphinine）等，单酯型二萜生物碱毒副作用较前者少。

【中毒症状】 流涎恶心，呕吐腹泻，头昏眼花，口舌、四肢及全身发麻，脉搏减少，呼吸困难，手足抽搐，神志不清，大小便失禁，血压及体温下降，心律失常，室性期前收缩，呈二联律或窦性心律伴以多源性频繁的室性期前收缩和房性停搏。

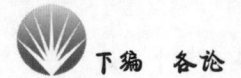

【预防】 ①控制临床使用剂量,提倡使用经炮制后的川乌。制川乌常用量为1.5~3 g,最大剂量以6 g 为宜,并注意个体及地区差异。②内服需经中医辨证论治,并必须久煎2 h以上。③适当配伍,用制川乌时,最好配甘草、蜂蜜或生姜,以减缓其毒性而不降低其疗效。④心血管疾病慎用,妊娠忌服。

【救治】 轻度中毒者,可用白蜜120 g,凉开水冲服;心律失常可用苦参30 g,煎水温服。严重中毒者,急救常用1:5 000高锰酸钾、2%食盐水或浓茶反复洗胃,然后灌入硫酸镁20~30 mL导泻,应用大剂量阿托品抢救,可以减轻症状,使心电图恢复正常,利多卡因也可显著降低动物死亡率。阿托品与中药金银花、甘草、绿豆、生姜、黑豆等同用,疗效更为理想。

【合理应用】

1. 表面麻醉 有报道用10%乌头酒精浸出液、1.25%乌头酒精浸出液、乌头葡萄糖粉(乌头1份、葡萄糖10份)3种制剂进行黏膜表面麻醉,麻醉有效率达97.1%。

2. 骨刺疼痛 川乌30 g 左右,以生川乌为优,白酒适量,以米酒为好,此为一足跟用量。将川乌研细末加白酒调成糊状,晚上睡前用温水将脚洗净,将药平摊足跟疼痛处,外以塑料纸包好。用药期间不做剧烈运动。一般连续用药2~3次,每次用药一整天,疼痛即可消失。

3. 恶性肿瘤 用乌头注射液治疗胃癌、肝癌等恶性肿瘤,证明除有镇痛效果外,还能抑制肿瘤生长,缓解恶心、呕吐等消化道症状,增强体质,增加食欲、体重,延长生存期。

4. 肩周炎 川乌、草乌、樟脑各90 g,研末、装瓶备用。根据疼痛部位大小取药末适量,用老陈醋调糊状,外敷压痛点,厚约0.5 cm,外敷纱布,然后用热水袋热敷30 min,每天1次,一般3次即可显效。

5. 坐骨神经痛 采用乌头汤(黄芪、川乌、麻黄、白芍、川芎、桂枝等)治疗老年性坐骨神经痛,该方具有祛风散寒、除湿通络、活血止痛的功效。

6. 冻疮 生川乌、生草乌、桂枝各50 g,芒硝40 g,细辛、红花各20 g,樟脑15 g,60%酒精1 000 mL。先将生川乌、生草乌、桂枝、细辛、红花研粗末,再与芒硝、樟脑相混后入乙醇溶液内密闭浸渍7天,滤药液备用。用棉签蘸药汁涂患处,趁湿频频揉擦,每天早、晚各1次,每次擦药约5 min。

7. 三叉神经痛 生川乌、生草乌、白芷各15 g,黄丹、香油各100 g。将上药用香油浸泡24 h,然后用文火煎药,炸焦去渣,在油中徐徐加入黄丹调成膏状,再将药倒入冷水中浸24 h(去火毒)备用。另将上药煎成汤剂,加水200 mL,煎至60~80 mL盛瓶中备用,发作频繁、疼痛剧烈者,将上药汤剂用纱布折叠数层湿敷患处,一般1~2天疼痛可减轻。继将膏剂少许加热摊在纱布上贴在患处，每5天换药1次。

8. 顽固性头痛　川乌、珍珠母各9 g，全蝎、地龙各3 g，碾细为粉。每次服2 g，每天2次。

【配伍禁忌】　阴虚阳盛，热证疼痛及孕妇忌服。反半夏、瓜蒌、贝母、白蔹、白及，恶藜芦。

四、草　乌

【别名】　乌头、草乌头、鸡头草、五毒花根。

【基原】　本品为毛茛科植物北乌头 *Aconitum kusnezoffii* Reichb. 的块根。

【产地】　主要分布于浙江、湖北、湖南、江苏、安徽、辽宁等地。

【炮制】　秋季茎叶枯萎时采挖，除去残茎及泥土，晒干或烘干即可入药。炮制方法大致可分为水漂法处理、烘干热处理和湿热（蒸煮）处理三类方法。三类方法皆能达到减毒目的，但水漂法有效成分流失较多，药效受到影响；烘干热处理对总碱含量影响不大，对药效影响少，但难以切片；蒸煮特别是润湿后加压蒸制处理，总生物碱含量高，双酯型毒性成分含量低，去毒效果好。

【功效与主治】　祛风除湿、温经止痛。用于风寒湿痹、关节疼痛、中风瘫痪、破伤风、头风、脘腹冷痛、疾癖、冷痢、痈疽、疔疮、瘰疬。

【用法用量】　1.5～3 g，宜先煎、久煎。也有报道，内服：煎汤3～6 g，或入丸、散。外用：适量，研末调敷或用醋酒磨涂。

【毒性】　草乌头含乌头碱、次乌头碱、新乌头碱、异乌头碱、北草乌碱以及紫草乌的紫草碱，主要是刺激神经系统，引起周围神经及中枢神经的先兴奋后麻痹，可因呼吸或心肌麻痹而死亡。生草乌的小鼠静脉注射、腹腔注射、皮下注射和口服的LD_{50}，分别为 0.49 g/kg（生药）、0.71 g/kg（生药）、0.57 g/kg（生药）和 5.49 g/kg（生药）。小鼠口服草乌90%醇浸膏的LD_{50}为（5.780±11.4）mg/kg（生药），腹腔注射的LD_{50}为（435±44）mg/kg（生药）。

【中毒症状】　中毒轻者在服药15～30 min后出现口舌及全身麻痹、恶心、呕吐、呼吸压迫、胸部重压感；中毒中度者可见烦躁汗出、四肢痉挛、言语障碍、呼吸困难、血压下降、体温不升、面色苍白、皮肤发冷、脉象迟弱、心律失常，心电图可见多源性和频发性不规则期前收缩；中毒重度者见神志不清或昏迷、口唇肢端发绀、脉微欲绝、二便失禁，心电图可见心室纤颤及室性停搏，最后可因心脏或呼吸衰竭而死亡。

【预防】　草乌头为大毒之品，预防其中毒方法基本同川乌，在使用时尽量不要生用，如需生用，应控制剂量、先煎久煎。严格控制用量，避免盲目增大剂量。如确需加大剂量时，亦应先从小剂量开始逐渐加量，至自觉舌麻为止；或适当配伍甘草、白蜜、生姜等减毒之品，严格掌握先煮2 h以上的煎煮方法。为稳妥起见，开始用时以饭后服为好，在无明显毒性反应时，可改为饭前服用，以便提高疗效。

【救治】

1. 催吐、洗胃 对中毒时间不长者先催吐、洗胃，以减少吸收毒物。

2. 补液纠正电解质失衡。

3. 抢救的关键是及时和严格控制严重的心律失常，而解除迷走神经对心脏的抑制是抢救的首要措施，阿托品能对抗乌头碱引起的迷走神经过度兴奋，并能通过胆碱能神经的外因作用解除窦房结和房室结的抑制，从而促进高位起搏点自律性的恢复和提高。恢复对整个心脏的控制，清除心肌异位节律，终止快速心律失常，故阿托品是抢救因乌头中毒引起严重心律失常的首选药。一般皮下或静脉注射阿托品0.5～1 mg/次，15～30 min/次，若无效，可加大剂量，最多可用到65 mg。对呼吸衰竭者同时使用地塞米松10 mg、ATP（三磷酸腺苷）40 mg、维生素C 2 g加到5%葡萄糖盐液500 mL静脉滴注，有窦性心律失常加利多卡因治疗。

4. 生白蜜200 g，即刻服。

5. 生姜、甘草各30 g，绿豆120 g，水煎服。

【合理应用】

1. 恶性肿瘤 用0.8 mg/2 mL的乌头碱注射液，每天1～2次肌内注射，30天为1个疗程，休息15～30天继续给药。有缓解疼痛、增加食欲、延长生存期的作用。

2. 风湿性关节炎 草乌注射液，肌内注射，成人每次2 mL（含总生物碱2 mg），每天1次，或穴位注射，每穴0.5 mL，每次1～3穴，10天为1个疗程。

3. 腰部闪挫疼痛 生草乌3 g，地鳖虫、橘核、延胡索各10 g，麝香0.1 g。共研细末，分成6包，每天服2～3包，饭后温开水送下。

4. 牙痛 生草乌50 g，切碎，用90%酒精200 mL浸泡5天，滤去渣，即成牙痛水。用时以药棉蘸涂局部，治疗各种牙痛，有止痛作用。

5. 卒中后遗症 选草乌30%、川乌、何首乌、猪脚各20%、小白附子10%，制成"三乌胶"。用于治疗中风后半身不遂、四肢瘫痪等症。

6. 新生儿硬肿症 中药温阳活血煎剂（肉桂、丁香、川草乌、红花、川芎、当归、乳香）泡浴。治疗新生儿硬肿症有较好疗效，且用药安全。

7. 糖尿病坏疽 生草乌、川芎、紫草各30 g，用60%乙醇泡20天，滤液去渣。每天外喷坏疽处数次。

8. 神经性耳鸣　生草乌15 g，浸泡于75%乙醇浴液500 mL中，7天后即可用，每天滴患耳1~2次，每次2~3滴，一般3次即可治愈。

9. 各种无名肿毒、疔疮　生草乌、生川乌、桂枝、高良姜、当归、川芎、全蝎、僵蚕、红娘子、密陀僧各适量，共研粉调液状石蜡调成膏。有消肿、拔毒、止痛、祛腐生肌的效果。

【配伍禁忌】　凡虚弱、孕妇、阴虚火旺及热证疼痛者忌服。生者慎服。不宜与半夏、天花粉、瓜蒌、白蔹、白及、贝母、犀角同用。

五、雪上一枝蒿

【别名】　铁棒锤、一枝蒿、搜山虎。

【基原】　本品为毛茛科植物雪上一枝蒿 *Aconitum brachy podum* Diels的块根。

【产地】　主要产于云南、四川、青海、甘肃、陕西等地。

【炮制】　夏末秋初或冬至均可采挖，洗净晒干，通常采用的炮制方法有水泡法、水煮法、甘草制法、油制法、童尿制法、醋制法和干燥法，但水煮法、甘草制法、油制法和童尿制法炮制后药品毒性大大降低而镇痛效果较好。其中，尤以水煮法的质量居上，故水煮法是可推广的合理炮制方法。

【功效与主治】　止痛、活血、散肿。主要用于跌打损伤及风湿痛，也可外用治疮毒肿痛。

【用法用量】　每次内服量不超过0.06 g，每天不超过2次。外用适量。

【毒性】　雪上一枝蒿主要含乌头碱、次乌头碱、阿替新、一枝蒿甲素、一枝蒿乙素、一枝蒿丙素、一枝蒿丁素、一枝蒿庚素等。其中毒的主要表现为心血管和神经系统症状，药理学研究证实：乌头碱对迷走神经有兴奋作用，能降低和抑制窦房结的兴奋性。乌头碱直接作用于心肌，使心肌细胞的钠离子通道开放，加速钠离子内流，促使细胞膜去极化，提高自律快反应细胞的自律性，引起心律失常，雪上一枝蒿中的一枝蒿甲素、一枝蒿乙素、一枝蒿丁素的盐酸盐皮下注射小鼠的LD_{50}的分别为（21.96±1.07）mg/kg、（2.99±0.08）mg/kg及（70.09±2.78）mg/kg。云南产铁棒锤磨水灌服对小鼠的LD_{50}为2.512 mg/kg，中毒死亡家兔可见心肌肿胀、点状出血、横纹消失、大脑细胞肿胀变性等。

【中毒症状】　其临床征象酷似乌头碱样中毒，主要表现如下：

1. 循环系统　主要为心悸胸闷、脉缓、心率不齐。心电图可见心动过缓、多源性和频发室性早搏、心房或心室颤动或阿-斯综合征等心律失常。另可见休克表现，如血压下降、心搏微弱、四肢厥冷、面色苍白、发绀，终因循环呼吸衰竭而死亡。

2. 神经系统　口唇、舌尖、四肢及全身发麻、流涎、汗出、头晕眼花、视力模糊，甚至抽搐、昏迷、小便失禁。

3. 消化系统　恶心、呕吐、腹痛、腹泻等。

4. 泌尿系统　尿少、浮肿、蛋白尿或肾功能损害。

【预防】　雪上一枝蒿中毒往往用量大，未经炮制或与酒同服、误服引起，因此，使用时要控制用量，每天用量在0.06～0.12 g，避免应用未经炮制的生药。

【救治】

1. 早期应从速催吐，可选用1∶5 000高锰酸钾溶液、2%食盐溶液或浓茶反复洗胃，洗胃后灌入解毒剂药用炭10～20 g（加水），再用硫酸镁20～30 g导泻。催吐、洗胃须在无惊厥、呼吸困难及严重心律失常情况下进行。中毒后如无大便，可用微温的2%盐水做高位灌肠。

2. 静脉滴注高渗葡萄糖液或葡萄糖盐水维持体液，并促进毒物排泄。

3. 应用大剂量阿托品，以对抗迷走神经的兴奋，一般是4 h皮下注射阿托品1 mg，用药3～4次后，大部分症状可消失。严重的患者在开始治疗时，可酌情增大剂量，缩短间隔时间。

4. 如经阿托品治疗后效果仍不理想，且出现频发室性早搏、阵发性室性心动过速、心房颤动等，可分别选用利多卡因、普鲁卡因酰胺、异丙基肾上腺素等。

5. 应用氯化钾、大剂量维生素C也可收到较好效果。

6. 根据不同情况及时吸氧，纠正水、电解质酸碱平衡紊乱。

7. 生姜、甘草各15 g，金银花18 g，水煎，顿服。

8. 绿豆120 g，生甘草60 g，水煎2次，取药液400 mL，顿服。

9. 猪油、红糖、蜂蜜，任选1种煮稀饭吃。

10. 松树枝尖10多个，水煎服。

11. 心率不齐可用苦参30 g，水煎服。

【合理应用】

1. 关节炎　由雪上一枝蒿、当归、伸筋草、路路通、防风、白芷、三七、丹参、乳香等药制成药膜。治疗时将药膜加油贴于患部，加60 ℃热布囊，用离子导入仪装铅板接正极导线后放于药膜上，另一热布囊装铅板负极，放于距正极10～20 cm痛点扩散部。接通电源，以患者自觉电极板下温热麻刺感为度。7～10天为1个疗程，每天1～2次，每次治疗30 min。

2. 跌打损伤　雪上一枝蒿15 g，泽兰30 g，姜黄12 g，当归、红花、桃仁、细辛、生地黄、赤芍各10 g，甘草20 g。上药共研细末，过筛备用。视关节扭伤部位大小取药适量，加酒、水各半，调敷患处，外用纱布包扎。每天换药1次。

3. 髋骨骨折　雪上一枝蒿粉5～10 g，冬青叶粉10～20 g，凡士林 10 g，白酒适量。加开水适量调成糊状，摊纱布上，贴敷在髋骨骨折局部，用胶布固定，外加抱膝圈，膝关节后面置活动木板1块，用绷带固定，每天换药1次。

4. 血栓性静脉炎　雪上一枝蒿、洋金花籽、细辛各1 g，当归2 g，牛黄解毒片4片，上药共研细，装入玻璃瓶内，加入乙醇溶液或高浓度白酒（酒量以超过药面10～20 mm为度），浸泡4～6天。用时取棉球蘸药液擦于患处，并稍加按摩。每天擦4～5次，不拘时间，一般2～3天即可治愈。

5. 坐骨结节囊肿　雪上一枝蒿25 g，生草乌、生川乌、天南星、白芥各20 g，生半夏15 g。上药用75%乙醇溶液浸泡1周后即可使用。用时先将药酒涂于患部皮肤，再将药酒浸泡的药棉用火点燃后，快速拍打患部皮肤，至微红为度，每天3次。

【配伍禁忌】　服后忌热食、烟、酒2小时，孕妇忌服。

六、博　落　回

【别名】　落回、勃勒回、号筒草、通大海、边天蒿、三钱三。

【基原】　本品为罂粟科植物博落回 *Macleaya cordata*（Willd.）R. Brown的全草。

【产地】　分布于河北、陕西、甘肃、江苏、安徽、浙江、江西、福建、台湾、河南、湖北、湖南、广西、广东、四川及贵州等地。

【炮制】　用镰刀将地上部分割下晒干用。

【功效与主治】　祛风解毒、散瘀消肿、杀虫。用于阴道滴虫、疔疮痈肿、跌打损伤、风湿关节痛、下肢溃疡、脚癣、湿疹等。

【用法用量】　外用适量、捣敷；煎水熏洗或研末调敷。本品有毒，不作内服。

【毒性】　含多种生物碱：普洛托品、类白屈菜碱、血根碱、α别隐品碱、小檗碱、博落回碱和微量白屈菜红碱、白屈菜路丁碱及卡马平碱。小剂量使呼吸中枢暂时兴奋、继而有麻痹作用，大剂量可诱发番木鳖碱样的痉挛。

【中毒症状】　本品多因误食而中毒。早期出现胃肠道症状，诸如恶心、呕吐、腹痛、腹泻，继而出现四肢麻痹、头痛、头晕、心悸不安。重症患者可出现阿-斯综合征，中毒患者心电图可见T波倒置，多源性多发性室性期前收缩伴有短暂的阵发性心动过速,可因心脏停搏致死。

【预防】 本品有毒,不宜内服。

【救治】 中毒早期应及时催吐、洗胃及导泻,并采取一般对症治疗,包括输液、呼吸兴奋剂的应用,若有发作性昏厥,发生阿-斯综合征时,应立即静脉滴注阿托品1~2 mg,根据需要15~30 min后再静脉滴注1 mg,以后改为每3~4 h肌内注射1 mg,共1~2天。如有心室颤动可立即施行心脏按压或电除颤,如有室性心动过速则可用利多卡因或普鲁卡因酰胺等治疗。

【合理应用】

1. 阴道滴虫 取全草100 g,先急火煎,再用文火浓缩煎成糊剂,阴道冲洗后,用药线棉球蘸药塞入阴道24 h后取出。或用棉签蘸药涂于阴道壁,每天1次,5天为1个疗程。

2. 足癣 博落回根适量,用醋(浸过药面)浸泡1~2天,去渣取醋液外擦患处,每天数次。

3. 中耳炎 博落回同白酒研末,澄清后用灯芯点滴耳内。

4. 臁疮 博落回全草烧存性研极细末,撒于疮口内或用麻油调擦。

5. 指疔 博落回根皮、倒地撮根各等份加食盐少许同浓茶汁捣烂,敷患处。

6. 烧烫伤 博落回研末调麻油涂患处。

【配伍禁忌】 本品有毒,内服宜慎。

七、闹 羊 花

【别名】 黄杜鹃、三钱三、毛老虎、一杯倒、八厘麻、六轴子(果实)。

【基原】 本品为杜鹃花科植物羊踯躅 Rhododendron molle (Blume) G. Don 的干燥花。

【产地】 分布于江苏、浙江、江西、福建、河南、河北、湖南、广西、广东、四川和云南等地。

【炮制】 采收后拣去杂质,晒干。酒蒸法:取闹羊花用白酒喷湿后,拌匀,蒸30 min,取出晒干;炒制法:取闹羊花置锅中,文火炒至微黄色,取出放凉。

【功效与主治】 祛风、除湿、定痛。治风湿顽痹,伤折疼痛,皮肤顽癣,并用作手术麻醉。

【用法用量】 内服:煎汤0.3~0.6 g;浸酒或入丸散。外用捣烂外擦。

【毒性】 闹羊花的果实含八厘麻毒素(rhodojaponin),花及叶、根皮中含桉木毒素（androme dotoxin asebotoxin）及杜鹃花毒素（rhododendrin）、石楠素（ericoLin）等毒素。木根素和八厘麻毒素对呼吸及心脏都有抑制作用，过量可引起死亡。实验研究表明：闹羊花及八厘麻的各种剂型在剂量为0.5～1.0 g/kg时，动物表现为安静、嗜睡、出汗、轻瘫、步态颠跛及呼吸抑制。少数有轻度抽搐，高于上述剂量时，动物由于呼吸抑制而死亡，死前或有阵挛性惊厥出现。闹羊花较长时间应用时，可致肝、肾功能结构损害。闹羊花中毒还可以引起高度房室传导阻滞。

【中毒症状】 恶心、呕吐、腹泻、心跳缓慢、血压下降、动作失调、呼吸困难，严重者因呼吸停止而死亡。

【预防】 严格控制其用药剂量，不宜多服、久服。

【救治】

1. 催吐、洗胃及导泻可用高锰酸钾洗胃，硫酸镁导泻。
2. 口服蛋清、药用炭及糖水。
3. 静脉滴注5%葡萄糖生理盐水，并给予呼吸兴奋剂。
4. 吸氧，最好以含5%二氧化碳的氧气兴奋呼吸中枢。
5. 休克及心动过缓，给予阿托品可解除，血压下降可给予去甲肾上腺素。
6. 栀子30 g，水煎服，可解毒。
7. 可用甜茶（蜀漆）解毒。

【合理应用】

1. 高血压病　八厘麻毒素2 mg加入10%葡萄糖200 mL中，以30～40 μg/min速度静脉滴注。有快速降压效果，收缩压和舒张压可下降30%左右，并可消除头晕、心慌、胸闷等症状或使其明显减轻。

2. 心律失常　用20%八厘麻煎剂或片剂，每服2～5 mL（0.4～0.6 g），每天2～4次，突击量3～15 mL（0.6～3 g），取效后改为2～5 mL，每天1～2次维持。

3. 类风湿性关节炎　鲜闹羊花50 g，捣烂外敷关节肿痛处，每次2～3 h，隔天1次，5次为1个疗程。

4. 坐骨神经痛　闹羊花、羌活、独活、川牛膝、黑杜仲、灯心草、小茴香各9 g，加水800 mL，文火煎500 mL，加桂心末9 g，再加白酒500 mL，混合即成。每天服3次，每次10 mL，饭后服，1剂为1个疗程。

5. 疥疮　鲜闹羊花全株250 g，洗净切碎，加水2 500 mL，煎至1 000 mL，加热水至10 000 mL，用于盆浴，洗擦头以下各处，约15 min后清水洗净，并将换下的内衣浸入残留的药物中。每天1次，3次为1个疗程，每疗程间隔2天。

6. 黄癣　取闹羊花根120 g，硫黄30 g，凡士林150 g，制成软膏外擦。

7. 斑秃　闹羊花21朵、骨碎补指头大小1段（切17片）置碗内，加高粱酒浸没2药，用纸将碗口封固，放锅内隔水蒸1 h，每天用药搽涂患处4～5次，连用月余即可痊愈。

8. 慢性气管炎　闹羊花根6 g，五指毛桃30 g，加水煎煮3 h以上，去渣滤过浓缩为60 mL。每次30 mL，饭后服，每天2次。

9. 神经性头痛　鲜闹羊花捣烂，外敷后脑或痛处2～3 h。

【配伍禁忌】　体虚及孕妇忌用。

八、黄　藤

【别名】　土黄连、藤黄连、黄连藤、伸筋藤、山大王、大黄藤、天仙藤、金锁匙。

【基原】　为防己科植物黄藤 *Fibraurea tinctoria* Lour. 的根或茎。

【产地】　产于广西、广东。

【炮制】　全年可采，洗净、切片、晒干。

【功效与主治】　清热利湿、解毒。防治流行性脑脊髓膜炎、发热头痛、急性扁桃体炎、咽喉炎、眼结膜炎、急性胃肠炎、痢疾、黄疸、热郁便秘。外用治疮疖、烧烫伤。

【用法用量】　内服6～12 g，根外用适量，磨汁涂患处。

【毒性】　根和茎含掌叶防己碱（巴马亭）、药根碱、小檗碱。掌叶防己碱和药根碱对中枢神经系统有麻醉作用。

【中毒症状】　头晕、乏力、嗜睡。

【合理应用】

1. 流行性脑脊髓膜炎　黄藤0.5 kg，加水25 kg，煮沸30 min。每次服煎液1～3匙，每天2次，也可滴鼻、喷喉。

2. 呼吸道感染　黄藤、百部各10 g，加25%乙醇100 mL，浸渍15天，过滤。每次服5～10 mL，每天3次。

3. 结膜炎　藤黄连、马蓝、叶下珠、青葙子各15 g，木贼、决明子各9 g。水煎服，每天1剂。

4. 皮肤溃疡感染　藤黄连粉、山竹树皮粉各10 g，加凡士林至100 g，制成软膏，涂患处。

5. 滴虫性阴道炎　藤黄连30～60 g，百部30～90 g，煎水外洗或冲洗阴道，每天1次。

【配伍禁忌】　体质虚寒者忌用。

九、百　部

【别名】　嗽药、百条根、野天冬、白奶、九丛根。

【基原】　本品为百部科植物蔓生百部 *Stemona japonica*（BI.）Miq、直立百部 *Stemona sessilifolia*（Miq.）Miq 或对叶百部 *Stemona tuberosa* Lour. 等的块根。

【产地】　分布于陕西、山东、安徽、江苏、浙江、福建、江西、湖北、湖南、四川、广西、广东、贵州、云南、台湾等地。

【炮制】　春季萌芽前或秋季地上部分枯萎后，将根块挖出，洗净，去根须，在沸水中浸烫，以刚刚烫透为度，晒干。

【功效与主治】　润肺下气、止咳、杀虫。用于新老咳嗽、百日咳、肺结核咳嗽、蛲虫病。外用于头虱、体虱、疥疮、湿疹。

【用法用量】　内服煎汤：3～9 g。外用适用，水煎或酒浸。

【毒性】　块根含多种生物碱。蔓生百部的根含有百部碱（stemonine）、百部定碱（stemonidine）、异百部定碱（isostemonidine）、厚百部定碱（protostemonine）、百部宁碱（paipunine）、华百部碱（sinostemonine）。直立百部的根部含百部碱、厚百部碱、百部定碱、异百部碱、对叶百部碱（tuberostemonine）、直立百部碱（sessiListemonine）。对叶百部的根含百部碱、对叶百部碱、异对叶百部碱（isotuberostemonine）、斯替宁碱（stenine）、次对叶百部碱（hypoLuberostemonine）、氧化对叶百部碱（oxotuberostemonine）。百部生物碱能降低运动呼吸中枢的兴奋性，过量服用，可引起呼吸中枢麻痹。

【中毒症状】　百部制剂口服后有胸部灼热感，口、鼻、咽喉部发干，出现胸闷气急、呼吸困难。并有胆绞痛的报道。

【预防】　注意控制用量。

【救治】

1. 立即给氧或行人工呼吸。
2. 应用洛贝林或尼可刹米等呼吸兴奋剂静脉注射。
3. 静脉滴注葡萄糖盐水等以促进毒物排泄。
4. 可静脉注射纳洛酮催醒。

【合理应用】

1. 慢性气管炎　百部、麻黄、杏仁各等量，研粉、炼蜜为丸，每丸重6 g，每次服1丸，重症者服2丸，每天3次，10天为1个疗程。
2. 肺结核空洞　百部、白及、穿山甲、生牡蛎、紫菀各等量，研末，每次服3 g，每天2次。

3. 阿米巴痢疾　百部3～9 g，水煎服。

4. 钩虫病　鲜百部90 g，反复煎4次，加糖适量，浓缩至30 mL，每次服15 mL，每天1次，连服2天。

5. 百日咳　生百部、瓜蒌仁、麦冬各9 g，黄芩、陈皮各6 g，水煎服。

6. 蛲虫病　百部150 g，苦楝皮60 g，乌梅9 g，加水800 mL，煎至400 mL，每晚睡前用20～30 mL，保留灌肠。

【配伍禁忌】　热咳、阴虚火旺者禁用。

十、含　羞　草

【别名】　感应草、喝呼草、知羞草、怕丑草。

【基原】　为豆科含羞草属植物含羞草 Mimosa pudica L. 的全草。

【产地】　生于山坡丛林中、路旁、潮湿地，分布于我国华东、华南及西南等地区。

【炮制】　夏、秋季采，洗净，切段，晒干或鲜用。

【功效与主治】　清热利尿、化痰止咳、安神止痛。治疗感冒、小儿高热、急性结膜炎、支气管炎、胃炎、肠炎、泌尿系结石、神经衰弱。外用治跌打肿痛、疮疡肿毒。

【用法用量】　煎汤，内服15～24 g。外用适量，捣烂敷患处。

【毒性】　含有含羞草碱（mimosine）、含羞草碱O-β-D葡萄糖苷。叶含类似肌凝蛋白的收缩性蛋白质。根中可提取生物碱、内酯性物质和黄酮苷。含羞草碱可看作一种毒性氨基酸，其毒性是由于抑制了利用酪氨酸的酶系统，或代替了某些重要蛋白质中的酪氨酸所致，小鼠服根煎剂200 g/kg，活动减少的5只中有1只腹泻，24 h内死亡。

【中毒症状】　生长停滞、脱发、腹泻、呕吐、食欲下降、胸闷、呼吸困难，严重时抑制呼吸而致呼吸心搏骤停而死亡。

【预防】　掌握好剂量，内服不可过量。

【救治】

1. 立即催吐、洗胃。

2. 静脉滴注酪氨酸。

3. 补液，促进毒物代谢，严重者可吸氧。

【合理应用】

1. 小儿高热　含羞草9 g，水煎服。

2. 慢性气管炎　含羞草根（鲜）100 g，红丝线根（鲜）18 g。水煎，每天1剂，分2次服。10天为1个疗程，连续2个疗程。

3. 神经衰弱、失眠　含羞草50～100 g（干品），水煎服。

4. 带状疱疹　鲜含羞草捣烂外敷。

5. 风湿痛　含羞草根25 g，泡酒服。

6. 慢性胃炎　含羞草根9～15 g，水煎服。

【配伍禁忌】　孕妇忌服。

十一、延　胡　索

【别名】　延胡、玄胡索、元胡索、元胡。

【基原】　本品为罂粟科植物 Corydalis yanhusuo W. T. Wang 的块茎。

【产地】　分布于我国东北及浙江、河北、山东、江苏、宁夏等地。

【炮制】　5—6月间当茎叶枯萎时采挖。挖取后，除去须根，搓掉外浮皮，洗净，分开大小，放入开水中烫煮，随时翻动，至内部无白心呈黄色时，捞出晒干，置于干燥通风处，防潮及虫蛀。

1. 延胡索　拣去杂质，用水浸泡，洗净，晒晾，润至内外湿均匀，切厚片或打破。

2. 醋延胡索　取净延胡索打碎，用醋拌匀，浸润，至醋吸尽，置锅内用微火炒至微干，取出放凉；或取净延胡索，加醋（延胡索与醋的质量比为5∶1）置锅内共煮，至醋吸净，烘干，取出放凉。

3. 酒延胡索　取净延胡索片切成碎块，加黄酒拌匀，焖透，置锅中用文火加热，炒干，取出放凉（延胡索片或碎片每100 kg，用黄酒20 kg）。

【功效与主治】　活血散瘀，理气止痛。治心腹腰膝诸痛、月经不调、积聚、产后血晕、恶露不尽、痛经崩漏、跌打损伤等。

【用法用量】　内服4.5～9 g，或做丸、散。随汤药冲服延胡索粉，每次1.5～3 g。

【毒性】　麻醉猫静脉注射延胡索乙素 40 mg/kg 后，则使血压略降，心律减慢，心脏功能则无明显变化。正常兔静脉注射延胡索乙素20～40 mg/kg 时，呼吸短暂兴奋，剂量增大至 60 mg/kg时，则呼吸出现抑制。猴一次灌胃延胡索乙素 85 mg/kg 或 100 mg/kg，或皮下注射80 mg/kg无明显毒性；灌胃180 mg/kg，先出现短时兴奋，继而出现严重的抑制、极度镇静和较深度的催眠作用，感觉并不消失，随后发生四肢震颤性帕金森综合征，心电图和呼吸均正常，尿中有管型，数天后可恢复。当每天灌胃85 mg/kg，连续2周，除出现镇静、催眠作用外，于第4～7天的反应基本与灌胃180 mg/kg者相似。肉眼观察内脏无明显变化，组织病理检查发现心脏和肾脏有轻度浑浊肿胀。

【中毒症状】 部分患者口服较大剂量时（10～15 g/次），可出现头晕、嗜睡、腹胀等症状。应用较久时，偶见丙氨酸氨基转移酶（SGPT）升高及药物热。若服用60～120 g时，可出现面色苍白、四肢乏力、呼吸困难、抽搐、血压下降、心搏无力，甚则惊厥、休克、呼吸性中枢抑制。潜伏期为1～4 h。

【预防】 无特殊情况，临床应按常量使用，并注意适应证及禁忌证。

【救治】

1. 早期以0.5‰高锰酸钾洗胃，继而用硫酸镁导泻。静脉缓慢滴注5%葡萄糖生理盐水，内服可加维生素C 1 g。

2. 血压下降时，可于葡萄糖液或糖盐中加用去甲肾上腺素或多巴胺等，毒毛苷K或毒毛苷G可适时应用。

3. 出现呼吸麻痹，可每15～20 min交替注射洛贝林与尼可刹米。

【合理应用】

1. 冠心病 用"可达灵"（延胡索80%醇提取物的针剂或片剂）治疗各类型冠心病575例，其中心绞痛424例，急性心肌梗死148例，改善症状的总有效率为83.2%，显效率为44.4%；改善心电图总有效率为52.9%，显效率为26.8%；急性心肌梗死的病死率从一般的32.3%降低到14.1%。片剂的使用方法为口服，每天3次，疗程为2～3个月。

2. 心律失常 延胡索粉（丸），口服，每次5～10 g，每天3次。房颤患者在复律期间可服用12 g，每天3次，疗程4～8周。结果：属房性期前收缩、阵发性房颤和阵发性室上心动过速者31例中，显效15例，明显好转7例，好转4例，无效5例，总有效率为84%。一般起效时间为1～10天。

3. 消化性溃疡、胃炎 口服延胡索制剂coryloid，每天90～120 mg（相当于生药5～10 g），治疗461例胃溃疡及慢性胃炎患者，有效率达76.1%。与溴丙胺太林组比较，疗效显著。

4. 高血压病 以延胡索乙素每次50～100 mg，每天3～4次，1～2个月为1个疗程。服药后，先自觉症状如头晕、头痛等症状改善或消失，而后血压下降，对早期患者疗效较好，对Ⅲ期者疗效较差。

5. 失眠症 以延胡索乙素100～200 mg，于临睡前服，有较好疗效，且次日无头昏、头晕等副作用。

6. 局部麻醉 以0.2%延胡索碱注射液做局部浸润麻醉，进行门诊手术105例，以及以0.3%～0.6%延胡索乙素做局部麻醉220例，均获得良好疗效。

7. 痛症 延胡索9 g，酒炒研末煎服，7天为1个疗程。治疗麻风神经痛患者43例，平均服药24天后，疼痛消失13例，疼痛减轻25例。另有用四氢掌叶防己碱50 mg，每天服3次，治疗痛经患者44例，结果显效24例，有效18例。服药后镇痛作用开始时间在10 min以后，持续4～24 h不等。对内脏病所致疼痛、神经痛及痛经均有较好的缓解作用。对头痛及脑震荡头痛的疗效也较好。

8. 咳喘　醋炒延胡索30 g，白芥子、细辛、葶苈子各15 g，共研细末，生姜汁适量调糊，分摊于10块4 cm×5 cm的塑料薄膜上，贴于百劳、肺俞、膏肓、足三里、丰隆（均为双穴）。春、夏贴3～6 h，秋、冬贴6～12 h。

9. 甲沟炎　延胡索、栀子各30 g，75%乙醇500 mL，延胡索碎为米粒大，栀子捣碎共入乙醇中浸泡，1周后滤去渣装瓶备用。用于甲沟炎未溃或甲下有少量脓液者，已溃破者勿用。

10. 臂痛　延胡索10 g，黄连6 g，冰片1 g，研细末，陈醋适量调膏贴于患处，每天换药1次。

11. 肠痛　延胡索30 g，红藤、紫花地丁各15 g。诸药共研为细末，陈醋适量调膏（或用鲜紫花地丁适量捣汁调膏）贴患处，每天换药1次。

12. 急慢性扭挫伤　醋制延胡索、广木香、郁金香各等份共研细末，以温开水送服。每天15 g，每天3次，治疗腰部、胸背部及四肢急性挫伤153例，慢性扭挫伤168例，结果全部痊愈。

13. 浅表性胃炎　延胡止痛片（延胡索、白芷等药组成），每次6片，每天服3次，温开水或盐水吞服，5天为1个疗程。治疗127例，结果第1个疗程显效92例，第1～2个疗程好转28例，无效7例。或用白花蛇舌草50 g，延胡索10 g，加水250～300 mL，煮开后煎30 min即可，每天煎2次，分3次饭前服，20天为1个疗程，少数患者加用复方氢氧化铝，疗效更佳。治疗82例，痊愈65例，好转14例，无效3例。

14. 肠胀气　延胡索15 g，大黄（后下）、枳壳各9 g，甘草5 g，浓煎成100 mL。手术后6 h开始服用，每次20 mL，2 h服1次，连服2剂。如48 h尚未排气可再服2剂。治疗妇科手术后胀气70例，用药后平均术后排气时间为32.6 h，明显短于不用中药的对照组。

【配伍禁忌】　血热及虚证者慎用。

十二、吴 茱 萸

【别名】　吴萸、左力、辣子、臭辣子树、气辣子、曲药子、茶辣。

【基原】　为芸香科植物吴茱萸 *Evodia rutaecarpa*（Juss.）Benth.、石虎 *E. rutaecarpa*（Juss.）Benth. Var. *officinalis*（Dode）Huang 或疏毛吴茱萸 *E.*

rutaecarpa（Juss.）Benth. Var. *bodinieri*（Dode）Huang 的干燥近成熟果实。

【产地】 主产于贵州、广西、湖南、云南、陕西、浙江、四川等地。

【炮制】 秋季果实呈茶绿色，内心皮尚未分离时，采收果实晒干。

1. 制吴茱萸　甘草片0.6 kg加水3 kg，煎煮2～3次，去渣，趁热加入净吴茱萸10 kg拌匀，稍润，待甘草汁被吴茱萸完全吸尽后，用文火加热吴茱萸，炒干后取出放凉。

2. 盐吴茱萸　取净吴茱萸10 g于适宜容器内，加入盐水（食盐0.3 kg）拌匀，置锅内，用文火加热，炒至裂开，稍鼓起时，取出放凉。

【功效与主治】 散寒止痛，降逆止呕，助阳止泻。用于厥阴头痛，寒疝腹痛，寒湿脚气，经行腹痛，脘腹胀痛，呕吐吞酸，五更泄泻，外治口疮，高血压症。

【用法用量】 内服：煎汤，1.5～4.5 g；或入丸、散。外用：适量研末敷或煎水洗，蒸后热敷。

【毒性】 吴茱萸主要成分为吴茱萸碱、吴茱萸次碱、吴茱萸卡品碱、羟基吴茱萸碱、吴茱萸素、吴茱萸烯和柠檬苦味素等。吴茱萸致毒物质对中枢神经有兴奋作用，且可引起视力障碍、错觉及毛发脱落，并能使肠蠕动增加，产生剧烈的腹痛和腹泻。

【中毒症状】 剧烈的腹痛、腹泻、视力障碍、错觉、毛发脱落等。中毒者亦可表现为周身皮肤灼热、瘙痒，继之出现猩红热样皮疹、皮肤温度升高等。

【救治】

1. 补液　予5%葡萄糖盐液500 mL，10%葡萄糖液500 mL，维生素C 2 g静脉滴注。

2. 胃肠剧痛　予阿托品0.5 mg肌内注射，或予颠茄合剂口服，每次10 mL，每天3次。

3. 视力障碍　予鱼肝油丸1～2丸，每天3次，维生素B_1 20 mg，每天3次。

4. 毛发脱落　予胱氨酸25 mg肌内注射，每天1次，复合维生素B 2片，每天3次。

5. 过敏疹　予泼尼松 3 mg，每天3次；赛庚啶 4 mg，每天3次。

【预防】 控制使用剂量，以常规量1.5～6 g为宜，最大量勿超过15 g。

【合理应用】

1. 神经性头痛　用加味吴茱萸汤（吴茱萸、白芷、天麻各18 g，党参、川芎各25 g，干姜、薄荷、防风各12 g，丹参、香附各20 g，赤芍15 g，钩藤30 g，细辛 3 g），治疗三叉神经性头痛40例，每天1剂，分2次温服。服20～40剂后，临床治愈28例，好转9例，无效3例。

第一章 植物类有毒中草药

2. **幽门不全梗阻**　以左金承气汤（吴茱萸、川连、香附、枳实、大黄等）治疗幽门不全梗阻30例，总有效率100%。

3. **慢性肾功能衰竭**　吴茱萸、枳壳、厚朴、陈皮、川连、半夏、竹茹、土茯苓、蒲公英等组方，制成扶肾液治疗慢性肾功能衰竭50例。临床结果表明，该方能降低血肌酐（Scr）、尿素氮（BUN），改善肾功能，并能改善贫血、降血脂，纠正酸中毒，调整钙磷代谢。对25例进行直线回归分析，结果表明斜率 b 为正值。说明在治疗期间，扶肾液能防止肾功能的恶化，使肾功能平稳并趋向好转。

4. **上消化道癌并发泛吐清涎**　吴茱萸汤（吴茱萸、红参、生姜、大枣）治疗上消化道癌并发泛吐清涎168例，总有效率92%。

5. **顺铂致消化道毒性反应**　用加味吴茱萸汤（吴茱萸6 g，党参15 g，茯苓12 g，白术12 g，半夏10 g，干姜6 g，大枣5枚）对31例用顺铂化疗的肿瘤患者的止呕作用进行自身对照观察。第1周期为对照组，第2周期为中药组。对照组顺铂每天50 mL静脉滴注，连用3天，常规止吐药用甲氧氯普胺30 mg，维生素B_6 300 mg静脉滴注，氯丙嗪12.5 mg肌内注射；中药组于用顺铂当天早晚用加味吴茱萸汤、顺铂及其他止吐药剂量及用法同对照组，结果中药组疗效满意，较对照组有显著差异。

6. **闪辉性暗点**　吴茱萸汤每天1剂水煎服，早晚空腹服用，连服10剂，治疗闪辉性暗点38例，好转4例。

7. **吸毒患者**　吴茱萸汤合理中汤随症加减治疗吸毒患者6例，每天1剂，头痛、腹痛、全身肌肉和骨节疼痛、心悸心烦、呕吐、腹泻等均在2～4周内消失。

8. **美尼尔综合征**　吴茱萸5 g，党参15 g，桂枝6 g，生姜4片，随症加减。水煎服，每天1剂。治疗22例，痊愈20例，好转2例。

9. **药物性肝损害**　吴茱萸、茵陈各15 g，金银花、白芍、陈皮各12 g，水煎服，每天1剂。治疗药物性肝损害60例，治愈42例，显效12例，好转6例。

10. **神经性嗳气**　吴茱萸、三七等量研末，每次6 g，每天3次，以淡盐水煎汤，徐徐服之，5天为1个疗程，连用2个疗程治疗27例，总有效率为86.9%。

11. **高血压**　吴茱萸、川芎、牛膝研末外敷足部治疗高血压136例，总有效率为92%。吴茱萸粉5 g，置神阙穴用胶布固定，3天更换1次，15天为1个疗程。连用3个疗程治疗高血压46例，对照组47例服用复方罗布麻治疗。经过3个疗程治疗，吴茱萸粉外用组总有效率88.8%，血压平均下降4.1～4.5 kPa，与对照组总效率88.9%疗效相当，但复发率明显降低。吴茱萸细末15～30 g，用醋或生理盐水调敷贴双侧涌泉穴，纱布包裹，睡前外敷，次日取下，10天为1个疗程，连用2个疗程治疗高血压病259例,总有效率93.8%,随访有效率为78.54%。

12. 癫痫 吴茱萸研末,加少许冰片,取面粉适量,用凡士林调为膏状,选用神阙穴为主敷贴于穴位上,用纱布及胶布固定。癫痫大发作、小发作者以吴茱萸膏敷贴神阙穴;精神运动性发作者用吴茱萸膏敷贴肝俞穴,隔天1次,每次12 h,1个月为1个疗程,连用12~16个疗程。治疗癫痫19例,显效12例,好转6例,无效1例。

13. 麻痹性肠梗阻 吴茱萸10 g 研末,淡盐水调成糊状,摊于2层纱布上,将四边折起,长、宽约5 cm敷于神阙穴,用胶布固定,12 h更换1次,一般1~2 h生效,最慢2 h,共治疗麻痹性肠梗阻18例,全部有效。

14. 小儿腹泻 吴茱萸、丁香、肉桂按比例研末,混匀贮瓶中备用,每次5 g与藿香正气水2 mL调成药丸,敷于神阙穴,用胶布固定,每天换1次,连用5天为1个疗程。共治疗小儿迁延性乳糖不耐性腹泻46例,治愈28例,好转14例,无效4例,总有效率91.3%,与应用常规西药对照组总有效率50%相比,有显著性差异。用吴茱萸、苍术、白术各15 g,水煎服,每天1剂治疗小儿腹泻68例,腹泻甚者加用吴茱萸外敷法,合并感染加用抗生素,脱水者常规补液。治愈66例,无效2例,总有效率为97%。

15. 口腔溃疡 吴茱萸研细末,每次20 g,加食醋适量调成糊状,外敷双足涌泉穴治疗复发性口疮。每晚1次,次日早晨取下。连用10次为1个疗程。2个疗程间隔2~3天,均采用2个疗程治疗。结果1年内未复发61例,3个月内复发15例。

16. 阳痿 吴茱萸、桂枝、细辛按5:2:1共研细末,调匀入瓶备用,用时加食盐适量拌匀,取2 g药末置于神阙穴处,外敷纱布,用胶布固定,并于每晚睡前用手指按摩5~10 min,2~3天换1次,男子阳痿一般15天即有效,经多例患者试用,疗效甚佳。

17. 慢性前列腺炎 吴茱萸60 g 研末,用酒、醋各半调成糊状,外敷于中极、会阴二穴,局部用胶布固定,每天1次。老年体弱、无明显热象者用吴茱萸15~20 g加水100 mL,约煎40 min成60 mL,分2次服;体壮或有热象用吴茱萸10~12 g,竹叶8 g,加水100 mL,煎成90 mL,分3次服,外敷内服合用10天为1个疗程,连用1~4个疗程共治疗慢性前列腺炎46例,痊愈29例,显效10例,有效5例,无效2例。

18. 阴囊湿疹 吴茱萸30 g,乌贼骨20 g,雄黄6 g,共研为细末过筛备用,阴囊湿疹患处渗出液多者撒干粉,无渗出液者用蓖麻油调敷,每天3次,上药后用纱布轻轻包扎,治疗期间禁鱼腥、辛辣食物,经数十例患者应用,屡用屡效。

19. 慢性结肠炎　吴茱萸2 g，硫黄1 g，冰片少许，共为细末，陈醋调匀，敷于神阙穴，外用麝香中药膏封贴，每晚1次，7天为1个疗程，连用1～6个疗程。治疗慢性结肠炎34例，痊愈28例，好转5例，无效1例。

20．喉喘鸣　吴茱萸粉末用凉开水调成糊状敷于双侧涌泉穴，每次1～2 g，每晚1次，次晨取下，治喉喘鸣69例均愈。

21．失眠　吴茱萸、肉桂各10 g，地西泮片1片，共研细末，调酒炒热，于临睡前敷于涌泉、申脉、照海等穴。每天1次，10天为1个疗程。共治疗124例，痊愈30例，显效53例，进步33例，无效8例，总有效率为93.5%。

22．消化不良　取吴茱萸粉2.5～3 g，用食醋5～6 mL调成糊状，加热至40℃左右，摊于2层纱布上，将四周折起，贴于脐部，用胶布固定，12 h更换1次。经治疗20例，痊愈18例，好转1例，无效1例。

23．破伤风　吴茱萸15 g，木瓜20 g，防风、藁本各10 g，全蝎6 g，僵蚕、天麻、桂枝各8 g，蝉蜕12 g，白蒺藜1 g，水煎服，朱砂1 g（冲），猪胆1个（炖）。每天1剂。治疗15例，均获痊愈。

24．流行性腮腺炎　吴茱萸10 g，虎杖根4.5 g，犁头草6 g，胆南星3 g，共研细末。2～5岁用药6 g，6～10岁10 g，11～15岁12 g，15岁以上15 g。用醋适量调成糊状，外敷涌泉穴。

25．艾滋病腹泻　吴茱萸、肉豆蔻、补骨脂、五味子、白芍炭、云苓、炮附片、炒白术、黄连、广木香各适量，水煎服，每天1剂，一般服药6剂，泄泻即止。

26．肾绞痛　淡吴茱萸9 g，边条参10 g（另炖兑入），淡附片、炙甘草各5 g，小茴香、台乌药各15 g，生姜汁1匙（冲）。水煎服，每天1剂，治疗肾绞痛效佳。

27．尿潴留　吴茱萸、胡椒各10 g，葱白带须100 g，小茴香20 g，共研末，白酒适量调成膏状，用纱布垫脐部，将药膏摊纱布敷于神阙穴上。约20 min，腹部灼热肠鸣，欲排尿感，30 min左右尿即排出。每剂药分4次用，加温热熨效佳。虚寒证还可同时服用本膏。治疗53例，显效35例，进步12例，无效6例。

28．胆汁反流性胃炎　吴茱萸、生甘草各80 g，炒白术、桂枝各100 g，延胡索、生龙骨各50 g，上药共研细末，每次5 g，每天3次，用红枣5枚、生姜3片煎汤饭前30 min冲服。治疗40例，显效24例，进步10例，无效6例。

29．腹部术后综合征　吴茱萸、肉桂各等份，研细过筛，凡士林适量加热，与药末调成膏，药膏适量涂于纱布上，加热后贴敷脐部，24 h换1次。用于32例阑尾切除后患者，肠功能恢复时间最早术后16 h，最迟40 h，平均23 h，比不用药者排气时间平均提前18 h。

30. 肩周炎　吴茱萸、薏苡仁、莱菔子、菟丝子、紫苏子、食盐各30 g。先将食盐在铁锅内炒黄，再加以上中药拌炒至微变色为度，然后倒入布袋内，热烫患肩，同时做肩关节上举后伸等活动，每天3次，连续治疗2天，第3天将上药水煎熏洗患肩2次。治疗63例，痊愈57例，好转5例，无效1例。

31. 痛经　吴茱萸、红参各10 g，生姜18 g，大枣10枚，香附、莪术各9 g。每天1剂，水煎服。治疗面色较暗、月经量少色黑有块、少腹发凉之宫寒不孕者效佳。

32. 妊娠中毒症　吴茱萸研成细末，醋适量与蒜泥搓丸（含吴茱萸 3 g）。贴双侧涌泉穴，并予足底热敷，用药后患者自觉足心刺激强烈，4 h后测血压16/8.33 kPa，下肢浮肿等症状缓解。

33. 黄水疮、皮肤瘙痒　吴茱萸粉用凡士林调成10%软膏，局部涂擦，每天1～2次。治疗12例黄水疮，一般4～6次即愈。治疗皮肤瘙痒症、全身红斑、反复发作性荨麻疹、脂溢性皮炎、皮癣发痒，吴茱萸、茵陈比例为2∶3，水煎，趁温热外洗患处。

【配伍禁忌】　阴虚火旺者忌服。

十三、益　母　草

【别名】　茺蔚、坤草。

【基原】　为唇形科植物益母草 Leonurus hetero phyllus Sweet的全草。

【产地】　分布于我国大部分地区。

【炮制】　夏季茎叶茂盛，花初开时采割，去杂质，切去残根，洗净，润透，切段，晒干。

【功效与主治】　活血、祛瘀、调经、利水。治月经不调，胎漏难产，胞衣不下，产后血晕，瘀血腹痛，崩中漏下，尿血，便血，痈肿疮疡。

【用法用量】　内服：煎汤9～12 g，鲜者加倍，熬膏或入丸、散。外用：煎水洗或捣敷。

【毒性】　益母草毒性较低，以益母草流浸膏喂孕兔，虽引起流产，但对体温、呼吸、心率无影响。小鼠静脉注射益母草注射液的LD_{50}为30～60 g/kg，蛙皮下注射益母草碱的最小致死量（MLD）为0.4～0.6 g/kg；小鼠静脉注射益母草总碱的LD_{50}为（572.2±37.2）mg/kg。

【中毒症状】　突然全身无力，下肢不能活动，呈瘫痪状态，周身酸麻疼痛，汗出，血压降低，呼吸微弱而不规则，严重时可致死。

【救治】

1. 早期催吐、洗胃、导泻。补液、维持水和电解质平衡。
2. 用赤小豆、绿豆各30 g, 甘草15 g, 水煎代茶饮。
3. 血压下降时, 静脉滴注去甲肾上腺素。呼吸困难时, 给予呼吸中枢兴奋剂和吸氧。脉沉肢冷者用人参15 g, 附子、甘草各9 g, 干姜6 g, 水煎服。

【合理应用】

1. 冠心病 益母草24～32 g制成益母草针剂, 每支含生药4 g, 加入5%葡萄糖50 mL中静脉滴注。每天1次, 14天为1个疗程, 好转者予第2个疗程, 无好转者改用其他扩冠状动脉药。治疗34例, 结果临床症状显效14例, 有进步15例, 无效5例。

2. 脑瘤 益母草、半枝莲、丹参、菊花、夏枯草、石菖蒲、莪术各15 g, 三棱、枸杞子、党参各10 g, 山慈菇、鹿角、仙灵脾各9 g, 每天1剂, 水煎服。以本方治疗脑瘤4例, 临床治愈1例, 显效2例, 好转1例, 随访期寿命长者10年, 最短者2年。

3. 高粘血症 益母草注射液12～15 mL加入5%葡萄糖溶液250 mL中, 静脉滴注, 每天1次, 15天为1个疗程, 停药后2～3天后复查血液流变学, 结果治疗的105例中, 头晕有效率为91.3%, 头痛有效率为73%, 失眠有效率为81%, 肢体麻痹有效率为82%, 血液流变学改善为94.5%, 血小板聚集率均有不同程度降低。

4. 高血压 益母草、夏枯草、车前草、豨莶草各15 g, 黄精20 g, 上药用水浸泡30 min, 再煎煮30 min, 每天1剂, 早晚分服, 疗效显著。

5. 肝硬化腹水 益母草、苍术、木瓜各30 g, 车前草40～60 g。随症加减, 每天1剂, 水煎分2次服。治疗30例, 好转3例, 明显好转27例。提示本方具有增加肝脏血流量、恢复肝细胞代偿之作用。

6. 肺心病 益母草50 g, 葶苈子、五味子各30 g, 附子、赤芍、白术各15 g, 干姜10 g, 茯苓25 g。水煎服, 每天1剂, 早晚分服。除用抗生素及低流量输氧外, 不用其他强心利尿药。治疗肺心病呼吸衰竭合并心力衰竭者46例, 痊愈19例, 好转24例, 无效3例。

7. 急性肾小球肾炎 取益母草全草干品90～120 g(或鲜草180～240 g), 加水700 mL, 文火煎至300 mL, 分2～3次温服。小儿量酌减, 同时结合常规处理, 如禁盐、限制蛋白质摄入量等。治疗80例, 分别于5～36天恢复正常, 随访半年, 未见复发。或用益母草60 g, 大蓟、小蓟各30 g, 有感染症状加金银花、板蓝根各9～12 g, 蛋白尿严重者加桑螵蛸30 g。每天1剂, 水煎分2次服。一般在蛋白尿消失后继服2～3周停药。治疗32例, 显效29例, 进步2例, 无效1例。

8. 慢性肾功能不全　益母草30～60 g，丹参20～30 g，赤芍、当归、川芎各15～20 g，对病程长、有明显瘀血阻络症状者加穿山甲、大黄、路路通、金刚藤。治疗43例，其中25例尿素氮（BUN）升高者，治疗15例恢复正常；21例内生肌酐清除率降低者，治后均值由36.5 mL/min上升到70.5 mL/min。除个别患者仍有腰痛外，43例患者临床症状均消失。脾肾阳虚型疗效优于气阴两虚型。

9. 不育症　益母草、红花、王不留行、巴戟天、仙灵脾、仙茅、桂枝、甘草、蜈蚣各10 g，熟地、山药各30 g。随症加减，2个月为1个疗程，每2天1剂，水煎服。治疗246例，106例恢复生育能力（女方妊娠），130例精液化验有不同程度改善，10例无效。

10. 急性血栓性深静脉炎　益母草60～100 g，紫草、牡丹皮、赤芍各15 g，紫花地丁、生甘草各30 g，水煎服，每天1剂。舌质红，脉滑数，热偏重加水牛角15～30 g，生石膏60～100 g，柴胡10～15 g，苔厚腻黄者加生（或制）大黄5～10 g，黄芩、黄柏各15 g，并外敷大黄糊剂。治疗60例，急性期35例均获临床治愈；亚急性期25例，临床治愈13例，显效11例，改善1例。

11. 子宫肌瘤　益母草30 g，当归24 g，川芎15 g，炙甘草、炮姜各3 g，桃仁、荆芥穗各9 g，水煎服，每天1剂。治疗子宫肌瘤24例，临床治愈8例，有效1例，同时治疗子宫肥大46例，临床治愈25例，有效18例。

12. 恶露不尽　益母草、桃仁各10 g，当归、刘寄奴各12 g，川芎、炮姜、甘草各6 g，枳壳18 g，焦山楂30 g，蚤休24 g。随症加减，水煎服，每天1剂，早晚分服。治疗50例，治愈48例，有效1例，无效1例。

13. 痛经　益母草60 g，红花、当归各10 g，川芎5 g，黑胡椒7粒。上药用白酒500 mL浸泡48 h，即可服用。每天早晚各服1次，每次20 mL，连服1个月经周期为1个疗程。治疗284例，其中服药1个疗程后疼痛消失者221例，服药2个疗程后疼痛基本消失者56例，服药3个疗程无改善者7例。

14. 闭经、产后诸症　益母草40 g，加水300 mL浸泡1 h，煎至200 mL加入15 mL黄酒，调服。治疗40例，多者服药3剂，少者服药1剂，经水即行，总有效率为95%。或用益母草15 g，黄芪12 g，香附9 g。随症加减，每天1剂，水煎服。治疗52例，痊愈41例，月经来潮但行经不规则者8例，无变化者3例。

15. 胎膜残留　益母草30 g，当归20 g，川芎、桃仁各10 g，炮姜6 g，炙甘草3 g。随症加减，每天1剂，水煎分2次服，酌加黄酒。治疗56例，进步51例，5例无效者改用清宫术治疗。

16. 功能性子宫出血　益母草10～30 g，重楼15～20 g，炒枳壳20～60 g，炒蒲黄、炒五灵脂各15 g，红花3 g。随症加减，每天1剂，水煎早晚分服。治疗138例，显效101例，进步25例，无效12例，总有效率为91.3%。

第一章 植物类有毒中草药

17．带下症　益母草15 g，炒地榆、香附各45 g，芡实、桃仁各30 g，白芥子15 g。共研细末，水泛为丸。每天3次，每次9 g，饭后服。

18．慢性盆腔炎　益母草、车前草各10 g，鸡血藤、忍冬藤、薏苡仁各20 g，土茯苓30 g，丹参15 g，甘草6 g。随症加减，每天1剂，水煎分2次服。治疗94例，痊愈68例，好转15例，无效11例。

19．不孕症　益母草、路路通各15 g，赤芍、三棱、莪术、制乳香、制没药、桃仁、昆布、海藻、夏枯草、炮山甲、皂角刺各9 g，丹参30 g。每天1剂，水煎服，2个月为1个疗程。1个疗程后进行输卵管阻塞造影或通液，无效者继服1~2个疗程。共治疗108例输卵管阻塞性不孕症，显效97例，其中，共妊娠22例。

20．子宫脱垂　益母草30 g，党参、炒白术、生黄芪、炙黄精、炙龟板、大枣各15 g，枳壳20 g，巴戟天12 g，当归、升麻各9 g。每天1剂，水煎分2次服。配合外用方：益母草、枳壳各30 g，加水适量，煎沸，先熏后洗，每天早晚各1次，每次5~10 min。外阴溃烂者，外用五倍子粉适量。共治疗20例，痊愈15例，好转4例，无效1例。

21．中心性脉络膜视网膜病变　取益母草全草120 g，加水1 000 mL，武火煎30 min取药汁，再加水500 mL煎30 min，2次药液混合，早晚2次分服。治疗24例，均获良效。一般15天左右显效。

22．痤疮　将益母草烧成灰，用等量普通肥皂加热熔化，与益母草灰调匀冷却成糊，每天2次，洗面部，忌辛辣刺激性食物。

23．荨麻疹　用益母草膏60 g，每天2次，开水冲服，连服5天，治疗荨麻疹效果显著。

【配伍禁忌】　阴虚血少者及孕妇忌服。

十四、洋 金 花

【别名】　曼陀罗、颠茄、风麻花。

【基原】　茄科植物白花曼陀罗 *Datura metel* L.、毛曼陀罗 *Datura innoxia* Mill. 的干燥花。

【产地】　洋金花主产于江苏、福建、广东等地；毛曼陀罗主产于辽宁、河北等地；曼陀罗全国各省区均产。

【炮制】　4—11月花初开时采收。晒干或阴干，用时取原药材，除去杂质及梗，筛去灰屑。

【功效与主治】　定喘、祛风、麻醉、止痛。治哮喘、惊痫、风湿痹痛、腹痛、疮疡疼痛、脚气，也可用作外科手术麻醉剂。

【用法用量】 内服：煎汤（或泡水）0.3～0.6 g；入散剂0.1～0.15 g，宜吞服。如做卷烟吸，分次用，每天不超过1.5 g。外用适量，煎水洗或研末调敷。

【毒性】 洋金花注射液小鼠静脉注射的LD_{50}为8.2 mg/kg，洋金花总碱犬静脉注射的MLD为75～80 mg/kg，2.5 mg/kg给犬静脉注射1次，3天后死亡。东莨菪碱对成人的MLD约为100 mg，幼儿约为10 mg。

【中毒症状】 洋金花口服经肠迅速吸收，分布于全身。中毒症状一般出现于服食后30～60 min，快的可于10 min后出现，也有的于数小时甚至10多个小时后迟发。首先感到头晕，眼皮重，不说话，站立不稳，继而嗜睡。睡中可见一系列兴奋现象，如眨眼、抓空、挥动手臂、摸头等无意识动作，少数有谵语。中毒症状和体征可归纳为两类：一为副交感神经阻断症状，包括口干、皮肤潮红、心率和呼吸增快、瞳孔散大、视物模糊等；二为中枢神经系统症状为主，步态不稳、嗜睡、意识模糊、谵妄、大小便失禁、狂躁不安甚至抽搐、生理反射亢进等，个别患者可出现发热、白细胞升高、中性粒细胞增加。严重者24 h后进入昏睡，四肢阵发性痉挛抽搐，四肢发冷，血压下降，昏迷，最后因呼吸中枢麻痹、缺氧而死亡。

【救治】

1. 误食4～6 h以内者，先以清水或（1∶2 000）～（1∶5 000）高锰酸钾溶液洗胃。超过4 h则应给予硫酸镁30 g导泻，小儿应按1 g口服。

2. 5%～10%的葡萄糖注射液静脉滴注（成人2 000～3 000 mL/d，小儿50 mL/kg），促进毒物排泄。如无尿可静脉注射20%甘露醇250 mL或口服呋塞米40～80 mg。

3. 拮抗剂可用拟胆碱药毛果芸香碱或毒扁豆碱，或抗胆碱酯酶药新斯的明。用量：毛果芸香碱2～4 mg皮下注射或口服，毒扁豆碱0.005～0.008 g口服或0.002～0.004 g肌内注射，任选1种，每15 min 1次。或用新斯的明1 mg肌内注射或0.01～0.02 g口服，15～20 min 1次。直至症状缓解，瞳孔缩小，停药指征为流泪、汗出、口干消失。因为拮抗剂能降低心率及血压，故必须严格掌握剂量，老年患者更应审慎。

4. 对症治疗。对躁动不安或抽搐用镇静剂地西泮20 mg或氯丙嗪25～50 mg肌内注射，或10%的水合氯醛15～20 mL灌肠。但禁用吗啡和哌替啶，因其对中枢有较持久的抑作用，尤其抑制呼吸。高热给予物理降温；呼吸抑制时给呼吸兴奋剂；小儿洛贝林1～3 mg/次，尼可刹米175 mg/次，每隔30 min 1次，交替皮下注射；成人洛贝林10 mg/次，尼可刹米0.25～0.5 g/次，每隔30 min 1次，交替皮下注射1次。同时吸氧。

5. 抗生素预防感染。

6. 中药解毒可用甘草30 g,绿豆60 g,煎汤频服;或用绿豆120 g,金银花60 g,连翘30 g,煎水服。亦可用防风、桂枝煎汤。

【合理应用】

1. 破伤风　先用氯丙嗪25 mg静脉小壶滴入,5 min后再给洋金花提取液2 mL静脉小壶滴入。根据具体情况,每天可用2~3次。治疗重型和极重型破伤风,用于一般镇静解痉剂难以控制的全身痉挛,使死亡率从100%降至14.2%。

2. 癌症　以东莨菪碱2 mg肌内注射,也可以与氯丙嗪12.5~25 mg合用肌内注射;1~3天给药1次,治疗中晚期癌症剧痛30例皆获得理想的止痛效果。

3. 慢性支气管炎　以多种洋金花制剂治疗本病16 000余例,疗效比较满意。其中,以洋金花注射液治疗单纯型1 485例,临床控制率达83.8%;喘息型652例,临床控制率达66.2%;以虚寒型疗效最好。以洋金花气雾剂治疗48例喘息型支气管炎,38例在5 min内获平喘,疗效持续2~6 h者39例。

4. 病窦综合征　按病情轻、中、重,分别给予心宝(洋金花、附子、桂枝、人参、三七、麝香、鹿茸等提取制成丸剂,每丸60 mg)2丸、4丸、6丸,每天3次,2个月为1个疗程。治疗70例,显效27例,进步33例,无效10例,总有效率为85.71%。70例服前心率平均值为49.16次/min,服药后增加14次。

5. 用于止痛　洋金花、披麻草、一枝蒿各20 g,麝香2 g,制草乌、金铁锁、广血竭、三七各100 g,重楼150 g,万年青、制川乌各50 g,延胡索250 g。共研为细末,成人每天2次,每次服0.5 g。治疗外伤性头痛、风湿性关节痛、腹痛共138例,止痛36例,好转102例。

6. 消化性溃疡　洋金花0.4~0.5 g,炒白芍21 g,煅瓦楞15 g,甘草粉、白及、贝母各9 g,陈皮12 g,水煎浓缩至100 mL,每次服50 mL,每天2次。治疗30例,治愈27例,好转1例,无效2例,龛影平均消失时间为43.2天。

7. 帕金森综合征　洋金花0.6 g,天麻、钩藤各12 g,全蝎5 g,蜈蚣2条。水煎服,每天1剂,早晚分服,重者每天2剂,治疗因服抗精神病药物引起的帕金森综合征58例,总有效率为96.5%。

8. 精神分裂症　用洋金花注射液肌内注射,每晚或隔天1次,每次2 mg,渐增加至6~8 mg。个别患者最高剂量可达15 mg。可以酌情少量给予抗精神药物。15~20次为1个疗程,一般1~2个疗程即可见效。治疗85例,痊愈34例,显效15例,进步11例。

9. 用于麻醉　以洋金花为主(占60%以上),配伍川芎、当归、生草乌、半夏、南星(各占4%~6%),口服、灌肠、肌内注射、静脉滴注或穴位注射,均可达到麻醉效果。以洋金花总碱注射液配合氯丙嗪、哌替啶等做静脉复合麻醉，可适用于各年龄组和各科的大中型手术。洋金花生药用量1次可用到20 g。术后一般恢复良好，手术效果满意者达90%。但其也存在麻醉深度不够、肌松不全、苏醒时间长及引起窦性心动过速等缺点，故洋金花的麻醉作用还有待进一步研究。

10. 类风湿性关节炎　用洋金花、马钱子各50 g放入熏蒸机煮药锅内，加水1 500 mL蒸煮，待汽箱内温度达40 ℃时，让患者裸体坐入熏蒸机内，头伸向机外，汽箱内保持38～40 ℃。每次20 min，每天1次，10天为1个疗程，休息1周。治疗72例，近期显效29例，进步40例，无效3例。

11. 强直性脊柱炎　用洋金花注射液或酊剂，每晚肌内注射或口服酊剂1次。成人注射量从每次1～2 mL（相当于东莨菪碱0.5～1 mg）或口服酊剂5～10 mg（相当于东莨菪碱0.25～0.5 mg）开始，以后每3～5天酌情增加药量，待递增至每天注射量为6～7 mL或口服酊剂55～60 mL，即为每天常用量。3个月为1个疗程。治疗34例，有效31例，平均64天血沉降至正常。在1～17年，平均2年、5年随访中无1例复发。

12. 血栓闭塞性脉管炎　用洋金花制成的中麻Ⅰ号每次5 mg，中麻Ⅱ号每次3 mg，配合氯丙嗪12.5～25 mg，肌内注射、静脉推注或静脉滴注给药，1～3天1次。本组30例Ⅲ期重症病例，使用中麻205次，总有效率86.7%。疗效观察表明，该法优于哌替啶的止痛效果，能改善患肢的血液循环。

13. 银屑病　每千克体重给洋金花总碱 0.2 mg，乙酰丙嗪20 mg（成人量），加入生理盐水 40 mL中缓慢静脉推注。治疗242例，痊愈139例，基本治愈24例，显效31例，好转16例，无效32例，总有效率为86.8%，最快为用药后30天治愈，多数2～3个月治愈。

【配伍禁忌】　内服宜慎，尤其是体弱者。眼压增高及孕妇禁用。外感及痰热咳喘者忌用。冠心病、心动过速、心功能不全、严重高血压病、高热脱水、严重肝肾损害者慎用。

十五、天　仙　子

【别名】　莨菪子、小颠茄子、铃铛草。
【基原】　为茄科植物莨菪 *Hyoscyamus niger* L. 的干燥成熟种子。
【产地】　分布于我国北部地区。
【炮制】　夏、秋季果实成熟时，割全株或果枝，晒干后打下种子，除去杂质，筛去灰屑。《雷公炮炙论》："修事十两，以头醋一镒，煮尽醋为度，却用黄牛乳汁浸一宿，至明，看乳汁里，即是莨菪子，晒干，别捣，重筛用。"

【功效与主治】 解痉，止痛。治风癫、癫狂、风痹厥痛、胃痛、喘咳、牙痛、久痢、恶疮、痈肿。

【用法用量】 内服：入丸、散，0.06～0.6g。外用：煎水洗，研末调敷或烧烟熏。

【毒性】 本品服2～30枚可中毒，为生物碱0.05%～0.3%，总生物碱的致死量为0.05～0.1g，所含生物碱成分阿托品最低致死量为0.08～0.13g，用5～10mg即能产生毒性反应。

【中毒症状】 一般治疗量，常见的副作用有口干、视力模糊、心悸、皮肤干燥潮红、眩晕、排尿困难、便秘等。通常于停药后可逐渐消失，无需特殊处理。过量中毒时，除上述症状加重外，还可出现高热、呼吸加快、烦躁不安、谵妄、幻觉、惊厥等。严重时，可由中枢兴奋转为抑制，出现昏迷和呼吸麻痹。

【救治】 洗胃排出药物，注射新斯的明、毒扁豆碱或毛果芸香碱等。中枢兴奋明显时，可适当用安定或短效巴比妥类，但不可过量，以免与阿托品类药物的中枢抑制作用产生协同作用。中毒抢救，用绿豆甘草汤配合西瓜大量服用。

【合理应用】

1. 食管癌 对于服用天仙子丸的6例患者，做光镜和电脑检查，其癌内有大量的淋巴细胞和中性粒细胞浸润，在癌巢间质中有众多的浆细胞和相当数量的巨噬细胞浸润，癌细胞严重退变，甚至成片坏死，证明天仙子丸能明显增强肿瘤患者机体免疫能力，抑制、杀伤肿瘤细胞。

2．慢性支气管炎 用20%莨菪子注射液2mL（含莨菪总碱0.17～0.3mg），加10%葡萄糖6mL，分注于定喘及肺俞穴，每穴3mL。治疗482例，有效率为91%，随访350例，远期有效率为82.9%。

3．消化性溃疡 天仙子0.1g，乌贼骨2.5g，延胡索0.8g，乌药0.3g，白及0.5g。制成丸，每次6g，每天3次，6周为1个疗程。治疗208例，192例复查，溃疡面已消失者149例，好转41例，无效2例；204例胃痛者，172例疼痛消除；153例泛酸者，126例泛酸消失；131例嗳气者，111例嗳气消失；35例柏油便者，均愈。随访93例痊愈者，远期疗效较好。

4．胃病 天仙子1g，苍术10g，碾成细粉，加少量水1次炖服，每天2次。治疗急性胃痛10余例，效果满意。

5．慢性胃炎 天仙子120g，赤石脂、枯矾各1000g，研细压片，每片0.34g，每次3～5片，每天服3次，30天为1个疗程。治疗35例，痊愈15例，好转18例，无效2例，多数患者用药1周即可见效。

6. 胆绞痛　复方天仙子胶囊（由天仙子、大黄、木香等药组成）每次3粒，每天1次，痛时服用。治疗123例，显效38例，进步64例，无效21例，总有效率为82.9%。疗效明显优于肌内注射阿托品的对照组。

7. 类风湿性关节炎　用莨菪流浸膏片，每天150 mg，分3次口服，每天递增150 mg，至患者出现口干、轻微复视、轻度双手震颤的用量为治疗量，以此量治疗20天后每天递减150 mg，至每天600 mg时，再用药3～6个月。本组52例，最小治疗量每天750 mg，最大治疗量每天1 500 mg，治愈44例，无效8例。

8. 肾盂结石　取天仙子10 g研末，装瓶高压消毒。将天仙子用生理盐水调成黏团状，其量以填入肾盂后能滑动为准，干湿度以捏在手中不会散落为好。肾盂切开后，用取石钳将药团粘住结石后一同取出。必要时药团可多次重复使用，直至结石取净为止。用此法治疗多发性肾结石5例，被粘出的结石最大直径为0.5 cm，1次粘石8～25粒。患者均经X线摄片复查，结石全部取尽。

9. 男性乳房发育　天仙子、桃仁各150 g，橘叶250 g，上药共研细，醋调如糊状，外敷患处，每天换药1次，3天为止；配合内服四物汤加味，治疗25例，痊愈12例，好转8例，无效5例。

10. 牙痛　天仙子、细辛、冰片等制成粉剂，用时取0.1～0.3 g置于患处，保留30 min，每天2～3次。治疗病牙102颗，显效70颗，进步18颗，无效14颗，总有效率为86.3%。

11. 甲沟炎　天仙子适量，研粉，用冷开水调成糊状涂患处，每天换药2次。一般2～3天即愈。

12. 颜面疔疮　天仙子、芙蓉花叶、连线草各适量。上药分别低温烘干研末，按3∶8∶1比例取末调匀灭菌，用温开水调成糊状，敷于患处，覆盖纱布，每天1次。治疗36例，痊愈32例，进步3例，无效1例。

【配伍禁忌】　心脏病、心动过速、青光眼患者及孕妇忌用。

十六、白　附　子

【别名】　竹节白附、禹白附、牛奶白附、关白附。

【基原】　天南星科植物独角莲的 *Typhonium giganteum* Engl. 的块茎为药典规定的白附子品种，有的地区将毛茛科植物黄花乌头 *Aconitum coreanum* (Levl.) Rapaics的块茎（药典名关白附）也作白附子用。

【产地】　分布于河南、陕西、四川及甘肃等地（关白附分布于我国东北三省及河北等地）。

【炮制】 秋季挖取块根,除去茎叶、须根,洗净,晒干。

制禹白附子:取白附子,大小分档,清水浸泡数天,每天换水2~3次。如起白沫,换水时,白附子加姜片、白矾(每10 kg白附子,用生姜、白矾各1.25 kg)和适量的水,共煮至切开内无干心时,取出,除去姜片,晾至六成干,切厚片,晒干。

【功效与主治】 祛风痰,定惊搐,解毒散结止痛。治中风痰盛、口眼歪斜、语言涩謇、破伤风、偏正头痛、喉痹咽痛,外治毒蛇咬伤、瘰疬痰核。

【用法用量】 内服:习惯上炮制后应用,白附子3~5 g,煎汤或浸酒,生用剂量为150~450 mg。外用:捣烂敷或研末以酒调敷患处。

【毒性】 禹白附中毒潜伏期为0.5~3 h。动物实验表明,生白附子和制白附子的毒性没有明显差别。

【中毒症状】 白附子含有C_{19}二萜生物碱,其中,次乌头碱有较大毒性,如果服用过量也会造成乌头样中毒,症状为舌头发麻、恶心、呕吐、胸闷、憋气、头晕等。

【救治】

1. 洗胃、催吐,排出尚未吸收的毒性物质。
2. 服用甘草、绿豆、白蜜、姜汁等解毒。
3. 补液纠正电解质失衡。
4. 给予阿托品可缓解症状。

【合理应用】

1. 颈淋巴结核 鲜白附子20~60 g,洗净置瓷器内,捣成泥状,据疮口大小均匀敷于患处,包扎。早晚各换药1次,5天为1个疗程,治疗10例淋巴结核瘘,痊愈8例,无效2例。鲜白附子10~30 g,水煎服,每天1剂,5天为1个疗程(孕妇及心、肝、肾功能不全者不宜服用,体虚者减量,外敷出现严重灼痛者应停用)。治疗35例淋巴结核,治愈31例,好转4例。

2. 脑血管病 白附子、僵蚕各50 g,蜈蚣30条,偏于痰盛者加茯苓、白术、法半夏,偏于风者加天麻、防风、白芷,先将蜈蚣用酒消毒后,与诸药焙干研末,制成散剂,分成15包,每次服半包,早晚各1次,小儿用量酌减,15天为1个疗程。治疗脑溢血、脑梗死等症,总有效率为94.2%。

3. 面瘫 白附子、僵蚕、钩藤、蝉蜕、海风藤、防风各30 g,川芎27 g,制马钱子9 g。上药共研细末,炼蜜为丸,每丸重6 g,每天3次,每次1~2丸,温开水或黄酒送服,10~15天为1个疗程。治疗30例,痊愈15例,显效7例,好转6例,无效2例。

4. 偏头痛 白附子、天南星、生草乌各30 g,葱根7根,生姜40 g。上药研末调匀，包以纱布，蒸热敷于痛处。治疗43例偏头痛，24 h内止痛者40例，2～3天止痛者3例。随访2年，无复发者31例。

5. 三叉神经痛　白附子100 g，全蝎150 g，川芎、白芷、僵蚕各200 g。将上药分别碾成粉末，过筛拌匀，每天2次，每次2 g，以热酒调服。10天为1个疗程，服用2～3个疗程后，50例中，近期治愈33例，显效13例，进步2例，无效2例。治愈33例，其中随访1年以上者29例，6例复发，但均较治疗前为轻。

6. 癫痫　白附子、半夏、南星、川芎、黑豆各等份，制成水蜜丸。每晚服3 g，54例癫痫患者服药1～1.5年，治愈13例，好转29例，无效及中断治疗12例。

7. 类风湿性关节炎　生白附、生草乌、生川乌、独活各10 g，钻地风、川牛膝、生地各15 g，防己、黄芪、当归各30 g。将川乌、草乌切成蚕豆大颗粒，先煎30 min，然后纳入诸药同煎。每天1剂。口服，10天为1个疗程，疗效显著。

8. 慢性支气管炎　用禹白附所含β甾醇0.2 g，每天3次口服，治疗10～20天。治疗35例，近期控制7例，显效12例，进步12例，无效4例。

9. 外科感染、外伤疾患　强力消胶囊（由白附子、三七、南星、防风、白芷组成），成人每次口服2粒，1～2岁每次半粒，每天3次。外敷时，将胶囊内药粉均匀撒于创面或用香油调药敷于创面，包扎伤口，1～2天更换1次。治疗各种外科感染、外伤疾患129例，痊愈74例，显效35例，无效20例。

10. 颞下颌关节功能紊乱　白附子、白僵蚕各10 g，全蝎5 g，川芎、甘草各6 g，随症加减。每天1剂，水煎服。治疗40例，治愈37例，好转3例。

11. 白癜风　白附子、白芷各6 g，密陀僧10 g，雄黄3.5 g，共研细末，用切平的黄瓜尾蘸药粉用力擦患处。治疗34例，用药5～6次愈者13例，8～10次愈者16例，好转5例。

12. 黄褐斑　白附子、白及、浙贝母各等份，研末调凡士林制成药膏。早晚各涂药1次。治疗137例，痊愈109例，好转24例，无效4例。另用白附子、白及、白芷各6 g，白蔹、白丁香各45 g，密陀僧3 g，上药共研为极细末，每次用少许药末搅入鸡蛋清或白蜜内，临睡前先用温水浴面，继而将此膏涂于斑处，晨起洗净。治疗20余例，一般1个月内斑即可消退。

13. 花斑癣、汗斑　生白附子、密陀僧各3 g，硫黄6 g。上药共研细末，用黄瓜蒂蘸药搽患处，每天2次，治疗91例，均获痊愈。

【配伍禁忌】　孕妇及阴虚、热盛者忌服。

十七、半　　夏

【别名】　地文、水玉、守田、示姑。

【基原】　为天南星科半夏属植物半夏 *Pinellia ternate*（Thunb.）Breit. 的块茎。

【炮制】　7—9月采挖，洗净，除去外皮，洗净，干燥。

清半夏：取净半夏，用清水浸泡，如起泡沫时加白矾适量，泡至内无干心时，另取生姜切片煎汤，加白矾与半夏共煮透，取出，晾至半干，切薄片，干燥（每100 kg半夏，用生姜25 kg，白矾12.5 kg）。

法半夏：取净半夏，大小分档，用清水浸泡至内无干心，去水，加甘草、石灰液（取甘草加适量水煎2次，合并煎液，倒入加适量水制成的石灰液中）浸泡，每天搅拌1~2次，并保持pH12以上，至口尝微有麻舌感、切面黄色均匀为度，取出，洗净，阴干或烘干（每100 kg半夏，用甘草15 kg，生石灰10 kg）。

半夏曲：取法半夏、赤小豆、苦杏仁共碾细粉，与面粉混合均匀，加入鲜青蒿、鲜辣蓼、鲜苍耳草之煎出液，搅拌揉匀，堆置发酵，压成片状，切成小块，晒干（每100 kg半夏，用赤小豆30 kg，苦杏仁30 kg，面粉400 kg，鲜青蒿30 kg，鲜辣蓼30 kg，鲜苍耳草30 kg）。

麸炒半夏曲：取麸皮，撒在热锅内，待冒烟时，加入半夏曲，迅速拌炒至表面深黄色，取出，筛去麸皮，放凉（每100 kg半夏曲，用麸皮10 kg）。

【功效与主治】　燥湿化痰，降逆止呕，消痞散结。清半夏长于化痰，法半夏偏于燥湿，姜半夏降逆止呕，半夏曲化痰消食，竹沥半夏化痰清热。制半夏以燥湿消痞、降逆止呕见长；生半夏有毒，以化痰止咳、消肿散结为甚。治脾不化湿，痰涎壅滞，胃气上逆，胸膈胀满，痰厥头痛，头晕失眠，咳喘痰多，呕吐反胃。外用消肿止痛。

【用法用量】　内服：煎汤3~9 g；或入丸、散。外用：适量，磨汁涂或研末调敷。

【毒性】　生半夏浸膏小鼠腹腔注射的LD_{50}为325 mg/kg。生半夏混悬液给小鼠灌胃的LD_{50}为42.7 g/kg。生半夏混悬液毒性最大，漂、姜浸、煎或蒸制毒性次之，矾浸及煎剂毒性最小。

【中毒症状】　中毒原因多为药用剂量过大，生品内服或误服。误食生半夏0.1~2.4 g可引起中毒，半夏中毒后首先出现口舌麻木、咽喉干燥、胃部不适等症状，继而喉舌肿胀、灼痛充血、流涎、呼吸迟缓、声音嘶哑、语言不清、吞咽困难、剧烈呕吐、腹泻腹痛、头痛发热、出汗、心悸、面色苍白、脉弱无力、呼吸不规则，严重者抽搐、喉部痉挛，最后死于呼吸麻痹。

【救治】

1. 立即用1∶5 000高锰酸钾溶液或3%～5%鞣酸液或浓茶洗胃，服硫酸钠25～30 g导泻。

2. 内服鸡蛋清、牛奶、稀粥、面糊、果汁、稀醋等。

3. 痉挛时除给予解痉剂外，还可针刺人中、合谷、涌泉等穴位。出现呼吸麻痹时给呼吸兴奋剂如尼可刹米等，必要时可做人工呼吸。

4. 中药治疗

（1）生姜30 g，防风60 g，绿豆30 g，甘草15 g，加水煎至300 mL，先含漱一半，后内服一半。

（2）生姜汁5 mL，白矾末9 g，调匀后即刻服下。

（3）生姜90 g，捣汁加冷开水漱口，或用鲜姜汁10 mL灌服。以后每3 h灌服生姜汁5 mL，如无生姜可用25%干姜汤60 mL鼻饲，以后每3 h服10～15 mL。

（4）绿豆衣15 g，金银花、连翘各30 g，生姜15 g，甘草9 g，水煎2次合在一起，每4 h服1次，2次服完，连服3～5剂。

5. 其他

（1）醋30～60 mL，加姜汁5 mL，1次内服，也可饮糖姜汤或服蜜饯姜片。

（2）有报道说口嚼薄荷可较快地缓解由鲜半夏引起的中毒症状。

【合理应用】

1. 百日咳　法半夏、瓜蒌仁、竹茹各6 g，百部根10 g，天冬、麦冬各15 g，猪胆膏1 g。上药煎汤并浓缩至100 mL，1岁以内每次10 mL，每天2次；1～3岁每次10 mL，每天3次；7天为1个疗程。治疗504例，痊愈412例，进步90例，无效2例。

2. 消化系疾病　半夏10 g，黄芩、干姜、黄连、甘草各6 g，太子参12 g，大枣5枚。每天1剂，水煎服，7剂为1个疗程。随症加减，治疗70例消化道疾病（十二指肠溃疡、慢性胃炎、胃肠功能紊乱、肠炎、结肠癌、氨基转移酶增高），痊愈61例，显效3例，无效6例。

3. 癌症　以掌叶半夏提取物（水溶性部分），制成片剂口服，每片相当于生药10 g，每次2～3片，每天3次，饭后服；配合其栓剂贴敷宫颈管，治疗各期宫颈癌247例，疗程均为2个月以上。结果：近期治愈63例，显效84例，好转44例，总有效率77.3%，其中Ⅰ期有效率为96.7%，Ⅱ期74.7%，Ⅲ期74.2%。另用鲜半夏剥皮，捣成糊状制剂，每次2 g，置于舌根部咽下，每天服3～4次。治疗25例食管癌梗阻，显效9例，进步12例，无效4例；治疗5例贲门癌梗阻，显效2例，用药一般不超过30天。

4. 病毒性心肌炎 半夏18 g，生姜24 g，茯苓12 g。每天1剂，水煎服。治疗11例，服药15～40剂，症状消失，10例心电图恢复正常。本方对冠状动脉供血不足瓣膜损害的康复均有效。

5. 失眠 清半夏12 g，秫米60 g。水煎，米熟为度，取汁200 mL，轻者每天1剂，睡前服。重者每天3剂，早、中、晚各1剂。治疗严重失眠症20例，显效11例，进步7例，无效2例。

6. 血管性头痛 半夏9 g，白芍12 g，川芎、延胡索各10 g，僵蚕15 g，蜈蚣4条，制成糖浆口服，每次50 mL，每天2次，10～20天为1个疗程。治疗47例，显效24例，进步22例，无效1例。

7. 咳喘 半夏、紫菀各20 g，杏仁、陈皮各30 g，制成口服液，每天3次，每次10 mL，治疗慢性呼吸道疾病，对于咳嗽痰多疗效显著。

8. 尿毒症 姜半夏、炒白术、茯苓、黄芪各30 g，熟附子20 g，水煎服，每天1剂。另服清宁丸，每次1.5～3 g，每天2次；并以中药灌肠。治疗15例，其中6例症状消除、尿素氮下降30%以上或正常、贫血改善，8例症状明显改善，1例无效。

9. 矽肺 用姜半夏口服、肌内注射或喷雾给药，每天用量约21 g，据144例观察，对主述症状有不同程度改善。

10. 食管炎 法半夏、山楂、淡豆豉各10 g，黄连5 g，全瓜蒌30 g。每天1剂，水煎服。治疗25例，痊愈23例，好转2例。

11. 呕吐 生半夏、生姜各9 g，水煎分2次服，用于胃大部切除术后等不同原因呕吐，疗效满意。或用半夏、枇杷叶、党参、槟榔各6～10 g，茯苓10～15 g，生姜3～6 g，茅根15～20 g，每天1剂，水煎频频饮之；或加少许白糖调味。治疗19例，服药2～4剂治愈者12例，服药6～10剂治愈者6例，1例百日咳呕吐，服药18剂而愈。

12. 妊娠恶阻 以半夏为主组方，其中与苏叶黄连汤配伍17例，香砂六君子汤加减4例，二陈汤加减9例，治疗妊娠恶阻共30例，结果显效15例，好转13例，无效2例。其中，尿酮体阳性者，22例转为阴性，未有动胎、堕胎等不良反应或药源性疾病。

13. 甲状腺肿瘤 生半夏10 g，水煎15 min以上。肝郁气滞痰结者加柴胡、郁金、香附；肝郁化热痰结者加栀子、川连、木通；脾虚痰湿中阻者加茯苓、白术、扁豆。隔天1剂，可连服20余剂，治疗91例，痊愈48例，进步15例，无效28例。

14. 乳痈 生半夏、细辛、斑蝥各等份，共研细末和匀。用时取1 g药末裹于药棉中，塞入患乳对侧鼻孔。治疗乳痈68例，痊愈49例，好转13例。

生半夏5 g，大葱根7根，共捣如泥。用纸卷成筒状，先用手指压健侧鼻孔，再将药筒放在病侧鼻孔嗅之。如法将7份药筒在30 min内嗅完。治疗52例急性乳腺炎，一般嗅1～2次即愈。

15. 宫颈糜烂　生半夏研粉过筛，装瓶备用。常规消毒糜烂面，然后用带线棉球蘸药适量紧贴糜烂面，线头留在阴道外，24 h 取出。每周上药1～2次，8次为1个疗程。治疗1 347例，痊愈603例，显效384例，好转322例，无效38例，总有效率为97.18%。

16. 梅尼埃病　法半夏18～30 g，泽泻60～120 g，白术、钩藤各 10 g。每天1次，水煎2次约 400 mL，分3次服。治疗28例，治愈23例，好转4例，无效1例。

半夏、白术、川芎、茯苓、泽泻、钩藤各10 g，陈皮、甘草各 6 g。有热象者加黄芩10 g，头痛加白芷、菊花各10 g。每天1剂，水煎服。治疗28例，均于服药1剂后症状明显减轻，服药2～6剂痊愈。随访1～3年，26例未见复发。

17. 慢性咽炎　半夏、生甘草、桔梗各30 g。研细末，放入苦酒100 mL中，浸泡1天，兑入鸡子清4枚搅匀。每天30 mL，分3次噙咽，10天为1个疗程。治疗180例，治愈170例，显效8例，无效2例。

18. 梅核气　半夏、川朴、桔梗、陈皮、射干、郁金各10 g，麦冬、生地黄、白芍各30 g，瓜蒌15 g，生甘草6 g，随症加减。每天1剂，水煎服，9剂为1个疗程。治疗237例，痊愈144例，显效65例，进步13例，无效15例，总有效率为93.67%。

19. 寻常疣、跖疣　患处用温开水泡洗10～20 min，用刀片轻轻刮去表面角化层。取7—9月间采的鲜半夏，洗净去皮，在疣体局部涂擦1～2 min，每天3～4次。一般只涂擦初发疣（母疣）即可，若继发疣较大较多时，可逐个进行涂擦。治疗215例，痊愈208例，无效7例。30天治愈96.74%。

【配伍禁忌】　阴虚燥咳，津伤口渴及血证者忌用。反乌头类（川乌、草乌、附子），恶皂荚、雄黄、秦皮、龟板。

十八、天　南　星

【别名】　为天南星科天南星属植物天南星 *Aristaema consanguineum* Schott、东北天南星 *A. amurense* Maxium、异叶天南星 *A. heterophyLLus* BLume 的块茎。

【产地】　分布于我国广大地区。

【炮制】　秋、冬季采挖，除去残茎、须根及根皮，晒干即为生天南星。

制天南星：取净天南星，大小分档，用凉开水浸漂（避免日晒），每天

第一章 植物类有毒中草药

换水2～3次,至起白沫时,每5 kg天南星加白矾0.1 kg,浸泡1天后继续换水,直至切开口尝仅微有麻辣感为止,捞出,与鲜姜片及白矾粉层层均匀铺入容器内,加水淹没,经3～4周,复倒入锅内煮至内无白心,取出,拣去姜片,晾至六成干,闷润后切薄片,晒干(每10 kg天南星,用鲜姜、白矾各1.25 kg)。

胆南星:取制天南星细粉,加入牛或猪、羊的净胆汁,比例为1:4(或胆膏粉及适量水,比例为10:4)拌匀,蒸1 h至透,取出放凉,制成小块,干燥。或取生天南星粉,加入牛或猪、羊的净胆汁(或胆膏粉及适量水)拌匀,置温暖处发酵7～15天后,再连续蒸或隔水炖9昼夜,每隔2 h搅拌1次,除去腥臭气味,至呈黑色流浸膏状、口尝无麻辣味为度,取出,晾干即成。

【功效与主治】 祛风止痉,燥湿化痰,消肿散结。治中风痰壅、口眼歪斜、半身不遂、风痰眩晕、癫痫、惊风、破伤风、顽痰咳嗽、胸膈胀闷。生用外敷治痈疽、痰核、肿痛、抗肿瘤。

【用法用量】 口服:煎汤,制南星或胆南星(陈胆星)3～9 g;生品内服多入丸、散剂,1次量0.3～1 g。外用:适量,研末撒或调敷。

【毒性】 天南星醇浸膏给小鼠皮下注射,可引发惊厥而死亡。小鼠腹腔注射天南星成分水浸膏的LD_{50}为13.5 g/kg,用天南星、异叶天南星、虎掌、东北南星、螃蟹七的50%醇提取物加水浸物制剂进行小鼠急性毒性实验,它们腹腔注射的LD_{50}分别为30 g/kg、41 g/kg、46 g/kg、48 g/kg、16.5 g/kg。天南星成人内服中毒量为15～30 g。

【中毒症状】 误食中毒,初期可致咽喉烧灼感、口舌麻木、舌强流涎、咽喉充血、张口困难、口腔糜烂等。继则中枢神经系统受到影响,出现头昏心慌、四肢麻木,甚则昏迷、窒息、呼吸停止。皮肤接触后可致瘙痒,有的可引起智力障碍。

【救治】

1. 急性救治

(1)高锰酸钾溶液洗胃。

(2)内服稀酸、鞣酸、浓茶等。

(3)给氧及其他扶持疗法等,必要时切开气管。

2. 对症治疗

(1)补液。

(2)其他支持疗法。

3. 中药解毒

(1)生姜汁10 mL即服,以后每4 h服姜汁5 mL,或25%干姜汤60 mL内服或

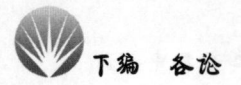

含漱。

（2）生姜30 g，防风60 g，甘草15 g煎水，先含漱一半，后内服一半。

（3）白矾6 g，研末，开水调服。

（4）食醋30~60 g，内服或含漱。

4. 皮肤接触中毒可用水或稀醋、鞣酸洗涤。

【合理应用】

1. 颈淋巴结核　生南星、僵蚕、制没药各12 g，土贝母15 g，元参、夏枯草、蒲公英各30 g，全蝎、炮穿山甲、白芥子、山慈菇各10 g，瓦楞子60 g。水煎服，每天1剂。

2. 流行性腮腺炎　生天南星研粉浸于食醋中，5天后外涂患处，每天3~4次。治疗6例，当天即退热，平均3~4天肿胀消失。生南星1份，生大黄、黄柏、五倍子、芒硝各2份，共研细末，凡士林调成30%软膏，摊于纱布上，贴敷患处，以胶布固定，每天换药1次。75例患者，全部治愈。用药最多4次，最少2次，平均2.8次。

3. 百日咳　胆南星6 g，炙麻黄、炙甘草各3 g，炙百部15 g，硼砂1.5 g。每天1剂，水煎服。治疗小儿百日咳痉咳期患者180例，服药3~9剂，痊愈41%，基本痊愈46%，显效8%，无效5%。

4. 宫颈癌　条用天南星药包（鲜天南星10 g，加75%酒精0.5 mL捣成浆状，用单层纱布包扎）或制成栓剂（含生药50 g）置宫颈癌病灶上，棒剂（含生药10 g）塞入颈管内；针剂（每支2 mL，含生药10 g）4 mL，每天或隔天注入宫颈或宫旁组织，并口服汤剂（生南星煎汤代茶，每天15 g）等综合治疗，观察105例，近期治愈20例，显效46例，进步16例，总有效率78%。对溃疡型、结节型效果最好。

5. 食管癌、贲门癌　生南星、金银花各30 g，党参、石斛、枇杷叶、生麦芽、枳实各10 g，代赭石（先煎）15 g，青黛、生甘草各3 g。随症加减，每天1剂，水煎服。15剂为1个疗程。初治时要慢慢呷饮，如有呕吐，吐后再饮，治疗期间单纯用中药。治疗观察73例，39例临床控制，9例显效，22例好转。

生南星、生半夏、代赭石、石见穿、急性子各30 g，瓜蒌20 g，黄药子、旋覆花各10 g，天龙、蜈蚣各3 g。随症加减，每天1剂，水煎分2~3次服。用于缓解食管、贲门梗阻36例，缓解31例。

6. 冠心病　生南星、生半夏各等份，研粉水泛为丸。每次3.5 g，每天服3次。治疗50例，结果：缓解心绞痛显效率38.7%，总有效率为71%。心电图改善30.8%。26例合并高血压者，治疗后11例血压降至正常，有效率42.3%。合并高脂血症32例，治疗后三酰甘油下降者21例，胆固醇下降4例。

第一章 植物类有毒中草药

7. 高脂血症　复方明星片（制南星、决明子、山楂等）每次4~6片，每天3次，30天为1个疗程。治疗127例，降三酰甘油有效率为88.39%，降胆固醇有效率为88.98%，降β脂蛋白有效率为81.55%。

8. 中风　胆南星、生大黄（后下）、郁金各10 g，芒硝（冲）10~20 g，钩藤（后下）30 g，石菖蒲6 g。每天1剂，水煎服。治疗急性中风26例，服药3~11剂后，基本痊愈10例，显效9例，进步5例，无效2例。

天南星、秦艽、白芷、当归、天冬、瓜蒌各15 g，白芍、天麻、僵蚕、芒硝、大黄各10 g。随症加减，每天1剂，水煎服。治疗32例，痊愈30例，显效1例，进步1例。

9. 癫痫　胆南星、粉葛、郁金、木香、香附、丹参各30 g，白胡椒（7岁以下不用）、白矾、朱砂各15 g。上药共研细末，每天服2次，7岁以下每次1.5 g，7~15岁每次3 g，16岁以上每次7 g。30天为1个疗程，服药期间忌茶及辛辣、生冷食品。治疗48例，痊愈43例，显效4例，无效1例。

10. 慢性头风　姜南星30 g（另包），乌梢蛇、天麻各15 g，独活、川芎、肉桂、生甘草各10 g，细辛、五味子各6 g，蜈蚣3条，全蝎3 g。先煎姜南星1 h，而后纳入诸药，头煎煮沸10 min取汁，2~5煎各煮沸20 min，将各次煎汁混合后分3~6次加温服（不可冷服）。重症1天3次服完，忌酸冷、鱼腥、羊肉。治疗78例，均获痊愈或好转。

11. 面神经麻痹　天南星、天麻、钻地风、白僵蚕、白及各7.5 g，巴豆5粒（去皮），鲜姜500 g。上药共研细末，鲜姜捣碎取汁，与药末调和，敷患侧7~8 h取下。治疗430例，病程最短1周，最长5年，一般1剂即愈，有效率达90%以上。

12. 三叉神经痛　制南星、制川乌、细辛各3 g，地龙、牛膝各6 g，菊花、当归、川芎、白芷各10 g。每天1剂，水煎分3次服。治疗12例，近期治愈9例，无效1例，2例在外地无法追访。

13. 慢性支气管炎　用复方三生注射液（生南星、生附子、生川乌、木香、延胡索、三七等制成），每次10 mL，加50%葡萄糖40 mL静脉注射，每天2次，或用本品10 mL，加1%普鲁卡因0.5 mL，取陶道、肺俞、风门穴交替注射，并辨证加服他药。治疗18例，疗程30天，显效10例，进步6例，无效2例。本品用于寒证、阳虚证效果较好。

14. 痛风　制南星、威灵仙、制苍术、防风、防己、桃仁、红花各10 g，生麻黄、桂枝各8 g，鸡血藤、雷公藤各15 g，全蝎3 g。水煎服，每天1剂，病情特别严重者每天2剂可随症加减。治疗50例，临床治愈1例，显效21例，好转25例，无效3例。

15. 精液液化不良症 胆南星10 g，竹茹、枳实、瓜蒌皮、浙贝母、瓜蒌仁各30 g，茯苓、沙参各20 g，昆布、知母、紫菀、甘草各15 g。每天1剂，水煎服。治疗1例，服药1个月后精液液化正常。

16. 肋软骨炎 生南星、生半夏、生草乌、狼毒各50 g，甘松、山奈各25 g，共研为细末，以鸡蛋清适量调和后外敷。每天换药1次，一般用药1～2剂（7～14天）即可痊愈。若用药后出现皮炎，可停药待皮炎消失再敷，或在外敷药内加入异丙嗪25 mg。

17. 肩关节周围炎 天南星、生川乌、生草乌、羌活、苍术、姜黄、生半夏各20 g，白附子、白芷、乳香、没药各15 g，红花、细辛各10 g。上药共研细末，加食醋、蜂蜜、白酒、葱白（捣烂）、鲜姜各适量，白胡椒30粒（研碎），炒热后用旧布袋装，热敷患肩30 min，每天2次，连用5～7天。

18. 乳痈 生南星1 g，葱白1根，共捣烂为丸，用药棉包裹，浸冷开水后制成，填塞于患乳对侧鼻前庭。治疗23例，显效19例，进步4例。

19. 跌打损伤 生南星、川断、紫荆皮、白芷、泽兰各500 g，生栀子、生川乌、赤芍各1 000 g。将上药共研细末，每300 g加凡士林150 g，调匀成膏。用时将药膏摊于棉垫（或牛皮纸）上，摊的药膏勿过厚。若有皮肤破损者，需先用敷料盖住，再敷药膏，敷药后用绷带包扎固定，3～4天换药1次。治疗外伤性软组织损伤2 000例，均于数次治愈。

20. 小儿流涎 胆南星1份，吴茱萸3份，研细粉混合。睡前取药粉15 g，用陈米醋调成黏厚糊状饼，敷贴涌泉穴，外用纱布扎紧，每次敷贴12 h。治疗100例，均获痊愈。

21. 急性牙龈炎、牙周脓肿 口服以南星、三七、白附子等制成的强力消炎胶囊，每次2粒，每天3次。治疗31例，痊愈19例，显效7例，无效5例。

22. 麦粒肿（睑腺炎） 生南星、生地黄各等份，研细末，各取15 g，加凡士林100 g拌匀，分别涂于15 cm×15 cm胶布上，贴于两侧太阳穴上方15 cm处，每天1次。治疗109例，痊愈99例，无效10例。

23. 发际疮（痈） 生南星1枚，米醋适量。将米醋放入碗底中旋转磨汁成糊状，不时用棉签蘸搽患处，一般用药4～5天内红肿痛痒症状改善，以至痊愈。

24. 带状疱疹 南星、半边莲、白芷各12 g，半夏9 g，雄黄6 g，冰片3 g，共研末，以白酒调成稀糊状，破溃者用茶油调之，外涂患处，每天3～4次，一般1天后症减，3天后即愈。

【配伍禁忌】 阴虚、痰燥及孕妇禁用。恶莽草，畏附子、干姜、生姜。

十九、麻　黄

【别名】　龙沙、卑相、狗骨。

【基原】　为麻黄科植物草麻黄 *Ephedra sinica* Stapf、木贼麻黄 *Ephedra squisetina* Bge 及中麻黄 *Ephedra intermedia* Schrenk et C. A. Mey 的草质茎。

【炮制】　秋季采割绿色的草质茎，干燥。

麻黄：取原药材，除去杂质、木质茎及残根，洗净，微润后切段，晾干。

炙麻黄：取炼蜜用适量开水稀释后，加入麻黄绒段拌匀，焖透，置锅内，用文火加热，炒至不粘手为度，取出放凉。

蜜麻黄绒：取炼蜜用适量开水稀释后，加入麻黄绒段拌匀，焖透，置锅内，用文火加热，炒至深黄色不粘手为度，取出放凉（麻黄10 kg，炼蜜25 kg）。

【用法用量】　内服：煎汤（宜先煎，去水面浮沫）1.5～6 g，或入丸、散。

【毒性】　麻黄水提物小鼠腹腔注射的LD_{50}为650 mg/kg，麻黄挥发油小鼠腹腔注射的LD_{50}为1.35 mg/kg。

【中毒症状】　麻黄有毒，急性反应有头痛、不安、失眠、胸闷、心悸、流泪、周身不适、发热、大汗不止、上腹部不适、口干、恶心、呕吐、耳鸣、体温及血压升高，并可引起心动过速、期外收缩。大剂量可抑制心脏，引起心搏徐缓；严重者排尿困难、视物模糊、休克、昏迷、呼吸困难、惊厥，甚至呼吸衰竭、心室纤颤而死亡。长期服用可成瘾。

【救治】

1. 催吐、洗胃、导泻。

2. 皮下注射阿托品1 mg，15 min后，视病情需要，可重复注射1次。苯巴比妥0.1 g，肌内注射。口服或肌内注射氯丙嗪25～50 mg，或加入葡萄糖中静脉滴注。10%水合氯醛20 mL灌肠。

3. 循环衰竭时，用去氧肾上腺素或间羟胺静脉滴注，维持血压，同时补液、吸氧。

【合理应用】

1. 麻疹合并肺炎　炙麻黄4 g，生石膏10 g（先煎），杏仁、连翘各9 g，甘草3 g，板蓝根15 g，金银花12 g，法半夏6 g。每天1剂，水煎分4次服，随症加减。治疗50例，痊愈45例，好转4例，无效1例。

2. 咳喘　用70%的麻黄粉，30%的胡椒粉，二药混合均匀，再用麻油1 850 g熬铅丹500 g至滴水成珠后，将铅丹500 g放入油中搅拌均匀，再次炼熬至一定稠度即为膏药。每张膏药上挑上0.01g药粉，将其合拢备用。治疗时将此膏药置于酒精灯旁或微火上烘热，贴于患儿肺俞穴，每天换药1次。治疗换药1次。治疗320例小儿风寒咳嗽，痊愈248例，好转53例，无效19例，总有效率为94.1%。

麻黄、射干各3g，洋金花0.1g，薄荷水0.05g。将前3味药碾碎过筛，合入薄荷水或冰片，加水2份，75%酒精1份，香油1份，调成膏状，每次3g敷于膻中、肺俞穴（双侧），3天换药1次，5天为1个疗程，入伏即可使用。对老年慢性支气管炎、肺气肿、肺心病等，一般2~4个疗程即可显效或痊愈。

3. 胸痹 麻黄、桂枝各10g，附片（先煎）、瓜蒌、薤白、半夏各15g，炙甘草6g。随症加减，每天1剂，水煎服。治疗81例，显效36例，好转38例，无效7例。对61例显效、有效患者随访半年，疗效巩固。

4. 心律失常 麻黄、麦冬、当归各15g，附子（先煎）、红参各20g，丹参25g，细辛5g，郁金12g。水煎服，每天1剂。治疗5周后，50例中，病窦综合征13例，获显效5例，进步6例，无效2例；单纯窦性心动过缓12例，显效10例，进步2例；窦性心动过缓合并Ⅰ、Ⅱ、Ⅲ度血清白蛋白（ALB）升高25例，显效9例，进步11例，无效5例。以上50例，总有效率为86%。

5. 上消化道出血 麻黄5g，白及20g，黄芪30g，当归10g。每天1剂，水煎服，随症加减。11例患者治疗后，显效6例，进步4例，无效1例。其中止血天数最短2天，最长12天。2例用西药止血无效，改用上方治疗得以血止。

6. 急性肾炎 麻黄10g，生石膏30g，生姜3片，炙甘草3g，大枣3枚，浮肿甚者生姜易生姜皮10g，去炙甘草加蛇床子、地肤子各20g；尿蛋白多者加益母草30g；血尿重者加茅根30g，小蓟10g。小儿剂量酌减。每天1剂，5天为1个疗程，1~2个疗程后检验小便1次。服药期间禁高盐及油腻之品。治疗42例急性肾炎，痊愈33例，好转6例，无效3例。

7. 肾绞痛 麻黄、细辛各6g，附子15g，武火急煎，不可久煎，去上沫，候温顿服，无效30min后续服。治疗12例肾绞痛患者，均在用药30min后疼痛缓减，1h内疼痛消失。

8. 面瘫 麻黄、附片各10g，薏苡仁20g，白术、黄芪各30g，当归、生赭石各15g，甘草5g。随症加减。治疗132例，痊愈118例，好转11例，无效3例，总有效率为97.7%。

9. 原发性三叉神经痛 生麻黄、细辛各3g，熟附子6g，甘草9g（或蜂蜜30g）。随症加减，水煎服，每天1剂，治疗三叉神经痛有效。

10. 痹症 麻黄、桂枝、制川乌、炙甘草各10g，葛根100g，薏苡仁、赤芍各30g，黄芪24g。随症加减，每天1剂，水煎2次，混合药液分2次服，行

第一章 植物类有毒中草药

痹、着痹者宜早、晚分服；痛痹、痹宜下午、晚上分服；热痹者每天2剂，分3～4次服用。2个月为1个疗程，服药期间停用西药，疼痛较剧者配针灸或电冲击疗法。治疗200例，临床治愈152例，显效36例，好转11例，无效1例，总有效率为99.5%。

11．功能性不射精　麻黄3 g，研末敷脐中，用1帖麝香虎骨胶贴上，每晚临睡前敷用，连用7天。用此疗法治疗62例，均愈。

12．痔疮　麻黄、杏仁、甘草各10 g，石膏25 g。痔疮发炎加黄芩、野菊花各10 g，黄柏6 g，鱼腥草20 g，蒲公英30 g；伴疼痛者加白芍15 g；伴水肿加萆薢10 g，薏苡仁15 g；便血者加地榆炭12 g，黑槐花、仙鹤草各15 g；血栓及静脉曲张外痔加丹参、鱼腥草各30 g，桃仁12 g，赤芍15 g，泽兰、大黄各10 g；每天1剂，水煎服，每天3次。如痔疮发炎肿痛，内痔脱出成嵌顿或肛脓肿初期，上方煎后取1/2趁热熏洗坐浴15～20 min，每天3次，7天为1个疗程。治疗120例，临床治愈91例，进步27例，无效2例。

13．子宫脱垂　麻黄、甘草、桂枝、白芍、党参、黄芪、当归、生地黄。诸药中麻黄量不少于9 g，余药根据年龄给予常用量。水煎服，每天1剂。治疗80例，显效66例，进步14例。

14．遗尿　麻黄2份，益智仁、肉桂各1份，共研细末，以瓷瓶或玻璃器皿盛贮，勿令泄气。每次用3 g以少量食醋调成饼状，敷于脐心，外用胶布固定，36 h取下，间隔6～12 h再以上药填脐，敷3次后，改为每周填脐1次，连续用2次，以巩固疗效。治疗38例，治愈18例，好转15例，无效5例，总有效率为86.8%。

麻黄、益智仁、黄芪、桑螵蛸、甘草。诸药中麻黄用量可大些，余药根据年龄给予常用量。每天1剂，水煎服，遗尿止后每周再给1～2剂，续治1个月，巩固疗效。治疗3～18岁患者35例，仅1例复发。

15．天行赤眼　麻黄6～10 g，生石膏15～30 g，夏枯草20～30 g，生甘草5 g。水煎服，早晚各1次。治疗103例，95例平均用药3～5天痊愈，8例无效。

16．酒渣鼻　生麻黄节、生麻黄根各80 g，切碎洗净，放铝锅内，兑入白酒1 500 mL，加盖用武火煎30 min后，置阴凉处3 h，用纱布过滤装瓶备用。早晚各服25 mL，10天为1个疗程。治疗18例，治愈15例，好转3例。

17．多种皮肤病　麻黄4.5 g，蝉衣、浮萍、槐花各6 g，黄连、甘草各3 g。每天1剂，水煎2次，混匀早晚分服。治疗39例荨麻疹、湿疹、漆过敏患者，其中37例治愈，1例进步，1例无效。

【配伍禁忌】　体弱多汗、盗汗、虚喘者均忌服。

二十、藜 芦

【别名】 人头发、黑藜芦、山葱、旱葱。

【基原】 本品为百合科植物黑藜芦 Veratrum nigrum L. 和天目藜芦 Veratrum shindleri Loesf. 的根及茎。

【产地】 主要分布于山西、山东、河北、河南、辽宁、陕西、四川、甘肃、江苏等地。

【炮制】 初夏花未开时采挖，除去苗叶，洗净、切片晒干。

【功效与主治】 涌吐风痰、杀虫解毒。治中风、癫痫、黄疸、久疟、泻痢、头痛、痰壅喉痹。外用治疥癣秃疮、毒蛇咬伤，尚有灭虱之效。

【用法用量】 入丸、散剂内服以0.06~0.18 g为宜，入煎剂为1.5~3 g。外用：适量研末加生油调成软膏外涂。

【毒性】 本品味苦，性辛、寒，全株均有毒，以根部毒性较大。由于治疗量与中毒量很接近，极易引起中毒，若服散剂，0.6 g即可引起严重中毒，甚至死亡。黑藜芦浸出液给小白鼠皮下注射的LD_{50}为（1.78±0.38）g/kg或小白鼠口服生藜芦1.8 g/kg，即有死亡可能，剂量增至3.6 g/kg时死亡率为60%；注射1%藜芦液0.5 mL，15 min内全部死亡。天目藜芦毒性甚大，但无蓄积中毒现象。

【中毒症状】 一般发生在2 h内，多见于5~60 min，主要表现为局部刺激症状、神经系统和心血管功能急性不全等方面，特别是迷走神经有兴奋性增高所产生的一系列症状。如初起舌及咽喉部有针刺样感觉，胃部灼热，恶心，频繁呕吐，流涎，腹泻，头痛，眩晕，出汗，瞳孔散大，对光反射消失，黄视，失明，严重时出现便血，血压下降，心率不齐，虚脱，痉挛抽搐，瘫痪，谵语，呼吸困难，心率减慢，最后多因呼吸中枢麻痹而死亡。外用可引起皮肤黏膜灼痛、喷嚏、流泪等。

【预防】 应严格控制用药剂量，体虚气弱及孕妇忌服。另外，低血压、主动脉狭窄、嗜铬细胞瘤、洋地黄中毒及非高血压继发的颅内压升高者，禁用本品。尿毒症、心绞痛、严重脑血管疾病及服奎尼丁的患者慎用。使用藜芦或其制剂时还应忌食羊肉、羊脂、羊血等肉类食物。

【救治】

1. 以1∶2 000高锰酸钾液或1%鞣酸洗胃；腹泻不严重者，可给硫酸镁导泻，然后服活性炭。

2. 抢救药物以拟交感胺类，如麻黄碱、苯甲麻黄碱和阿托品等效果较好，但禁用肾上腺素。心率减慢者可用阿托品0.5~1 mg肌内注射或静脉注射。严重者每隔15～30 min重复1次，直至心率恢复、血压正常为止。亦可适当加用去氧肾上腺素10 mg肌内注射。

3. 呼吸困难时可吸氧、人工呼吸，以及注射尼可刹米、洛贝林等中枢兴奋剂。必要时行气管插管。

4. 补充液体及电解质，静脉输入10%葡萄糖液1 000 mL 加10%氯化钾20～30 mL、维生素C 1～3 g。肌肉颤搐时，可用5%氯化钙溶液10 mL或10%葡萄糖酸钙10 mL静脉注射。

5. 民间单验方解毒：①雄黄3 g，葱头30 g，猪油适量，绿茶15 g，先将葱头煎汤，加入猪油放凉，冲雄黄细粉内服；②黄连9 g，板蓝根15 g，研粉冲服；③黄柏15 g，黄连9 g，水煎，分2次早、晚服；④鲜生地黄250 g榨汁冲服；⑤紫草60 g，水煎服；⑥生姜120 g，甘草15 g，水煎400 mL分4次服，连服2～4剂；⑦葱头30 g，葱白120 g，水煎凉服。但有人对20世纪60年代以来的有关资料进行归纳分析后认为葱汁不能解藜芦毒。

【合理应用】

1. 肺癌　藜芦、栀子、细辛、大黄、急性子各30 g，轻粉、冰片各20 g，黑药膏500 g，将上药研极细末，慢慢调入溶化的黑药膏油内，每50～70 g药膏制成1帖呕痰膏。取2帖分别贴在肺部肿块（根据胸片提示）相应的胸背部体表部位，6～10 h可见呕痰，呕甚则揭去。治疗数例随访，有人已健在9年，有人已生存6年。

2. 肺结核　藜芦对结核菌有相当高的抑菌力。加温后毒性显著降低，而对结核菌的抑菌力不变，试用于治疗肺结核有一定的疗效。

3. 骨折

（1）将黑藜芦根须洗净、晒干、研粉，加等量小檗碱制成含量10 mg之片剂内服。成人每次30 mg，每天服3次，用凉开水送服。服药时依临床愈合情况而定，一般为2～4周。同时，按常规予以复位固定。服药后多数病例脉搏增快，全身和局部有发热感，3例发现在肝功能正常情况下，血清碱性磷酸酶（ALP）酶有所增高。

（2）藜芦、牛膝、血余炭各等量，研粉，加白酒调匀，外敷正骨后的伤处，再用小夹板固定。以上方法均可促进骨折愈合。

4. 高血压　藜芦所含若干生物碱为目前降压药中最强者，与其他降压药合并应用，对治疗高血压病，特别是对高血压危象有一定作用。

5. 催吐　用藜芦粉1.5～3 g口服，可以催吐，用来排出胃中毒物，但毒性较大，不可多服久服。

6. 疟疾　取天目藜芦3根（长度适当）插入鸡蛋（1枚）内烧熟，去药取蛋，于发作前1~2h服，忌鱼腥；孕妇及溃疡病患者忌服。治疗现症患者120例，痊愈100例，好转15例，无效5例；休止期患者36例，痊愈33例，无效3例。

7. 寄生虫病　用藜芦治疗49例血吸虫病，其中合并丝虫病者2例，钩虫病者7例，服药后化验结果证明，除对血吸虫病有明显疗效外，7例钩虫病全部转为阴性，2例丝虫病也取得一定疗效。

8. 寻常疣　藜芦、乌梅、千金子、急性子各30 g，加入75%酒精500 mL浸泡1周。同时以药液涂患处，一般3~5天疣体消失。若一次未愈，则继续应用。治疗100例，治愈92例，无效8例，治愈率为92%。

9. 斑秃　藜芦、蛇床子、黄柏、百部、五倍子各4.5 g，斑蝥3 g，用95%酒精100 mL浸泡1周后，用棉签涂擦皮损处，每天1~2次。一般擦药后大多出现红斑、水泡，出现水泡者疗效较好，但应暂停使用，并进行处理，待新皮长好后再继续擦用。水泡干燥结痂、脱落后，局部瘙痒，毳毛逐渐出。

10. 疥疮　藜芦、大风子、蛇床子、硫黄各20~30 g，川椒8~10 g，随症加减。每剂加水约400 mL，煎2次至药液300 mL左右，以桶盛之，先用清水、肥皂洗澡，后将药液稍用力擦洗患处，以至于将皮损擦破，每次洗20 min，每天1次，一般连洗2~4天即可见效。治疗68例，治愈62例，好转5例，无效1例。

11. 足癣　藜芦、蜀椒、蛇床子、白附子、煅明矾、水银各10 g，将上药共研细过筛，瓶装备用。将药粉撒布于患处（挑破水泡），反复加药用手指揉搓。治疗93例，治愈88例，好转5例。

12. 单验方

（1）藜芦末治疗黄疸　藜芦末入灰中炮制，稍变色后捣为末，水服半匙，微吐，治之有良效。

（2）藜芦双黄粉外涂治鼻息肉　藜芦3份、雄黄1份、雌黄1份，共研细末，以蜜调，点于鼻息肉上，每天3次，可治疗鼻息肉、气息不通。

（3）藜芦末填牙孔治疗牙痛　藜芦适量研末，填牙孔，勿咽下，治牙痛。

【配伍禁忌】　习惯上忌与人参、沙参、丹参、党参、苦参、芍药（赤芍、白芍）、细辛等药配伍。

二十一、马　钱　子

【别名】　番木鳖、马前、马前子、苦实、牛银、大方八。

【基原】　本品为马钱科植物云南马钱 *Strychnos pierriana* A. W. Hill、马钱 *S. nux vomica* L. 的干燥成熟种子。此外，长籽马钱 *S. wallichiana* Stend. ex Dcl 的种子也可以作药用。

第一章 植物类有毒中草药

【产地】 云南马钱产于我国的云南、广东、海南岛等地；马钱产于印度、越南、泰国、缅甸、斯里兰卡等地。

【炮制】 夏、秋摘取成熟果实，去果肉，取出种子，晒干。

本品炮制方法较多，但其共同特点为去皮毛和加热以降低其毒性。大多采用砂烫、油炸等方法。

油马钱子：取拣净的马钱子，加水煮沸，取出，再用水浸泡，捞出，刮去皮毛，微晾，切成薄片。另取麻油少许，放锅内烧热，加马钱子后炒至微黄色，取出，放凉。

马钱子粉：取沙子，放锅内武火炒热，加入拣净的马钱子，炒至呈深黄色并鼓起，内面红褐色并起小泡时取出，筛去沙子，刮去毛，研粉。

【功效与主治】 通经络，散血热，消肿止痛，祛风胜湿，强筋壮骨。可用于治疗咽喉痹痛、风痹疼痛、痈疽肿痛、跌仆损伤，以及肢体软瘫、面神经麻痹、小儿麻痹后遗症、重症肌无力。

【用法用量】 内服：入丸、散，每天 0.3～0.6 g。外用：适量研末吹喉或调涂等。

【毒性】 马钱子味苦，性寒，有剧毒。本品诸成分中含番木鳖碱及马钱子碱，2 种成分均有剧毒，其中，又以番木鳖碱毒性最大，是马钱子中毒的主要原因。本品口服后可以很快吸收而起作用。番木鳖碱、马钱子碱和马钱子仁对小鼠灌胃的急性 LD_{50} 分别为 3.27 mg/kg、233 mg/kg 和 234.5 mg/kg；小鼠腹腔注射的 LD_{50} 为 1.33 mg/kg、69 mg/kg 和 77.76 mg/kg。马钱子碱给狗静脉注射的 LD_{50} 为 9 mg/kg。成人口服 1 次 5～10 mg（折合生药 0.8～1.2 g）番木鳖碱即可发生中毒，30 mg（折合生药 2 g）可致死亡。有报道服用马钱子治疗白喉，总剂量达 50.54 mg 时引起中毒。另有报道服用马钱子 7 粒引起中毒死亡，死亡原因是因为强直性惊厥反复发作造成衰竭及窒息死亡。

【中毒症状】 本品对整个中枢神经系统都有兴奋作用，首先，兴奋脊髓的反射功能；其次，兴奋延髓中的呼吸中枢及血管运动中枢，并能提高大脑皮质感觉中枢的功能，大剂量引起惊厥。其中毒潜伏期为 0.5～3 h。中毒早期可有头痛、头晕、烦躁不安、舌麻、口唇发紧、全身肌肉轻微抽搐、呼吸急促、精神轻度失常（好奇、酒醉感、恐惧等），继而出现典型的强直性惊厥发作，呈角弓反张、握拳、牙关紧闭、面肌痉挛而呈"苦笑"状，双目凝视，渐至呼吸肌痉挛、全身发绀、瞳孔散大、脉搏加快。任何刺激，尤其是外界的声、光、风等刺激都可促使惊厥再次发作或加剧，每次可持续几分钟。发作后肌肉松弛。如连续几次发作后，最终死于呼吸麻痹。

【预防】 首先，应严格控制剂量在正常范围以内，如含马钱子中成药，1

次服用剂量之番木鳖碱含量应控制在6 mg左右，且初次服用不可剂量过大，因马钱子最佳有效量与轻度中毒量十分接近，所以用时应由小剂量开始递增，当出现舌麻、口唇发紫、轻度头晕、全身肌肉轻度抽搐时，应立即减量服用；其次，不能生服，必须经过严格炮制后方可服用，剂量不得超过0.8 g。另外，在炮制时无论砂烫或油炸，均需掌握好火候，炸烫过度则作用降低，火候过嫩则毒性大，服后易中毒。体质虚弱者、老年人及孕妇禁用。

【救治】 治疗原则为有效地控制惊厥，防止延脑缺氧及阻滞延髓过度兴奋。

1. 立刻将患者置于暗室，保持安静，避免声、光及其他外界刺激。

2. 尽快使用中枢抑制剂以防止惊厥发作，如戊巴比妥、异戊巴比妥钠0.3～0.5 g或地西泮10～20 mg静脉推注等；如果仍不能控制，可用乙醚做轻度麻醉，或立即用10%水合氯醛30 mL灌肠。吗啡有兴奋脊髓作用，不宜用。

3. 如有呼吸抑制，暂停使用中枢抑制药，可采用呼吸机，必要时行气管插管。

4. 惊厥控制后，可用1%～2%鞣酸或1∶2 000高锰酸钾溶液洗胃。饮用牛奶、鸡蛋清等保护胃黏膜，以减少吸收。温盐水灌服催吐，并注入硫酸镁导泻，切忌服用酸性饮料及阿片类药物。

5. 补液、吸氧、抗感染、人工呼吸等。

6. 中药治疗

（1）蜈蚣3条，全蝎6 g，研末，1次冲服。胃内有毒者，用甘草120 g煎汤服。

（2）玄明粉加甘草导泻。

（3）蝉蜕30 g，天南星6 g，天麻6 g，全蝎、僵蚕各7个，朱砂1.5 g，水煎服。服药前，可先用黄酒送服朱砂。

【合理应用】

1. 中风偏瘫

（1）马海治瘫丸（马钱子、当归、水蛭各30 g，海风藤50 g，黄芪100 g，千年健80 g，川大黄60 g，制成蜜丸，每丸重6 g），每次1丸，每天2～3次，用黄酒兑温开水送服。治疗30例，基本痊愈5例，显效4例，好转15例，无效6例。

（2）制马钱子300 g，水蛭、白花蛇、川芎、蜈蚣各30 g，共研细末装胶囊，每粒含药粉 0.3 g，于晚睡前口服1～5粒，服后卧床休息，切忌下床走动。治疗中风偏瘫者96例，治愈31例，显效38例，好转24例，无效3例。

2. 面神经麻痹 将面麻膏（每帖膏药含马钱子粉1 g，樟脑粉0.3 g，膏药脂4 g）加热调匀涂于膏药布上备用。用时将膏药烘软并贴在患侧耳垂前面神经干区域，4天换药1次，治疗100例，98例痊愈，2例好转。对57例随访1~4年无复发。

取马钱子适量，置清水之中浸泡7天后取出，每枚切成薄片，按面瘫范围大小，一片片摆在氧化锌贴膏上，敷在患者口角侧。口角向左歪贴在右侧，向右歪贴在左侧，每天换1次，直至病愈为止（用药期间忌食腥冷和有刺激性食物，避免风寒，用药不可间断）。治疗35例，全部治愈。

取马钱子适量，置于清水中浸泡24 h后捞出，沿纵轴切成厚约1 mm的薄片，将其间隔0.5 cm排列于橡皮膏上，然后贴于患侧面颊。7天换1次，治疗52例，全部治愈，其中用药1次治愈者42例，2次8例，3次2例。

3. 慢性支气管炎　马钱子碱片，每次10~50 g，每天3次，10天为1个疗程，中间休息3天，连服3个疗程。治疗334例，有效率74.9%，通常在用药3天内咳、痰及喘的症状有所减轻。

4. 癫痫

（1）治癫灵（马钱子、缬草浸膏等）治疗癫痫180例，有效率92.2%。

（2）用马钱子120 g，全蝎、地龙、石菖蒲、制半夏、僵蚕、乳香、没药、生甘草各40 g，生绿豆60 g，制成散剂。3岁以下小儿每天用量0.5 g，4~7岁0.7~1.2 g，8~15岁1.2~1.8 g，16岁以上1.8~2.4 g，最大用量不超过3 g，每晚睡前用黄酒或开水送服。治疗40例，临床控制14例，显效19例，进步6例，无效1例。

5. 脊髓灰质炎后遗症　马钱子、菟丝子、淫羊藿、川芎各90 g，木瓜、制狗脊、丹参各190 g，人参、附子、姜黄、蜈蚣、全蝎、天麻各30 g，川乌、草乌各9 g，络石藤300 g，怀牛膝、僵蚕、蕲蛇各60 g，当归120 g，蜂蜜1 500 g。将上药制成药丸3 000粒，空腹口服，1~2岁每次1粒，3~4岁每次2粒，5岁以上酌增，每天3次。治疗30例，痊愈7例，显效12例，好转8例，无效3例。

6. 重症肌无力　炙马钱子粉胶囊，每粒含0.2 g，每天服3次，饭后开水送服，每隔2~4天增服1粒，渐增至7粒。如未增至7粒而自觉面部有一过性肌肉抽动或跳动，不可增加，同时据症而配服中药。治疗8例，近期治愈4例，好转1例，无效3例。

7. 格林巴综合征　马钱子（麻油酥制）10 g，地龙（焙干）40 g，甘草（焙干）50 g，研末混匀，每天服2 g，年龄小于18岁者服4 g，大于18岁者每天服6~8 g，均分2次于饭后1 h温水送服。10天为1个疗程，疗程间隔3~5天。本组16例，经治疗2~5个疗程，全部获愈。

8. 精神分裂症　以奋丹（马钱子、琥珀、大黄、胆星等药组成）治疗109例，有效68例。

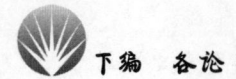

9. 珠蛋白生成障碍性贫血 制马钱子3 g，红参20 g，共研细末。3～6岁每次0.1～0.15 g，6～12岁每次0.15～0.3 g，每天早晚各服1次，配合口服再障生血饮，3个月为1个疗程。治愈22例，完全缓解12例，进步5例，无效5例。

10. 呼吸肌麻痹 用马钱子散（马钱子、地龙等药组成）治疗呼吸肌麻痹14例，治愈11例，死亡3例。

11. 三叉神经痛 用马钱子膏（马钱子30 g，川草乌、乳香、没药各15 g，共研细末，以香油各适量调成膏）贴患侧太阳、下关、颊车或阿是等穴。每次1～2穴，2天换1次。治疗三叉神经痛134例，痊愈98例，好转6例。

12. 结核病 用马钱子12.5 g砸碎（对形成窦道的颈淋巴结核加川黄连31 g）开水浸泡1 h后与7枚鸡蛋共煮再服。治疗颈淋巴结核、慢性纤维空洞型肺结核合并胸膜炎及结核性腹膜炎各1例，取得了很好的效果；亦有人于中药汤剂中加入马钱子治疗1例胸椎结核引起的下肢瘫痪，70天痊愈。还有人用抗痨Ⅰ号片（马钱子、全蝎、僵蚕、穿山甲、川附子、麻黄、苍术、制乳香、没药、牛膝、甘草）治疗8例胸椎结核所至截瘫患者，其中4例恢复正常工作，另4例能从事一般家务劳动。

13. 坐骨神经痛 马钱子45 g，制乳香、没药、麻黄、肉桂、全蝎各30 g，研细末装胶囊，每粒重0.25 g，每天服2次，每次2～4粒，3周为1个疗程。治疗38例，痊愈27例，显效9例，无效2例。也可单用马钱子制成胶囊，每粒重0.25 g，每晚睡前服用1次，成人4～6粒，重者可用至10粒，用白酒或黄酒送服，15天为1个疗程，疼痛减轻者可休息5～7天再服。治疗坐骨神经痛183例，痊愈98例，好转36例。

14. 肌肉萎缩 用肌萎散（制马钱子、穿山甲珠、熟附片、三七）治愈左下肢神经源性肌肉萎缩1例。笔者用家传强健散（制马钱子、穿山甲、附子、全蝎、地鳖虫、黄芪、鹿茸、白花蛇、蜈蚣）治疗1例髋关节脓肿伴肌肉萎缩患者，经服药两剂，脓肿消失，行走如常。

15. 肝癌 采用化积丹、抗瘤煎（硇砂、马钱子、干漆、黄芪、莪术、猪苓、半夏、土鳖虫等）治疗肝癌20例，总有效率92.3%。

16. 子宫体癌 马钱子18 g，雄黄、青黛、乌梅、硼砂、朱砂各0.6 g，共研细末，每次冲服1.5 g，每天2次，用黄芪煎汤送服，或温开水送服。

17. 甲状腺癌 制马钱子3 g，夏枯草、紫草、胆草、甘草、元参、丹参、薏苡仁、桃仁、瓜蒌、山豆根、山茱萸、蜀羊泉各6～9 g，共研细末，蜂蜜为丸，朱砂、雄黄为衣。每次2～3 g，每天3次，3～4周为1个疗程。

18. 子宫肌瘤 采用中药内服消症灵（党参、桂枝、茯苓、当归、三棱、山慈菇等），外敷膏药（马钱子、蜈蚣等）治疗子宫肌瘤52例，总有效率

第一章　植物类有毒中草药

92.3%。

19. 子宫颈糜烂　将马钱子仁置香油中炸后滤去药渣,加入适量凡士林,调成软膏。治疗时先常规消毒,用带线棉球蘸马钱子油膏放于糜烂处,6 h后取出,每天或隔天上药1次,5次为1个疗程。治疗34例,痊愈13例,好转20例,无效1例。

20. 不射精症　制马钱子0.3 g,蜈蚣0.5 g,冰片0.1 g。共研细末,于晚睡前1.5 h用温水送服。治疗功能性不射精症99例,治愈70例,好转3例,无效26例,总有效率73.7%。

21. 尿潴留　番木鳖子研末,每次服0.6 g,每天2次。治疗20例(其中前列腺肥大16例,疝气修补术后1例,产后2例,节育术后1例),服药1~2天后有18例小便通利,1例服药6天后小便通利,1例无效。

22. 乳腺增生症　炙马钱子200 g,蟅虫1 000 g,猪苦胆汁750 g,核桃仁500 g,金银花1 000 g,冰片3 g,研末制丸,每丸重9 g,每次1丸,每天2次,30天为1个疗程。治疗乳腺囊性增生94例,总有效率98.3%。

23. 痈肿　马钱子投入铜锅内,加麻油炸至深黄色时取出,刮去毛,研成细粉,用米糊为丸或胶囊(平均1 g马钱子制4粒),成人体壮者每天3~4丸,临睡前用米汤服下。治疗1 500例,均获显著疗效。

24. 脊柱骨质增生　马钱子300 g,川乌、草乌、乳香、没药各15 g,全蝎、僵蚕、麻黄、甘草各36 g,共研细末,制成复方马钱子粉。治疗脊柱骨质增生患者25例,每次以20 mL冲服0.1 g,重者可增至0.15 g,每晚1次。结果临床痊愈5例,基本痊愈15例,好转5例。疗程15~40天,平均27.2天。

25. 肥大性腰椎炎　马钱子300 g,牛膝、甘草、苍术、麻黄、僵蚕、乳香、没药、全蝎各36 g,炮制研粉。每次0.9~1.5 g,用白酒10~20 mL冲服,每晚1次,20天为1个疗程。治疗20例,症状完全消失者5例,基本消失者7例,减轻者6例,无效者2例。

26. 腰椎间盘突出　马钱子6 000 g,土鳖虫、川牛膝、甘草、麻黄、乳香、没药、全蝎、僵蚕、苍术各720 g,制成散剂装胶囊,每粒0.25 g,每晚临睡前服药1次,自第5粒开始,每晚增加1粒,最多不超过10粒,连续2周为1个疗程。治疗腰椎间盘突出40例,临床痊愈24例,显效10例,好转4例,无效2例,多数患者于用药2~3周开始出现疗效。

27. 风湿性关节炎　马钱子30 g(去皮用仁),血竭花120 g。马钱子用香油炸至焦黄(以捞出时仁上不带油,色紫黑为度),捞出后同血竭花共研细末。分为90包,每天早、晚饭后各服1包,白开水送服。服后头晕者可减半量。40天为1个疗程。治疗150例,痊愈126例,显效15例,无效9例,平均治愈天数为45天。

28. 类风湿性关节炎 生马钱子30 g, 白花蛇2条, 蜈蚣、乌梢蛇、䗪虫、地龙各50 g, 赤芍、生甘草各100 g, 烘干研末, 制蜜丸300 g, 每丸含生马钱子0.1 g。成人初服每次2丸, 每天2次, 如无中毒反应, 每次再增加1丸, 每天最多不超过12丸, 饭后温水吞服。30天为1个疗程。治疗37例, 痊愈18例, 显效12例, 好转4例, 无效3例。

29. 小儿麻痹后遗症 用瘫疾丸 (马钱子、菟丝子、淫羊藿、川芎各90 g, 木瓜、制狗脊、丹参各180 g, 人参、附子、姜黄、蜈蚣、全蝎、天麻各30 g, 川乌、草乌各9 g, 络石藤300 g, 怀牛膝、僵蚕、蕲蛇各60 g, 当归120 g, 蜂蜜1 500 g, 研末制丸共300粒) 共治小儿麻痹后遗症30例, 7例痊愈, 12例显效, 8例有效, 3例无效。

30. 喉痈 笔者用家传验方番木鳖散 (番木鳖15 g, 穿山甲、白僵蚕各30 g), 每次0.5~1 g, 每天2次, 经平均治疗3天后, 30例喉痈 (扁桃体周围脓肿) 中18例消散, 症状及体征消失, 成脓10例, 自溃或切开排脓, 无效2例。本方用于喉痈, 未成脓者能消, 已成脓者促其自溃。

31. 带状疱疹 取生马钱子 (去皮用仁), 以普通食醋磨成糊状, 涂搽患处, 轻者每天2次, 重者每天4~5次, 暴露患部, 待药自然干燥。30 min后疼痛减轻或消失。12例均在7~10天内脱痂痊愈。

32. 手足癣 将生马钱子适量放入香油锅内, 炸至鼓起, 滤渣后用其药油。先将手足洗净, 将药油涂于患处, 边搓边用火烤, 隔天1次, 5次为1个疗程。治疗64例, 60例痊愈, 4例好转。

【配伍禁忌】 与西药的配伍禁忌: 不宜与番木鳖碱、肾上腺素、阿托品等合用, 可使毒性增强。吗啡中毒、高血压、动脉硬化、急慢性肾炎、肝炎、癫痫、破伤风、突眼性甲状腺肿患者、孕妇、体虚者忌用。

二十二、山　慈　菇

【别名】 毛慈菇、光慈菇、光菇、金灯、冰球子、鹿蹄草。

【基原】 本品为兰科植物杜鹃兰 *Gremastra appendiculate* (D. Don) Makino、独蒜兰 *Pleione bulbocodioides* (Franch) Rolfe或云南独蒜兰 *Pleione yunnanensis* Rolfe的假球茎, 前者习称毛慈菇, 后两者习称冰球子。

【产地】 分布于我国黄河流域至西南、华南等地。

【炮制】 于夏、秋采挖, 除去茎叶、须根, 洗净, 清水浸泡后取出润透, 切片、晒干, 亦可捣碎后用。

【功效与主治】 消肿散结，化痰解毒，镇痛抗癌。治哮喘，支气管炎，痛风，痈疽疔肿，疮疡，瘰疬，喉痹肿痛，皮肤肿块，蛇、虫、狂犬伤。近年来治乳腺癌、食管癌、鼻咽癌、唾液腺肿瘤、淋巴肿瘤及白血病等恶性肿瘤。

【用法用量】 内服：常用量为3~9g（丽江山慈菇0.6~0.9g）。多入丸、散，较少入煎。外用：适量研粉，醋调涂敷，或用醋磨汁外涂。

【毒性】 本品性寒，味甘，有小毒。其所含秋水仙碱在体内有蓄积作用，排泄甚慢，但其本身无毒，进入人体后因迅速氧化成氧化二秋水仙碱而有剧毒。小鼠一次性腹腔注射秋水仙碱的LD_{50}为2.6~2.9 mg/kg，静脉注射的LD_{50}为2.7~3.3 mg/kg。秋水仙酰胺对小鼠腹腔注射的LD_{50}为61.77 mg/kg，静脉注射的LD_{50}为30.59 mg/kg。若误食过量山慈菇或误用过量秋水仙碱、秋水仙酰胺均可引起中毒。山慈菇的中毒量为15~45g，秋水仙碱的致死量为20~30mg。

【中毒症状】 本品超过常用量容易发生中毒反应。中毒潜伏期多在服后2~12h，表现为口、咽喉烧灼疼痛，吞咽困难，恶心，持久而剧烈呕吐、腹胀、大便秘结或严重腹泻，大便为血水状，里急后重，腹绞痛，腓肠肌抽痛，面臂肌群抽搐，心悸，手指发麻，体温升高，呼吸困难，瞳孔散大，昏迷，发绀，膀胱痉挛等，继而可产生粒性白细胞缺乏症和珠蛋白生成障碍性贫血。

【预防】 严格控制用药剂量，不可过量或长期服用。脾胃虚弱者忌服，有肾功能损害者不可服用。孕妇、儿童慎服。

【救治】

1. 先用0.5%鞣酸溶液或0.5%碳酸氢钠溶液或0.5%活性炭混悬液洗胃（但禁用高锰酸钾等氧化剂，以免将秋水仙碱氧化为氧化二秋水仙碱），然后口服50%硫酸镁40 mL导泻；或在洗胃后隔3 h由胃管导入，促使毒物迅速排出；或用生理盐水100 mL高压灌肠。如毒物由肠道进入的，可给结肠冲洗。

2. 补充液体，纠正酸中毒，防治休克。给予呼吸兴奋剂，如洛贝林、尼可刹米、二甲弗林等。如呼吸麻痹则给予吸氧、气管插管或使用呼吸机。

3. 剧烈腹痛 可给予黏浆性饮料如鸡蛋清、稀藕粉、牛奶等保护黏膜。

4. 中药

（1）绿豆甘草汤解毒。

（2）当归9 g，大黄（后下）、明矾各30 g，甘草15 g，水煎服。

【合理应用】

1. 急性扁桃体炎、口腔炎 山慈菇、硼砂、冰片、黄柏各30 g，青黛60 g，黄连120 g，猪苦胆12 g，研为细末，吹入患处，每次0.5 g。治疗48例，痊愈43例，好转4例，无效1例。

2. 疱疹性口腔炎 山慈菇、炉甘石、月石、龙骨各9 g，青黛1 g，冰片、朱砂、生石膏各4.5 g，煅珍珠0.1 g，麝香0.6 g，熊胆0.9 g，共研细末。先用含漱剂漱口后，将本品撒于口腔内患处，每天3～5次。治疗100例，显效64例，有效29例，无效7例。

3．急性痛风　口服秋水仙碱片，首次1 mg，以后隔2 h服1次，每次0.5 mg，直至疼痛缓解为止，24 h内总量不超过6 mg。常在用药后数小时内关节红肿、疼痛、发热均消失。

4．肝硬化　秋水仙碱每次0.5 mg，每天2次，每周用药5天。治疗30例，经14年后随访，生存期为1～3.5年。临床研究证明，对肝硬化患者长期用秋水仙碱治疗可改善肝功能，延长生存期。

5．疔疮、肿毒及溃脓疮　山慈菇挖一孔，将蟾酥放入，再将山慈菇连蟾酥切片，烘干研细，外搽患处。

6．瘰疬　山慈菇12 g，炙穿山甲、炒大黄各20 g，草木鳖（去壳）19 g，全蝎15 g，红花6 g，蜈蚣6条，诸药焙干研为细末，装胶囊，每次6粒，温开水吞服（或将上药分为16等份，每份分别装入2枚倒出蛋清的鸡蛋内搅匀，用面粉包裹，煨熟食用，每次1枚，每天服2次）。全部服完为1个疗程之药量，儿童酌减。治疗46例，获效满意。

7．化脓性指头炎　山慈菇（鲜25 g，洗净捣烂，加醋3 mL和匀稍蒸温，用塑料薄膜包敷患指，每天换药1次。治疗7例，全部于3～4天内痛除肿消而愈。

8．甲状腺瘤　山慈菇、炮穿山甲、夏枯草、贝母、僵蚕、郁金、黄药子、金橘叶各10 g，海藻、昆布、牡蛎各30 g，天花粉12 g，玄参15 g，煎汤服用，每天1剂。治疗甲状腺瘤42例，痊愈37例，好转5例。

9．晚期直肠癌　山慈菇、白花蛇舌草、马齿苋各15 g，黄柏、贝母、当归、赤芍、广木香、炒枳壳各10 g，白头翁30 g，便脓血加贯众炭、侧柏炭、生地榆等；腹痛、便秘加延胡索、瓜蒌仁、火麻仁等；便溏加诃子、赤石脂、石榴皮等；腹部触及肿块加龟板、鳖甲、穿山甲等；淋巴转移加夏枯草、海藻、昆布等；气血衰败加党参、黄芪、黄精等。每天1剂，水煎服，3个月为1个疗程。并用花蕊石60 g，败酱草、土茯苓、白花蛇舌草各30 g，槐花、鸦胆子各15 g，血竭、皂角各10 g，浓煎后保留灌肠，每天1次。治疗18例均症状改善，1年、3年、5年生存率分别为100%、66.7%、38.9%。

10．子宫颈癌　山慈菇、枯矾各18 g，炙砒石9 g，雄黄12 g，硼砂、蛇床子、冰片各3 g，麝香0.9 g，共研细末，以江米面糊和匀制成药钉，干燥后插入病变部位，外敷蜈蚣粉并配合中药内服。治疗50例，近期治愈32例，显效4例，进步3例，无效11例。

11．鼻咽癌　山慈菇、山豆根、白花蛇舌草、石见穿、黄芪各30 g，丹参、赤芍各15 g，八角金盘、辛夷、苍耳子各12 g。随症加减，每天1剂，水煎服，30天为1个疗程。1~3个疗程后视病情改为隔天或3天1剂，持续半年。治疗53例，其中中药治疗6例，中药加放射疗法18例，中药加放化疗法29例，3种疗法的5年生存率分别为50%（3例）、55.56%（10例）、65.52%（19例），余为死亡数。

12．子宫肌瘤　山慈菇、夏枯草、射干、海藻、生首乌、远志。共为细末，炼蜜为丸，每丸9 g，每次1丸，每天3次，或每天2次，口服。经期停服。3个月为1个疗程，一般需1~3个疗程。经期血量多，可配合辨证汤剂治疗，不服西药。治疗125例，痊愈11例，有效37例，显效69例，无效8例，无加重者。

13．乳腺增生　山慈菇、鹿角霜、半枝莲各等份，共研细末，蜜制为丸如梧桐子大，每次服4 g，每天2次，温开水送服，2周为1个疗程。治疗100例，痊愈34例，显效32例，好转27例，无效7例，总有效率为93%。

14．白塞病　秋水仙碱1 mg，每天上午口服，用药为1周至2个月。治疗7例，痊愈1例，显效4例，好转1例，无效1例。

【配伍禁忌】　脾胃虚寒者忌用，有肾功能损害者亦不可服用。孕妇、儿童慎服。

二十三、龙　　葵

【别名】　苦葵、天茄子、天泡草。

【基原】　本品为茄科植物龙葵 Solanum nigrum L. 的全草。

【产地】　分布于湖南、云南、浙江、陕西等地。

【炮制】　夏、秋季采收，取全草，鲜用或干用。

【功效与主治】　清热解毒，利尿，活血，消肿，散结，平喘，止痒。治疗疔疮肿毒、跌打损伤。

【用法用量】　内服：煎汤，9~24 g（鲜用30~60 g）；或浸酒。外用：适量，煎水洗，捣敷或捣汁涂。

【毒性】　本品味苦，性寒，有小毒。其含有龙葵碱（即马铃薯毒素），对细胞有溶解作用，对黏膜有强烈的刺激作用，对运动、呼吸中枢有麻痹作用。但马铃薯毒素是一种弱碱性生物碱，煮熟后可被破坏。小鼠灌服100 mg/kg未发现死亡。但龙葵碱小鼠腹腔注射的LD_{50}为42 mg/kg；大鼠腹腔注射的LD_{50}为67 mg/kg与75 mg/kg，灌胃为590 mg/kg。内服中毒量为45~90 mg。曾有报道小孩食未成熟的龙葵果实而致死的病例。

【中毒症状】　早期食后有口腔及咽喉部烧灼感和痒感，恶心，呕吐，腹痛，腹泻。常因剧烈吐泻而失水、休克、血压下降、酸碱平衡失调，并有头晕、头痛、耳鸣、畏光、发热、瞳孔散大、呼吸困难、惊厥等。部分患者出现肠原性发绀症，严重者可致心力衰竭和呼吸中枢麻痹而死亡。

【预防】 不乱吃滥用。因龙葵是一种弱碱性生物碱，煮熟后可被破坏，火烤对其破坏较差，故用时应煎煮较长时间。据称，在煎煮或膳食中加入生胡萝卜可减轻其毒性。对无实热者忌用，孕妇禁服。

【救治】

1. 催吐后，用2%碳酸氢钠溶液或0.5%鞣酸溶液洗胃，然后服用50%硫酸镁30~60 mL导泻。

2. 解毒剂用毛果芸香碱6 mg皮下注射，4~6 h 1次，直至瞳孔缩小、对光反射出现为止。

3. 严重脱水及血压下降的，应补充液体，加维生素C，酌加升压药。呼吸困难者，给予呼吸兴奋剂，并输氧。剧烈呕吐或腹痛时，由于存在瞳孔散大等症状，不宜用阿托品类，或酌情慎用。如有肠原性发绀，用1%亚甲蓝注射液50 mL静脉注射，儿童可按9~10 mg/kg给药。

4. 中草药救治

（1）茶叶15 g，乌梅9 g，水煎服。

（2）玄明粉30 g冲服。

【合理应用】

1. 膀胱炎 新鲜龙葵根、猪骨各62 g，加水1 000 mL，文火煎至200 mL，分2次服用，每天1剂。治疗19例，急性者均于服药7~12剂后痊愈，慢性者均于服药10~17剂后基本痊愈。

2. 带下症 霜后龙葵150~250 g，洗净切寸段，为1次用量。白带色见黄者，加国槐鲜枝叶50~100 g；白带色见红夹出血者，加凤眼草50~100 mg。上药放盆内加凉水1 500~3 000 mL，煮沸20 min，先熏局部，待温后再洗。每天1剂，熏洗2次。治疗156例，治愈133例，好转13例，无效10例，总有效率95.5%。

3. 百日咳 龙葵490 g，葶苈子、百部、车前子各120 g。将龙葵切片洗净，与他药同煎2次，每次1 h，合并煎剂，过滤，浓缩至800 mL，加入食糖溶解，再加水至1 000 mL，煮沸过滤备用。1岁每次服5 mL，4岁每次服10 mL，9岁每次服15 mL，其余年龄酌量增减，每天3~4次，连服7天为1个疗程。治疗50例，痊愈35例，好转10例，无效5例。

4. 小儿哮喘 龙葵20 g，熊胆、甘草各5 g，地龙10 g，葶苈子15 g，浙贝母、蟾蜍炭各12 g，炙麻黄9 g。上药研细末，2~4岁服4 g，5~7岁服9 g，8~11岁服12 g，每天服3次，温开水送服，1~2周为1个疗程。治疗80例，近期控制64例，好转12例，无效4例。

5．**膀胱恶性肿瘤** 龙葵、白英、蛇莓、土茯苓、白花蛇舌草各30 g，海金沙、灯心草、威灵仙各9 g。每天1剂，水煎分2次服。治疗2年未复发，可改隔天1剂；3年以上未见复发，可停药或每周服2剂。观察21例，16例存活5年以上。

6．**阴囊癣** 鲜龙葵全草50 g，地骨皮、蒲公英、陈艾叶各30 g，防风、白芷各5 g，地肤子、蛇床子各25 g，苦参20 g，土花椒10 g。每天1剂，水煎洗浴，每天2次，连用7剂。治疗多年病史者数十例，均在15天内痊愈，有效率达95%。

7．**高血压** 龙葵全草5 000 g，加水文火煎浓缩成约750 g膏状，加淀粉500 g，制成黄豆大的丸剂4 000丸（每丸约重0.2 g），每天2次，每次10丸，10天为1个疗程。治疗58例，显效11例，好转22例，进步9例，无效16例，有效病例均于2～7天内血压下降。

8．**血小板减少** 龙葵果、龙眼肉各15 g，黑豆衣30 g，黑芝麻、熟地黄各20 g，牛西西、生首乌各10 g，大枣5枚。水煎服。配合增红散（石榴皮、鸡血藤、牛西西、花椒枝各等份，研细末。成人每次冲服1～4 g，儿童酌减，每天2次），15天为1个疗程。治疗92例，显效25例，良效38例，进步15例，无效14例。

【配伍禁忌】 无实热者忌用，孕妇禁用。

二十四、白　毛　藤

【别名】 白英、蜀羊泉、排风藤、苦茄、千年不烂心。

【基原】 本品为茄科属植物蜀羊泉 Solanum dulcamara L. 及白英 Solanum lyratum Thunb 的全草。

【产地】 分布于我国大部分地区。

【炮制】 夏、秋季割全草，洗净晒干。

【功效与主治】 清热解毒，化痰，祛风除湿，利尿。治伤风感冒，咽喉肿痛，支气管炎，小儿惊风，新生儿破伤风，痈肿疔毒，癌肿，风湿痹疼痛，皮肤瘙痒，湿疹，黄疸，瘰疬，崩漏，带下。

【用法用量】 内服：煎汤，15～24 g（鲜用34～60 g）；或浸酒。外用：适量，煎水洗，捣敷或捣汁涂。

【毒性】 本品味甘、苦，性寒，有毒。具体参照"龙葵"条。

【中毒症状】 参照"龙葵"条。

【预防】 严格控制用量。体虚无热者忌服。

【救治】 参照"龙葵"条。惊厥时,可肌内注射毛果芸香碱或新斯的明。

【合理应用】

1. 声带息肉、声带小结　白毛藤、天名精、龙须草、龙葵、石龙芮、杞子、生地黄、熟地黄、白芍、党参各9 g,随症加减。水煎服,每天1剂。治疗108例,痊愈29例,显效34例,进步24例,无效21例,总有效率80.6%。

2. 毛细血管瘤　白毛藤60 g,加红枣适量,水煎服,一般服1个月余毛细血管瘤即可消失。

3. 宫颈癌　白毛藤、红枣制成注射液,局部注射为主,配合辨证论治及局部用药。治疗45例,近期治愈23例,显效4例,进步6例。

4. 肝癌　白毛藤、夏枯草、海藻、石见穿、白花蛇舌草、漏芦、七叶一枝花、徐长卿、白芍、三棱、莪术、川楝子、桃仁、延胡索、鳖甲、八月札、香附等适量,随症加减。结果50例肝癌患者中,存活2年、3年、5年、6年以上的例数分别为21例、16例、9例、6例,恶化12例。

5. 重症肝炎　白毛藤、茵陈、栀子、败酱草、大黄、黄芩、黄连、黄柏为主药,随症加减,配合西药。治疗25例,治愈17例,死亡8例,治愈病例平均治疗41.5天,黄疸消失为28.6天,谷丙转氨酶恢复正常为56.6天。

6. 急性黄疸型肝炎　白毛藤、茵陈、白花蛇舌草各60 g,板蓝根、大青叶、茯苓各30 g,丹参、白术、栀子各9 g。水煎服,每天1剂。服药14～30剂,治疗100例,痊愈86例,显效10例,中断治疗4例。

7. 肝脓肿　白毛藤、冬瓜子、柴胡、牡丹皮、赤芍各20 g,蒲公英、金银花、败酱草、生薏苡仁各30 g,焦栀子12 g,生甘草6 g。水煎服,每天1剂,分3～4次服,连服15天,治疗12例,获效满意。

8. 带下症　干白毛藤、全当归按10∶3比例配合,水煎2次,取汁浓缩加入白糖,制成15%的白毛藤糖浆,每天早晚各服 25 mL。10天为1个疗程,治疗40例,其中伴外阴瘙痒者12例,白带味臭者15例,清稀者25例,黏稠者10例。结果37例临床治愈,3例显效。

【配伍禁忌】 体虚无热者忌服。

二十五、山 豆 根

【别名】 黄结、广豆根、南豆根、苦豆根。

【基原】 本品为豆科植物越南槐 *Sophora tonkinensis* Gapnep的干燥根及根茎。

【产地】 分布于江西、广西、广东、贵州等地。

第一章 植物类有毒中草药

【炮制】 每年4—5月或8—9月间采挖,除去茎叶,拣净杂质,洗净,粗细分档,用水浸泡六至七成透时捞出,润透后切片,晒干。

【功效与主治】 清热解毒,利咽消肿,止痛。治咽喉肿痛,牙龈肿痛,肺热咳喘,湿热黄疸,热痢泻下,蛇虫犬咬伤,秃疮,疥癣。

【用法用量】 内用:煎汤3~6g,或磨汁。外用:含漱或捣敷。

【毒性】 本品味甘、苦,性寒,有毒。山豆根提取物小鼠腹腔注射的LD_{50}为15.58 g/kg。氧化苦参碱小鼠腹腔注射的LD_{50}为(572.2 ± 48.8)mg/kg,皮下注射的LD_{50}为(952.6 ± 11.6)mg/kg。苦参碱小鼠腹腔注射的LD_{50}为(652 ± 47.3)mg/kg。人的中毒量为30~90 g。

【中毒症状】 中毒潜伏期1~3 h。如果用量过大,一般在服药后30 min出现头晕眼花、头痛、腹痛、腹泻、恶心呕吐,严重者可见四肢麻木,大汗淋漓,剧烈头痛,心跳加快,血压升高,步履不稳,继则呼吸急促,全身肌肉颤动,四肢抽搐,昏迷,口唇发绀,瞳孔散大,呼吸衰竭而死亡。

【预防】 不能超过常用量,以5 g以下为宜,10岁以下儿童应为成人量的1/3,亦不宜久煎。脾胃虚弱泄泻、咽喉肿痛属于阴虚火旺者忌服。

【救治】

1. 用1:2 000高锰酸钾溶液洗胃,若服药超过4 h,可服硫酸镁导泻,或服活性炭60 g。

2. 抽搐痉挛者用氯丙嗪等;腹痛剧烈者皮下注射阿托品 1 mg;昏迷者给甲氯芬酯,每2 h肌内注射0.25 g;吸氧;合并血压下降、肺水肿、呼吸衰竭者则用升压、利尿和呼吸兴奋药。

3. 补充液体,加大量维生素C。应用抗生素预防感染。

4. 中药治疗

(1)甘草、绿豆各30 g,急煎,口服。

(2)绿豆60 g,甘草30 g,金银花24 g,穿心莲9 g。水煎,早晚分服。

(3)茶叶21 g,水煎频服。

(4)恶心呕吐严重时,陈皮9 g,法半夏12 g,茯苓9 g,甘草15 g,枳壳9 g,竹茹9 g,灶心土30 g。水煎2次混合后,分2次服,连服2~4剂。

【合理应用】

1. 咽炎

(1)山豆根口服液:由山豆根、黄芩、金银花、连翘、玄参、竹叶、桔梗、甘草组成。成人30~50 mL,每天4次口服(儿童减半)。服药时含口中缓缓咽下。治疗70例急性咽炎,临床痊愈36例,显效24例,进步8例,无效2例,总有效率97.1%。

（2）山豆根12 g，玄参、沙参各15 g，桔梗6 g，射干、佛手、白芍、僵蚕各9 g，甘草4 g。随症加减，水煎服，每天1剂，15天为1个疗程。治疗210例慢性咽炎，治愈90例，显效60例，进步40例，无效20例，总有效率90%。

2. 急性扁桃体炎　山豆根、芦根、板蓝根、生地黄、连翘各10 g，黄芩、栀子各8 g，玄参15 g，大黄（后下）、薄荷、竹叶、甘草各5 g。水煎服，每天1剂。治疗35例，痊愈30例，显效5例。

3. 慢性鼻窦炎　山豆根、鱼腥草各30 g，蒲公英20 g，金银花、苍耳子、辛夷各15 g，黄芩12 g，天花粉、桔梗各10 g，薄荷、甘草各6 g，随症加减。每天1剂，水煎2次，饭后分服，7天为1个疗程。治疗42例，痊愈20例，好转19例，无效3例，总有效率为92.9%。

4. 痈肿　山豆根、白芷各9 g，大黄15 g，甘草5 g，各为细末，混匀。外用治疗痈肿、跌打损伤及水火烫伤均有效。

5. 支气管炎　以含苦参碱和氧化苦参碱为主的胶囊或片剂口服，每次100 mg，每天3次，10天为1个疗程。治疗200例，总有效率为90%左右。

6. 乙型肝炎

（1）山豆根注射液，肌内注射，每次2 mL，每天1~2次，2个月为1个疗程。观察402例，有效369例（其中显效218例），谷丙转氨酶（SGPT）多在2~4周恢复正常。可升高血清白蛋白，降低球蛋白，对乙肝表面抗原（HBsAg）和乙肝e抗原（HBeAg）也有一定转阴作用。

（2）山豆根片，每次5片（0.25 g），每天服2次，3个月为1个疗程。治疗无症状HBsAg携带者40例，1个疗程后，阴转15例，滴度下降50%以上12例，总有效率67.5%。

7. 钩端螺旋体病　山豆根、生甘草各15 g，大青叶62 g，加4倍量的水浸渍12 h，水煎，每天4次分服。治疗12例，痊愈11例，无效1例。体温降至正常时间平均为1.63天，主要症状及体征大多在3~5天内明显减轻或消失。

8. 膀胱肿瘤　用山豆根浸膏片，每次4片（每片相当于生药2 g），每天服3次。或用山豆根注射液4 mL（含生药2 g/mL），肌内注射，每天2次，配合喜树碱10~15 mg加生理盐水20~30 mL，每周3次，膀胱灌注，注后经常改换体位，保留灌液2~4 h以上。25次为1个疗程。治疗53例，治愈2例，显效33例，进步11例，无效7例。

9. 恶性葡萄胎　以山豆根总碱及山豆根甲碱200~400 mg，或山豆根乙碱50~125 mg，加入5%葡萄糖500 mL中静脉滴注，4~6 h滴完，每天1次，10天为1个疗程，2个疗程间隔7天；少数患者采用山豆根甲碱肌内注射，每次200 mL，每天2~3次，阴道转移者，用山豆根总碱10 mL，或山豆根甲碱

第一章 植物类有毒中草药

200～400 mg，或山豆根乙碱15～50 mg，从肿瘤基底部做放射状注射，每天或隔天1次，至转移结节干燥脱落或吸收。治疗94例，治愈91例，有效1例，无效2例。

10．鼻咽癌　抗癌9号方：山豆根、山慈菇、白花蛇舌草、石见穿、黄芪各30 g，八角金盘、辛夷、苍耳子各12 g，丹参、赤芍各15 g，随症加减。每天1剂，30天为1个疗程，视病情1～3个疗程后，改隔天或3天服1剂，持续半年巩固疗效。用以上3种方法配合治疗53例，中药组治疗6例，5年生存3例，死亡3例；中药加放射疗法18例，5年生存10例，死亡8例；中药加放射、化学疗法29例，5年生存19例，死亡率10例。

11．鼻咽癌放疗后不良反应　山豆根、半枝莲、白花蛇舌草、麦冬、石上柏等，研粉制丸，每天口服4次，每次5丸，15天为1个疗程。观察226例，总有效率87.36%。

12．白细胞减少症　以本品所含苦参生物碱结晶或10%苦参素结晶碱200～400 mg，每天1次，肌内注射，一般用药1～2周即可见到明显升白细胞效果。临床观察对放疗引起的白细胞减少，其升白细胞作用明显优于化疗引起者，前者有效率82%～95%，后者有效率65%左右。对原因不明的白细胞减少患者，亦可用苦参生物碱100 mg（或苦参素结晶碱200 mg），进行肌内注射，连用30天，结果白细胞有迅速而明显的回升。使用期间未发现不良反应。

13．心律失常　山豆根40 g，龟板胶20 g，桂枝尖、五味子各12 g，随症加减。水煎服，每天1剂。治疗11例，痊愈7例，好转3例，无效1例。也有用苦参结晶碱30 mg，肌内注射，每天2次，连用4周，治疗31例，痊愈11例，显效7例，有效8例，无效5例，总有效率83.87%。

14．宫颈糜烂　广豆根粉高压消毒后，涂糜烂处，1～3天1次，10次为1个疗程。治疗320例，1个疗程治愈156例，好转94例，无效70例，有效率78.1%。

15．内痔　山豆根9 g，马勃、朱砂莲、牡蛎各150 g，先将牡蛎洗净晒干装入铁罐内，置武火上煅烧至红透时，取出晾冷，碾碎过筛。加水先煎煮1 h，再加入预先洗泡30 min的山豆根、朱砂莲共煮沸1.5 h，煎2次。滤液合并浓缩，冷后加入马勃粉，混匀，水泛为丸，或制成片剂。每天服3次，每次6丸（片）。治疗187例，近期痊愈及显效率为76.4%，好转为23.6%。

16．带状疱疹　山豆根、黄连、雄黄、密陀僧各30 g，煅龙骨、煅炉甘石各20 g，蟾酥2 g，冰片5 g，呋喃西林粉10 g。先将山豆根、黄连烘干碾极细末，再将雄黄、密陀僧、龙骨、炉甘石、蟾酥、冰片分别用乳钵研为细末，诸药和匀过筛，高压灭菌。患处先以碘酊消毒，再用针头刺破水泡，取药末少许加75%酒精调匀外涂，每天3次，必要时可包扎。治疗14例，均于3～5天内痊愈。

17. 跖疣　山豆根、板蓝根各60 g。加水3 000 mL，煮沸10 min，待稍凉浸泡足部30 min，每天1次，对较大之疣体且疼痛显著者可加用艾条，每次艾灸10 min。治疗54例，治愈43例，无效11例。

18. 银屑病　山豆根、山慈菇、紫草、马齿苋、莪术、红花、淫羊藿各100 g，蜈蚣20条，丹参200 g，首乌120 g，苦丁香5 g，制南星30 g，薏苡仁、黄精各150 g，制成合剂。每天25 mL，分2次口服，外涂消癣灵软膏。疗程24～70天。治疗160例，治愈130例，显效8例，进步8例，无效14例，总有效率91.3%。

19. 细菌性痢疾及肠炎　鞣酸苦参片（每片300 mg）2片，每天3次，首剂加倍。治疗菌痢40例，治愈37例（93.5%），与抗生素对组35例（94.2%）无显著差异。

【配伍禁忌】　虚寒者勿服。

二十六、苦　　参

【别名】　苦骨。

【基原】　本品为豆科多年生落叶亚灌木植物苦参 Sophora flavescens Ait. 的根。

【产地】　分布于我国各地。

【炮制】　春、秋季采收，挖出根后去掉根头、残茎及小支根，洗净，用水浸泡至六成透时，捞出，润透，切厚片，晒干。

【功效与主治】　清热、燥湿、杀虫。治热毒血痢，肠风下血，黄疸，赤白带下，小儿肺炎，疳积，急性扁桃腺炎，痔漏，脱肛，皮肤瘙痒，阴囊湿痒，疥癣恶疮，瘰疬，烫伤。

【用法用量】　内服：煎汤，4.5～9 g，或入丸、散。外用：煎水洗。

【毒性】　本品味苦，性寒，有小毒。苦参总碱小鼠灌服的LD_{50}为（1.18±0.1）g/kg。苦参生物碱结晶Ⅰ给小鼠腹腔注射的LD_{50}为（297±18）mg/kg。苦参碱生物碱结晶Ⅰ给小鼠腹腔注射的LD_{50}为（571.2±48.8）mg/kg。苦参浸膏小鼠灌肠或肌内注射的LD_{50}分别为14.5 g/kg及14.4 g/kg。苦参煎剂的小鼠LD_{50}为（43±2.2）g/kg。

【中毒症状】　中毒的初始呈中枢神经兴奋状态，出现头晕头痛，烦躁不安，肢体麻痹，胃疼，胃烧灼感，恶心呕吐，食欲下降，便秘，小便增多，呼吸、心跳加快，并有共济失调表现，个别患者注射用药后可出现过敏性皮炎、荨麻疹，严重者继而转入麻痹，呼吸变慢而不规则，发作性昏睡、痉挛，最终可因呼吸麻痹而死亡。

【预防】 入煎剂每天用量不超过15 g，反藜芦。对脾胃虚寒、肝肾虚而无大热者忌服，尿多者勿服。

【救治】

1. 早期催吐、洗胃（惊厥后禁忌）及导泻。
2. 口服鸡蛋清、牛奶、鞣酸。
3. 补液，肌内注射阿托品。呼吸困难时，可吸氧，注射尼可刹米、洛贝林等呼吸中枢兴奋剂。过敏者，给予抗组胺药、肾上腺皮质激素。有惊厥或呼吸抑制时，及时对症治疗。
4. 中药治疗

（1）金银花60 g，水煎1次服下。

（2）大黄、枳实、金银花各10 g，甘草6 g，水煎服。另可加玄明粉12 g，冲服。

【合理应用】

1. 病毒性肝炎　苦参12 g，秦艽、丹参各15 g，六月雪30 g，水煎取汁，每天1剂，分2次温服。治疗86例，58例痊愈，2例显效，7例好转。

2. 心律失常

（1）以苦参合剂（苦参、鹿衔草、炙甘草各10～15 g）治疗冠心病、风湿性心脏病、病毒性心肌炎等并发的心律失常72例，每天1剂，30～60天为1个疗程，取得一定疗效。

（2）苦参19 g，附子、桂枝、丹参、党参各10 g，当归12 g，红花6 g，黄芪15 g，浓缩成50 mL煎剂，每次服25 mL，每天2次。治疗18例心脏期前收缩，17例获明显疗效。动态心电图的有效率为80%。

（3）以30%苦参煎剂每天上下午各服50 mL；或以苦参片剂（每片含生药1.5 g），每次5片，每天4次。均连服2～8周。治疗频发性室性早搏32例，显效13例，进步16例，无效3例，总有效率90.6%。

3. 失眠　苦参30 g，酸枣仁20 g，加水100 mL，水煎浓缩至15～20 mL，每晚睡前20 min冲服，10～15天为1个疗程。治疗20例，痊愈6例，显效7例，好转7例。

4. 肠道滴虫病　苦参25 g，蛇床子15 g，黄柏20 g，苍术、木香、槟榔、半夏、白术各10 g，陈皮、甘草各5 g。每天1剂，水煎空腹服，可随症加减。治疗110例，痊愈89例，进步17例，无效4例，总有效率96%。

5. 滴虫性阴道炎　用苦参粉0.5 g与等量葡萄糖、硼酸粉及枯矾粉混合作为1次量，行局部治疗，用时先将1∶5 000高锰酸钾溶液灌洗阴道，擦干后撒入药粉，每天1次，连续3次为1个疗程。治疗176例，总成功率为71.5%。其中，追踪3个月症状消失、阴道分泌物无滴虫者为痊愈，占21.1%；追踪不足3个月，但症状消失、阴道分泌物无滴虫者属有效，占45.4%。

6. 淋病　苦参、黄柏各50 g，加水1 500 mL，浸泡10～15 min，煎熬45 min后滤过，浓缩至500 mL（使100 mL药液中含生药10 g）。每天1剂，分3次服完，连服7～10天。治疗93例，痊愈69例，无效24例。

7. 宫颈炎　宫颈散（苦参、龙胆草、五倍子、蛇床子、吴茱萸各等份制成粉末）蘸于棉球涂至宫颈部位。治疗子宫颈炎症1 674例，痊愈638例，好转642例，无效394例。真菌性阴道炎，用苦参、蛇床子、鹤虱各15 g，黄连、黄柏、川椒各10 g，冰片3 g。共研末储瓶备用。治疗先用3%碳酸氢钠水液洗净外阴及阴道，另取消毒纱布块约10 cm×10 cm，先涂少量凡士林，再涂上药粉，折叠成条状，晚上睡前纳入阴道，清早取出，1次未愈，可重复数次不限。治疗40例，平均治疗8天，痊愈37例，显效3例。

8. 膀胱炎　苦参、当归各10 g，川贝母12 g，随症加碱。水煎服，每天1剂，7天为1个疗程。治疗妊娠期膀胱炎52例，痊愈49例，显效3例。

9. 阴痒症　苦参、蛇床子各2 000 g，黄柏、苍术各1 000 g，白芷、川椒各500 g，煎汁，溶入明矾90 g，过滤，浓缩至约3 000 mL，加入薄荷脑60 g，再加入95%乙醇500 mL，静置3天，取上清液，分装灭菌备用。每次取500 mL，加热水至2 000 mL，趁热熏洗，每天2次。治疗因宫颈糜烂、霉菌性阴道炎、滴虫性阴道炎、外阴白斑引起的阴痒症143例，痊愈121例，好转22例。

10. 急性痢疾　苦参1 200 g，广木香600 g，生甘草150 g，共研细末，水泛为丸，每次6.5 g，每天服3次。治疗92例，痊愈75例。治疗前大便细菌培养阳性33例，治疗后转阴29例，大多数服药后1～3天主要症状消失。

11. 肛周湿疹　苦参、黄柏各60 g。局部红、糜烂、渗出。严重者加龙胆草40 g，蒲公英30 g，金银花、枯矾各20 g，瘙痒甚者加地肤子、蛇床子各30 g，上药加水约200 mL，文火煎至约100 mL，滤液晾至30℃左右，局部洗浴，每天1～2次。治疗150例（30例配合内服清热利湿剂5～10天，1例配合氢化可的松治疗4天）均愈。除5例慢性湿疹外，其余病例随防1年未复发。

12. 痔疮　苦参、生大黄、黄柏各50 g，蒲公英、金银花、百部、石榴皮、滑石各40 g，水煎后放入生硼砂40 g，琥珀6 g，冰片5 g。药液倒入瓷盆内，嘱患者下蹲，用手辅助将肛门往外分推，使肛门括约肌松弛，趁热熏肛门，待汤液不烫后坐入盆内浸洗。每天早、晚各1次，每次30～40 min，4天为1个疗程，一般2～8个疗程可愈。治疗25例，临床痊愈14例，好转9例，无效2例。

第一章　植物类有毒中草药

13．宫颈糜烂　Ⅰ号方（苦参、血竭、乳香、没药、黄连、雄黄各100 g，苍术、蚤休各300 g，五倍子、黄柏、蛇床子、金银花各200 g，冰片80 g，青黛60 g，枯矾适量。上药共研细末，高压灭菌后密封）。浅Ⅱ度糜烂以下者（含浅Ⅱ度）隔天1次，将Ⅰ号方药涂于糜烂面。Ⅱ号方（在Ⅰ号方的基础上加入牛黄、硼砂适量）。深Ⅱ度糜烂以上者（含深Ⅱ度），每天常规冲洗阴道后，将Ⅱ号方药涂于糜烂面。均以1个月为1个疗程。治疗35例，痊愈20例，显效9例，进步4例，无效2例。

14．尖锐湿疣　苦参、板蓝根、生香附、木贼草、露蜂房各250 g，加水500 mL，文火煎 1 h，滤药液200 mL，兑入陈醋 500 mL。先常规消毒外阴，用棉签蘸药液搽涂患处，每天3～5次，2周为1个疗程。治疗43例，治愈41例，无效2例。

15．疥疮　苦参、百部各30 g，黄柏20 g。加入50%的乙醇至全部淹没药物，密封1天后可使用。用前先用温开水将病变部位洗净，用干净毛巾揩干水分，再用消毒棉球蘸药液涂患处，每天2～3次，3天为1个疗程。治疗32例，痊愈31例，好转1例。

16．手足癣　苦参、白矾、五倍子、地肤子、蛇床子各30 g，大风子、川椒、黄柏各25 g。上药共研粗末，用食醋1 000 g浸泡5天，将患部浸入药液15 min，每天2次，浸毕，用温开水洗去药液。一般浸泡3天瘙痒停止，5天左右开始脱皮，10天左右生新皮，15天可痊愈。治疗60余例，除4例痊愈后2个月复发外，余均痊愈，未见复发。

17．剥脱性角质松解症　苦参、黄柏、白鲜皮、苍术各30 g，水煎取液浸泡患处，每天2次，每次30～40 min。治疗30例，24例痊愈，显效5例，好转1例。

18．粉刺　苦参、白芷、仙灵脾各10 g，白花蛇舌草、丹参各30 g，川椒3 g，甘草5 g，随症加减。水煎服，每天1剂，15天为1个疗程。治疗100例，痊愈60例，显效40例。

19．化脓性中耳炎　苦参、紫草各50 g，香油500 mL，冰片6 g，枯矾3 g。将苦参、紫草放入香油锅内浸泡24 h，然后炸至药成黑黄色，滤过后再将冰片、枯矾研成面搅匀即成紫参滴耳油。滴耳每次1～2滴，每天1次，3天为1个疗程。治疗急性中耳炎120例，痊愈112例，显效6例，好转2例；慢性化脓性中耳炎25例，痊愈21例，显效2例，好转1例，无效1例。

20．烧伤　苦参、大黄各6 g，冰片2 g，血竭3 g，共研细末，以生菜油40 mL调匀。常规清创后，将上药涂敷患处，每天3～4次。治疗12例，均获愈。疗程最长15天，最短4天。

21. 胆囊炎 苦参、大黄、龙胆草、郁金、金钱草各120 g，猪苦胆10个。将前5味药研成细末，以猪胆汁泛丸。每天服3次，每次9~12 g，饭前服，服完1剂为1个疗程。服药期间忌脂肪、辛辣、生冷、酸味。治疗20例，服完1剂而愈者16例，服完2剂而愈者4例。

22. 慢性气管炎 取苦参、桔梗按7∶3配合，共研细末，水泛为丸。每次3 g，每天服2次，10天为1个疗程，疗程间隔5天。治疗498例，均为50岁以上患者，治愈2例，显效112例，好转296例，无效88例，有效率为82.3%。

23. 小儿肺炎 用200%苦参注射液2 mL，肌内注射，每天2次。有心力衰竭和暴喘、高热惊厥及呼吸功能衰竭者，加用西药处理。治疗129例，临床治愈率为34.9%，有效率92%以上，平均住院天数为3.8天。

24. 癫痫 紫参片：苦参配紫金锭（山慈菇、五倍子各60 g，续随子30 g，大戟45 g，朱砂、雄黄各22.5 g，麝香9 g），按1∶4的比例，共研末，制成片剂，每片0.3 g，口服。治疗40例，治愈17例，有效13例，总有效率为75%。

【配伍禁忌】 本品反藜芦，当禁配用；恶贝母、漏芦、菟丝子，当慎用。

二十七、半 边 莲

【别名】 细米草、急解索、蛇利草。

【基原】 本品为桔梗科植物半边莲 *Lobelia chinensis* Lour 的干燥带根全草。

【产地】 分布于我国南方大部分地区。

【炮制】 于夏季生长茂盛时采收，带根拔起，除去杂质，洗净，沥干水切段后晒干或阴干备用，亦可鲜用。

【功效与主治】 清热解毒，利尿消肿。治黄疸，水肿，鼓胀，泄泻，痢疾，蛇伤，疔疮，肿毒，湿疹，癣疾，跌打损伤肿痛。

【用法用量】 内服：煎汤9~15 g，或捣汁服。外用：捣敷或捣汁调敷。

【毒性】 半边莲浸剂小鼠静脉注射的LD_{50}为（6.10±0.26）g/kg。半边莲素的LD_{50}为（18.7±2.0）mg/kg，折合生药为（8.35±1.09）g/kg。浸剂大鼠灌胃的LD_{50}为（75.1±13.1）g/kg。

【中毒症状】 用量过多后会出现流涎、恶心、呕吐、头痛、腹泻、血压增高、脉搏先缓后快，严重者继则出现痉挛抽搐、呼吸困难、昏迷、瞳孔散大、血压下降，最后死于呼吸中枢麻痹。

【预防】 用量不宜过大，静脉用药需缓慢。严格掌握适应证，对虚证忌用。

【救治】

1. 先催吐、洗胃，后内服活性炭，以硫酸镁导泻，饮浓茶。

2. 补液、吸氧及对症治疗，有心力衰竭时，应用毛花苷C或毒毛花苷K，呼吸衰竭时，给予中枢兴奋剂药，必要时进行人工呼吸或气管插管加压给氧；有惊厥时，用水含氯醛（1~2 g）内服或灌肠，或肌内注射地西泮、异戊巴妥钠（0.1~0.2 g），充分安静、保温。亦可针刺人中、合谷、涌泉等穴位。

3. 中药治疗。民间以甘草煎水冲姜汁服，或用黄豆汁、甜桔梗煎水服。

【合理应用】

1. 肾炎　半边莲、石韦、白马鞭、车前子、山菠萝各30 g，一点红、大蓟各20 g，甘草3 g，每天1剂，水煎分3次服完，小儿或体虚者酌减。治疗急性肾炎64例，均治愈。治愈天数为3~36天，平均12天。

2. 蛇咬伤

（1）鲜半边莲30~120 g，水煎分3次服。同时，以鲜半边莲捣碎外敷，每天2次。治疗14例，全部痊愈，平均治愈时间为4.5天。

（2）半边莲30 g，青木香、菊花、白芷、法半夏、大黄各10 g，金银花、赤芍各15 g，甘草3 g。于患者被咬伤后急煎1~2剂，分2次服完，次日起每天1剂。治疗腹蛇咬伤31例，结果全部治愈。平均治愈时间为8天。

（3）半边莲、雄黄、白矾、青蒿、陈皮、地骨皮、牡丹皮、升麻、血竭、蛇床子、白及、白英各3 g，研极细末，装瓶密封。用时，取药末30 g加食醋30 g，调成稀糊状，涂于咬伤处或肿痛部位，每4 h涂药1次，疗效显著。

3. 隐翅虫皮炎　半边莲干品60~100 g，加水1 000 mL，煎煮0.5 h，浸洗患处或用以调敷，病损范围小者，用半边莲加花生油适量调成糊状外敷，每天2~3次，严重者两法兼用。共观察35例，治愈34例，无效1例，有效率97.1%。治愈时间一般为2~3天，严重者4~7天，平均3~4天。

4. 急性蜂窝组织炎　鲜半边莲全草洗净捣碎，敷于疮口周围组织肿胀处，隔3~4 h换药1次，治疗急性蜂窝组织炎25例，其中伴急性淋巴管炎9例，结果：22例用药1~2次后症状减轻，3天内炎症消退，体温恢复正常，其中并发急性淋巴管炎9例，用药6~20 h后淋巴管炎症消退，3例经治1~2天炎症局限，2例形成脓点，溃破后外敷生理盐水纱布，1次即痊愈。全部病例均未用抗生素药物。

5. 带状疱疹

（1）鲜半边莲，用药视病变范围大小而定，捣烂如泥，敷于患处，上盖纱布，胶布固定，药干后用冷开水湿润之。每天换药1~2次。亦可将鲜品捣烂绞汁，不时外敷患处。共治疗23例，治疗后先是疼痛减轻或不痛，继之水疱结痂、脱屑，轻者2~3天，重者7天痊愈。也有用半边莲、蛇莓各适量，捣烂敷患处，治带状疱疹。

（2）半边莲、南星、白芷各12 g，法半夏9 g，雄黄6 g，冰片3 g。用时以白酒调成糊状，破溃者用茶油调之，外敷患处，一般1天后症减，3天大减而渐愈。

6. 手足癣　用8%半边莲煎剂湿敷，或用40%半边莲煎剂外擦，治疗糜烂型手足癣见效迅速。

7. 湿疹　用半边莲、乌韭、白英各15 g，金银花6 g，红枣7枚。大便溏者加葛根6 g，上药加水600 mL，煎至200 mL，以汤代茶，1个疗程5~10剂，治疗80例亚急性婴儿湿疹，痊愈60例，显效16例，无效4例。

8. 疮疡　用鲜半边莲一小撮，捣烂外敷，每天换药3次，治疗脓疮2例告愈。还可以用鲜半边莲适量与去壳田螺同捣糊包敷，治疗肿疡，每获良效。

9. 痢疾　鲜半边莲15 g，水煎内服，每天1剂，每天服3次，治疗痢疾效果显著。

10. 乙型肝炎　自拟半边莲饮：半边莲、半枝莲、白花蛇舌草、益母草、柴胡等治疗乙型肝炎50例，总有效率96%。

11. 晚期血吸虫病肝硬化腹水　半边莲6~48 g制成10%~20%煎剂或浸膏，每天分4次口服。共观察100例，显著好转69例，好转20例，无变化7例，恶化2例，死亡2例，有效率89%。在治疗过程中，有84例患者尿量增加，69例腹水消失，20例腹水减少，但当腹水消失或接近消失时，尿量增加不显著，无脱水之虞；30%肝功能和门静脉循环有所改善，43.8%~55.6%血红蛋白与红细胞有所增加。半边莲对血吸虫及其卵无直接影响，不是病原治疗药物。

12. 肝癌　半边莲、半枝莲、黄毛儿草、薏苡仁各30 g，天胡荽60 g，每天1剂，水煎分2次服，配合其他疗法，治疗肝癌238例。近期治愈12例，显效43例，进步有效80例，恶化15例，死亡88例，总有效率56.7%。

【配伍禁忌】　虚证忌服。

二十八、石　榴　皮

【别名】　安石榴、石榴壳、醋石榴皮。

【基原】　本品为安石榴科植物酸石榴 Punica granatum L. 的干燥果皮、根皮及茎皮。

【产地】　分布于我国大部分地区。

【炮制】　秋季果实成熟，顶端开裂时采摘，拣去杂质，去净残留的内囊及籽，洗净，切块、晒干。或取其根皮、茎皮洗净，切块，晒干。

【功效与主治】 涩肠止泻，止血，解毒，杀虫。治久痢，便血，脱肛，遗精，子宫出血及虫积腹痛。外敷可治疥癣。

【用法用量】 内服：煎汤3～9g，或入散剂。外用：煎水熏洗或研末调敷。

【毒性】 本品味酸、涩，性温，有毒。石榴皮总碱毒性约为石榴皮的25倍，对动物的毒性是致运动障碍和呼吸麻痹。对自主神经有烟碱样作用，1mg/kg引起脉搏变慢及血压上升，大剂量会使脉搏显著加快。对视神经有毒害作用。对神经末梢呈箭毒样作用，对骨骼肌有藜芦碱样作用。

【中毒症状】 超过常用剂量可引起轻度不良反应或药源性疾病，如眩晕、视觉模糊、虚弱、小腿痉挛、蚁走感觉及震颤。用量较大时会出现恶心、呕吐、腹泻、头痛、反射亢进、惊厥。严重者则肌肉软弱无力，瞳孔散大，视力障碍，复视，虚脱，呼吸肌麻痹而死亡。

【预防】 切勿过量，根皮、茎皮用量不得超过6～12g，果皮不得超过30～60g。内热津伤、大便秘结及泻痢积滞未清者忌服，胃炎、胃溃疡病及年幼体弱者慎用；服石榴皮作驱虫用时，忌服油类泻剂及含有油脂的食物。

【救治】

1. 早期予洗胃、导泻，但忌用蓖麻油导泻。或碘酊1mL加水100mL口服。

2. 补充液体，可加用维生素C、维生素B_1、维生素B_6、三磷酸腺苷（ATP）、辅酶A、碳酸氢钠、鱼肝油等。

3. 呼吸困难者，给氧及使用洛贝林、尼可刹米等呼吸兴奋剂；房室传导阻滞者，静脉注射阿托品0.5～1mg，必要时隔0.5～1h重复1次；惊厥时，肌内注射苯巴比妥或静脉注射地西泮，以及10%水合氯醛灌肠。

4. 中药治疗

（1）当归9g，大黄、明矾各30g，甘草15g。水煎2次混匀，每6h服1次。

（2）如惊厥时，用天麻9g，蜈蚣2条，钩藤15g（后下），琥珀1.5g（冲服）。水煎2次混匀，每3h服1次，连用2～4剂。

【合理应用】

1. 泄泻 石榴皮、茯苓、猪苓各15g，白术12g，泽泻、厚朴各10g，桂枝6g，炒焦白术30g，随症加减。水煎服，每天1剂。治疗112例，全部治愈。疗程最短者半天，最长者5天。

2. 痢疾

（1）干石榴皮30g，加水200～300mL，煎至30～50mL，1次服下，每天1剂，7～10天为1个疗程。治疗细菌性痢疾72例，服药1个疗程后，粪便镜检恢复率为97.22%，细菌转阴率为88.47%，治愈率达95.83%。

（2）60%石榴皮煎液，每次服20 mL，每天3次，饭后服。6天为1个疗程。治疗阿米巴痢疾40例，服药1个疗程后，随访半年，36例治愈。

3. 尿路感染　石榴皮12 g，生地榆30 g，制大黄、白茅根、川萆薢、瞿麦各15 g，牡丹皮、黄柏、石韦、白槿花各9 g，琥珀6 g，甘草5 g，随症加减。水煎服，每天1剂，治疗67例，痊愈57例，好转8例，无效2例。

4. 宫颈炎　石榴皮60 g，猪苦胆5～10个（约30 g）吹干。上药研成细粉，用适量花生油或菜油调成糊状，装瓶备用。先用大叶桉树叶蒸馏液清洗患部，擦干分泌物，并用带尾棉球蘸药液塞入宫颈糜烂处，每天1次。治疗48例，痊愈19例，显效28例，无效1例。

5. 蛲虫病　石榴皮30 g（红色者为佳），研粗末，加水500 mL，煮开后加食醋15 g，适温，熏洗肛门，每晚睡前1次。治疗数百例，效果明显。

6. 手足癣　石榴皮、黄柏各20 g，孩儿茶、鲜马齿苋各35 g，土茯苓、蛇床子各30 g，枯矾15 g。将上药加水2 000 mL，煮沸15 min，浸泡后拭干，用无菌纱布包裹敷患处，5剂为1个疗程。治疗184例，治愈时间最快3天，最慢11天，平均7.3天，全部治愈。

7. 脱肛　石榴皮90 g，五倍子30 g，明矾15 g，加水1 000 mL，文火煎煮30 min，滤去药渣，趁热先熏后洗，同时将脱出的部分轻轻托回。早、晚各熏洗1次，直至痊愈。治疗2～10岁小儿脱肛24例，治愈21例，占87.5%，其余3例病程超过2个月，配服加味补中益气丸汤而愈。

8. 烧伤　石榴皮500 mg，加水500 mL，文火煎至250 mL，滤过后置瓶中备用，据创面大小，将1 cm×2 cm的纱布用药液浸湿一块一块贴于患处，直至痊愈，纱布块自行脱落，治疗45例（其中深Ⅱ度10例，浅Ⅱ度4例，Ⅱ度1例），均获痊愈。

【配伍禁忌】　内热津伤、大便秘结及泻痢积滞未清者忌服，胃炎、胃溃疡及年幼体弱者慎用；服石榴皮作驱虫时，忌服油类泻剂及含有油脂的食物。

二十九、石　蒜

【别名】　独蒜、乌蒜、老鸦蒜、银锁匙、龙爪花、蟑螂花。

【基原】　本品为石蒜科植物石蒜 *Lucoris radiata*（L. Herit.）的鳞茎。

【产地】　分布于台湾、福建、广东、广西、云南、河南、陕西等地。

【炮制】　秋后采挖，洗净，去杂质，晒干，或鲜用。

【功效与主治】 清热解毒，散结消积，利尿，杀虫，祛痰。治喉风，水肿，痈疽肿痛，疔疮瘰疬。

【用法用量】 内服：煎汤，1.5～3 g。外用：捣敷或煎水熏洗。

【毒性】 本品性温，味甘、辛，有毒。石蒜碱小鼠腹腔、静脉、皮下注射及口服的LD_{50}分别为112.2 mg/kg、123 mg/kg、145 mg/kg及344 mg/kg。石蒜伦碱小鼠皮下注射的LD_{50}为270 mg/kg。伪石蒜碱小鼠腹腔注射的LD_{50}为110 mg/kg；石蒜裂碱小鼠静脉注射或口服的LD_{50}分别为（105.9±2.4）mg/kg和（765±31.6）mg/kg。

【中毒症状】 恶心，频繁呕吐，流涎，严重者呕出胆汁，腹痛，腹泻，泻水样便混有白色黏液或血液，气味腥臭，舌僵直，心动过缓，手足发冷，烦躁，肌肉痉挛，惊厥，血压下降，虚脱，呼吸困难，常死于呼吸麻痹，死前多无意识障碍。

【预防】 除催吐排毒外，一般不作内服，必要时，内服煎剂不得超过3 g。体虚、无实邪及素有呕恶者忌服；癫痫、支气管哮喘、心动过缓或心绞痛者禁用。

【救治】

1. 洗胃、导泻。

2. 呕吐剧烈时，肌内注射氯丙嗪25～50 mg或利血平1～2 mg；如抽搐或惊厥时，可选用地西泮、异戊巴比妥钠、硫喷妥钠等静脉注射，亦可用葡萄糖酸钙静脉缓慢注射；呼吸困难时，用呼吸兴奋剂、吸氧，必要时气管内插管加压给氧。

3. 中药治疗。甘草30 g，绿豆45 g，赤小豆30 g，水煎服。可饮浓茶水。若呕吐严重时，以天麻9 g，半夏12 g，白术9 g，甘草15 g，水煎分2次口服；烦躁、惊厥时，以全虫6 g，蜈蚣2条，天南星6 g，天麻4.5 g，甘草6 g，水煎2次，混匀，每4 h服1次，2次服完；血压下降，虚脱时，以生脉注射液肌内注射或静脉注射；心动过缓，手足发冷时，用参附汤。

【合理应用】

1. 青光眼 以25%的石蒜醇提液滴眼，治疗5只闭角型青光眼，30 min后眼压开始下降，3 h后，最大降眼压值为（2.1±1.2）kPa；以5%石蒜醇提液滴眼，治疗5只单纯型青光眼、2只闭角型青光眼，滴药后1 h眼压开始下降，4 h最大降眼压值达（15±1.1）kPa，两组患者24 h后测眼压仍有明显效果且缩瞳不明显；以50%的石蒜醇提液滴正常眼，未见刺激症状。

2. 水肿 鲜石蒜8个，蓖麻子70个。上药共捣烂，敷贴涌泉穴一昼夜。如未愈，再贴1次。

3. 偏瘫、重症肌无力　以石蒜所含成分加兰他敏治疗脊髓灰质炎引起的瘫痪和重症肌无力121例,观察3个疗程,有效率77.4%,治愈率24%,优于新斯的明;治疗脑血管意外后遗症偏瘫130例,每人每天2.5 mg,观察10天,症状有显著改善。

4. 卵巢癌　用石蒜碱内胺(AT-1840,为石蒜的主要成分石蒜碱经改造结构而成)片剂口服,每天3次,每次100 mg,14天为1个疗程,一般用4~10个疗程(疗程间隔为10天)。治疗卵巢癌28例,其中显效15例,占54%;进步4例,占14%;无效9例,占32%;总有效率68%。本品无化疗对骨髓的明显抑制作用及对人体主要脏器的明显影响,对无法手术及化疗的患者尤为适用。也可以与化疗配合,用于Ⅱ~Ⅲ期的术后患者,缓解期超过2年者达31%,疗效优于单用烷化剂。

【配伍禁忌】　体虚、无实邪及素有呕吐者忌服;癫痫、支气管哮喘、心动过缓或心绞痛者禁用。

三十、华　山　参

【别名】　华山人参、秦参、热参、土参、拳参、野山参、山烟、漏斗泡囊草。

【基原】　本品为茄科植物漏斗泡囊草 *Physochlaina infundibularis* Kuang的干燥根。

【产地】　分布于陕西、山西、河南等地。

【炮制】　春季采挖,洗净,除去须根,晒干备用。用时捣碎。

【功效与主治】　补虚,温中,安神,定喘。治体虚羸弱,寒痰喘咳,虚寒腹泻,心悸失眠易惊,盗汗自汗。

【用法用量】　内服:煎汤0.1~0.2 g,或制片剂、喷雾剂(吸入)。

【毒性】　本品味甘、微苦、涩,性热,有毒。华山参煎剂小鼠腹腔注射的LD_{50}为43 g/kg。

【中毒症状】　轻者出现口干、口麻、头晕、喉痛、牙痛、面色潮红、烦躁、视力模糊;严重者语言不清或躁动谵语,瞳孔散大,两目及牙关紧闭,口唇干裂,口腔出血,四肢肌肉张力增强,心率加快,昏迷,抽搐,高热等,最后可致尿潴留,呼吸麻痹而死亡。

【预防】　用量不宜过大,因本品成分与人参不同,不能代替人参应用,服用本品期间,忌服五灵脂、皂荚、黑豆、卤水、藜芦等药物,不可用铁器煎煮。心动过速、青光眼患者忌用。

【救治】

1. 催吐、洗胃、导泻。

2. 使用拮抗剂、支持疗法及对症治疗

（1）5%（或10%）葡萄糖500 mL，维生素C 2 g，静脉滴注，以促进排泄。

（2）新斯的明0.5 mg，皮下注射，20 min1次；氯丙嗪50 mg，肌内注射。

（3）毛果芸香碱5~10 mg，皮下注射，每6 h 1次。如患者兴奋躁动，应用镇静剂，可用地西泮10 mg或氯丙嗪50 mg肌内注射，或口服三溴片，或10%水合氯醛15~20 mL保留灌肠。

（4）湿润口腔，必要时给氧、导尿等。

3. 中药治疗

（1）绿豆甘草汤：绿豆、甘草各30 g，水煎服。亦可服用生姜水。

（2）番石榴叶60 g，加水约800 mL煎煮至半碗顿服；或茶叶60 g，煎汤频频饮服。

（3）绿豆150 g，金银花90 g，甘草120 g，水煎服。

【合理应用】

1. 慢性气管炎

（1）用华山参药枣、水丸、单味及复方片剂、气雾剂等多种剂型治疗慢性气管炎，每次用药为原生药0.1~0.2 g，共治疗6 000余例，疗效持续时间比异丙肾上腺素长。

（2）用本品提取物制成气雾剂，一次性喷雾吸入，对30例患者进行平喘观察，发现起效时间为即刻至30 min，多数10 min内见效；效力持续时间为1~10 h，多数为3~6 h。喷药前后，对19例做了肺活量和第1秒用力呼气量检查，另11例做最大呼气流测定。结果：有改善者26例，无效4例。对57例慢性气管炎患者进行临床观察，有效52例，占91.2%，无效5例。

2. 腹泻　以华山参0.3 g，桂圆15 g，冰糖适量，水煎服，治疗虚寒性腹泻有效。

【配伍禁忌】 服用本品期间，忌用五灵脂、皂荚、黑豆、卤水、藜芦等药物，不可用铁器煎煮。心动过速、青光眼等患者忌服。

三十一、长　春　花

【别名】 雁来红、日日新。

【基原】 本品为夹竹桃科长春花属植物长春花 *Chtharanthus roseus*（L.）G. Don. 的全草。

【产地】 分布于广东、广西、云南等地。

【炮制】 全年均可采摘。洗净,切段,晒干备用或鲜用。

【功效与主治】 清热解毒,抗癌,平肝,降血压。治急性淋巴细胞性白血病、淋巴肉瘤、网织细胞肉瘤、乳腺癌、食管癌、肺癌等多种癌症,以及高血压、烫伤、肾病综合征、痈肿疮毒。

【用法用量】 内服:煎汤,5~15 g,或提取物制成注射剂静脉注射。外用:适量,捣敷,或研末调敷。

【毒性】 本品味苦,性寒,有毒。长春碱小鼠静脉注射的LD_{50}为17 mg/kg,致死量的长春碱在犬身上引起的病理改变主要为骨髓抑制,中毒犬死于白细胞减少所致的继发感染。长春碱小鼠静脉注射的LD_{50}为2 mg/kg,较低剂量时对动物毒性不大,表现为摄食量下降,有时还伴有肌无力。主要毒性反应为神经系统改变。长春碱和长春新碱相比,前者易使多种动物的细胞下降。长春地辛小鼠静脉注射的LD_{50}为6.3 mg/kg,主要毒性反应为神经系统改变和骨髓抑制。本品中毒量为15~30 g。

【中毒症状】 中毒潜伏期为3~6 h。少数患者出现恶心呕吐、食欲下降、腹痛腹泻、口腔炎等胃肠道症状;部分患者出现血红蛋白、白细胞及血小板下降等骨髓抑制症状,指、趾尖端麻木,四肢疼痛,肌肉震颤,腱反射消失,全身软弱,头痛,精神萎靡,眼睑下垂,运动障碍等神经系统症状;以及血压下降、呼吸加深等症状。此外,还可引起脱发,抑郁,眩晕,皮疹,发热,低血钠症;静脉注射可引起静脉炎,药液外漏到血管外可引起局部组织坏死。

【预防】 应严格掌握剂量和用药时间,并于用药期间,定期检查血常规。必要时,可与氨基酸、肾上腺皮质激素和钴叶绿素等合用,可减轻白细胞减少症的发生或减轻其严重程度。另本品的神经毒性作用可因末梢神经受放射性照射而加重,故应加以注意。年老体弱者、孕妇、儿童应慎用,有神经系统疾患者忌用。

【救治】

1. 早期用0.5%鞣酸溶液洗胃,然后服通用解毒剂。

2. 静脉滴注葡萄糖盐水加能量合剂。若恶心呕吐,可用甲氧氯普胺、甲哌硫丙嗪等;腹泻时,用碱式碳酸铋、普鲁本锌等;血压下降时可用维生素B、维生素C、利血生、鲨肝醇等;发生周围神经炎时,应停药或减量,并口服维生素B_1,肌内注射维生素B_1和维生素B_{12}。

3. 中药治疗。甘草15 g,绿豆30 g,水煎2次,混匀,分2次服,连服4~6剂。或黄豆、绿豆各60 g,黄柏9 g,甘草6 g,水煎2次混匀,分2次服,连服

4~6剂。如白细胞和血小板下降时，用鸡血藤60 g，当归9 g，黄芪15 g，益母草9 g，水煎2次混匀，早晚分服；若胃肠道有反应时，服香砂六君子汤（或丸）、香砂养胃丸，或以半夏 18 g，黄芩、干姜各10 g，参须12 g，生大黄6 g，川连5 g，白芍15 g，甘草3 g，大枣3枚，每天1剂，水煎2次，混匀，分2次服；若药液漏于皮下，用0.5%~1%普鲁卡因20~30 mg，做局部封闭，每天1次，连用3~5天，出现局部组织发炎、坏死、溃烂日久难愈时，用金黄散与凡士林（2∶8）配药膏外敷患处。

【合理应用】

1. 食管癌　长春地辛与顺氯铂、平阳霉素合用治疗347例经病理证实的病例，在可评定疗效的42例患者中，22例获部分缓解，缓解期为3~14月。

2. 黑色素瘤　长春新碱与达卡巴嗪联用，再配用卡莫司汀或洛莫司汀治疗黑色素瘤（恶性）31例，13例有效，有效率42%。

3. 非霍奇金淋巴瘤　用环磷酰胺、长春新碱和泼尼松联合化疗（简称COP）治疗51例非霍奇金淋巴瘤。方法：长春新碱1~2 mg/周，静脉注射；环磷酰胺400~800 mg/周，静脉注射；泼尼松10 mg，口服，每天3次。以上药物连用2~3周为1个疗程。间歇2周后重复。全部患者都接受2个及以上疗程。结果：其中25例（49%）达完全缓解（肿瘤完全消失，持续超过1个月），16例（31%）部分缓解（肿瘤缩小50%以上，持续超过1个月），总缓解率80%。COP联合方案毒副反应小，主要表现为轻度至中度白细胞和血小板减少。

4. 多发性骨髓瘤　用长春新碱合用阿奇霉素、地塞米松治疗10例烷化剂治疗无效的难治性或复发性多发性骨髓瘤，结果：血清单株免疫球蛋白下降75%以上者3例，下降50%~75%者4例，总有效率70%，疗效迅速，副作用不大。

5. 肾病综合征　用长春新碱配合地塞米松治疗小儿难治性肾病综合征患者17例，收到满意效果。经3~6年观察，缓解14例，显效2例，有效1效。Ⅰ型10例全部缓解，Ⅱ型7例中4例缓解，其中2例肾功能不全者完全缓解，观察3~6年未复发。

6. 高血压　用长春新碱浸膏胶囊（每粒相当于生药 3 g），每次2~4粒，每天3次，疗程4~8周。经治疗25例，显效8例（Ⅱ期5例，Ⅲ期3例）；改善6例（Ⅱ期及Ⅲ期各3例）；无效11例（Ⅱ期9例，Ⅲ期2例），总有效率56%。

7. 原发性血小板减少性紫癜　用长春新碱（VCR）1~2 mg加生理盐水（或5%葡萄糖）20~40 mL静脉缓慢推注，每周1次，3~4次为1个疗程。治疗11例原发性血小板减少性紫癜。显效（血小板＞$100×10^9$/L，停药后可维持半年以上）2例，占18.2%；良效（血小板＞$100×10^9$/L，停药后不能维持）4例，占36.3%；稍效（血型小板＜$100×10^9$/L，但较原来增加$20×10^9$/L）2例，占

18.2%；无效（未达到稍效标准）3例，占27.3%。总有效率达72.7%。

8. **急性淋巴细胞性白血病** 用VP方案（长春新碱每周静脉注射1次，剂量为1.5 mg/m²；泼尼松每天量为40 mg/m²），治疗21例，完全缓解16例，部分缓解3例，无效2例，完全缓解所需时间平均为4.5周。

【配伍禁忌】 本品必要时，可与氨基酸、肾上腺皮质激素和钴叶绿素等合用，可减轻白细胞减少症的发生或减轻其严重程度。但年老体弱者、孕妇及儿童应慎用，有神经系统疾患者忌用。

三十二、罂 粟 壳

【别名】 粟壳、御米壳、米壳、鸦片烟片。

【基原】 本品为罂粟科罂粟植物罂粟 *Papaver somniferum* L. 的干燥果壳。

【产地】 产于欧洲南部及亚洲。

【炮制】 于夏季采摘已除去浆汁的果实，破开，除去种子，干燥备用。

罂粟壳：取原药材，除去杂质，去柄，洗净，闷透，切成丝或块，干燥。或除去杂质，去柄，捣碎。

蜜罂粟壳：取炼蜜用适量开水稀释后，加入净罂粟丝或块，拌匀，稍闷，置锅内用文火加热，炒至不粘手为度，取出放凉。每100 kg罂粟壳丝或块，用炼蜜25 kg。

【功效与主治】 敛肺止咳，润肠止泻，止痛。治肺虚久咳，久泻，久痢，脱肛，脘腹疼痛，便血，滑精。

【用法用量】 内服：煎汤，3~6 g；或入丸、散。

【毒性】 本品味酸、涩，性微寒，有小毒。其毒性主要为所含吗啡、可待因、罂粟碱等成分所致。吗啡的毒性较大，动物试验吗啡对小鼠的LD_{50}皮下注射量为531 mg/kg；腹腔注射量为500 mg/kg，最小致死量为0.2~0.3 mg/kg。可待因毒性少而轻，罂粟碱口服毒性甚低，那可汀则无明显毒性。本品内服中毒量为30~45 mg。

【中毒症状】 初起呼吸浅表而不规则（频率减慢，深度减弱），头晕，头痛，恶心，呕吐，汗出，烦躁不安，继而脉搏由快而慢渐弱，瞳孔极度缩小如针尖大，嗜睡，发绀，严重者出现肺水肿，体温及血压下降，手足发冷，肌肉松弛，抽搐，牙关紧闭，两目上视，瞳孔散大，对光反射消失，最后死于呼吸中枢麻痹。慢性中毒则出现厌食、便秘、消瘦、贫血、阳痿、早衰等症状。

【预防】 严格控制剂量，避免长期使用，以免成瘾；酗酒者禁用罂粟属植

第一章 植物类有毒中草药

物,因当血中有高浓度的酒精时,即使小剂量的吗啡,亦可能致死;新生儿,孕妇,哺乳期妇女,咳嗽、腹泻初起时,肺心病,肺气肿,支气管哮喘,肝功能不全,脑外伤,甲状腺功能低下者等禁用本品。

【救治】

1. 急性中毒者,先用碘酒20~30滴,加入温开水中饮服。然后洗胃、导泻、补液。必要时,输入血浆,吸氧,给予呼吸兴奋剂,如山梗菜碱、尼可刹米等(但不可应用印防己毒素和番木鳖碱,以免和吗啡的脊髓兴奋作用相加导致惊厥)。可皮下或肌内注射盐酸丙烯吗啡及丙烯左吗喃等,可清除吗啡及其相关镇痛剂所引起的呼吸和循环抑制,并可升高血压。盐酸丙烯吗啡成人用量为5~10 mg,静脉注射。严重中毒者,剂量可酌情增加,如10~15 min,肺换气量尚未增加,可用同量重复注射,但总量不超过40 mg,小儿每次按0.1 mg/kg计算。丙烯左吗喃成人1~2 mg,肌内注射,也可静脉注射。小儿每次0.02 mg/kg。对慢性中毒者,应逐步减量戒除,同时给予镇静剂。

2. 中药治疗

(1)人参9 g(另焗),五味子6 g,麦冬12 mg,水煎服。

(2)金银花、甘草各30 g,水煎分2次服。

(3)甘草30 g,防风15 g,水煎分早、晚2次服。

(4)硼砂4~5 g,冷开水调和灌下催吐。

(5)若心力衰竭、低血压、呼吸麻痹、心源性休克时,可用生脉针2~4 mL肌内注射或静脉注射。

【合理应用】

1. 咳喘 炙米壳30 g,炙麻黄15 g,枣仁、陈皮各9 g,牡蛎12 g,炙款冬花15 g,胆南星、甘草各3 g,随症加减。水煎服,每天1剂,对咳喘有效。

2. 久嗽不止 用山药、地黄、枸杞、元参、牛蒡子、射干,加罂粟壳6~9 g,治虚劳久嗽有效验。又有以粟壳去筋,蜜炙为末,每服1.5 g,蜜汤下。治久嗽不止可愈。

3. 百日咳 罂粟壳、甘草各10 g,天竺黄15 g,秦皮、百部各12 g。水煎3次,每次20 min,合并滤液,浓缩成100 mL,饭前服,每天5次。6个月至1岁每天服8~10 mL,1~3岁每天服10~15 mL,3~6岁每天服15~20 mL,6岁以上每天服20 mL。治疗30例,痊愈22例,好转6例,无效2例。

4. 久痢不止 以三七、鸦胆子、山药、芍药,加罂粟壳数克,治久痢可愈。有以粟壳300 g,去膜,分作3份,1份醋炒,1份蜜炒,1份生用,并研为末,蜜丸芡子大,每次服30丸,米汤送服。又有以罂粟壳醋炙为末,蜜丸弹子大,每服1丸,水100 mL,姜3片,温服。

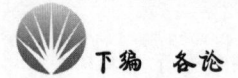

5. 小儿腹泻 炒苍术、焦山楂、车前子各16 g，罂粟壳8 g，共研细末，过筛备用。每次服7 g，温开水冲服。共治疗20例，均在服药后2天腹泻停止，大便成形，无不良反应。

6. 慢性结肠炎 罂粟壳、补骨脂、五倍子、地榆各15 g，生黄芪30 g，川黄连10 g，加水煎20 min，每天1剂，每次服200～300 mL，每天3次。上方再加水500 mL，文火煎至100 mL，保留灌肠，每天1次，1周为1个疗程。治疗溃疡性结肠炎，痊愈79例，好转3例。无其他并发症者一般3个月可治愈。

7. 烫伤 罂粟壳、当归各200 g，轻粉、银朱、冰片各20 g，白蜡300 g，香油3 000 g。香油烧开后，罂粟壳、当归炸至黑色过滤，油温60℃时下白蜡，油温降至40℃时下轻粉、冰片，均匀混合，凉成膏，外用。3年中共治疗烫伤242例，无1例发生感染，疗效满意。

8. 烧伤 将麻油500 g炼沸无水分后，加入罂粟壳60 g，当归120 g，白芷20 g，黄柏15 g，甘草、紫草各20 g，待上药炸至呈现黑色捞出过滤。油冷却至55～65 ℃时，加入冰片少许，黄蜡30 g熔化搅匀或膏状，外敷于烧伤处。深度烧伤每天换药1次，轻度烧伤隔天换药1次。共治疗烧伤浅Ⅱ度64例，深Ⅱ度12例，Ⅲ度1例，烧伤面积15%以内者77例，经换药2～3次，创面愈合，疗程6～12天。深Ⅱ度烧伤面积15%以上者15例，换药6～8次，创面愈合，不留瘢痕，疗程12～16天。深Ⅱ度烧伤面积35%者5例和Ⅲ度烧伤者3例，治愈时间分别为19天、25天、30天。所有病例全部治愈。

9. 阳痿 罂粟碱30～60 mL（可合用酚妥拉明1～2 mg）注射，从阴茎根部垂直刺入一侧海绵体内，缓慢注入，治疗120例，有效率98%，近期治愈率90%。

10. 肝癌疼痛 生米壳、蚤休、陈橘皮各45 g，蜈蚣10条，硼砂、全蝎、乳香、没药各30 g，紫花地丁45 g，银朱9 g，麝香1.5 g。上药各研细粉，混匀。每次用荞麦面粉打成稀糊，调药粉，按疼痛位大小，外敷于肝区部位的外侧皮肤上，24 h或隔天换药1次。

11. 突发性耳聋 罂粟碱60 mg溶于10%葡萄糖溶液500 mL中，静脉滴注，每天1次，10次为1个疗程。间隔3～5天继续第2个疗程，共治疗3～6个疗程。以第1、2个疗程疗效最明显，伴有眩晕的11例中，8例有不同程度的听力提高；双耳突发性耳聋的8例中，6例有效；发病超过1个月的5例中，3例有效；本组除2例有短暂的轻度尿失禁外，未见其他明显副作用。

12. 痔疮 炙米壳、阿胶珠各10 g，莲子30 g，乌梅25 g，大枣7枚，蜂蜜50 g。先将大枣烤焦，再放入药内同煎，每剂煎2次，取400 mL兑入蜂蜜，早晚分服。配合艾叶、川椒洗剂及三棱针点刺。7天为1个疗程，未愈者休息5天再进行第2个疗程。治疗137例,经1个疗程治愈者47例,2个疗程治愈者62例,3个疗程治愈者24例,好转者4例。

【配伍禁忌】 ①不宜与催眠药、麻醉药、神经镇静剂及其他阻滞呼吸中枢神经元激活作用的药物合用,以免加强其呼吸抑制作用;②不宜与单胺氧化酶抑制剂合用,可引起惊恐、精神错乱和严重的呼吸抑制;③不宜与吩噻嗪衍生物合用,会导致血压下降。

三十三、雷 公 藤

【别名】 红菜、红紫根、黄藤、黄屯、断肠草、莽草、南蛇根、蝗虫药、三棱花、山砒霜。

【基原】 本品为卫矛科植物雷公藤 *Tripterygium wilfordii* Hook. f. 的根及根茎。

【产地】 分布于云南、贵州、四川、浙江、江西、安徽、湖南、广东、福建、台湾等地。

【炮制】 本品春、夏季毒性大,秋、冬季则毒性小。以秋、冬季采集为佳。取其根及茎干燥备用。其茎、叶、花、果毒性甚大,不作内服,只作外用。将鲜根以清水浸泡五成透,洗净泥土,捞起以麻布包润,每天淋清水2~3遍。待润透后切成马蹄状片,厚1~2 mm;阴干,置干燥通风处备用。浸泡时间不宜过长,以免有效成分丧失,亦不宜直接暴晒。

【功效与主治】 清热解毒,祛风除湿,舒筋活血通络,消肿止痛,杀虫止痒。治风湿痹痛,跌打损伤,如类风湿性关节炎,强直性脊柱炎,肾炎,肾病综合征,系统性红斑狼疮,肝炎及牛皮癣等多种皮肤病,烧伤,虫蛇咬伤,癌肿等。民间还用作杀虫药。

【用法用量】 内服:煎剂,带皮全根每天10~12 g,去根皮仅留木质部分的根15~25 g;分2~3次口服。糖浆、酊剂、浸膏、片剂等用量相当于此剂量。雷公藤总苷按每天1~1.2 mg/kg,分2~3次口服。外用:适量,配成酊剂或软膏用。

【毒性】 本品味苦、辛,性凉,有大毒。其根皮毒性大于木质部。急性试验,本品全根煎剂小鼠口服及腹腔注射的LD_{50}分别为18.40~26.55 g/kg及4.81 g/kg,根皮及根木质部煎剂腹腔注射的LD_{50}分别为3.92 g/kg及7.25 g/kg,大鼠皮下注射水煎剂的MLD为10 g/kg。Wistar大鼠口服煎剂LD_{50}为21.6 g/kg(17.2~26.35 g/kg)。雷公藤甲素皮下注射液及口服的LD_{50}分别为(1.136 ± 0.217)mg/kg及(1.195 ± 0.204)mg/kg。雷公藤苷(根心)口服的LD_{50}为(158.7 ±

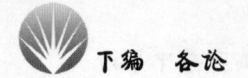

14.30）mg/kg。雷公藤总生物碱口服的LD_{50}为（504±28.48）mg/kg。有服雷公藤叶2~3片发生中毒者，服嫩芽7个（约12 g）或根皮30~60 g可以致死。

【中毒症状】 本品有中毒蓄积作用，平均毒效半衰期为7.98 h，蓄积系数<4.98。其中毒类型分为3种。

1. 急性中毒　超量服用本品约2 h出现症状。服煎剂同时饮酒，则症状出现得更早、更严重。表现为胃部烧灼感或绞痛，恶心，呕吐咖啡样血性胃内容物，口干，解水样便，肝区痛，肝肿大，黄疸，谷丙转氨酶（SGPT）升高；继则头痛，眩晕，全身乏力，四肢麻木，抽搐，肌肉疼痛；严重者可出现心悸，胸闷，呼吸困难，脉搏细弱，血压下降，异常心电图（如窦性心动过速、房性或室性期前收缩等）。服药1~3天后出现少尿、浮肿、明显腰痛，重者血尿，血中尿素氮（BUN）升高，CO_2结合力下降，皮肤瘀斑，毛发脱落，口鼻出血，多因肾功能衰竭而休克及死亡。一般死亡时间在24 h左右，最多不超过4天。

2. 慢性中毒　多于用药过程中出现多个脏器损害，进展缓慢，可至死亡。可有食欲减退，胃部饱胀有灼痛感，腹泻。严重者有恶心，呕吐，剧烈腹泻，心悸，胸闷，血压下降，心电图见各种心律失常及传导阻滞。肝功能异常，SGPT升高，尿常规异常，尿酚红（PSP）降低，BUN升高，浮肿，皮疹，红斑。女性闭经，男子精子减少或缺如，活动力差。血小板、白细胞减少，极少数呈珠蛋白生成障碍性贫血。严重者可发生心源性休克后产生急性心源性脑缺血综合征而猝死，或发生肺水肿而出现呼吸衰竭和呼吸骤停而死亡。

3. 迟发性毒性反应　急性中毒症状经过处理后消失，而经过一段时间症状复发。

【预防】 本品有大毒，要加强宣传，防止误服、滥用；要严格控制剂量，遵循由小剂量后逐渐加大且缓慢的原则，在小剂量无效时可逐渐加大剂量，且尽量用1种制剂，避免2种以上口服剂同时服用，用药其间勿饮酒，以免增加毒性；配合使用维生素B_4、葡醛内酯或中药陈皮、鸡血藤、何首乌等联合用药以减轻副作用，如文火久煎本品2~3 h可降低毒性。并应经常检查血、尿常规和肝、肾功能及心电图等，年轻男性需定期检查精液。另外，要严格掌握适应证，孕妇、哺乳期妇女、过敏体质及体弱者禁用，心、肝、肾有器质性损害，功能异常，胃肠疾病，严重心律失常，严重贫血，白细胞低于$4×10^9/L$，血小板低于正常等忌服。

【救治】

1. 急性中毒

（1）催吐、洗胃、导泻以迅速排出毒物。

（2）补液、扩容利尿，纠正心力衰竭，纠正水、电解质紊乱，可应用肾上

第一章 植物类有毒中草药

腺质激素、维生素C、654-2（山莨菪碱-2）等。

（3）中药治疗。①瘦风轮菜 15 g，水煎1次服。②杨梅（杨树）根60 g，水煎内服。③鲜凤尾草每次250~500 g，水煎频服。④乌韭90 g，水煎服。⑤先服鸡蛋清1枚，再用乌蕨60 g，水煎服。⑥绿豆120 g，甘草30 g，水煎服。⑦蛇莓（去果实）、绿豆各60 g，冷开水浸泡绞汁服。

2. 慢性中毒 消化系症状轻者，不需停药，可用维生素B_6、小檗碱、复方氢氧化铝等对症治疗；症状较重者则应停药，并针对性用药。如严重呕吐、腹泻、腹痛、吞咽困难，内服云南白药、西咪替丁；胃部烧灼感，可用氢氧化铝凝胶；心血管系统及心电图改变者，立即停药，用肌苷、ATP、维生素B_1等；GTP升高、肝大、肝功能异常者用葡醛内酯、联苯双酯；肾功能轻度受损可用中药济生肾气丸（汤）加减，重者需纠正酸中毒、利尿、透析等；白细胞减少用维生素B_4、维生素B_6、利血生、鲨肝醇等。

【合理应用】

1. 类风湿性关节炎 雷公藤是治疗类风湿性关节炎的首选药物。近20年来报告采用雷公藤多种制剂（煎剂、浸膏剂、片剂、酊剂、合剂）治疗本病4 000多例，其中单味雷公藤治疗的1 032例近期疗效统计，总有效率92.64%，缓解率11.63%，显效率41.67%，好转率38.34%。一般用药后3~7天见效，临床可见疼痛减轻，消肿，缓解晨僵，发热控制，血沉下降率88.04%，类风湿因子转阴率为13.64%~63.86%，X线亦可见到相应的改善。对本病活动期疗效好，但慢性及非活动期疗效差。如用单味雷公藤酊剂治疗本病35例，有效31例（88.57%）。用雷公藤合剂治疗本病28例，临床治愈9例（32.14%），显效13例（46.43%），有效6例，总有效率100%。用复方雷公藤片治疗本病193例，总有效率92.23%。

2. 强直性脊椎炎 雷公藤72 g，苍术5 g，黄柏7 g，茯苓、山药各8 g，将上药制成片剂，每片含生药0.25 g，每次服4片，每天3次，饭后服。治疗188例，平均服药28周，结果缓解22例，显效79例，好转68例，无效19例。

3. 肾炎、肾病综合征

（1）用雷公藤不同制剂治疗急性肾炎73例，完全缓解49例（67.12%），显效18例（24.66%），有效3例（4.11%），无效3例，总有效率95.89%。

（2）用雷公藤不同制剂治疗慢性肾炎273例，缓解93例（34.07%），有效86例（31.50%），无效94例，总有效率65.57%。其中以肾病型效佳，普通型次之，高血压型最差。

（3）用雷公藤不同制剂分别治疗原发性肾小球肾病、儿童肾病综合征Ⅰ型共153例，缓解128例（83.66%），有效17例（11.11%），无效8例，总有效率

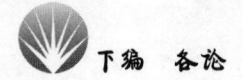

94.77%。

4. 麻风反应　单用雷公藤6～15 g，或复方：雷公藤6 g，金银花15 g，黄柏12 g，玄参9 g，当归15 g，每天1剂，水煎2次混匀，分2次服。治疗麻风病神经痛和结节损害2 569例，疗效满意，特别是对神经痛的远期疗效较好。另外，以雷公藤煎剂，每天10～20 g、21～40 g、41～60 g，分别用于轻、中、重三种不同程度的麻风反应，或用本品提取物741、420、104、124糖浆口服，治疗Ⅱ型麻风反应284例，症状消退257例，进步24例，与反应停对照组疗效比较，在各种症状的见效及消退时间、血沉下降等方面均无显著差异。本品煎剂治疗Ⅰ型麻风反应34例，有效32例。平均见效时间：皮损4.5天，神经痛6.3天，浮肿3天，发热4天。而反应停对Ⅱ型麻风反应无效。

5. 重症肝炎和慢性活动性肝炎　用雷公藤多苷片（或配合保肝、对症、支持疗法等）治疗亚急性重症肝炎61例，慢性重症肝炎14例，重症肝炎趋势20例，慢性活动性肝炎5例，急性肝炎1例，共101例，结果显效78例（77.2%），总有效率86.1%，其退黄、降酶效果显著，对凝血机制无不良影响，对慢性活动性肝炎伴自身免疫所致肝外表现，如关节痛、肾损害也有一定疗效。

6. 子宫肌瘤　用雷公藤多苷治疗52例，总有效率76.92%，对缩小瘤体，减少经量有明显疗效。有人以雷公藤酊剂和提取物片治疗子宫肌瘤22例，结果11例瘤体缩小，21例闭经或血量减少。

7. 肿瘤　用雷公藤浸膏片为主治疗恶性肿瘤12例，其中早期肝癌4例，缓解3例，显效1例；肺癌3例均好转；胰腺癌1例好转；3例晚期肝癌和食管癌无效，总有效率66.67%。用雷公藤内酯醇治疗12例白血病，也初步获效。

8. 红斑狼疮　用雷公藤治疗红斑狼疮1 080例（系统性红斑狼疮818例，慢性盘状红斑狼疮12例，亚急性皮肤型红斑狼疮32例，深部红斑狼疮12例，重叠型红斑狼疮36例），一般1周左右见效，有效率（包括显效率）76%～92%，其疗效具体表现在关节疼痛、发热、乏力等改善，皮损消退，受损的肝肾等内脏功能好转，全血系统包括白细胞、红细胞上升正常，血红蛋白及血小板上升，血沉及黏蛋白下降，红斑狼疮细胞转阴，抗核抗体滴度下降或转阴，补体（C_3，CH_{50}）值上升，免疫球蛋白及T、B细胞功能好转等。

雷公藤片对系统性红斑狼疮有较好的疗效，平均总有效率为94%。使用雷公藤多苷治疗系统性红斑狼疮，对控制病情及减少皮质激素的用量起积极作用。雷公藤多苷对已受损的实质性器官难以逆转恢复，应尽可能在系统性红斑狼疮的早期使用以减少异常免疫对重要脏器的损害，从而提高疗效。

9. 重型支气管哮喘　雷公藤多苷，每天20 mg，每天3次，以后依据病情增减剂量，每天最大量不超过100 mg，待病情稳定后逐渐减量或减少服药次数至停药。疗程最短5天，最长35天。5例肺气肿合并肺部感染者用抗生素。共治疗32例，显效27例，进步5例。

10．赖特综合征（Keiter Syndrome） 雷公藤15 g，陈皮6 g，每天1剂，水煎，饭后分2次服。治疗7例，平均住院28.7天，全部治愈，较用激素治疗平均住院天数缩短了18.3天。出院后随访60天至3年未复发，6例未遗留持久性下肢关节滑膜，仅1例有骶髂关节骨质改变。

11．干燥综合征 雷公藤糖浆10～15 mL，每天服3次，或雷公藤片，每次3～5片，每天3次，部分病例配合丹参针及红藤糖浆。治疗19例眼、口干燥综合征，显效9例。

12．白塞氏病 雷公藤15 g，陈皮6 g（后下），水煎2 h，每天1剂，早、中、晚饭后分服。治疗27例，近期缓解9例，显效13例，好转4例，无效1例。

13．银屑病 雷公藤干根20～30 g，水煎服，每天1剂，最大量不超过45 g。治疗20例，显效12例，进步8例。

14．斑秃 雷公藤片治疗病程1年以上的斑秃10例，显效8例，有效2例。

15．带状疱疹 雷公藤多苷片每天1～1.2 mg/kg，分3次服，治疗70例，用药1～17天均疼痛消失，皮疹消退。

16．天疱疮 用雷公藤糖浆（每毫升含雷公藤去皮根茎1 g），每次服10～15 mL，少数每天达60～80 mL，治疗11例（6例兼用激素），显效6例，有效5例。

17．玫瑰糠疹 雷公藤糖浆，每次服10～20 mL，每天3次，2周为1个疗程，治疗35例，痊愈30例，好转4例，无效1例。

18．疥疮 用雷公藤配博落回、长叶冻绿，制成酊剂外涂。治疗疮566例，痊愈435例，显著好转122例，无效9例，总有效率98.4%，平均治愈天数7.5天。有用雷公藤酊剂（雷公藤根皮粗粉50 g加60%乙醇1 000 mL，密封浸渍1周）和雷公藤软膏（雷公藤根皮细粉加适量凡士林调匀）治疗疮、顽癣200余例，取得满意的效果。

19．多发性硬化（MS） 雷公藤片（每片含雷公藤总萜20 mg），每次2片，每天3次，口服，连用3周，治疗10例MS患者，8例症状明显缓解，体征消失，2例慢性进展期患者轻微缓解。

20．神经性皮炎 雷公藤根25 g，每天1剂，水煎30 min，煎2次，早、晚分服。7天为1个疗程。治疗60例，痊愈3例，显效37例，进步12例，无效8例。

【配伍禁忌】 忌与茶同服及与细胞毒药物联合应用。孕妇、哺乳期妇女、过敏体质及体弱者禁用。老人、儿童、心血管病、肝肾功能损害、胃肠疾病、严重贫血等患者宜慎用。

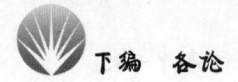

三十四、昆明山海棠

【别名】 断肠草、紫金皮、粉背雷公藤、紫荆皮、掉毛草。

【基原】 本品为卫矛科雷公藤属植物昆明山海棠 *Tripterygium hypoglaucm* (Levl.) Hutch. 的根茎或全草。

【产地】 分布于长江以南部分省区及西南地区,包括湖南、云南、贵州、四川、广西、江西、台湾等地。

【炮制】 全年均可采摘,将根或根皮或全草洗净,干燥(具体炮制同雷公藤)。

【功效与主治】 祛风除湿,行气止痛,活血散瘀,续筋接骨。治风寒湿痹,筋骨疼痛,跌打损伤,胃痛,月经不调,痛经,肾炎等。

【用法用量】 内服:单煎剂用根或茎叶10~15 g;复方煎剂10~20 g;酒浸剂200 mL加白酒1 000 mL,浸泡1周后,每次口服20~30 mL;片剂每片含昆明山海棠干根乙醇浸膏0.5 g(相当于生药5 g),每次2片,每天3次。

【毒性】 本品味苦、辛,性温,有大毒。其主要毒性成分为内酯特别是三环氧化合物的雷公藤甲素,其在本品中含量仅1/100万。雷公藤甲素腹腔注射LD_{50}为0.86 mg/kg,静脉注射LD_{50}为0.82 mg/kg。急性毒性实验:昆明山海棠全根煎剂小鼠口服LD_{50}为35.2 g/kg;茎枝煎剂口服LD_{50}为124.48 g/kg(大鼠);50%乙醇浸膏口服LD_{50}为12.0~14.0 g/kg;70%乙醇提取物口服LD_{50}为7.0~14.9 g/kg;总生物碱口服LD_{50}为431.0 mg/kg;雷公藤内酯静脉注射LD_{50}为0.82 mg/kg。亚急性毒性试验表明,本品去根皮的根心水煎醇沉片每天40 g/kg,给大鼠灌服30天未见明显毒性反应,但70%乙醇浸膏片每天灌服20 g/kg,连续5天即可引起肝肾功能损害。

【中毒症状】 主要表现为消化道症状及生殖系统不良反应。急性中毒多因急性肾功能衰竭及休克而死亡,一般死亡时间在24 h左右,最多不超过4天。慢性中毒可见食欲减退,胃脘部饱胀,胃痛有灼热感,腹泻或便秘,严重者恶心呕吐,剧烈腹泻,心悸,胸闷,血压下降,心律失常,头晕,浮肿,膀胱下坠感,排尿不畅,白细胞减少,肝功能异常,药疹,红斑。女性闭经,男性精子减少或缺如,活动力差,极少数呈珠蛋白生成障碍性贫血。

【预防】 控制用量,若用生药入煎,宜去根皮,以饭后服用为宜,减少对胃肠黏膜刺激。肾功能不全者、小儿、育龄妇女及男子慎用,孕妇及胃病患者忌服。

【救治】

1. 急性中毒

（1）催吐、洗胃、导泻。

（2）补液、扩容、利尿及对症治疗。

2. 慢性中毒　若症状较轻者，宜对症治疗，不必停药；症状较重者，应停药，并针对性治疗。若胃脘胀闷、疼痛等，可用胃仙U、香砂养胃丸等；胃部烧灼感用氢氧化铝凝胶；如严重呕吐、腹泻，则内服西咪替丁、云南白药等。

【合理应用】

1. 类风湿性关节炎

（1）昆明山海棠干燥根200 g，浸泡于白酒（45%vol～60%vol）1 000 mL 内1周后开始服用，每天3次，每次10～20 mL，每次最大剂量不得超过300 mL，饭后服，忌茶。治疗600例，基本控制117例，显效191例，好转274例，无效8例，总有效率为97%。

（2）昆明山海棠干品25～45 g，儿童酌减，以文火水煎3～4 h，早晚饭后分服。胃病患者不能口服者，用本品20～30 g，按上法取药汁100～150 mL，每晚睡前做保留灌肠。全部病例均治疗15天以上。一般治疗1～2个月。治疗200例，缓解94例，显效60例，好转40例，无效6例，总有效率97%。其中类风湿因子阳性者121例，治疗后复查82例，转阴40例，转阴率48.8%。

2. 慢性肾炎　昆明山海棠片（每片含昆明山海棠浸膏250 mg，相等于生药3 g），每次3片，每天3次，饭后服。1个月为1个疗程。2个疗程后统计疗效，治疗50例，显效9例，好转14例，无效27例，总有效率为46%。

3. 原发性血小板减少性紫癜　昆明山海棠片，每次2～3片，每天服2～3次。治疗32例，其中28例曾用激素治疗无效或副作用大无法继续治疗，加用或单用本药而取得疗效。治疗结果：显效10例，好转19例，改善2例，无效1例。与另一组不用昆明山海棠的11例比较，血小板上升幅度明显提高。

4. 红斑狼疮　昆明山海棠酒浸剂及浸膏片，少数红斑狼疮患者配合应用10%昆明山海棠软膏外搽。治疗29例，其中系统性红斑狼疮（DLE）10例，盘状红斑狼疮（SLE）19例。结果：DLE有效率为100%，SLE有效率为78.9%。该药对皮损及关节痛效果较好，症状多于半个月至1个月逐步消退。

5. 银屑病　昆明山海棠18 000 g，竹茹7 200 g，赤芍、佛手、莱菔子各5 400 g，水煎4次，将药液浓缩为40 000 mL，加防腐剂备用。每天30～60 mL，分2次饭后服用（40 mL含昆明山海棠18 g）。共治疗寻常性银屑病50例，疗程3～4周。结果：痊愈13例，显效17例，好转14例，无效6例。脓疱型银屑病4例，痊愈1例，显效2例，无效1例。

6. 白塞氏病 昆明山海棠去皮根煎剂，每天20 g，治疗4例，痊愈3例，好转1例。昆明山海棠片治疗5例，病程3～8年，治疗观察1～4年，痊愈1例，显效4例。

7. 成人变应性亚败血症 粉背雷公藤茎枝干品30 g（有2例加鸡血藤），加水文火煎3～4 h，取汁200 mL，早、晚饭后分服。同时内服复方氢氧化铝及复合维生素B，加以支持疗法及对症处理。治疗8例，全部有效，其中近期缓解5例。

8. 甲状腺功能亢进 用昆明山海棠糖浆及片剂治疗27例甲亢患者，治疗前食欲亢进，每天食量500～1 500 g，多汗，手颤，心率在100～140次/min，基础代谢率在21%～92%，胆固醇降低，甲状腺摄碘率明显增高，T_3抑制试验，其抑制率<50%。用本品治疗后上述症状明显改善，有效率为92%。

9. 手足癣 用昆明山海棠水煎剂治疗手足癣50例，15例显效（30%），33例有效（66%），2例无效，总有效率96%。一般10天后症状即好转。

【配伍禁忌】 对肾功能不全、小儿及育龄妇女、成年未育男子慎用，孕妇及胃病患者忌服。

三十五、常　　山

【别名】 川常山、鸡骨常山、黄常山。

【基原】 本品为虎耳草科常山属植物黄常山 *Dichroa febrifuga* Lour. 的干燥根。

【产地】 主要产于长江以南各省区及甘肃、陕西南部。

【炮制】 秋季采取，挖取根后，除去茎苗及须根，晒干，切片。生用，或酒炒、醋炒或清炒。

常山：除净杂质，大小条分开，以水浸泡至三四成透时，捞出，润透，切薄片，干燥。

酒常山：取常山片，加黄酒拌匀，闷润至透，置锅内，用文火炒至略呈黄色，取出放凉（每10 kg 常山，用黄酒1～2 kg）。

醋常山：如上法，取常山饮片用米醋炒（每10 kg 常山，用米醋1～2 kg）。

炒常山：取常山饮片300 g，置铁锅中炒黄，除去焦屑，冷却后用。

【功效与主治】 除痰，截疟，解热，催吐。为治疟、涌吐要药。治疗疟疾，胸中痰涎积聚，瘰疬，心律失常，鞭毛虫等疾病。

【用法用量】 内服：煎汤4.5～9 g；或入丸、散。催吐生用。

【毒性】 本品味苦、辛，性寒，有毒。小鼠口服各种常山碱的急性LD_{50}分

第一章　植物类有毒中草药

别为：常山碱甲 5.70 mg/kg，常山碱乙 6.57 mg/kg，常山碱丙 6.45 mg/kg（有报道为 2.74 mg/kg），总生物碱为 7.79 mg/kg，各种常山碱静脉给药对小鼠的急性 LD_{50} 分别为：常山碱甲 18.5 mg/kg，常山碱乙 6.5 mg/kg，常山碱丙 5 mg/kg。幼龄大鼠口服常山碱乙的 MLD 为 20 mg/kg。小鼠腹腔注射改造常山碱乙结构制成的常咯林的急性 LD_{50} 为 377 mg/kg。本品口服毒性比静脉注射大。常山碱乙的毒性比奎宁约大 150 倍。总碱的毒性约为奎宁的 123 倍。本品中毒量为 15～45 g。

【中毒症状】 中毒潜伏期为 0.5～2 h。早期表现为恶心呕吐，腹痛，腹泻，便血。严重者能破坏毛细血管而发生胃肠黏膜充血或出血，并能引起心悸，心率不齐，发绀及血压下降，最终因循环衰竭而死亡。

【预防】 严格控制剂量，用量不超过 9 g，尽量少作催吐剂使用，并应久煎。以冷服为宜，在服药前后 1 h 应禁食热饮料。正气虚弱、久病体弱者及孕妇忌用。忌葱。

【救治】

1. 大量呕吐时，肌内注射氯丙嗪 25～50 mg。每天 2 次。

2. 补液。静脉注射葡萄糖盐水 1 500～2 000 mL，并口服维生素 B_1、维生素 C、维生素 K 等；若血压下降者，静脉滴注去甲肾上腺素 2 mg；心功能不全者，酌情予强心药物。

3. 中药治疗

（1）大量呕吐伴恶心时，可用陈皮、半夏、云茯苓、竹茹、枳实、大黄（后下）、甘草各 9 g，水煎分服。

（2）法半夏、生姜各适量，煎水服。

（3）甘草 45 g，绿豆 60 g，水煎频服。

（4）甘草、生姜各 30 g，黄芩 9 g，大枣 10 枚，水煎分 2 次服，每天 1 剂，连服 2 剂。

（5）明矾 3 g，大黄、甘草各 15 g，水煎分 2 次服。

【合理应用】

1. 疟疾

（1）常山香片（每片含常山 0.08 g），每天 3 次。第 1 天服 0.24 g，第 2～5 天每天服 0.16 g，均于饭前 1 h 用冷开水吞服。治疗 1 926 例，结果第 1 天控制率为 58.1%，第 7 天控制率为 91.6%。血中疟原虫消失，常山较白乐君与阿地平起效快。

（2）常山饮：常山、柴胡各 15 g，姜半夏 9 g，水煎分 3 次服，发作前半天及 2 h 各服 1 次，治疗疟疾有效。也有用常山、槟榔、知母各 9 g，贝母、草果各 6 g，乌梅、红枣各 3 枚，生姜 3 片，水煎，于发作 4 h 内服，治疟疾有效。

（3）常山、半夏治疗24例疟疾患者，有显著疗效，且只有1例发生轻度呕吐。

（4）用常山注射液对5 984例10岁以下疟原虫带虫者进行治疗，给药2次（间隔25天）后，疟原虫阳性率由41.4%两穴降至6.3%。

（5）用常山注射液，取大椎、间使两穴，每穴注射0.5 mL，隔天1次。治疗间日疟23例，临床症状消失19例，缓解3例。

2. 梅核气　常山、甘草各15 g，橘核60 g，乌梅、党参、礞石（先煎）各30 g，黄芩20 g，沉香5 g，大黄（后下）3 g，水煎，2天1剂，分6次温服。治疗60例，痊愈52例，好转3例，无效5例。

3. 小儿上呼吸道感染　常山、软柴胡、黄芩各10 g，蒲公英、忍冬藤、半枝莲各30 g，生甘草5 g，水煎2次，将药汁混匀浓缩成100～150 mL，加适量白糖。空腹或饭后1 h服用。每隔2 h服20～30 mL，服完为止。治疗63例，服药后第1天退热者9例，第2天32例，第3天11例，4天以上11例。

4. 心律失常　用常山碱乙制成的常咯林治疗期前收缩和室性心动过速，有非常明显的治疗效果。对房性期前收缩、阵发性室上性心动过速和阵发性心房颤动也有一定的疗效。临床治疗心律失常489例，总有效率为80.8%。

5. 蓝氏贾第鞭毛虫　常山6～9 g，水煎分3次服，5～7天为1个疗程，可明显改善症状，大便镜检转阴，对于合并有门静脉性肝硬化腹水的患者也有疗效。

【配伍禁忌】　忌葱。正气虚弱、久病体弱者及孕妇忌用。

三十六、喜　　树

【别名】　野芭蕉、旱莲、水粟。

【基原】　本品为珙桐科旱莲属植物喜树*Camptotheca acuminata* Decne. 的果实或根、皮、茎、叶。

【产地】　分布于江西、浙江、湖南、湖北、四川、云南、贵州、广东、广西等地。

【炮制】　果实于秋、冬成熟时采收，晒干。根与树皮、树枝四季可采，洗净或晒干。叶春至秋季均可采，鲜用或晒干。

【功效与主治】　抗癌散结，破血化瘀，清热杀虫。治各种癌症（尤对消化道肿瘤早期效佳）、急慢性白血病、银屑病、血吸虫引起的肝脾肿大、皮肤顽癣等。

【用法用量】　内服：煎汤，根皮10～15 g，果实3～9 g；或制成针剂、片剂用。

【毒性】 本品味苦、涩，性凉，有毒。喜树碱钠盐对小鼠腹腔注射LD_{50}为8.81 mg/kg，静脉注射与此相近，该剂量相当于人体用量的16倍。喜树碱急性LD_{50}小鼠腹腔注射为68.4～83.6 mg/kg，1次静脉注射LD_{50}为57.3 mg/kg，灌胃LD_{50}为26.9 mg/kg；大鼠1次静脉注射LD_{50}为234.1 mg/kg，而灌胃LD_{50}为153.2 mg/kg。亚急性毒性，小鼠腹腔注射喜树碱钠盐、羟喜树碱，每天1次，连续10天，其LD_{50}分别为（2.3±0.7）mg/kg和（3.6±0.7）mg/kg。中毒量为15～45 g。

【中毒症状】 恶心呕吐，食欲下降，腹胀，腹泻，出血性膀胱炎致尿频、尿急、尿痛、血尿等，严重者白细胞下降，呼吸困难，昏迷，最终呼吸中枢麻痹而死亡，或顽固性大量腹泻，致水、电解质紊乱，酸碱平衡失调，肠麻痹而死亡。

【预防】 严格掌握用量及用药持续时间，喜树碱钠盐注射液的总量不能大于100 mg以上，用药期间一旦出现水泻，或血象出现白细胞、血小板减少，必须立即停药。年老、体虚、肝肾功能不全、泌尿道疾病、贫血或出血倾向者慎用，孕妇忌用。

【救治】

1. 早期用1∶4 000的高锰酸钾溶液洗胃，然后服用通用解毒剂。

2. 静脉滴注葡萄糖盐水或林格液，口服维生素C；肌内注射阿托品及呼吸中枢兴奋剂山梗菜碱、尼可刹米。若腹泻严重者，内服樟脑酊5～8 mL，每天3次；白细胞下降，加用叶酸、维生素B_4、利血生、鲨肝醇等。

3. 中药治疗

（1）黄柏9 g，枳壳9 g，藿香12 g，甘草9 g。水煎，分2次服。

（2）大刀豆12 g，佩兰9 g，竹茹9 g，清半夏15 g，枇杷叶9 g，姜炭9 g，焦三仙9 g，厚朴6 g。水煎2次混匀，早晚分服。

（3）绿豆120 g，生甘草30 g，丹参30 g，连翘30 g，金银花21 g，草石斛30 g，白茅根30 g，大黄15 g（后下）。用清水煎熬，早晚各1剂。

（4）白细胞减少或贫血者，用鸡血藤60 g，当归9 g，黄芪15 g，益母草9 g。水煎服。

（5）胃肠反应时，用香砂六君丸或汤、补中益气丸或汤。

【合理应用】

1. 白血病

（1）喜树根皮研细末，开始每天服6 g（胶囊装），待血细胞恢复正常后，逐渐停用而改维持量，每天2～3 g，或随血象改变而增减药量。用量不宜骤停，停药后易复发。治疗白血病7例，其中3例慢性粒细胞性白血病、1例慢性粒细胞性白血病急变者获得缓解，1例慢性粒细胞性白血病和2例单核细胞白血病疗效不明显。

（2）用羟喜树碱治疗14例白血病（急性粒细胞性白血病7例，急性淋巴细胞性白血病3例，慢性粒细胞性白血病4例），除2例急性粒细胞性白血病外，均获得临床缓解。

2. 血吸虫病肝脾肿大　100%喜树皮注射液（含喜树根皮1 g/mL）肌内注射，每天1次，每次2 mL，10～15天为1个疗程。治疗17例患者，结果绝大多数自觉症状消失，肝脾肿大均有不同程度的缩小。

3. 恶性肿瘤

（1）鲜喜树叶500 g，柴胡、白芍、枳壳各10 g，陈皮、郁金、香附、延胡索、生姜、丁香各6 g，喜树叶与其他药分开煎，每天1剂，分别服用，治疗肝气不舒、气血瘀结之胃痛，有较好疗效。

（2）采用羟喜树碱（HC）丹参（SM）方案：HC注射液10 mg静脉注射，每天1次，10次为1个疗程；SM注射液每天4 mL（相当于生药1.5 g/mL）静脉注射，连用10天。1个疗程总剂量，HC为100 mg，SM为40 mL（相当于生药60 g），治疗31例中晚期消化系统肿瘤（其中原发性肝癌23例、胃癌6例、结肠癌2例），皆为Ⅲ期、Ⅳ期，体力状况（P、S）在Karnofsky 40分以上。结果完全缓解1例，部分缓解6例。

（3）喜树制剂治疗胃癌及结肠、直肠癌，据部分病例观察，有效病例多在用药2～4周后症状改善，如食欲增进、体重增加、肿块缩小或钡餐检查病灶变小等。另外，对肺癌、食管癌、淋巴肉瘤、膀胱癌、恶性葡萄胎、绒毛膜上皮癌、头颈部癌肿中的圆柱瘤型腺癌等也有一定疗效。治疗方法：喜树碱静脉注射常规剂量为5～10 mg，加生理盐水20 mL，每天1次；或15～20 mg，加生理盐水20 mL，隔天1次，总量100 mg为1个疗程。大剂量用20 mg加生理盐水20 mL，每天1次，总量300 mg为1个疗程。少数头颈部肿瘤患者采用动脉插管注射；少数胃癌患者在手术时注射于胃网膜动脉内，每次5～10 mg，加入生理盐水10～20 mL，或加入生理盐水250 mL中行动脉滴注，每天1次；癌性胸水与腹水患者采用胸腹腔注射，抽水后（胸水尽量抽出，腹水抽出部分），用10～20 mg或30 mg加入生理盐水20 mL或30 mL中，排尽小便后进行膀胱灌注，每天1次，一般连用3次或每周2～3次。

4. 银屑病　用喜树碱注射液，每次肌内注射5 mg，隔天1次，6天为1个疗程。使用2～3周后，改为每天注射1次，仍6天为1个疗程，休息1天，再行第3个疗程，以4～5个疗程为宜，总量为120～150 mg。治疗33例，痊愈6例，显效19例，治愈后无色素沉着。有以喜树碱二甲基亚砜溶液涂皮损表面，每天2～3

次，治疗30例，痊愈16例，显效14例。

5. 皮肤疣　喜树碱注射液20 mL（每安瓿2 mL，内含5 mL喜树碱钠），蒸馏水30 mL，化学纯二甲亚砜70 mL，配成0.04%喜树碱二甲亚砜溶液。以棉棒蘸药液少许，直接涂于皮损处，每天2次。临床治疗40例，其中传染性软疣12例，扁平疣19例，寻常疣6例，女阴尖锐湿疣3例。治疗结果：除2例扁平疣患者失去联系及2例寻常疣患者治疗不规则、皮损变化不大外，其余均于2~3周内治愈。对角质较厚的扁平疣及寻常疣，可用0.07%的药液，一般用0.04%的药液即可。

6. 牛皮癣　喜树皮或树枝切碎，水煎浓缩，然后加羊毛脂、凡士林调成10%或20%油膏外搽。另取树皮或树枝30~60 g，水煎服，每天1剂。亦可取叶浓煎后，外洗患处。

7. 疮痈疖肿初起　取鲜嫩喜树叶适量，加食盐少许捣烂外敷患处。

8. 蕈样霉菌病　用喜树根皮注射液（含喜树根皮1 g/mL）肌内注射，每天2次，每次3 mL，同时在患处外敷20%喜树子软膏。治疗1例病史6年患者，右面颊部有一12 cm×18 cm、高出皮面2.5 cm之斑块，因斑块红肿使下睑外翻，四肢有散在大小不等的斑块和结节，用药11天后斑块及结节变软，40天后明显缩小，治疗76天后病变全部消退，患处仅存色素沉着斑，下眼睑已不外翻。

【配伍禁忌】　忌用铁器煎煮调制。年老、体虚、肝肾功能不全、泌尿系疾病、贫血或有出血倾向者慎用，孕妇忌用。

三十七、八　角　莲

【别名】　旱八角、一把伞、独叶一枝花、马眼莲、叶下花、八角乌。

【基原】　本品为小檗科植物八角莲 *Dysosma pleiantha* (Hance) Woods. 的根茎及根。

【产地】　分布于四川、云南、贵州、广西、湖南、安徽、浙江等地。

【炮制】　秋、冬季采挖根茎，拣去杂质，洗净，鲜用或晒干备用。

【功效与主治】　清热解毒，化痰散结，祛瘀消肿。治疗痈肿疔疮、瘰疬、咽喉肿痛、跌打损伤、毒蛇咬伤等。

【用法用量】　内服：煎汤，3~12 g。外用：适量，研末调敷，捣敷或浸酒涂敷。

【毒性】　本品味苦、辛，性凉，有毒。其成分鬼臼树脂含鬼臼毒素，对人体正常细胞毒性很大。鬼臼毒素小鼠腹腔注射LD_{50}为30~35 mg/kg。小鼠口服七角莲（云南八角莲）粉剂LD_{50}为0.493 g/kg；家兔口服其粉剂0.9~4.5 g/kg，在

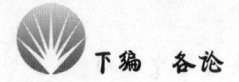

12 h左右中毒死亡。

【中毒症状】 内服过量中毒时可出现口苦，口麻，恶心，呕吐，剧烈腹泻，呼吸兴奋，运动失调，甚至休克而死亡。

【预防】 内服用量不宜超过12 g，且宜久煎。孕妇忌用。

【救治】

1. 用1%～2%鞣酸溶液或1∶4 000高锰酸钾溶液洗胃，催吐，后服黏膜保护剂如牛奶、藕粉或蛋粉。

2. 静脉大量补液及维生素C。如休克时可予升压药间羟胺、多巴胺，并加用氢化可的松或地塞米松，必要时应用尼可刹米、洛贝林、安钠咖等呼吸、循环中枢兴奋剂，有呼吸麻痹时可给氧、气管插管。

【合理应用】

1. 流行性腮腺炎　将流行性腮腺炎患者67例随机分组，给药组采用八角莲注射液（生药40 g/mL，每支20 mL）治疗，成人每天40 mL，儿童每天20 mL，加入10%葡萄糖250 mL静脉滴注，体温超过39.5 ℃者，应用1次安乃近，疗程5天。阳性对照组采用板蓝根注射液、ABOB、泼尼松三药联用，体温超过39.5 ℃者，应用地塞米松5 mg加入10%葡萄糖静脉滴注，两组均不用抗生素。结果表明，中药组治疗前后比较有明显的退热效果，对照组治疗前后比较未见明显的退热效果。中药组体温下降幅度超过对照组。治疗后第5天，中药组34例腮肿全部消退，对照组治疗后第9天肿胀才全部消退，两组比较有非常显著差异。两组共22例流行性腮腺炎并发脑膜炎（中药组10例，对照组12例）采用上述两种不同方法，治疗结果一致。从病程分析，中药组优于对照组。中药组总病程8.7天，对照组为10.8天，两组比较有显著差异。提示八角莲可能有抗病毒作用。

2. 流行性乙型脑炎　用八角莲注射液（每100 mL含40 g生药提取物）40 mL加10%葡萄糖250 mL静脉滴注，疗程5～7天，儿童酌减。一般用药3天高热可降至正常，平均2.15天退热。20例昏迷患者神志转清时间约6.4天，病死率从40.9%下降至5.88%，后遗症明显减少。

3. 带状疱疹　八角莲注射液（含生药250 mg/mL），成人每次2 mL，儿童减半，肌内注射，每天2次，直至痊愈。治疗26例，平均2.2天显效，平均痊愈时间为5天，有效率100%，无后遗性神经痛。

4. 毒蛇咬伤　红卫蛇药（八角莲、黄药子、七叶一枝花、雄黄）治疗507例多种蛇伤，治愈率达98.4%。

5. 各种疣　用八角莲脂，以安息香酊为溶剂，制成25%八角莲脂酊外涂，治疗尖锐湿疣奏效快，而对寻常疣、扁平疣要2周以上才见效，总有效率88.4%。

6. 疔疮疖肿　八角莲、野葵、蒲公英各等份捣烂敷患处。也有用八角莲鲜根适量，加白酒少许，捣烂外敷，每天换药1次。

【配伍禁忌】　孕妇忌服。

三十八、大　戟

【别名】　京大戟、红芽大戟、红大戟。

【基原】　本品为大戟科植物大戟 *Euphorbia pekinensis* Rupr. 的干燥根。

【产地】　大戟主产江苏、四川、江西、广西等地，红大戟主产广西、广东、云南、贵州等地。

【炮制】　于春季末发芽前，或秋季茎叶枯萎时采挖，除去残茎和须根，去杂质，洗净，润透，切片，晒干，经炮制成为大戟、醋大戟入药。

【功效与主治】　泻水逐饮，利二便，攻毒，消肿散结。治疗水肿、水臌、痰饮、瘰疬、痈疽肿毒、哮喘等。

【用法用量】　内服：煎汤，1.5～3 g；粉剂，0.3～0.6 g。外用：煎水熏洗。

【毒性】　本品味苦，性寒，有毒（红大戟有小毒）。用各种京大戟煎剂分别灌胃，均有刺激作用，可引起小鼠的腹壁肌收缩，毛耸起，匍伏不动及死亡。毒性实验显示经口给予大戟的石油醚提取物的LD_{50}为1.250 mg/kg。生京大戟的LD_{50}为57.53 g/kg，70%醋制后的LD_{50}为197.49 g/kg。京大戟的内服中毒量为9～15 g。

【中毒症状】　服用过量后中毒潜伏期0.5～3 h。早期表现为咽喉部充血、肿胀，剧烈呕吐、腹泻、腹部绞痛，呕吐物带血，心悸、血压下降。严重时脱水、眩晕、痉挛、昏迷、瞳孔散大，最后死于呼吸麻痹。

【预防】　控制剂量，煎剂不大于4 g，粉剂不大于0.6 g，应中病即止，不可久服，且服药期间禁食辛辣、鱼及猪头肉等发物。虚寒阴水者忌服，有心力衰竭、食管静脉曲张、体弱者及孕妇禁用。

【救治】

1. 以1∶4 000高锰酸钾洗胃，然后服生鸡蛋清、牛乳等。

2. 补液，纠正电解质紊乱及脱水，尿量增加后注意补钾。

3. 呼吸抑制时，用尼可刹米、山梗菜碱、戊四氮、二甲弗林等呼吸兴奋剂。

4. 中药治疗

（1）茅苨（甜桔梗）30 g，水煎服。

（2）菖蒲30 g，黑豆15 g，加水煎至200 mL，1次顿服。

（3）芦根120 g，白茅根30 g，金银花15 g，水煎服。

（4）芦根200 g，水煎汤饮之。

【合理应用】

1. 肾炎水肿

（1）取制鲜大戟根60～90 g（洗净去粗皮）切片，红枣20～30 g，加水500 mL煎至200 mL，再加黄酒200 mL，文火煎至200 mL，上午1次顿服（儿童酌减），第1周服2剂，第2～4周，每周服1剂，配合青霉素肌内注射或静脉滴注，纠正电解质，明显排尿加速。治疗40例急性肾炎，痊愈32例，进步8例，总有效率100%。

（2）以大戟根（去粗皮）切片，每500 g以食盐10 g，加水适量拌匀，吸入后晒干或烘干呈淡黄色，研成细末装入胶囊。每天服2次，每次0.45～1 g，隔天1次，空腹温水送下，6～9次为1个疗程。治疗60余例，均有显著的消肿作用，一般经治5～7天后水肿即完全消失。服药期间宜低盐饮食，禁食生冷、辛辣、鱼及猪头肉等发物。

（3）取大戟10～30 g，刮去外皮煎汁顿服。或大戟复方（大戟、何首乌、丹参）水煎服，治6例肾炎难治病例，均获水肿消退，尿检转阴，症状好转，恢复劳动能力之效果。

2. 结核性胸膜炎

（1）大戟、芫花（熬）、甘遂各等份，随症加味。治疗94例，胸水全部吸收，疗效满意。

（2）大戟、芫花、甘遂各等份，研细末。另用大枣15枚煎汤300 mL备用。于晨起空腹先服枣汤150 mL，5 min后用剩余枣汤送服4 g药末。结果24 h内胸水吸收者13例，48 h内吸收者8例，72 h以上吸收者6例。大部分患者服药后有恶心、腹痛，待泻下后5～7 h可缓解消失。孕妇及肾功能不全者忌服，体虚者慎用。

3. 慢性咽炎 红大戟3 g，含在口中勿咽，每天2次，共治54例，痊愈24例，显效21例，进步6例，无效3例。

4. 淋巴结核 大戟60 g，鸡蛋7枚，将药和鸡蛋共放砂锅内，水煮3 h，将鸡蛋取出，去壳食蛋1枚，每天早上服用。7天为1个疗程。

5. 风火牙痛 红大戟、薄荷、生地黄，煎水待冷却后含漱（不可咽服），治疗50例风火牙痛，屡屡获效。

6. 百日咳 大戟、芫花、甘遂各等份，共研细末，加面粉10倍（炒黄），混匀炼蜜为丸，每丸如绿豆大口服。1岁以下服0.5粒，1～2岁服1粒，3～4岁服

2粒,5~6岁服3粒,每天早晨服1次。7~8岁服4粒,9~10岁服6粒,早晚各1次。5天为1个疗程。一般连用1~2个疗程。治疗852例,1个疗程治愈515例,2个疗程治愈222例,3个疗程治愈45例,无效70例。

7. 鹤膝风 大戟、甘遂各100 g,共研为细末,蜂蜜调敷双膝,并盖上鲜菜叶以保持敷药湿润,每天2次,效果甚佳。

8. 躁狂型精神分裂症 新鲜红大戟全草500 g,洗净后铁锅煎煮,取汁300 mL,顿服。得吐下后,狂热衰减不显者,次日继用上药250 g煎服。狂热得挫后,用糜粥调养。治疗12例均获痊愈。对全部病例随防1~10年未见复发。仅适用于邪正俱实之候。

9. 急性乳腺炎、骨质增生、流行性腮腺炎 大戟、芫花、甘草、甘遂、海藻各30 g,浸入香油500 mL内,5~7天后入锅内,文火煎熬,去药渣后,将黄丹250 g逐渐加入药油中,边加边搅,直至漆黑发亮、滴水成珠为度,摊于牛皮纸上,敷患处。治疗急性乳腺炎36例,均获治愈;治疗骨质增生17例,14例显效,1例好转,2例无效;治疗流行性腮腺炎231例均获痊愈。

10. 顽固性皮疹 红大戟、芫花、地肤子、土茯苓煎水外洗,每天1次,治疗顽固性皮疹,仅10天即痊愈,随访3年半未见复发。

11. 毒蛇咬伤 用大戟带根全草,捣成糊状,直接敷在伤部(用药前挤出含毒的血水),纱布包扎,可消肿止痛。再取大戟20 g煎汤咽下,每天2次,令患者吐泻,2~3天后症状消失。

12. 晚期血吸虫病 鲜京大戟根洗净,晒干,研粉,每天1 g,于早饭后1 h用温开水1次吞服,连续1~2次为1个疗程,总剂量为4~5 g。同时,每天在肿大肝脾处用艾温灸3 min和内服丹参合剂(丹参、马鞭草)以助肝脾缩小。在治疗期间必须禁食盐。

【配伍禁忌】 反甘草、芫花、海藻,畏菖蒲、芦草、鼠屎、恶薯蓣。虚寒阴水者忌服,孕妇、体弱及有心力衰竭、食管静脉曲张者禁用。服药期间禁食辛辣、鱼及猪头肉等发物。

三十九、了 哥 王

【别名】 小叶金腰带、红灯笼、鸡子麻、指皮麻、九信菜、南岭尧花。

【基原】 本品为瑞香科植物了哥王 Wikstroemia indica(L.)C. A. Mey. 的根茎、叶、果。

【产地】 分布广东、广西、福建、台湾、浙江、江西、湖南、四川等地。

【炮制】 全年可采挖,除去杂质,洗净,晒干。了哥王根:蒸熟,切片,晒干；了哥王叶：加酒九蒸九晒或久熬，以降低毒性。

【功效与主治】 清热解毒，化痰散结，消肿止痛，杀虫破积，通经利尿，堕胎引产。治疗疮疡肿毒，瘰疬痰核，疔疖痈疽，如腮腺炎、肺炎、支气管炎、百日咳、扁桃腺炎、淋巴结炎、肾炎、肝炎等各种炎症、风湿骨痛、癌症、麻风、寻常疣、跌打损伤、回乳等。

【用法用量】 内服：煎汤，6~15 g（需久煎4 h以上）。外用：研末调敷或煎水洗。

【毒性】 本品味苦，性寒，有毒。其所含毒质树脂具有强烈的泻下作用。根皮对皮肤有强烈的刺激作用。种子含皂素，若用量过大或处理不当可致中毒，即能破坏红细胞，产生溶血作用。内服中毒量30~45 g。

【中毒症状】 恶心，呕吐，腹痛，腹泻，严重者出现呼吸困难，脱水休克，脉搏细弱，体温下降，昏迷，痉挛，最后死于呼吸或循环衰竭。

【预防】 控制剂量，本品宜久煎（至少2~3 h），如煎至6~10 h，则不发生毒性反应。孕妇及体质虚寒者忌用，儿童及肝肾功能不全者慎用。

【救治】

1. 洗胃，继服活性炭或鞣酸蛋白、碳酸铋或颠茄合剂，静脉滴注葡萄糖盐水加维生素C，肌内注射阿托品及异丙嗪。

2. 中药治疗

（1）甘草、防风各6 g，水煎服。

（2）石菖蒲30 g，黑豆15 g，或芦根120 g，水煎服。

（3）白茅根30 g，金银花15 g，水煎顿服。

（4）桂枝3 g，研末冲服。

（5）若严重腹泻者用蓄稔干、石榴皮、土炒白术各9 g，加清水1 000 mL煎至300 mL饮服。

3. 针刺上脘、中脘、足三里等穴。

【合理应用】

1. 肺炎 了哥王注射液肌内注射，每次2 mL（相当于生药4 g），每天2~3次，或口服了哥王片，每次3~4片，每天3~4次。治疗成人肺炎52例，结果：35例症状及体征消失，体温恢复正常，X线透视肺部炎症全部消失；17例症状及体征好转，体温恢复正常，X线透视肺部炎症未完全消除。

2. 小儿气管炎及支气管肺炎 了哥王针剂（每支2 mL，相当于生药4 g），每次1支，每天1~2次，肌内注射。配合化痰止咳药，治疗32例，全部治愈，平均为4天。

3. 百日咳 用晒干的了哥王根，每2 500 g加水12 500 mL，煎煮5 h约余下

3 000 mL滤液，滤渣再加水12 500 mL，煎煮5 h后滤出药液，2次药液混匀后按1～3岁每次10 mL，4～8岁每次15 mL，9～12岁每次20 mL，每天3次口服，治疗10例，均于2周内痊愈。

4. 腮腺炎　用了哥王煎剂（制法同上）口服，每次15～30 mL，每天3次，治疗2例腮腺炎，均于2天内见效。

5. 急慢性肝炎　口服芫蒿片（每片含了哥王提取物芫蒿黄酮 12.5 mg），成人每次4～6片，每天3次，儿童酌减。1个月为1个疗程，一般用2～4个疗程，最短用1个疗程，最长用6个疗程。治疗急性肝炎74例，基本治愈率64.3%；治疗慢性肝炎26例，基本治愈率26.9%；总有效率94%。转氨酶下降或恢复正常的占89%，对降低胆红素及麝浊亦有一定效果。

6. 肾炎　用鲜了哥王9 g或干品6 g（10岁以下儿童减半），加水600 mL，煎成200 mL，加糖，分3次服。对肾炎有一定治疗作用。主要表现在以下两方面：①利尿。急慢性肾炎患者服药后，均有不同程度的利尿作用，但肾病综合征效果较差。②抗感染。变形杆菌、白色葡萄球菌感染，服了哥王有效。由皮肤感染及咽喉部炎症所致的急性肾炎水肿，服本药后，其感染及炎症得到控制，水肿减退。但服药后出现消化道不适反应，停药后可消除。

7. 风湿性关节炎　了哥王9 g，鸡肉120 g，隔水炖7 h，于临睡前1次服用。治疗5例，大都于服药3～4天后见效，连服1个月后，发作症状减轻或消失。个别病例此后复发，但症状减轻，再次服药仍有效。

8. 化脓性骨髓炎　用了哥王、入地金牛各10 g，铁包金、金刚头、金锁匙、磨盘草、金银花、旱莲草、鹅不食草、七叶一枝花各15 g。上药加水4 000 mL，煎4～6 h，浓缩至300 mL，隔天1剂，分2次服。药渣煎水外洗患处。治疗5例，经治疗2～4周，全身及局部症状减轻，有窦道者则分泌物减少，一般3～7个月全身及局部症状消失，窦口愈合，关节功能恢复良好，X线摄片复查：骨质修复。随访1年以上未见复发。

9. 腰腿痛　了哥王（金腰带）浓缩溶液做离子导入疗法，治疗椎间盘突出症45例、风湿痛38例、坐骨神经痛15例，均有一定效果。

10. 牙痛　鲜了哥王根二层白皮，切碎后加95%酒精和开水各半，浸泡3～7天，浸泡时间越长效果越佳。用棉球蘸药液放牙痛处3～5 min，最快30 s止痛。多数患者2～4 min止痛。应用86例，有效率95%以上。

11. 寻常疣　取熟了哥王捣碎，浸泡在等量95%酒精中，2周后过滤酊剂；或以鲜了哥王果汁直接应用。先用0.1%新洁尔灭在患部消毒，再用三棱针将疣逐个挑破或刮平（多发损害者可选其发病早之"母疣"），然后涂擦了哥王汁（或酊），每天涂1次，每次涂擦4～5 min，连用2～3天。治疗25例，痊愈

23例。

12. 麻风　取了哥王根，每2.5 kg加水3 kg，煮6 h，再加水3 kg，煮6 h，再加水3 kg，煮6 h，滤过。每次15 mL，每天服3次。共观察31例（2例因病情恶化中途停药），在治疗2个月期间，可见食欲增加，睡眠良好，部分患者在服药2天起饭量增加；多数患者红细胞数增高，偏低者能迅速增至正常；治疗2个月后，检查麻风杆菌比治疗前减少者8人，由阳性转为阴性者2人，皮肤损害全部或大部消退者7人，损害颜色逐渐吸收变淡者10人。症状无变化者7人，均为病期在5年以上的重症患者。在治疗中观察到，了哥王对9名疣性麻风的全身各部之弥散性浸润性红色麻木斑特别有效，消退迅速，功能恢复亦快。在治疗过程中胀大的神经干未见缩小，麻疹反应为服药中最多见或唯一的反应。

13. 用于引产　用鲜了哥王，长8 cm，直径0.5～0.8 cm，去粗皮留二层皮，细端削成圆锥状，在粗端扎上线，用高压消毒。术时患者取截石位，常规消毒后，将了哥王根细端慢慢送入子宫颈口上，线扎在纱布上，塞在阴道内防止脱出或进入宫腔。24～36 h未见胎儿排出，应取出了哥王，观察1～2天，无特殊情况时，可第2次插入了哥王根。经121例疗效观察，有效106例，失败15例，有效率87.6%。

14. 用于回乳　将了哥王嫩枝叶直接或捣烂，用纱布包扎后贴身挂于两乳房之间，以用药后乳房胀痛、漏奶及结节完全消失为治愈。治疗13例，均用药1次而告愈。

【配伍禁忌】　孕妇及体质虚寒者忌服，儿童及肝肾功能不全者慎用。

四十、巴　　豆

【别名】　巴米、巴果、巴菽、巴百力、江子、刚子、肥仁、老阳子、双眼龙。

【基原】　本品为大戟科植物巴豆 *Croton tiglium* L. 的干燥成熟果实。

【产地】　产于四川、广西、云南、贵州等西南方地区。

【炮制】　于8—9月果实成熟后采收，堆置2～3天，摊开，晒干除去　果壳。

巴豆仁：拣净杂质，用黏稠米汤或面汤浸拌，暴晒或烘裂，搓去皮，取净仁。

巴豆霜：取巴豆仁，碾碎，用多层吸油纸包裹，加热微烘，压榨油，隔2天反复研磨和换纸1次，榨6～7次至油尽为度，取出，碾细过筛。

【功效与主治】　峻下寒积，温通关窍，逐痰利水，消肿利咽，杀虫，疗疮

第一章 植物类有毒中草药

毒，蚀腐肉。治疗冷积凝滞，胸腹胀满急痛，血瘕，痰癖，泻痢，水肿，痰饮喘满。外用治疗喉风喉痹，痈疽，恶疮疥癣，疣，痣。

【用法用量】 外用适量，研末涂患处，或捣烂以纱布包擦患处。内服巴豆霜 0.1~0.3 g，多入丸、散。

【毒性】 本品味辛，性热，有大毒。巴豆毒素给家兔皮下注射的 LD_{50} 为 50~80 mg/kg；巴豆油酸大鼠口服的 LD_{50} 为 1 g/kg，豚鼠皮下注射的 LD_{50} 为 600 mg/kg。生巴豆泥糊小鼠口服的 LD_{50} 为 1 600 mg/kg，粗制巴豆毒素对每只小白鼠的 LD_{50} 为 33.7 mg/kg。人服巴豆油 20 滴（1 g）可至死。巴豆致死量为 15~20 粒。

【中毒症状】 内服过量中毒表现为咽喉肿痛，流涎，恶心，呕吐，腹绞痛，甚则腐蚀肠壁，0.5~3 h 出现米汤样大便，里急后重，便血，头痛，眩晕。严重者因剧烈腹泻致脱水，皮肤湿冷，体温下降，脉搏缓弱，呼吸困难，最终因呼吸及循环衰竭而死亡。外用巴豆霜可产生接触性皮炎，局部出现红斑、灼热和瘙痒，严重者皮肤红肿，出现水疱、脓疱，并可溶解红细胞，使局部组织坏死。

【预防】 严格控制用量，用时最好经过炮制，经加热及压油制霜的方法可降低毒性，缓和泻下作用。无寒实积滞者及孕妇、老幼体弱者忌服。

【救治】

1. 洗胃，后急饮冷开水、冷稀粥，或生梨汁、冷藕汁、冷西瓜汁、鸡蛋清、活性炭等。

2. 静脉滴注葡萄糖盐水以补充液体，并注意补钾。如腹痛剧烈可肌内注射吗啡、阿托品或内服复方樟脑酊；若呼吸或心力衰竭时，可给予呼吸兴奋剂及洋地黄类强心剂。

3. 中药治疗

（1）绿豆 120 g，煎汤服。

（2）大豆 500 g，煮汁饮。

（3）板蓝根、绿豆各 30 g，黄豆 15 g，水煎服。

（4）芭蕉叶、根捣汁，取 100 mL 饮服。

（5）黄柏 15 g，石斛 30 g，栀子 9 g，黑豆 15 g，水煎服。

（6）腹泻严重时，用赤石脂、禹余粮、乌梅、诃子、党参、白术，水煎服。

【合理应用】

1. 鼓胀 巴豆 7 粒，青蛙 1 只，砂仁 7 粒。将青蛙去肠肚，再将巴豆、砂仁放入蛙腹中，外用泥封，火烧存性，去泥后研末，分为 7 包，每次 1 包，每天

1~3次,开水送服,禁食生冷、油腻,疗效显著。

2. 骨髓炎 巴蜡丸(黄蜡90 g,加温熔开后,加入巴豆仁500 g,用小火煮15 min左右,以巴豆崩裂为度)成人每次吞服5丸,每天3次,老幼酌减,治疗急性化脓性骨髓炎564例,治愈562例。

3. 胃癌 巴豆注射液每次2~4 mL,肌内注射,每天1~2次,或口服巴豆液每次10~30 mL,每天2~3次,持续服药1个月以上。治疗晚期胃癌115例,缓解率34%,稳定率33.5%,有效率77.5%。用于胃癌,手术后5年、10年生存率均高于单纯手术者。

4. 泻痢 巴豆霜0.62 g,生硫黄1.24 g,装胶囊内,每天2次,饭后分服,治疗慢性结肠炎、菌痢及阿米巴痢疾等沉寒凝滞型38例,有效率86.8%。

5. 肠梗阻 巴豆皮 0.5 g,烟叶适量。共捻碎卷烟2支,成人每次1支,一般50 min左右即可排气或排便,腹胀缓解。若未见效,1 h后再吸1支。又有用巴豆去壳,用草纸包好,打碎去净油质,用龙眼肉或荔枝肉吞服,每次0.5~1 g。10例在服后2~3 h即解水样便数次,梗阻随即解除。2例于服药后6 h仍未排便,转手术治疗。

6. 急性阑尾炎 巴豆霜、生大黄末各81 mg,生黄连末138 mg,和匀,装胶囊中,每粒0.3 g,治疗84例,治愈79例,好转4例,总有效率达98.8%。

7. 胆管蛔虫症 将巴豆仁切碎置胶囊内,每次服100 mg,小儿酌减,每3~4 h用药1次,至畅泻为度,每天量不超过400 mg,部分病例加用大黄制剂,剧泻缓解后均服驱虫净驱蛔。治疗55例,有效率92.7%。

8. 白喉 用巴豆朱砂膏[巴豆(去壳碾细)、朱砂各0.5 g,置普通膏药中,贴于两眉之间,8 h后除去,局部出现水泡,涂1%甲紫]辅以青霉素肌内注射和少量随蒸气吸入法治疗白喉200例,痊愈196例,死亡4例。

9. 疟疾 用巴豆雄黄散(巴豆霜、雄黄研末均匀拌和,于疟疾发作前5~6 h贴于耳部外上方乳突部位,7~8 h后撕下)治疗疟疾500余例,随访250例,1次控制疟疾发作者210例,近控率84%。有用巴豆仁4粒捣烂,置黑膏药中,用白纸将巴豆盖上钻孔,发作前贴大椎及双内关穴。治疗65例,治愈64例。

10. 乳腺增生 将巴豆仁120 g放入已熔化黄蜡液120 g的锅内炸成深黄色(6~7 min),滤出黄蜡液(有毒)弃之,在竹筛上散开巴豆仁,待其上之黄蜡凝后收起备用。每次5粒,每天3次。温开水冲服,1个月为1个疗程,停药10天再服第2个疗程,以愈为度。个别人服后有肠鸣、轻泻等副作用,数天后或减量即解。共治458例,除3例癌变外,其余皆痊愈或基本痊愈。

11. 癫痫 将巴豆霜5 g,杏仁20 g,赤石脂、代赭石各50 g,共研为细末,蜜丸如小黄豆粒大小。成人每次3粒，每天3次，饭后服。如无不良反应或药源性疾病，可增至5粒，共治疗324例，247例症状完全消失，59例间歇时间延长，18例无效，总有效率98.4%。

12．鼻炎　巴豆500 g，黄蜡90 g。将巴豆去壳留仁，另把黄蜡放进锅内加热至适当温度（约120℃）后，放入巴豆，文火维持15 min左右，待巴豆变成黄褐色为度，将巴豆从黄蜡中捞出晾干，每粒巴豆上粘有薄薄的一层黄蜡，已崩裂的巴豆不能服用。成人开始服5粒，以后逐渐增加至20粒，用本法治疗化脓性鼻炎、慢性鼻炎均获明显效果。

13．牙痛　巴豆1粒，大蒜1枚，共捣为膏，取膏少许用棉花裹塞于痛牙同侧耳中，治疗牙痛，8 h换药1次，一般治疗3～5 min即可止痛，连用2～3次可愈。

14．风寒湿痹　将1～2粒巴豆仁，加白酒30 g，用粗糙土碗研至完全溶化，将药液微温，在患处反复搓擦，以皮肤微热为宜。一般轻症治疗1次则愈，不愈者间隔5～7天后再用1次，共治疗72例，效果显著。

15．噎膈　巴豆去皮，炒至棕黄色，研末用纸包，压去油，加入等量大黄末，制成绿豆大丸，每次2丸，每天2次，连服10天，用时辅以补中益气汤，治疗数例均验。

16．鹅口疮　巴豆仁1 g，西瓜子仁0.5 g，两药共研碎去油，加少许香油调匀，揉成团状，贴于印堂穴，每天1次，每次敷药20 s，重症可连用3次，治疗190例，敷药第3天消退者171例；15例敷药后流涎明显减少，口疮白色膜回缩；连续3次后局部无变化4例。

17．疥疮　巴豆仁30 g，香油5 g，醋10 mL。先将巴豆仁研极细末，放入瓶内与香油充分拌匀后，加入醋进一步搅拌成糊状，涂于双侧膝部，以手掌揉擦至双膝皮肤潮红、发热。每晚临睡前用药1次，5～7次为1个疗程。结果47例均治愈。

18．神经性皮炎　巴豆（去壳）30 g，雄黄3 g，二者比例为10∶1，将巴豆研碎成豆渣状，雄黄研成粉状，二者混合经乳钵研匀后，用3～4层纱布包扎，每天在患部擦2次，每次1～2 min，3天为1个疗程。无效可反复用至痒感消失、皮损消退为止。

19．误吞水银　用温开水冲服巴豆霜3 g，抢救成功误吞水银500 g患者1例。服后2 h内腹泻6次，自排泄物中共收水银492 g，以绿豆汤善其后，4天后诸症消除。

【配伍禁忌】　畏大黄，反牵牛子。无寒实积滞者及孕妇、老幼体弱者忌服。

四十一、芫　花

【别名】　金腰带、莞花、闹鱼花、药鱼花、闷头花、头痛花、黄芫花、老鼠花、毒鱼、赤芫、杜芫、芫、去水。

【基原】　本品为瑞香科植物芫花 Daphne genkwa Sieb et Zucc. 的花蕾（其根亦可入药）。

【产地】　分布于福建、浙江、江苏等地。

【炮制】　于春季花未开放时采摘，拣去杂质，晒干。

生芫花：取原药材，除去杂质及梗、叶，筛去灰屑。

醋芫花：取净芫花，加米醋拌匀，闷透，置锅内用文火加热，炒至微干，取出干燥（每10 kg芫花，用米醋3 kg）。

【功效与主治】　逐水，涤痰，止咳平喘，解毒，杀虫疗疮，堕胎。治疗痰饮癖积、咳喘，水肿，肋痛，心腹症结胀痛，二便不利，疟母，食物中毒。外治疥癣、秃疮、冻疮。

【用法用量】　内服：煎汤，1.5~3 g，或入丸散；醋芫花研末吞服，1次0.6~0.9 g。外用：研末调敷或煎水含漱。

【毒性】　芫花注射液小鼠的LD_{50}为1.90 mg/kg；醋制芫花醇水提取液给小鼠灌胃的LD_{50}为（8.48±1.18）g/kg（生药），苯制芫花醇水提取液对小鼠灌胃的LD_{50}为（14.05±2.03）g/kg（生药）；煎剂大鼠腹腔注射的LD_{50}为8.3 g/kg。本品内服中毒量为15~30 g。

【中毒症状】　如误食芫花果实和叶，或用量过大，或炮制不当等均可造成中毒，表现为恶心，剧烈呕吐，腹痛，腹泻，脱水，出血性下痢，严重者肌肉痉挛，惊厥，昏迷，死于呼吸衰竭。

【预防】　严格控制用量，宜用醋制芫花以降低毒性，并与大枣同服以护胃气，不宜与甘草同用。体质虚弱者及孕妇禁用。

【救治】

1. 含漱温水，清洗口腔，洗胃，口服鸡蛋清或阿拉伯胶浆等。

2. 补液，注意补充电解质及对症治疗。

3. 中药治疗。黄连6 g，甘草6 g，栀子9 g，黄芩30 g，水煎服；或大量饮浓茶，或吃冷冻粥。另可用白及粉9 g冲服以保护胃黏膜。

【合理应用】

1. 传染性肝炎　用黄芫花浸膏片（每片含干浸膏0.35 g），成人每服5片，每天3次；脱脂醇浸膏片（含量同上）成人每次服2片，每天3次；黄芫花酮片(每片含黄酮50 mg),每次服2片,每天3次。治疗传染性肝炎,可降低急性肝炎的丙氨酸氨基转移酶和改善患者的自觉症状。

2. 慢性气管炎　第1个疗程服制醋芫花,第2、3个疗程服苯制芫花胶囊或水泛丸,每天0.5~1 g,分2~3次饭后服,10天为1个疗程。已达控制者减为每天0.5 g维持。总有效率91.3%。服药期间忌酒和辛辣物。胃及十二指肠溃疡、胃炎、体弱者慎用,孕妇忌用。

3. 悬饮　先将芫花、甘遂、大戟各3 g研为细末,取党参30 g,大枣20 g,煎汤冲服,每天2次,早、晚空腹服。再用葶苈10 g,大枣15 g,水煎服。前4天每天2剂,后改为每天1剂。治疗40例,治愈36例,无效4例。

4. 小儿肺炎　芫花、甘遂、大戟各等量,加醋煮沸后晾干,研成细粉。每天服1次。剂量可根据患儿年龄、体重及身体状况而定。一般每次可用0.5~2 g,用大枣10枚煎汤送服。最初3天配合用10%葡萄糖250 mL加维生素C静脉滴注,不用抗生素或磺胺。治疗45例小儿肺炎,除1例入院时已垂危者死亡外,其余均治愈。治愈时间为5.7~8.7天。

5. 牙痛　鲜芫花根二层皮90 g,用75%的酒精浸泡3~5天,牙痛时用棉签蘸药液放患牙上3~5 min。治疗130例牙痛(其中龋齿91例,牙龈炎18例,牙槽脓肿15例,牙本质过敏6例),有效128例,无效2例,一般用药3~5 min痛止。

6. 面神经麻痹　胆南星8 g,明雄黄3 g,醋芫花50 g,马钱子总碱0.1 mg,共烘干研末,再加白胡椒挥发油0.05 mg,混匀敷脐。治疗本病15例,痊愈5例,显效7例,改善1例,总有效率86.7%。

7. 骨髓炎　芫花、大戟、甘遂、甘草、海藻各适量,上药浸入香油中5~7天,入锅内慢火煎熬,至药浮起为度,离火片刻,去渣,然后将黄丹逐渐加入熬至漆黑发亮,滴水成珠为度,摊于纸上,贴患处,每天或隔天一换。治疗骨髓炎,证明有良好效果。

8. 类风湿性关节炎　用芫花条等治疗类风湿性关节炎50例,临床控制10例,显效20例,好转15例,无效5例,总有效率90%。

9. 精神病　以黄芫花蕾及叶晒干研粉,过筛备用,成人每天2~4 g,连服3~7天。治疗精神分裂症、神经官能症、癫痫等共153例,痊愈71例,好转46例,总有效率76.6%。

10. 恶性肿瘤　芫花、甘遂、大戟、甘草等。上药精制为丸,每天早晚各服1次,每次8~12粒,12天为1个疗程。疗程间停药2天,2个疗程为1治程,治程间停药4天。观察肛管癌、肺癌等多种肿瘤共273例,完全缓解2例,部分缓解18例,稳定227例,恶化26例,有效率90.48%。

11. 用于引产　取芫花根约10 cm长,刮去粗皮,用清水洗净,尾部扎一根线，高压消毒。外阴及宫颈口常规消毒，将制好的芫花根1支插入宫颈口内，将线留在外阴部。一般12～24 h后取出，留取宫腔不超过24 h，一般1～5天排出胎儿。共做185例，全部获得成功。适用于3～6个月妊娠引产。又有用芫花酯甲药膜搓成柱状小卷，经无菌操作，放置入器内，经宫颈管轻轻送入宫内6～10 cm处，取出置入器，平卧观察10 min，用于早、中、晚期引产1 544例，成功1 198例，总成功率91.2%。

12．用于抗早孕　每天服L-18甲基三烯炔诺酮9 mg，连服4天，总量36 mg，停药72 h，用注射用水或2%利多卡因3 mL稀释芫花萜液0.08 mg（每支针剂为2 mL，含药0.08 mg）至5 mL，经塑料管（内径1 mm）注入宫内，术后平卧0.5 h。注射后48～72 h，如无组织物排出，亦无阴道流血及感染，可第2次行宫内注射芫花萜，剂量同上。治疗310人，完全流产244人，占78.72%；不完全流产33人，占10.64%，总有效率89.63%。另外，有人用芫花萜与丙酸睾酮联合抗早孕亦取得了有效率88.7%的效果，比单纯用芫花萜的64%有效率显著提高。

13．手足癣　鲜芫花根30 g，切碎，放入碗，加入沸开水120 mL（若用干品，水量加倍），待冷却后倒入瓶内加白矾，浸泡10余天即可用（浸泡时间越长效果越好），用棉球蘸药液在患部抹擦。每天上药2～3次。观察58例，痊愈53例，好转5例。

14．秃疮　鲜芫花若干，趁湿装入玻璃瓶内，压实，封好瓶口，先在房屋角处挖土深30 cm左右，将此瓶子放入，封土埋实。经过三伏天后，待9月份将瓶子取出，瓶内芫花已成药液。用药前先将头痂用水洗去，干后用纱布蘸药液涂患处，每天1次，一般不超过10天即可见效。治疗15例，全部痊愈。

15．冻疮　芫花、生甘草各15 g，水煎成2 000 mL，趁热时浸泡手足，每次30 min，每天2次，治疗冻疮，疗效显著，确实可靠。早期尤著。

【配伍禁忌】　反甘草，不宜同用。对体质虚弱及孕妇慎用，有胃及十二指肠溃疡、胃炎患者慎用。

四十二、泽　漆

【别名】　五凤草、猫儿眼睛草、猫儿眼草。
【基原】　本品为大戟科植物泽漆 Euphorbia helioscopia L. 的全草。
【产地】　全国大部分地区均产，以江苏、浙江为多。
【炮制】　于4—5月开花时采收全草，除去根及泥沙，晒干即可入药。
【功效与主治】　行水消肿，化痰散结，解毒杀虫。治疗水气胀满，痰饮咳

第一章 植物类有毒中草药

喘,以及疟疾、菌痢、癣疮、瘰疬痰核、结核性瘘管、骨髓炎、癌肿等。

【用法用量】 内服:煎汤,3~10g,熬膏药或入丸、散。外用:适量,煎水洗,熬膏涂或研末外敷。

【毒性】 本品毒性较小。小鼠灌胃125g/kg亦未致死。兔服10%~20%泽漆膏水制剂有刺激性。接触新鲜泽漆乳白色液汁后有剧痛,食后可引起口腔黏膜糜烂,流于眼部时可引起失明。

【中毒症状】

【预防】 参照"大戟"条。

【救治】 参照"大戟"条。

【合理应用】

1. 慢性气管炎 单味泽漆糖浆,每次30 mL(含生药30 g),每天2~3次,90 g/d疗效最好,显效率38.8%,总有效率88.89%,而60 g/d疗效最差,总有效率60%。或以泽漆片,每次4~5片(4片含生药30 g),每天2~4次,总有效率83.79%。

2. 结核病 以鲜泽漆50 g,百合、煅牡蛎各30 g,生地黄15 g,熟地黄、玄参各12 g,川贝母、白芍、麦冬各10 g,当归8 g,甘草5 g,桔梗3 g。每天1剂,每剂煎3次混匀,分3次服。再用鲜泽漆250 g,洗净煎汤代茶饮。治疗肺结核多例,屡获良效。又有用鲜泽漆(干品也可)500 g,加水1 000 mL煎至500 mL,取汁装瓶备用。治疗破溃性颈淋巴结核,用时先以棉蘸药液反复洗涤创面,再用注射器吸取干净药液,伸入瘘管管腔深处反复冲洗,治疗18例,60天内全部治愈。

3. 肺源性心脏病 鲜泽漆茎叶30 g,洗净切碎,加水500 g,放鸡蛋2枚煮熟,去壳刺孔,再煮数分钟,先吃鸡蛋再服汤,每天1剂。

4. 急性肾炎 泽漆、泽泻各30 g,半夏、紫菀、白前各12 g,黄芩、茯苓、白术各15 g,桂枝、甘草各6 g,生姜5片,随症加减。每天1剂,水煎服,2周为1个疗程。治疗80例,临床痊愈66例,好转14例。

5. 黄疸型肝炎 将泽漆制成片剂或膏剂内服。片剂每次6~8片(每片含量0.2 g),膏剂每次2 g,每天3次,饭后服。饭后宜多饮温开水,并休息片刻。25天为1个疗程。一般病例仅1个疗程。如病期迁延较久,且肝肿大较著,质地较硬或肝功能有显著变化者则需2~3个疗程。共观察100例,经1个疗程后痊愈1例,基本治愈51例,进步10例,无变化31例。较对照组(西药)疗效为佳。

6. 类风湿性关节炎 泽漆、补骨脂、虎杖、威灵仙、雷公藤、白花蛇舌草、秦艽、全蝎、蜈蚣、细辛等组成的泽补汤治疗35例,每人平均服药70剂。结果:痊愈4例,显效9例,有效17例,无效2例,停止治疗者3例。

7. 流行性腮腺炎 用鲜泽漆1 000 g,鲜紫花地丁50 g,金银花30 g,冰片0.5 g,制成复方泽漆膏,外敷患处,隔天换1次,治疗203例,结果:单侧发病145例,痊愈93例,显效48例,有效4例;双侧发病58例,痊愈34例,显效18例,有效6例。又有用鲜泽漆30 g(干药15 g)加水300 mL浓煎至150 mL,每次50 mL,每天服3次,以愈为度。治疗140例,均于3～7天内治愈,无1例发生并发症。

8. 梅核气 鲜泽漆6～8 g,加水200 mL,文火煎至100 mL,加糖调味,少量频服,疗效显著。

9. 乳糜尿 泽漆30 g,水煎约30 min,每天分3次口服。或研细末,水泛为丸。每次4 g,每天3次,10天为1个疗程。病程长者可酌加红花、川芎各10 g,赤芍25 g;乳糜血尿较著者,可酌加生地黄炭30 g,仙鹤草20 g,茜草15 g。治疗60例,痊愈46例,显效8例,无效6例。

10. 急性细菌性痢疾 用泽漆1 000 g,洗净切碎,煎煮2次过滤,浓缩至1 000 mL,加适量防腐剂。成人每次5 mL,每天服3次。儿童酌减。或用泽漆冲剂(每克相当于生药129 g),成人每次2～3 g,每天服3次。儿童酌减。共治57例,显效44例,进步13例。

11. 疟疾 用隔年泽漆3～6 g,洗净切碎,加水200 mL煎至100 mL,每次服50 mL,每天2次,6天为1个疗程,疗程间隔3～4天,一般用药2个疗程。治疗休止期疟疾56例,有效46例,复发10例。现症疟疾11例,服药4～8剂时,控制症状发作8例;服药8～12剂时,控制症状发作者2例,发作未控制者1例。

12. 食管癌 取泽漆100 g,壁虎50 g,蟾蜍皮50 g,浸泡于黄酒1 000 mL内,密封5～7天(每天搅动2次),滤出液2天而成复方壁虎酒。每次25～50 mL,每天3次,饭前服,能进食后再次调服壁虎粉2 g,蟾皮粉1 g。治疗42例,治愈13例,临床治愈19例,显效7例,无效3例,总有效率92.86%。又有以20%泽漆中性皂苷注射液,每天1次,每次2 mL,肌内注射,15天为1个疗程。治疗观察64例,临床治愈10例,显著好转18例,好转30例,无效6例,显效时间一般在用药后3～5天。但经食管钡餐摄片检查,食管癌肿块的缩小与临床进食情况的改善颇不一致,可能是泽漆中性皂苷能使肿块变软所致。

【配伍禁忌】 气血虚者及孕妇忌服,有胃肠道溃疡性疾病禁用。

四十三、烟 草

【别名】 野烟、相思草、返魂烟、仁草、八角草、烟酒、金丝醺、贪报草、延命草、穿墙草、土烟草、金鸡脚下红、烟叶、烟等。

【基原】 茄科烟草属植物烟草 Nicotiana tabacum L. 的全草。

【产地】 原产南美洲。我国南北各省区广为栽培。

【炮制】 常于7月间，当烟叶由深绿变成淡黄，叶尖下垂时，按叶的成熟先后，分数次采摘。采后晒干或烘干，再经回潮、发酵、干燥后即可。亦可鲜用。

【功效与主治】 祛风除湿，行气止痛，开窍醒神，活血消肿，解毒杀虫。治风湿疼痛、食滞饱胀、疔疮、疥癣。

【用法用量】 内服：煎汤，鲜叶9～15 g；或点燃吸烟。外用：适量，煎水洗；或捣蛋敷；或研末调敷。

【毒性】 烟碱为脂溶性物质，易被皮肤和黏膜吸收，故口腔、胃肠道、呼吸道黏膜吸收和皮肤吸收均可致人中毒。烟碱毒性较强，能阻滞神经节，对中枢神经和植物性神经细胞及运动神经末梢有双相作用，即小剂量引起兴奋，大剂量则产生抑制或麻痹。烟碱致死量成人为40～60 mg，小儿约为10 mg。烟碱过敏者，微量浸出液接触皮肤3 min内即可发生休克。

【中毒症状】 中毒早期症状较轻，表现为口腔、咽喉、食管及胃黏膜部烧灼感，吸收后可有恶心、流涎、呕吐、腹痛及腹泻等表现，并感眩晕、头痛、心悸、瞳孔缩小、血压升高。严重者腹部痉挛疼痛、呼吸困难、意识错乱、血压下降、心率不齐、瞳孔散大、甚至抽搐、惊厥、昏迷、呼吸中枢麻痹而死亡。

【预防】 烟草煎汤内服，一般以鲜品9～15 g为宜，切勿大量使用。肺病咳嗽吐血，咽喉诸疾忌服，孕妇勿用。外用宜适量，皮肤有溃疡者不得使用。戒烟是避免慢性中毒的主要措施。

【救治】

1. 误食烟油中毒者，立即以1%～2%鞣酸溶液或1%～3%双氧水洗胃，继服硫酸镁25～30 g导泻。经皮肤中毒者，立即以大量清水冲洗皮肤。

2. 阿托品0.5～1 mg皮下注射，必要时可重复1～2次，直至心率增快。

3. 呼吸困难者，吸氧或进行人工呼吸，因烟碱本身有呼吸兴奋作用，一般不用呼吸兴奋剂。

4. 输液，促进毒物从肾排出。

【合理应用】

1. 无名肿毒，对口疮，委中毒 烟草鲜叶和红糖捣烂敷之。

2. 背痛 鲜烟叶15～25 g，酒水煎服；另取鲜叶和鲜海蛏肉捣烂外敷。

3. 横痃 野烟草鲜叶和米饭杵，热敷患部。

4. 金疮 烟末上之。

5. 毒蛇咬伤 先进风挤去恶血,用生烟叶捣烂敷之;无鲜叶,用干者研末敷;此外,烟油、烟灰皆可。

6. 疯狗咬伤 野烟草鲜叶一握,洗净,捣烂绞汁一汤匙,和红酒炖服。

7. 妇女胞寒,月经不调 野烟叶炖服。

8. 乳痈初起 鲜烟叶浸热酒,敷患处。

【配伍禁忌】 肺病咳嗽吐血及一切喉证忌服。

1.《本草正》:此物性属纯阳,善行善散,唯阴滞者用之,若阳盛气越而多躁多火,及气虚气短而多汗者,皆不宜用。

2.《本草汇言》:阴虚吐血,肺燥劳瘵之人,勿用。

3.《闽东本草》:孕妇忌服。

四十四、犁 头 尖

【别名】 土半夏、三角青、山半夏、大叶半夏、小独脚莲、土巴豆、地巴豆、药狗丹、芋头草、小野芋、犁头七等。

【基原】 为天南星科独角莲属植物犁头尖 Typhonium divaricatum (L) Decne. 的全草及茎块。

【产地】 分布浙江、江西、福建、湖南、广东、广西、四川、云南等地。

【炮制】 秋季采收。洗净,鲜用或晒干。

【功效与主治】 散瘀,止血,消肿,解毒。治跌打损伤,外伤出血,乳痈,疔疮,瘰疬,疥癣。

【用法用量】 外用:捣敷或磨涂。

【毒性】 全株有毒,块茎尤甚。

【中毒症状】 舌、喉麻辣,头晕、呕吐等。

【预防】 本品多外用,内服宜慎。

【救治】

1. 服鸡蛋清、面糊,大量饮糖水或静脉滴注葡糖糖盐水。腹部剧痛可注射吗啡,出现惊厥可注射镇静剂,继服溴化钾或吸入乙醚。

2. 以生姜汁和白米醋含漱及内服。

3. 甘草6 g,防风15 g,以清水2碗,煎成1碗饮服。

【合理应用】

1. 跌打损伤 鲜犁头草块茎,去外皮,切一片包盐菜叶或桂圆内服下。或2株鲜犁头尖全草适量,加黄酒少许,捣烂敷患处。

2. 瘰疬 犁头草适量,生盐少许,共捣烂,敷患处。

3. 蛇头疔 犁头尖鲜块茎，调雄黄少许捣烂，敷患处。

4. 外伤出血 犁头草适量，捣烂，敷伤处。

5. 蛇咬伤 犁头草全草，洗净，捣烂敷。

6. 面颈生癣 犁头草适量，用醋磨涂患处。

7. 胼胝 鲜犁头草块茎，捣烂敷之。

【配伍禁忌】 孕妇禁用。

四十五、地 骨 皮

【别名】 杞根、地骨、地辅、地节、枸杞根、苟起根、枸杞根皮、山杞子根、甜齿牙根、红耳堕根、山枸杞根、狗奶子根皮、红榴根皮、狗地芽皮。

【基原】 为茄科植物枸杞 Lycium chinense Mill. 或宁夏枸杞 Lycium barbarum L. 的干燥根皮。

【产地】 生于山坡、田埂或丘陵地带。我国大部分地区有分布。

【炮制】 春初或秋后采挖，洗净泥土，剥下根皮，晒干。拣去杂质及木心，略洗，晒干，切段。

【功效主治】 清虚热，泻肺火，凉血。

【用法用量】 内服：煎汤，15~30 g；或入丸、散。外用：煎水含漱、淋洗，研末撒或调敷。

【毒性】 地骨皮毒性较小，煎剂给小鼠腹腔注射LD_{50}为（12.83±1.9）g/kg，酊剂给药1次或每天1次，连续7天，LD_{50}分别为4.7 g/kg和4.1 g/kg，说明在体内无明显蓄积性。煎剂给家兔灌胃80 g/kg或腹腔注射60 g/kg，仅见其蜷伏不动，3~4 h后恢复。犬灌胃120 g/kg或腹腔注射30 g/kg，均很快出现呕吐，四肢无力，蜷伏，2~3天后才完全恢复。煎剂小鼠腹腔注射的LD_{50}为12.8 g/kg。酊剂小鼠腹腔注射的LD_{50}为4.7 g/kg。地骨皮在体内无明显积蓄性，没有太大的副作用，并且毒性也是非常小的，当我们服用的时候，只要按照医嘱，服从使用的禁忌，就不会出现药物的副作用和不良反应。

【合理应用】

1. 骨蒸肌热，解一切虚烦躁，生津液 地骨皮（洗，去心）、防风（去钗股）各50 g，甘草（炙）0.5 g。研细末，每服10 g，水300 mL，生姜3片，竹叶7片，煎服。

2. 热劳 地骨皮100 g，柴胡（去苗）50 g。上二味捣为细末，每服10 g，用麦冬（去心）煎汤调下。

3. 虚劳口中苦渴，骨节烦热或寒 枸杞根白皮（切）100 g，麦门冬40 g，小麦40 g。上三味，以水1 L，煮麦熟，药成去滓，每服80 mL，每日2次。

4. 小儿肺盛，气急喘嗽　地骨皮、桑白皮（炒）各50 g，甘草（炙）5 g。上锉散，入粳米一撮，水600 mL，煎至400 mL，食前服。

5. 治吐、下血　枸杞根皮、子，为散，煎服。

6. 血淋　地骨皮，酒煎服。若新地骨皮加水捣汁，每300 mL入酒少许，空心温服更妙。

7. 消渴日夜饮水不止，小便利　地骨皮（锉）、土瓜根（锉）、栝楼根（锉）、芦根（锉）各75 g，麦冬（去心，焙）100 g，枣7枚（去核）。上六味锉如麻豆，每服20 g，水300 mL，煎取至250 mL，去滓温服。

8. 消渴唇干口燥　枸杞根100 g（锉皮），石膏20 g，小麦60 g。上三味切，以水煮，麦熟汤成，去滓，适寒温饮之。

9. 时行目暴肿痒痛　地骨皮（切）1.5 kg。以水60 L，煮取3 L，绞去滓，更内盐100 g，煎取1 L，洗目。

10. 膀胱移热于小肠，上为口糜，生疮溃烂，心胃壅热，水谷不下　柴胡、地骨皮各15克。水煎服之。

11. 耳聋，有脓水不止　地骨皮25 g，五倍子0.5 g。上二味捣为细末，每用少许，掺入耳中。

12. 痈疽生于手足、肩背，忽发累累如赤小豆，剥之汁出者　枸杞根、葵根叶。煮汁，煎如糖服之。

13. 肠风痔漏，下血不止　地骨皮、凤眼根皮各等份（同炒，炒至微黄色），捣为细末，每服15 g，空心温酒调服。忌油腻。

14. 痔疾　枸杞根、地龙（捣）。枸杞根取新者，刮去浮赤皮，只取第二重薄白皮，暴干捣罗为末，每用50 g，另入地龙末5 g，和匀，先以热虀汁洗患处，用药干掺，每天3次。

15. 气瘘疳疮，多年不愈　地骨皮不以多少，杵为细末，每用纸燃蘸纴入疮口内，频用自然生肉，更用米饮调10 g，无时，每天服3次。

16. 妇人阴肿或生疮　枸杞根煎水频洗。

17. 功能性低热　以单味地骨皮饮治疗功能性低热，效果颇佳。方法如下：地骨皮50 g（鲜品100～150 g）加水煎汤1 000 mL代茶饮，每次150～200 mL，每天4～6次，疗程7～28天。结果：13例患者中有12例体温下降至正常水平，伴随症状消失；1例伴随症状缓解，体温下降，仍波动于37.5 ℃以下。

18. 疮疡　以单味地骨皮外用治疗疮疡效果颇佳。治法：取生地骨皮5 g，炒地骨皮5 g，分别研粉，瓶装备用。用时取药粉敷于疮疡表面，初期用生者，破溃生、炒合用，纱布固定。每天换药1次，一般用3~5次即愈。

【配伍禁忌】 脾胃虚寒者忌服。食少泄泻者宜减之。假热者勿用。

四十六、伸 筋 草

【别名】 宽筋藤、火炭葛、金毛狮子草、金腰带、狮子草、狮子毛草、立筋草、舒筋草、铺筋草、抽筋草、分筋草、过筋草。

【基原】 为石松科植物石松 *Lycopodium japanicum* Thunb的干燥全草。

【产地】 生于低山的酸性土草地、阔叶林边及马尾松林中。分布于长江以南各地。

【炮制】 取原药材，除去杂质，洗净，稍润，切段，干燥。

【功效主治】 祛风散寒，舒筋活血，止咳，解毒。主风寒湿痹，关节酸痛，皮肤麻木，四肢软弱，水肿，跌打损伤，黄疸，咳嗽，疮疡，疱疹，烫伤。

【用法用量】 内服：煎汤，9~15 g；或浸酒。外用：适量，捣敷。

【毒性】 石松水浸剂对由皮下注射枯草浸剂引起发热之家兔有降温作用；其有效成分为石松碱及棒石松碱、棒石松毒（Clavatoxine），后二者之毒性较石松碱为弱。石松碱适当剂量能升高麻醉猫血压，也有报告30 mg/kg静脉注射可使麻醉猫、兔血压骤降，此时对呼吸皆无影响，中毒量可增加动物呼吸波振幅而减少频率。对蛙心收缩力有增强作用，对兔心1:（50 000~400 000）则减弱收缩力，收缩频率及心电图皆无改变。1:（12 500~50 000）对离体大鼠、豚鼠小肠有兴奋作用，兔离体小肠之蠕动亦被增强。对兔、大鼠及豚鼠子宫有兴奋作用。对兔静脉注射30~50 mg/kg有降温作用。对兔血糖、瞳孔、末梢红细胞数皆无影响。无抗菌及抗疟作用。对小鼠静脉注射的LD_{50}为（27.58±1.16）mg/kg，腹腔注射为78 mg/kg，中毒症状有过度活动，强直性、阵挛性痉挛，麻痹，窒息等；兔的中毒症状相似。给蛙淋巴囊注射50~200 mg/kg可引起肌肉运动不协调、麻痹等。棒石松碱之毒性剂量猫为0.05 g/kg、兔及大鼠为0.1~0.2 g/kg。有报道称石松有利尿、增进尿酸排泄之作用，还能解除小儿之痉挛性尿潴留及便秘等。对中枢神经的作用伸筋草用渗漉法提取液，100%浓度0.5 mL/只灌胃，对小鼠热板法试验、醋酸扭体法试验均表明有镇痛作用。伸筋草剂量同上，对小鼠可延长戊巴比妥钠的睡眠时间，对番木鳖碱引起的惊厥死亡无显著影响，对可卡因反增强其毒性作用。

【中毒症状】 毒理试验的反应，石松碱中毒症状有过度活动，强直性阵挛性痉挛、麻痹、窒息等。

【预防】 伸筋草无毒。在常规剂量内水煎服没有不适反应。长期服用或大剂量（30 g以下）水煎服也没有明显不良反应。

【救治】 石松碱为提取的单体，注射用有一定的神经毒性。伸筋草为中药饮片，水煎服在一定的剂量范围内没有这种神经反应，但更大的剂量是有可能产生神经系统不良反应的。

【合理应用】

1. 风痹筋骨不舒　宽筋藤，每用15～50 g，煎服。

2. 治关节酸痛　石松9 g，虎杖根15 g，大血藤19 g，水煎服。

3. 关节酸痛，手足麻痹　凤尾伸筋草30 g，丝瓜络15 g，爬山虎15 g，大活血9 g。水、酒各半煎服。

4. 小儿麻痹后遗症　凤尾伸筋草、南蛇藤根、松节、寻骨风各15 g，威灵仙9 g，茜草10 g，杜蘅2.5 g，水煎服。

5. 消水肿　过山龙2.5 g（研细末），糠瓢7.5 g（火煅存性），槟榔5 g，槟榔、糠瓢煨汤吃过山龙末，以泻为度。气实者用，虚者忌。

6. 带状疱疹　石松（焙）研粉，青油或麻油调成糊状，涂患处，每天数次。

7. 铁打损伤　伸筋草15 g，苏木、土鳖虫各9 g，红花6 g，水煎服。

8. 肺痨咳嗽　石松、紫金牛、枇杷叶各9 g。水煎服。

9. 小儿发热惊风　伸筋草干燥全草6 g，水煎服。

10. 类风湿性关节炎　袁作武等用风湿Ⅰ号酒合伸筋汤治疗类风湿性关节炎患者，具体治疗方案如下：风湿Ⅰ号酒系雷公藤制剂，每天24～30 mL，分3次口服，伸筋汤（伸筋草60 g，薏苡仁60 g，木瓜60 g，千年健60 g）配猪蹄同煮，吃猪蹄喝汤，1天内服完。结果80例中，临床缓解4例，显效33例，好转41例，无效2例，总有效率97.5%。

11. 痛风　药用苍术20 g，黄柏20 g，金银花15 g，连翘15 g，薏苡仁30 g，土茯苓15 g，防己15 g，防风20 g，青风藤15 g，威灵仙15 g，葛花10 g，高良姜10 g，枇杷叶15 g，白扁豆10 g，木瓜15 g，桃仁15 g，红花15 g，赤芍15 g，川芎10 g，当归20 g，陈皮15 g，伸筋草20 g，牛膝15 g，独活10 g，水煎服，每天1剂，早晚各1次，口服，15天为1个疗程。

12. 跟痛症　香附30 g，赤芍30 g，丹参30 g，生白芍20 g，川牛膝12 g，制乳香、没药各15 g，木瓜30 g，伸筋草30 g，防风30 g。将上药用冷水2 000 mL浸泡1～2 h，煮沸并加白醋500 mL小火煎煮20 min后，倒入木盆里，以一木棒横置于盆口，患足放于上方熏蒸，外覆一干毛巾以聚积热气。待水温下降适宜后将患足浸入汤液中，每天2次，每次不少于30 min。再次使用时将药液加入适量冷水同时加热至沸即可。一剂药夏天可使用1~2天，其他季节2~3天。煎药器具以瓦罐最好，铝制、搪瓷锅也可。泡足所用的盛器无特殊要求，日常生活用品中可容纳一足或双足者即可。

【配伍禁忌】 孕妇及出血过多者忌服。

四十七、泡 囊 草

【别名】 大头狼毒、汤乌普。

【基原】 茄科泡囊草 *Physochlaina physaloides* 以根、全草入药。

【产地】 分布于我国新疆（准噶尔盆地和阿尔泰山）、内蒙古、黑龙江和河北省；蒙古、俄罗斯亦有。

【炮制】 夏季采全草，阴干。秋末挖根去泥土，切片晒干。

【功效与主治】 根：补虚温中，安神，定喘。主治虚寒泄泻，劳伤，咳嗽痰喘，心慌不安。全草：清热解毒，祛湿杀虫。主治中耳炎，鼻窦炎，咽喉肿痛，疮痈肿痛，头痛。

【用法用量】 内服：煎汤，0.3~0.6 g；或研末。

【毒性】 全草含新异芸香苷（neoisorutini），根含红古豆碱（cuscohygrine）、莨菪碱。所含化学成分即是毒性成分。

【中毒症状】 过量服用，会引起头痛头晕，咽喉发痒，血压下降，瞳孔散大等。

【预防】 勿过量服用。一般用0.3~0.6 g煎服或研末为散。

【救治】 早期（4~5 h内）用1∶20 000高锰酸钾液或0.5%鞣酸液洗胃，继续服硫酸镁25~30 g导泻。口服浓茶或0.5%活性炭悬液及对症处理。

【合理应用】 治急性胃肠炎：泡囊草10 g，青木香20 g，石榴、诃子、荜拨各10 g，共研细末。每次10 g，用温开水送服，每天服2次。

四十八、吐 根

【别名】 吐根碱、依米丁。

【基原】 为茜草科植物吐根 *Cephaelis ipecacuanha* A. Rich. 的根。

【产地】 主产巴西，我国广东、云南、台湾等地有引种栽培。

【炮制】 南美所产的吐根，均系野生品采集，采集者于11月至次年4月间入野生林地，以木柄铁铲全株连根掘起，除去枝茎及一部分根茎，其余部分除去泥土后烘干3 h，然后于日光下晒干。

【功效与主治】 杀虫，解毒。治阿米巴痢疾，蝎子蜇伤。

1. 较小剂量可作祛痰药，可治支气管炎，以促进支气管分泌物液化，并可作发汗药（吐根碱作用）。

2. 较大剂量作催吐药，可用于食物中毒。

3. 吐根碱盐酸盐，供皮下注射，可治阿米巴痢疾。

【用法用量】 吐根一般做成每瓶100 mL的糖浆剂后使用。成人和1岁以上儿童每次15 mL糖浆，接着喝下1～2杯水，若呕吐没有发生在服药后20～30 min可重复。1岁以下儿童5～10 mL，接着喝下0.5～1杯的水。

【毒性】 吐根碱为细胞原浆毒，也是毛细血管毒。吐根碱口服或注射均能迅速吸收，对皮肤、黏膜都有刺激性，口服后对胃肠道有刺激作用，能引起肠痉挛。大剂量吸收后，可致心、肝、肾及骨骼肌病变，可引起中毒性胃炎，肝脂肪变性，心肌及骨骼肌细胞水肿变性。中毒量与机体的敏感性有关。此药致死量为10～25 mg/kg。吸收后主要由肾排出，但排泄很缓慢，停药40～60天，尿中仍有药物排出，故易蓄积中毒。

【中毒症状】

1. 消化系 恶心，呕吐，腹痛，腹泻，肝脾肿大。

2. 神经系 头痛，头晕。

3. 心血管 可发生心肌炎、心动过速、心前区痛、心律失常、血压下降、呼吸困难，甚至因心力衰竭而死亡。心电图提示P-R及Q-T间期延长，T波呈平坦或倒置。

4. 泌尿系 蛋白尿及水肿。

5. 骨骼肌 疼痛、僵硬，尤以颈部和四肢为重，严重者有手腕及足踝下垂，腱反射减弱或消失。注射的局部可发生肌炎，有压痛及硬结。

【预防】 严格掌握适应证及临床使用剂量。

【救治】

1. 误服者立即以1∶2 000高锰酸钾液或1%～2%鞣酸洗胃，无腹泻时可导泻。

2. 卧床休息数天，如有心肌炎及肝肾损害，需休息1个月，同时给予保护心、肝、肾的药物，如能量合剂、肌苷等。

3. 如出现蓄积中毒，应立即停药。

4. 其他对症处理。

【合理应用】 用于食物中毒及排除胃内毒物急救。

【配伍禁忌】 若没发生呕吐，则不可过量使用，以防发生心脏毒性。切勿将吐根糖浆与吐根流浸膏搞混。因后者效力比前者强14倍，若摄入与糖浆同量的流浸膏则可能致命。吐根糖浆不要与牛奶或碳酸类饮料一起服用。吐根给药后，应再喝200～300 mL的水。

四十九、飞龙掌血

【别名】 黄椒、三百棒、飞龙斩血、见血飞、黄大金根、血棒头、飞见血。

【基原】 为芸香科植物飞龙掌血 *Toddalia asiatica*（L.）Lam. 的根或根皮。

【产地】 分布于西南及陕西、浙江、福建、台湾、湖北、湖南、广东、海南、广西等地。

【炮制】 全年可采。采集后截成长约30 cm的小段，洗净，晒干。

【功效主治】 祛风止痛，散瘀止血，解毒消肿。主风湿痹痛，腰痛，胃痛，痛经，经闭，跌打损伤，劳伤吐血，衄血，瘀滞崩漏，疮痈肿毒。

【用法用量】 内服：煎汤，9～15 g；或浸酒，或入散剂。外用：适量，鲜品捣敷；干品研末撒或调敷。

【毒性】 对豚鼠小剂量可引起流产，大剂量可引起麻痹、死亡。

【中毒症状】 根、叶均含白屈菜红碱，为神经肌肉毒，对心脏也有抑制作用。对豚鼠小量可引起流产，大量可引起麻痹、死亡。根可用于治疗停经。

【预防】 严格掌握适应证和使用剂量。

【救治】 临床上未见中毒病例的报道。如出现，对症治疗即可。

【合理应用】

1. 吐血，鼻出血 见血飞15 g，红白二丸5 g，白茅根25 g，共研细末，童便为引，水煎服。

2. 风湿肿痛，外伤疼痛，肋间神经痛 飞龙掌血干根皮20～30 g，水煎服，亦可浸酒服。

3. 崩漏 见血飞、陈艾各15 g，陈棕炭、百草霜各20 g。水煎服，白糖为引。

4. 经闭，胃痛 飞龙掌血15～25 g，水煎服。

5. 跌打损伤 见血飞15 g，月月红根10 g，牛膝15 g，共研末，用酒引。如头部损伤，加羌活10 g，藁本10 g。

6. 接骨 见血飞、大黄、螃蟹，共捣烂包敷。

7. 刀伤出血，伤口疼痛 见血飞10 g，冰片2.5 g，研成细末，混合外敷。

8. 治疗慢性腰腿疼痛 采用1∶1三百棒注射液（每支2 mL），每次1～2支，每天1次，肌内注射或穴位注射。共观察40例，其中肌内注射29人，穴位

（肾俞、大肠俞、次髎、承山）注射11人，除1例脊椎结核无效外，其余39例均有显著止痛作用。治疗后经6个月观察，疼痛未再复发者17例；虽有复发，但疼痛程度减轻，发作次数减少者22例。使用中未发现副作用和毒性反应。

9. 强直性脊柱炎　采用含飞龙掌血的内服药物加药物竹罐热敷，结合针刺疗法，治疗强直性脊柱炎30例，有效率96%。

10. 复发性口疮　用龙掌口含液治疗复发性口疮100例，对照组与药物组疗效有明显差异。

11. 类风湿性关节炎　用主要由破天菜、飞龙掌血等草药组成的跌打骨痛消酊外用搽剂，用于治疗寒湿阻络型痹病患者。效果良好。

12. 骨关节病　祛风镇痛除湿酊，由川附片、生草乌、飞龙掌血、川芎等组成，治疗骨关节病41例，取得了满意的效果。

13. 治疗腰痛　用飞龙掌血、伸筋草、川乌、淫羊藿等药物组方，制成酒剂，经过120例腰痛患者的临床观察，疗效明显。

【配伍禁忌】　孕妇忌用。

五十、使君子

【别名】　留求子、史君子、五棱子、索子果、冬均子、病柑子、君子仁、冬君子、病疳子。

【基原】　为使君子科植物使君子 *Quisqualis indica* L. 的成熟果实。

【产地】　分布于西南及江西、福建、台湾、湖南、广东、广西等地。

【炮制】　使君子仁：除去外壳，取净仁。炒使君子仁：置锅内用文火炒至微有香气，取出，放凉。

【功效主治】　杀虫，消积，健脾。主蛔虫腹痛，小儿疳积，乳食停滞，腹胀，泻痢。

【用法用量】　内服：煎汤，6~15 g，捣碎入腹；或入丸、散；去壳炒香嚼服，小儿每岁每天1粒至1粒半，总量不超过20粒。

【毒性】　使君子毒性不大，粗制品（26.6 g/kg）给狗口服，除产生呕吐、呃逆及中枢抑制外，并无其他中毒症状，其树胶于0.83 g/kg时亦产生同样作用。水浸膏皮下注射于小鼠，数分钟后，即呈抑制状态，呼吸缓慢不整，1~2 h后全身发生轻度惊厥，随即呼吸停止。最小致死量为20 g/kg。使君子油每10 g体重50~100 mg给小鼠或家兔口服，未见中毒现象。

【中毒症状】　内服过量可刺激人的胃肠及膈肌，引起胃痉挛，出现呃逆、头痛、眩晕、恶心、呕吐、出冷汗及四肢发冷等中毒症状。重者还可出现抽搐、惊厥、呼吸困难及血压下降等症状。

【预防】 掌握好药物应用指征及适应证、剂量、用法。

【救治】 无特殊解毒药，中毒后应尽早催吐、洗胃、导泻、补液，静脉滴注维生素C、维生素B，必要时使用呼吸兴奋剂。

【合理应用】

1. 小儿蛔虫咬痛，口吐清沫　使君子（去壳）为极细末，用米饮调，五更早空心服。

2. 小儿五疳，脾胃不和，心腹膨胀，时复疼痛，不进饮食，渐致羸瘦　厚朴（去皮，姜汁炙）、陈皮（去白）、川芎各0.5g，使君子仁（浸，去黑皮）50g。上药为细末，炼蜜丸如皂子大。三岁以上一粒，三岁以下半粒，陈米饮化下。

3. 小儿痞块腹大，肌瘦面黄，渐成疳疾　使君子仁15g，木鳖子仁25g。为末，水丸龙眼大。每以一丸，用鸡子一个破顶，入药在内，饭上蒸熟，空心食。

4. 黄病爱吃生米、茶叶、柈炭、泥土、瓦屑之类　使君子肉（切碎，微炒）100g，槟榔100g，南星（俱用姜汁拌炒）150g。共为末，红曲打糊为丸，如梧桐子大。每服百余丸，乌梅、花椒汤送下。

5. 牙痛　使君子煎汤，频漱。

6. 头癣面疮　使君子仁，以香油少许，浸3~5个，临卧时细嚼，香油送下，久而自愈。

7. 小儿痞块（腹大，肌瘦而黄，渐成疳疾）　用使君子仁15g，木鳖子仁25g。共研为末，滴水做成丸子，如龙眼大。每取一丸，放入一个破了顶的鸡蛋中，饭上蒸熟，空心服。

8. 小儿厌食症　应用消疳理脾汤加减。基本方：芜荑5g，三棱5g，炒青皮10g，陈皮10g，芦荟8g，槟榔8g，使君子肉5g，生甘草5g，黄连3g，胡黄连3g，炒麦芽1.5g，炒神曲15g。随证加减：体质虚弱者减去芜荑、三棱、使君子肉；舌苔厚腻者加草果3~5g，藿梗10g；腹胀明显者加莱菔子10g；大便稀溏者加苍术10g，上药每2天1剂，水煎取汁300 mL，分早晚2次于饭后服用。10天为1个疗程，连服13个疗程。效果满意。

9. 儿童目割　治疗儿童目割，进行分型辨治：①肝脾亏虚，风邪上乘型，治以健脾养血祛风法。处方：太子参、茯苓、苍术、白术、白芍、当归、麦芽、荆芥、防风、胡黄连、使君子（伴中焦虚寒者去胡黄连、当归，加附子、白扁豆）。②肺脾亏虚，风热上扰型，治以理脾清热祛风法。处方：沙参、茯苓、白术、陈皮、佩兰、柴胡、当归、黄芩、桑叶、菊花、石决明、浙贝母、使君子（阴虚内热者去佩兰，加麦冬；阴虚有湿者去当归，加枳壳、茵陈）。以上方药剂量随年龄而定，每天1剂，水煎服。治疗10天为1个疗程，共治疗3个疗程统计疗效。效果满意。

10. 荨麻疹　临床辨证为风邪外袭，肠胃积热；给予疏风散邪，通腑泄热，透疹止痒。予自拟散风透疹汤：麻黄6g，桂枝6g，连翘15g，荆芥9g，浮萍9g，蝉蜕9g，蛇蜕6g，赤芍、白芍各12g，葛根15g，麦冬12g，地肤子15g，白鲜皮15g，大黄炭6g，生甘草10g。每天1剂，水煎取汁，早、中、晚分服，连服3剂。忌食鱼虾等海鲜食品。再诊时风团见少，但仍有前消后起之势，皮肤瘙痒时轻时重，腹部时有隐痛，大便不爽。随查大便常规见虫卵，前方加槟榔12g，使君子6g。继服5剂，风团消散，皮肤瘙痒基本消失，腹痛等症状亦逝。上方去麻黄再服5剂，其后2年之顽疾告愈。

【配伍禁忌】　服药时忌饮热茶。大量服用能引起呃逆、眩晕、呕吐等反应。《本草纲目》：忌饮热茶，犯之即泻。《本草经疏》：忌食热物。《本草汇言》：脾胃虚寒之子，又不宜多用，多食则发呃。苟无虫积，服之必致损人。

五十一、断　肠　草

【别名】　钩吻、大茶药、大炮叶、黄花苦蔓、黄猛菜。

【基原】　马钱科胡蔓藤属植物胡蔓藤 *Gelsemium elegans*（Gardn. et Champ.）Benth.，以根、叶及全草入药。

【产地】　分布于浙江、福建、广西、广东、贵州、云南等省区。

【炮制】　根全年可采，洗净晒干。叶、全草夏、秋季采集，晒干。

【功效主治】　攻毒拔毒，散瘀止痛，杀虫止痒。外用治皮肤湿疹、体癣、脚癣、跌打损伤、骨折、痔疮、疔疮、麻风，还可杀蛆虫、孑孓。

【用法用量】　外用适量，鲜品捣烂敷患处，或煎水洗。

【毒性】　本品含多种极毒的钩吻碱，误食能致命。中毒后引起晕眩，咽、腹剧痛，口吐白沫，瞳孔散大，下颚脱落，肌肉无力，心脏及呼吸衰竭而死亡。抢救方法：立即采取综合治疗，早期要洗胃，保温，人工呼吸，使用兴奋药。

【中毒症状】　急性断肠草中毒78例临床表现为服药后数分钟即有头昏、恶心、呕吐、四肢乏力70例，视矇、复视者37例，口唇、肢端发绀56例，胸闷6例，腹痛10例，抽搐12例，迅速昏迷33例，呼吸衰竭28例，呼吸心跳停止5例。

根据毒物接触史、临床表现，所有药物标本都经过鉴定确定是断肠草中毒。

【预防】 本品只能外用，不能内服。

【救治】

1. 民间抢救方法

（1）鸭毛蘸花生油拭咽喉催吐，吐后再灌服花生油1小杯。

（2）新鲜鸭血或鹅血一大碗灌服。

（3）鸭蛋3个，取蛋清调花生油灌服。

（4）鲜马尾松树梢8条（去叶），韭菜（全草）1把，铺地蜈蚣（马鹿角）25~50 g，共捣烂，冲水半碗，取滤液服。

（5）蕹菜根、茎（去叶）500 g，捣烂绞汁内服。

（6）鲜积雪草捣烂拌茶油灌服。

（7）金银花连叶捣烂榨汁拌红糖灌服。

2. 急性断肠草中毒常用治疗方法

（1）促进毒物的排出，凡服毒在3~4 h以内者，常规给予催吐、洗胃、导泻、输液、利尿等。

（2）灌服新鲜热羊血，成人每次200~500 mL，小儿每次100 mL，对改善症状和缩短病程有较好疗效。

（3）呼吸肌麻痹者，用新斯的明1 mg加10%葡萄糖500 mL静脉滴注，重症4 h后再静脉滴注新斯的明1 mg。若呼吸困难明显或呼吸停止，应立即气管插管行机械通气，调整好呼吸参数，加强呼吸管理，并应用纳洛酮，帮助患者度过呼吸肌麻痹期，纠正呼吸衰竭。

（4）积极恢复重要脏器功能，防治并发症，维持水、电解质及酸碱平衡。

（5）对症处理。

【合理应用】 糖尿病足 在基础治疗上结合分组治疗，疗程为2个月，小于2个月的终止点为愈合、截肢、自动放弃。①基础治疗均给予饮食疗法，强化降糖、降压、降脂治疗，纠正低蛋白血症及电解质紊乱，并根据伤口分泌物细菌培养药敏结果，选敏感的抗生素控制感染。②分组治疗治疗组根据局部创面情况，多采用"蚕食"法清疮，清除坏死组织，使用断肠草煎剂溻渍法，浸湿纱布引流，湿敷患处，每天1次。治疗组效果满意。

【配伍禁忌】 禁止内服。

五十二、大 一 枝 箭

【别名】 铁色箭（《本草纲目》）、忽地笑（《汝南圃史》）、鹿葱（《群芳

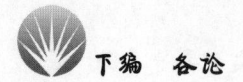

谱》)、祖先花(《滇南本草图谱》)、岩大蒜、黄龙爪(《四川中药志》)、独脚蒜头(《南方主要有毒植物》)。

【基原】 石蒜科植物黄花石蒜 Lycoris aurea Herb. 的鳞茎。

【产地】 分布于台湾、福建、广东、广西、云南至长江流域各省。越南和老挝也有分布。

【炮制】 春、秋季采挖,去净苗叶、泥土,晒干。秋季将鳞茎挖出,选大者洗净,鲜用或晒干入药,小者做种。

【功效与主治】 解疮毒,消痈肿,杀虫。治痈肿,疔疮结核,汤火灼伤。

【用法用量】 外用:捣敷或捣汁涂。

【毒性】 全草,以根头最毒。含石蒜碱等多种生物碱有毒成分。

【中毒症状】 流涎,呕吐,下泻,舌硬直,惊厥,手脚发冷,脉弱,休克,甚至呼吸中枢麻痹而死亡。

【预防】 本品外用为主,不宜内服。

【救治】

1. 早期可洗胃,用浓茶或1%～2%鞣酸,高锰酸钾亦可;导泻;饮稀醋酸、糖水及淡盐水或静脉滴注葡萄糖盐水。

2. 对症治疗。有痉挛则用解痉剂,有休克则闻氨水,保温,针刺人中、合谷穴位及注射苯甲酸钠或尼可刹米。

【合理应用】

1. 治痈肿疮毒　岩大蒜、野菊花叶、三匹风,同捣绒取汁涂患处。

2. 治虫疮作痒　岩大蒜捣绒取汁涂患处。

3. 治耳下红肿　岩大蒜、菊花叶同捣绒取汁,加入黄桷树浆,和匀涂患处。

4. 治烫火伤　岩大蒜捣绒取汁,和鸡蛋清涂伤处。

5. 治痨热咳嗽带血　大一枝箭25 g,续断15 g,花粉10 g,石膏2.5 g。共为末,每服10 g,开水调,略盖片时温服。

【配伍禁忌】 本品不宜内服。

五十三、大　百　部

【别名】 大春根药、竹篙薯、对叶百部、九十股、九重草。

【基原】 百部科植物对叶百部 Stemona tuberosa L. 的块根。

【产地】 分布于台湾、福建、广东、广西、云南等地。越南、老挝也有分布。

【炮制】 全年可采挖，洗净切片，晒干备用，或用鲜品。

【功效与主治】 润肺下气止咳，杀虫。用于新久咳嗽，肺痨咳嗽，百日咳；外用于头虱、体虱、蛲虫病、阴痒症。在傣族医学中主治"唉习火、拢拨响"（咳喘、肺结核）、"拢贺习哈习毫"（头癣）、"兵洞飞暖龙"（疔疮痈疖脓肿）、"拢麻想多烘"（皮肤红疹瘙痒）、"丁哦丁兰"（脚癣、脚气）。

【用法用量】 内服：煎汤，10～15 g。外用：适量，煎汤洗。

【毒性】 根有毒，主要含百部碱和对叶百部碱等有毒成分。

【中毒症状】 吃多量后引起呼吸中枢麻痹。

【预防】 严格掌握适用范围及使用剂量。

【救治】

1. 立即给氧或行人工呼吸，注射山梗菜碱或尼可刹米等强心兴奋剂，静脉滴注葡萄糖盐水等对症治疗。

2. 中医治疗。生姜50 g榨汁和白米醋100 g，饮服；生姜嚼汁吞服。

【合理应用】 在傣族医学中应用如下：

1. 治"唉习火、拢拨响"（咳喘、肺结核） 用大百部根、茎各10 g，煎汤，加适量红糖内服。

2. 治"拢贺习哈习毫"（头癣） 用大百部根、茎各100 g，煎水外洗。

3. 治"兵洞飞暖龙"（疔疮痈疖脓肿）、"拢麻想多烘"（皮肤红疹瘙痒）、"丁哦丁兰"（脚癣、脚气） 用大百部100 g，山乌龟50 g。煎水外洗。

【配伍禁忌】 本品以外用为主，内服慎重。

五十四、文 殊 兰

【别名】 文兰、水蕉、罗裙带、海蕉。

【基原】 为石蒜科文殊兰属植物文殊兰 Crinum asiaticum L. var. sinicum Bak. 的叶或鳞茎。

【产地】 分布于台湾、福建、广东、广西、海南、云南南部和贵州南部等地。

【炮制】 全年可采，多用鲜品或洗净晒干。

【功效与主治】 叶与鳞茎药用，有活血散瘀、消肿止痛之效，治跌打损伤、风热头痛、热毒疮肿等症。

【用法用量】 5～15 g，外用适量，鲜品捣烂敷患处。

【毒性】 全株有毒。以根头（鳞茎）最毒。含石蒜碱等多种生物碱有毒成分。

【中毒症状】 腹部疼痛，先便秘，后剧烈下泻，脉搏增速，呼吸不整，体温上升。动物服食少量时表现流涎，大量时由于中枢神经系统麻痹引起休克，最后死亡。

【预防】 作为药用时候必须严格遵照医嘱，且严防小孩和动物误食。

【救治】

1. 早期可洗胃，服浓茶或鞣酸，应特别注意发生休克。
2. 中医治疗：白米醋130 g和生姜汁60 g，轻中毒则含漱，重中毒则内服。

【合理应用】

1. 治皮肤溃疡　文殊兰叶捣汁搽患处。
2. 治跌扭伤筋，瘀血凝肿作痛　鲜文殊兰叶放在铁锅内先炒软，然后用红酒淬入，乘微热包扎在伤肿处，每天换药1次。
3. 治跌伤、骨折　鲜文殊兰200 g，水冬瓜、圆麻根各100 g。捣烂包患处。
4. 治痈疽　鲜文殊兰叶和鳞茎，加蜂蜜少许，捣烂包患处。
5. 治头风痛　罗裙带叶火烤至软，乘热做带扎头。
6. 治脚、手关节酸痛　鲜文殊兰叶，切碎，调麻油，烘热贴患处，每天1换。
7. 治四肢腋窝肿大　鲜文殊兰叶合红糖、生葱2株捣敷，每天1次。

【配伍禁忌】 内服宜慎，寒疽禁用。

五十五、石　龙　芮

【别名】 假芹菜（广西藤县）、野芹菜。

【基原】 毛茛科石龙芮 *Ranunculus sceleratus* L. 的全草。

【产地】 我国南方多数省区都有分布，越南、老挝、印度东北部也有分布。

【炮制】 夏季采收，洗净晒干或鲜用。

【功效与主治】 治痈疖肿毒，瘰疬结核，疟疾，下肢溃疡。

【用法用量】 内服：煎汤，干品3～9 g；亦可炒研为散服，每次1～1.5 g。外用：适量，捣敷或煎膏涂患处及穴位。

【毒性】 全株有毒，花毒性较大。含原白头翁脑，种子和根皮含白头翁素等有毒成分。

【中毒症状】 植株的汁液对皮肤和黏膜有强烈刺激性。人误食后，口腔灼热，随后肿胀，咀嚼困难，剧烈腹泻，排出黑色腐臭粪便，有时带血，脉搏缓慢，呼吸困难，瞳孔散大，严重者10余小时内死亡。牲畜误食也中毒。

【预防】 本品有毒，内服宜慎。

【救治】 早期可用0.2%高锰酸钾溶液洗胃，服蛋清或面糊及活性炭，静脉滴注葡萄糖盐水，腹剧痛时可用阿托品等对症治疗。皮肤及黏膜中毒可用清水、硼酸或鞣酸溶液洗涤。

【合理应用】

膝关节积液 在夏季采用鲜石龙芮（茎、叶、花、果）1棵，洗净切碎，放在干净的石臼中，加白糖少许，捣成糊状，装入大口瓶内备用。治疗时先用酒精棉球消毒患侧膝眼穴位（先外膝眼穴），再用一个洗净的墨水瓶盖，把配制的药糊取出一小团，放置瓶盖内，勿令太满，盖口对膝眼穴位盖好，外用胶布固定，如果压出有水立即擦干。10～12 h后取下胶布，出现局部充血发紫，起水泡，1天后用消毒过的针头将水泡刺破，流出淡黄色液体，后用消毒敷料盖好，胶布固定，2天换1次，7天后痂脱，皮肤光滑。若患者皮肤充血严重无法坚持1次贴敷10～12 h，可取下间隔1 h后换药再贴，总贴敷时间需保证10～12 h。待患者痂脱，皮肤恢复后，间隔110天左右再行下一次贴敷（可换为患侧内膝眼穴），共治疗5次后观察疗效。结果，30例中痊愈11例（膝关节积液基本消失，功能活动正常），好转16例（膝关节积液减少，疼痛缓解），无效3例（积液、症状无改变）。

五十六、苦　木

【别名】 苦树（广西）、苦楝树、苦檀木、苦皮树、黄楝树、熊胆树。

【基原】 本品为苦木科植物苦木 *Picrasma quassioides*（D. Don）Benn. 的干燥枝及叶。

【产地】 分布于台湾、福建、广东、广西、云南和黄河南北多数省（区）。

【炮制】 除去杂质，枝洗净，润透，切片，晒干；叶喷淋清水，稍润，切丝，晒干。

【功效与主治】 清热解毒，燥湿杀虫。主上呼吸道感染，肺炎，急性胃肠炎，痢疾，胆管感染，疮疖，疥癣，湿疹，水火烫伤，毒蛇咬伤。用于风热感冒，咽喉肿痛，腹泻下痢，湿疹，疮疖，毒蛇咬伤。

【用法用量】 枝3～4.5 g，叶1～3 g，外用适量。

【毒性】 根皮、树皮及叶都有毒。含有苦味素与苦味质等有毒成分。

【中毒症状】 食多量引起咽喉、胃部疼痛，呕吐，下泻，眩晕，抽搐，严重者休克。

【预防】 严格掌握适用范围及使用剂量。

【救治】 洗胃,服鸡蛋清或面糊,饮糖水或注射葡萄糖液;腹剧痛时可注射阿托品或复方樟脑酊,抽搐时则给镇静剂,如休克则给兴奋剂等对症治疗。

【合理应用】

1. 高血压病　含生物碱3 mg的苦木片对高血压患者有较好疗效。用苦木内酯甲治疗高血压病136例,总有效率为84.6%。

2. 炎症疾病　广东省阳山县七拱公社卫生院用苦木总生物碱注射液(3.5 μg/L)和苦木注射液(相当生药6 g/mL)治疗炎性疾病(呼吸系统、消化系统、泌尿系统、皮肌化脓性感染及耳鼻口腔感染等)213例(部分病例配合口服苦木片及一般对症处理),总有效率88.2%。

3. 毒蛇咬伤　用苦木注射液肌内注射,治疗毒蛇咬伤63例,结果:除1例被蝰蛇咬伤者入院时出现急性肾功能衰竭抢救无效死亡外,其余全部治愈。

【配伍禁忌】 本品有一定毒性,内服不宜过量。孕妇慎服。

五十七、金　果　榄

【别名】 金狗胆、青牛胆、九龙胆、地苦胆、山慈菇(广西)、雪里开。

【基原】 本品为防己科植物青牛胆 *Tinospora sagittata* Oliv. Gagnep. 或金果榄 *Tinospora capillipes* Gagnep. 的干燥块根。

【产地】 分布于广东、广西、云南等省(区),越南也有分布。

【炮制】 除去杂质,浸泡,润透,切厚片,干燥。

【功效与主治】 味苦,性寒,有清热解毒,利咽,止痛之功效。用于咽喉肿痛,痈疽疔毒,泄泻,痢疾,脘腹疼痛。

【用法用量】 3~9 g。外用适量,研末吹喉或醋磨涂敷患处。

【毒性】 根有毒,含生物碱有毒成分。

【中毒症状】 地苦胆胶囊的急性毒性实验研究结果,小鼠口服LD_{50}为22.96~8.1 g/kg(P=0.95),中毒表现为嗜睡,肢体麻痹,呼吸抑制而死亡。

【预防】 切忌使用过量,一般剂量为每天3~9 g。

【救治】

1. 初服不久可立即洗胃,催吐,导泻。

2. 静脉注射葡萄糖及葡萄糖盐液。

3. 苯巴比妥钠0.2~0.3 g静脉注射或皮下注射,必要时可反复注射1~2次。严重惊厥者,可加用水合氯醛、乙醚吸入或人工冬眠疗法。

【合理应用】

1. 咽喉病症　金果榄5~10 g。煎服。

2. 喉中疼烂　金果榄15 g，冰片0.5 g。为末吹之。

3. 肿毒初起　金果榄醋磨敷，露出患头。初起者消，已成者溃。

4. 痈疽疔毒恶疮　地苦胆、苍耳草，捣烂，加好酒稀释，滤汁温服。

5. 乳腺炎、阑尾炎、疔疮、急性及慢性扁桃体炎、口腔炎、腮腺炎、急性菌痢等　地苦胆每次10~15 g，开水泡服，或研末，适量外敷。

6. 口腔溃疡　金果榄磨醋，点敷溃疡面。

7. 血管瘤、脂肪瘤　山慈菇磨高粱酒，涂患处，每天3~4次。

8. 跌打损伤、瘰疬、鱼口便毒、蛇咬　金果榄磨汁外搽。

9. 急慢性肠炎、菌痢　金果榄切片晒干，研粉口服，每次2 g，每天3次。

10. 小儿喘息型支气管炎　金果榄15 g，水煎分2~3次服。

11. 治疗胃痛　青牛胆切片，晒干，研粉，每次服5 g，每天3次，儿童剂量减半。忌食生冷、酸辣食物。

12. 用于退热　取雪里开（切片）500 g，钩藤250 g，青蒿（切碎）250 g，以蒸馏法制成注射液500 mL，肌内注射，每次2 mL，观察上呼吸道感染、流感、急性扁桃体炎、急性支气管炎、肺炎、伤寒、胆管感染、中暑、皮肤化脓感染等病的中度以上发热（38~41℃）患者77例，结果用药1次后于30 min至2 h内退热者28例，2~4 h内退热者9例，5~12 h退热者15例；用药2次于24 h内体温恢复正常者15例。对上呼吸道感染、流感及扁桃体炎患者单用本注射剂即可收到治疗效果；重症感染患者在退热数小时后体温又会复升，因此需适当配用其他药物。实践证明，雪里开不仅退热作用明显，而且有消炎镇痛效果，副作用少。

13. 肾炎　金果榄10 g，金钱草、车前草各30 g，水煎服。

14. 痈疖　金果榄磨水，加冰片少量，调匀搽患处。

15. 各种炎症　金果榄胶囊经临床验证270例，其中上呼吸道感染76例，急性扁桃体炎10例，咽喉炎78例，急性胃肠炎24例，肺炎40例，气管炎42例，治愈136例，占50.4%；有效120例，占44.4%；无效14例，占5.2%；总有效率为94.8%。金果榄酒精浸物外敷治疗输液性静脉炎78例，治愈64例，占82.1%；好转12例，占15.4%；无效2例，占2.6%；总有效率为97.4%。与对照组硫酸镁相比，治愈率和有效率经统计学处理均有显著性差异。

【配伍禁忌】　脾胃虚弱者慎服。

五十八、相 思 豆

【别名】 相思子、红豆,相思藤、红漆豆、观音子、鸳鸯豆。

【基原】 豆科相思子属植物相思藤 Abrus precatorius L. 的种子,根、藤、叶也入药。

【产地】 分布于台湾和云南的南部、广东和广西的西南部、海南,越南、老挝等各国也有分布。生于较干燥的低丘陵或平地或近海岩边的灌木丛中。

【炮制】 春、秋季采根;夏、秋季采藤、叶;秋季采果,晒干,取种子。

【功效与主治】 疏风清热,燥湿止痒,润肤养颜。根有催吐、泻下作用;叶则有收敛作用,可用于止泻。

【用法用量】 外用:适量,研末调敷,或煎水洗,或熬膏涂。

【毒性】 叶、根、种子都有毒,以种子最毒。本品有相当毒性,主要毒性成分为相思子毒蛋白,但因相思子种壳坚硬,故整个吞服本品可不致中毒,但若咀嚼再吞服则半粒种子即可引起中毒。不同种属动物对其敏感性不同,以马为最敏感,而对犬、鹅、小牛等则小。相思子毒蛋白与蓖麻毒蛋白等相似,具有很强的毒性,未经纯化的毒蛋白对小鼠的LD_{100}为10 μg/kg,纯化的相思子毒蛋白腹腔注射对小鼠的LD_{50}为0.55 μg/kg。相思子毒蛋白中毒表现也与蓖麻毒蛋白相似,体温先升高后降低,蛋白尿,时有抽搐,死亡解剖可见红细胞凝集、溶血、组织细胞破坏、浆膜有点状出血、脾及淋巴结肿大等。相思子凝集素与相思子毒蛋白分子结构颇为相似,但毒性却很低。相思子碱灌服对小鼠的LD_{50}>5 g/kg,腹腔注射为1 362 mg/kg(1 081~1 716 mg/kg,95%可信区间),小鼠灌服840 mg/kg除活动略有减少外,外观无其他异常。麻醉犬十二指肠给药。

【中毒症状】 其叶、根、种子均含毒,以种子最毒。相思豆种子中含相思子毒蛋白,其含量占种子2.8%~3.0%,并含相思子碱、海巴佛林、葫芦巴碱及相思子酸等。相思子毒蛋白是一种剧毒性高分子蛋白毒素,成年人摄入致死剂量为5.0~7.0 g/kg,已被列为潜在的重要毒素武器和生物恐怖病原之一。在非常低的浓度时这种蛋白毒素即可使红细胞发生凝集和溶血反应,对黏膜有强烈刺激性,对其他细胞也具有细胞毒性作用。相思豆因有剧毒,一旦误食(嚼碎2~3粒咽食),轻者可引起恶心、呕吐、腹泻、肠绞痛等症状,重者数日后可出现溶血、呼吸困难、发绀、脉搏细弱、心跳乏力等,甚者可因昏迷、呼吸循环衰竭、肾功能衰竭而死亡。

【预防】 不宜内服,以防中毒。

【救治】

1. 阻断毒物继续吸收　当患者口服相思豆后应立即催吐、洗胃,及时清除毒物,阻断毒物进一步吸收。

2. 尽早保护消化道　喝牛奶、蛋清保护胃黏膜,因急性中毒患者血清胃泌素含量高,而胃酸升高与消化道出血有一定关系,所以无论有无消化道出血都应尽早使用质子泵抑制剂或H受体阻滞剂及抑制胃泌素释放的药物。

3. 维持有效循环容量,保证重要脏器功能　由于相思豆毒素是一种糖蛋白,可引起明显血管扩张,加上腹泻、消化道出血等引起血容量进一步丢失,导致低血压甚至休克。处理时应尽快补充血容量,纠正休克,保证肾脏等重要脏器血流量;肾脏出血者用碳酸氢钠碱化尿液,防止血红蛋白尿或其产物在肾脏沉积,损害肾脏;血凝酶、垂体后叶素、云南白药可用于消化道出血者。通过上述治疗本例患者第4天大便隐血试验即转阴。同时注意抗感染及其他辅助治疗,可有效缩短疗程。

【配伍禁忌】　不宜内服,以防中毒。

五十九、娃　儿　藤

【别名】　白龙须、虾箱须、落土香、土细辛、藤菜细辛、毛管细辛、双飞蝴蝶、落地蜘蛛、上树蜘蛛、土白前、哮喘草、关腰草、王劳伤、老虎须、白薇根、山辣椒、落地金瓜、七层楼。

【基原】　为萝藦科植物七层楼 *Tylophora floribunda* Miquel 的根。

【产地】　分布于台湾、广东、广西、云南的南部等地,越南、老挝、缅甸、印度也有分布。

【炮制】　秋、冬季采根,洗净晒干。

【功效与主治】　祛风化痰,解毒散瘀。治小儿惊风,中暑腹痛,哮喘痰咳,咽喉肿痛,胃痛,牙痛,风湿疼痛,跌打损伤。

【用法用量】　内服:煎汤,5~15 g;研末或捣汁。外用:捣敷。

【毒性】　全株有毒,根和叶含生物碱等有毒成分。七层楼碱对腺癌-755、淋巴肉瘤、淋巴细胞性白血病P-388、小鼠淋巴白血病L-1210均有显著抗肿瘤作用,已进入临床试用,但由于试验中发现对中枢神经系统有不可逆的毒性,因而停止使用。

【中毒症状】　头晕、眼花、呕吐、四肢无力、麻木。严重者呼吸困难,眩晕,心跳开始增强,其后变弱至无力、停止而死亡。

【预防】　严格掌握本品的适应证和使用剂量,内服时应更加谨慎。

【救治】 催吐，洗胃，导泻，饮浓茶、稀醋酸或鞣酸溶液，服糖水或注射葡萄糖液及维生素C，对症治疗。

【合理应用】

1．小儿惊风　娃儿藤鲜根10 g。冷开水半碗擂汁，频频灌服。

2．中暑腹痛　七层楼根15 g，水煎服，或研粉吞服，每次5 g。

3．白喉　七层楼鲜根50 g，捣汁服，每天数次。如不能口服，可用鼻饲。

4．跌打损伤　七层楼根适量，晒干研末，每次10 g，水酒冲服。

5．关节肿痛　七层楼鲜根适量，酒精少许，捣烂外敷。

6．竹叶青蛇咬伤　七层楼根、乌桕叶、半边莲、犁头草（均鲜）各50 g，捣烂外敷。

7．口腔炎　七层楼根15～20 g，水煎服。

8．牙周炎　七层楼根7.5 g，苋菜梗12.5 g。加白糖适量，水煎服。

【配伍禁忌】 孕妇及体弱者慎用。

六十、假　黄　皮

【别名】 山黄皮、大果、野黄皮、半边枫、鸡母黄。

【基原】 为芸香科植物假黄皮 Clausena excavata Burm. f. 的树叶或树皮。

【产地】 分布于台湾、福建、广东、广西、云南五省（区）的南部，越南、老挝、柬埔寨等国也有分布。

【炮制】 全年均有采收。叶，鲜用；根，洗净，切片，晒干。

【功效与主治】 接骨，散瘀，祛风湿。用于胃脘冷痛，关节痛。叶：疏风解表，散寒，截疟。用于风寒感冒，腹痛，疟疾，扭伤，毒蛇咬伤。

【用法用量】 内服：煎汤，6～12 g。外用：适量，煎汤洗；或叶捣烂敷。

【毒性】 果有毒。含毒成分为挥发油中的茴香脑。

【中毒症状】 多食引起头晕。

【救治】 早期可洗胃，晚期则导泻。对症治疗。

【合理应用】

1．感冒高热　山黄皮、桑枝、香薷、淡竹叶，水煎服。

2．全身水肿　山黄皮、老松皮、麦秆、紫苏梗、蝉蜕，煎水外洗，并内服萝卜子2次，每次15 g。

【配伍禁忌】 孕妇慎用。

六十一、野 烟 叶

【别名】 野茄树、土烟叶、假烟叶、大黄叶、三姐妹、毛叶树。

【基原】 为茄科植物假烟叶树 Solanum verbascifolium L. 的叶或全株。

【产地】 分布于台湾、福建、广东、广西、海南、云南南部，越南、老挝、柬埔寨、泰国等也有分布。

【炮制】 叶于开花前采，全株全年可采，洗净，切段鲜用或晒干。

【功效与主治】 行气血，消肿毒，止痛。用于胃痛，腹痛，痛风，骨折，跌打损伤，痈疖肿毒，皮肤溃疡，外伤出血。

【用法用量】 内服：煎汤，4.5～9 g。外用：适量，煎水洗或捣敷。

【毒性】 全株有毒，以果最毒。含茄碱等几种有毒生物碱。

【中毒症状】 口腔、咽喉灼痛，腹痛，呕吐，眩晕，瞳孔先缩小后散大，重者痉挛、昏迷等，终致呼吸衰竭而死亡。

【预防】 本品全株有毒，以果最毒，内服宜慎。

【救治】
1．洗胃，催吐，导泻。
2．服蛋清及活性炭。
3．大量饮糖水或以10%葡萄糖液静脉滴注。
4．皮下注射毛果芸香碱0.01 g，半小时1次，直至口腔湿润为止。

【合理应用】
1．手脚痛风　鲜野烟叶适量，捣碎和酒炒热，推擦患部。
2．癣　毛叶树煨水洗患处。
3．无名肿毒　毛叶树适量，捣绒敷患处。
4．痈疮肿毒、湿疹、皮炎、外伤感染　假烟叶鲜品捣烂外敷，或煎浓汁洗患处。
5．慢性粒细胞白血病　野茄树根9～15 g，水煎3次分服。

【配伍禁忌】 孕妇禁用。

第二节 强心苷类

一、万年青根

【别名】 牛尾七、开口剑、斩蛇剑。

【基原】 为百合科万年青属植物万年青 *Rohdea japonica*（Thunb.）Roth. 的根。

【产地】 分布湖北、湖南、江西、江苏、安徽、浙江、四川、贵州、广东、福建等地。

【炮制】 全年可采，秋季为佳，挖取根或根茎，除去须根及茎叶，洗净晒干或烘干。晒干品呈白色，烘干品呈红色。一般认为烘干者品质佳。宜贮于石灰缸内或经常日晒，以免虫蛀。

【功效与主治】 清热解毒，强心利尿，止血。主治咽喉肿痛、心力衰竭、毒蛇咬伤、跌打损伤、白喉、水肿、烧烫伤、咯血、吐血、丹毒、疔疮。

【用法用量】 内服：煎汤，9~15 g（鲜品30~60 g），或捣汁。外用：捣敷或煎水洗。

【毒副反应】 万年青苷静脉注射最小致死量：猫为0.091 mg/kg，兔为0.29 mg/kg，蛙为0.3 mg/kg，以1/3的最小致死量注射于猫的皮下，于6 h内发生剧烈呕吐，并有较大的蓄积作用。

【中毒症状】 恶心、呕吐、腹泻，继之胸闷、四肢发凉、心率减慢，严重时昏迷、心脏房室传导阻滞，甚则心脏停止跳动。

【预防】

1. 控制剂量。临床使用时，应控制在常规剂量以内。
2. 虚弱之体及脾胃功能较差者尽量勿用。
3. 中病即止，不可久服。

【救治】

1. 用1∶2 000的高锰酸钾溶液洗胃。
2. 给予鞣酸蛋白，以防毒物进一步吸收。
3. 用硫酸镁导泻。
4. 迷走神经兴奋者，给予654-2或阿托品注射液（青光眼患者忌用），无效时应用异丙基肾上腺素1 mg。室颤者可用利多卡因。

5. 人参、麦冬各9 g，五味子6 g，水煎服；或生脉注射液，静脉滴注。

【合理应用】

1. 心力衰竭　万年青，成人每天量20～36 g，水煎2次使成90 mL，分3次服，1个疗程7～10天，控制心力衰竭达饱和量；小儿每千克体重1.5～3 g为饱和量，按每6 h服1次，每天维持量约为饱和量1/15，如心力衰竭未控制，则用4～7天维持量后，继续用第2个疗程的饱和量，如此类推。

2. 肺心病心力衰竭　万年青注射液，每支含生药50～143 mg，采用静脉缓慢滴注，每次用量含生药200～400 mg。或用万年青薄膜含片（每片含强心苷3 mg），每天6片，分3次含化，连用5天；万年青与参附组成复方片剂（每片含万年青粗粉2 g），每天12片，分2次服。对肺心病心力衰竭均有一定的强心利尿作用。

3. 室上性心律失常　用万年青注射液6 mL（含总苷6.6 mg），加50%葡萄糖液40 mL，5 min静脉滴注完毕。或用万年青强心苷膜，每次5～10 mg舌下含，每天3次，2周为1个疗程。

4. 流行性腮腺炎　鲜万年青根20～30 g，捣烂，敷患处，早晚各换药1次。一般5～6天痊愈。

5. 白喉　①万年青醋露：将万年青鲜根茎40 g，洗净切细，加醋100 mL，浸2天后去渣过滤，滤液加冷水100 mL，溶液含生药200 mg/mL。用法：1岁以下1 mL，1～2岁2 mL，3～4岁3 mL，5～6岁4 mL，7～9岁5 mL，10～12岁6 mL，13～15岁7.5 mL，16岁以上10～15 mL。以上为全天量，分6次口服，每4 h 1次。首次加倍，调糖浆少许送服。②万年青根状茎9 g，捣汁内服。用于治疗白喉引起的喉梗阻，取汁频频吞服，1次服完。凡重症患者同时配用抗毒素、抗生素和激素。

6. 急性细菌性痢疾　用20%万年青以醋浸泡，口服，首次剂量5 mL，以后每次3～4 mL，每天服3～4次，5～7天为1个疗程。

【配伍禁忌】　孕妇及儿童忌用。

二、香加皮

【别名】　北五加皮、杠柳皮、钻墙柳、爬山虎。

【基原】　为萝摩科植物杠柳 *Periploca sepium* Bge. 的干燥根皮。

【产地】　我国大部分地区皆有分布。

【炮制】　春、秋季均可采挖，趁新鲜时以木棒敲打，使根皮和木质部分离，抽去木心，将皮拣净杂质，洗净，闷润后切段，阴干或晒干。现代主要是净制，切制，也有的地区有酒炙法。

【功效与主治】 祛风湿，强筋骨。主治风寒湿痹、腰膝酸软、心悸气短、下肢浮肿。

【用法用量】 内服：煎汤4～10 g，浸酒或入丸散。

【毒副反应】 毒素存在于根、茎、叶。有毒成分为杠柳毒苷，属于强心苷类。40%酊剂0.2～0.8 mL皮下注射，可使小鼠呼吸深度抑制而死亡。其杠柳制剂以1 g/kg的剂量给猫灌胃足以致死。注射于其他动物可使血压上升极高，3～20 min即可死亡。中毒时血压先升后降，心脏收缩力增强，继而减弱，心率不齐，乃至心室纤颤而死亡。其对心电图的影响，主要呈现传导抑制和室性异位节律，终致心室纤颤。

【中毒症状】 急性中毒后很快出现头痛、头昏、昏迷、血压先升而后降、心律失常，以及全身麻痹，最后呼吸循环衰竭，可于2～3 min内死亡。

【预防】 本品有毒，《药典》规定剂量为3～9 g，故临床使用时，应控制在常规剂量以内，不可过量和久服。

【救治】 立即洗胃、结肠灌洗。应用中枢神经兴奋剂。可使用的解毒剂有乙二胺四乙酸二钠（$CaNa_2$-EDTA）、氯化钾、维生素B_6、三磷酸腺苷（ATP）。对症治疗：中毒早期，心悸、胸闷、心率过缓或心率不齐者，可取绿茶15 g煮15 s后，加蜂蜜调服。腹痛、腹泻、自汗、手足不温、口吐清涎、脉缓者，取肉桂6 g内服。

【合理应用】

1. 病毒性心肌炎　北五加皮、麦冬、甘草各12 g，太子参（或党参15 g或人参8 g）、黄精、丹参、桑寄生各20 g，白芍、五味子、苦参、甘松各10 g。随症加减，每天1剂，水煎服。发病初期有感染者宜加金银花、板蓝根，恢复期宜加茯苓、陈皮、木香、大枣等。

2. 心力衰竭

（1）北五加皮粗苷每天60～80 mg，3天后改为维持量每天20～40 mg，一般用药后2～3天可控制心力衰竭，原用洋地黄病例，改用本药后病情稳定甚至进一步好转。对各种心力衰竭均有一定疗效，口服吸收迅速，排泄较快。

（2）香加皮、太子参、党参、茯苓、猪苓、泽泻、车前子等。每天1剂，水煎分2次服。香加皮用量每天3～9 g，维持用量每天3 g左右。纳呆、恶心加白术、莱菔子、陈皮、山楂，胸胁胀满加瓜蒌、薤白、郁金，头痛头晕、血压高者加夏枯草、牛膝、黄芩，有瘀血症者加桃仁、红花、赤芍。用于治疗风湿性心脏病、高血压动脉硬化性心脏病所致心力衰竭。

3. 骨性关节炎　香加皮、熟地黄、骨碎补、杜仲、白芍、狗脊、木瓜、秦艽、牛膝、姜黄各10 g，甘草6 g。阴虚者以生地黄易熟地黄，酌加知母、黄柏、菊花；病位在上者以桑枝易牛膝；关节肿胀且痛者甚酌加制川乌、地鳖虫、地龙。

4. 风湿性关节炎　北五加皮、过山龙、白鲜皮。白酒浸泡饮。

5. 水肿　香加皮4.5～9 g，水煎服。

【配伍禁忌】　年老、体弱、孕妇、儿童及高血压患者忌用。

三、夹　竹　桃

【别名】　柳叶桃、叫出冬、水甘草。

【基原】　为夹竹桃科植物夹竹桃 *Nerium indicum* Mill. 的叶或树皮。

【产地】　分布于广东、广西、四川、福建、云南、河南、辽宁等地。

【炮制】　晒干、阴干或鲜用。

【功效与主治】　强心利尿，祛痰定喘，镇痛，去瘀。主治心力衰竭、喘息咳嗽、癫痫、跌打损伤肿痛、经闭。

【用法用量】　内服：煎汤0.3～0.9 g；外用：研末0.09～0.15 g捣敷。

【毒副反应】　叶、皮及根有毒。其有毒成分除强心苷外，尚有箭毒作用物质。小白鼠静脉注射夹竹桃溶液600 mg/kg 或家兔注射150 mg/kg，可出现不良反应或药源性疾病，如呼吸困难、惊厥、昏迷，前者6～10 min，后者20～60 min死亡。慢性毒性试验，按期给药10 mg/kg，10天内5只猫中4只死亡。以本品的主要成分夹竹桃苷丙静脉注射，鸽的MLD为0.368 mg/kg，狗为0.135 mg/kg，猫的LD_{50}为 0.18 mg/kg。小鼠腹腔注射其去苷提取物，LD_{50}为 84.37 mg/kg，注射乙醚提取物LD_{50}为22 g/kg。如果人每次服干夹竹桃叶3 g足以致死。

【中毒症状】　主要表现为食后2～5 h发生恶心、呕吐、腹痛腹泻、便血、头昏头疼、四肢麻木、冰冷有汗，或肢端局限性发绀、纳差、烦躁、神志不清、抽搐、呼吸急促浅表、面色苍白、体温及血压下降、心律失常、室颤、心源性脑供血不足、嗜睡、昏迷、休克，严重时心跳突然停止而死亡。

【预防】

1. 严格掌握剂量及用法，严密观察病情变化（包括心电图观察），这是防止中毒的重要一环。

2. 不应作观赏用花，并广泛宣传不可嚼食花叶。

【救治】

1. 洗胃、导泻。食后6 h内均可洗胃，可用0.5%鞣酸或1∶2 000的高锰酸钾液。中、晚期可服泻药导泻。

2. 给氯化钾能口服者用2 g，每2 h 1次。尿不少者可给3~6次。轻度中毒每天3次；重症病例或不能口服者，静脉注射氯化钾2 g，亦可将1.5~2 g氯化钾注射液配入10%葡萄糖液500 mL中，缓慢静脉滴注，1~2 h滴完。注意，肾功能不全者忌用静脉滴注。窦性心动过缓、Ⅱ度或完全房室传导阻滞者，钾盐相对禁用；确有低钾存在，也要审慎给予。

3. 对症治疗及支持疗法深度抑制时用中枢兴奋剂。心动过速者单给钾盐无效时，加入普鲁卡因胺，每次0.25~0.5 g，每天3次；重症者，立即口服1 g，以后每3~6 h口服0.5 g，直至病情控制。房室传导阻滞、窦性心动过缓或心源性脑缺血综合征时，用阿托品1~5 mg，静脉注射。无效时，用异丙基肾上腺素1 mg，以5%葡萄糖500 mL稀释后静脉滴注。

【合理应用】

1. 心力衰竭　采用老嫩适中的夹竹桃鲜叶，擦净，低温烘干或晒干，研末过筛，装胶囊或制片剂，每个胶囊或药片含生药0.05 g，分快速和缓慢给药法。前者第1天给药0.2~0.6 g，分2~3次服，第2、3天根据症状和心率变化的情况酌情使用，产生疗效后改用维持量，每天0.05~0.1 g，用药1周或症状消失则停药。一般用药后12~72 h生效，表现为心率减慢，尿量增多，水肿消退或改善，肝脏肿大回缩，咳喘、胸闷、发绀等症状消失或减轻，肺部啰音减少或消失。有些房颤者恢复窦性心律。多数心力衰竭约1周可以控制，有效率在90%以上。对活动性风湿性心脏病无效，对心肌炎可能不利，应慎用。

2. 斑秃　用酒精浸泡夹竹桃老叶7天，配成10%的酊制，涂患处，多数患者用药后有明显疗效。

【配伍禁忌】　孕妇忌服，不可久服。

四、八　角　枫

【别名】　白龙须、白金条、白筋条。

【基原】　为八角枫科植物八角枫 *Alangium Chinese*（Lour.）Harms. 或瓜木 *A. Platanifolium* Harms.、长毛八角枫 *A. Kurzij* Craib. 的根、须根、根皮、叶、花。

【产地】　我国大部分地区均有分布。

【炮制】　挖取支根或须根，除去泥土，洗净，晒干。夏、秋季采叶及花，鲜用或晒干备用。

【功效与主治】　祛风除湿，舒经活络，散瘀止痛，并有麻醉及松弛肌肉作用。主治风湿疼痛、麻木瘫痪、心力衰竭、劳伤腰痛、跌打损伤。

【用法用量】 内服：煎汤用须根1.5~3 g，根3~6 g；或浸酒。外用：适量，煎水洗。

【毒副反应】 八角枫总碱对兔的同MDL与最小肌松量分别为5.65 mg/kg及2.47 mg/kg，两者之比为2.28:1，琥珀酰胆碱则为1.5:1。猫静脉注射酸性酒精提取液0.1 g/kg，血压明显下降，致死量为4 g/kg。

【中毒症状】 轻中毒时，面色苍白，呼吸变慢而浅，头昏和乏力感，大剂量或注射速度过快，可使血压剧升，心律失常，房室传导阻滞，呼吸抑制，四肢抽搐，直至死亡。

【预防】 本品有毒，剂量必须严格控制，应从小剂量开始，至患者出现不同程度的软弱无力、疲倦感觉为度。

【救治】

1．及时洗胃以除去残留毒物。

2．静脉补液，同时给利尿剂，以促使毒物排出，服通用解毒剂。

3．呼吸抑制时应及时进行人工呼吸，可应用二甲弗林。必要时做气管插管，进行加压呼吸（由于八角枫主要含毒黎碱，可松弛和麻痹呼吸肌，而呼吸兴奋剂几乎没有作用）。

4．补钾。表现为室性早搏呈二联、三联律或多源性，以及快速房性、交界性和室性心律失常，应给予氯化钾每天6~8 g，分多次口服，或静脉滴注，每小时1~1.5 g。肾功能不全者忌用静脉滴注。室性心动过缓、Ⅱ度或完全房室传导阻滞者，钾盐相对禁用，给钾时需多次描记心电图。室性快速型心律失常者，用利多卡因50~100 mg静脉注射，必要时15~20 min后可重复1次，继以每分钟1~4 mg静脉滴注。缓慢心律失常者可选用阿托品、异丙肾上腺素。高度房室传导阻滞并发心源性脑缺氧综合征者，应安装临时心脏起搏器。

【合理应用】

1．心力衰竭 八角枫煎剂（每10 mL含生药3.3 g），每次10~20 mL，口服，每天3次。具有明显的强心作用，使患者的房性期前收缩及Ⅰ度房室传导阻滞恢复正常，也可改善风湿病的临床表现。

2．慢性风湿性关节炎 用八角枫注射液（每毫升含生药2 g），每次肌内注射2~4 mL，每天1~2次；或口服糖浆剂（50%），每服20~30 mL，每天2~3次；或口服酊剂（1:3），每次10 mL，每天2~3次。另用八角枫侧根30 g，白酒1 000 g浸7天，早晚各饮酒15 g，对风湿关节痛效好。

3．用作肌松剂 八角枫煎剂口服，或注射剂肌内注射（或静脉给药），用于各种外科手术。

4．踝扭伤 用八角枫叶捣烂外敷。

5. 坐骨神经痛　用八角枫须根30 g，研细，加蜂蜜适量，制成丸剂30粒，每次服1粒，每天1～3次。也可制膏剂或酊剂内服。

6. 不孕症　八角枫细须研粉5～6 g，炖猪肉50 g，或鸡蛋1枚，在月经干净后的第2天晚上临睡前趁热服下，然后同房，均怀孕。

7. 复合麻醉　口服八角枫9～15 g，加水至150 mL，煎煮20～30 min，于手术前30 min口服，可用于小手术，手术时皮肤切口用少量的局麻药即可。

8. 精神分裂症　八角枫须状根粉，每服1.5～2.4 g（切勿过量）。每天3次。

【配伍禁忌】　孕妇、小儿及年老体弱者忌服。

五、罗布麻

【别名】　吉吉麻、泽漆麻、野麻、红麻。

【基原】　为夹竹桃科植物罗布麻 *Apocynum venetumt* L. 的全草。

【产地】　主产于辽宁、吉林、内蒙古、甘肃、新疆、陕西、山西、江苏等地。

【炮制】　开花前摘叶，晒干或阴干，亦有蒸炒揉制后用者。夏季挖全草，洗净，除去杂质，切段，干燥。

【功效与主治】　平肝安神，清热利水。主治肝阳上亢型眩晕、心悸失眠、浮肿尿少。

【用法用量】　内服：煎汤6～12 g，或泡茶。

【毒副反应】　罗布麻根煎剂对猫的致死量为（0.46±0.12）g/kg，罗布麻根强心苷对猫的平均致死量为3.2 mg/kg。

【中毒症状】　早期出现恶心、呕吐、流涎、厌食、头痛、头晕、疲倦，继而出现腹痛、腹泻、四肢麻木、厥冷、皮肤苍白、视力模糊，严重者出现心律失常（常见为室性期前收缩、房室传导阻滞等），患者极度虚弱、谵语、神志昏迷，甚至死亡。

【预防】

1. 严格控制用量。

2. 严格掌握禁忌证。

3. 加强药后观察，确保安全。

【救治】

1. 内服不久者立即用温水、鞣酸溶液洗胃，用硫酸镁导泻，内服活性炭末。

2. 对症治疗，给予吸氧、抗惊厥等。

3. 如有快速型心律失常，伴房室传导阻滞的房性心动过速和室性早搏者，可选用苯妥英钠250 mg稀释于20 mL的注射用水中，于5～15 min内注射完。转为窦性心律后每次0.1 g，每天3～4次口服。

【合理应用】

1. 心力衰竭　取干燥罗布麻（切碎）15 g，加水300 mL左右，浸泡12 h后用文火煎1 h，冷却过滤，得滤液约200 mL，加入尼泊金酯少许，制成80%的煎剂。凡2度或3度充血性心力衰竭患者给煎剂每次100 mL，每天服2次。心率减至70～80次/min时，改为维持量，每天1次，每次50 mL左右。治疗慢性充血性心力衰竭患者效果好。

2. 高脂血症　口服罗布麻冲剂1包，每天3次（或罗布麻胶囊4粒，每天3次），连续3个月。

3. 高血压　口服罗布麻叶片（每片0.5 g，相当于原生药2 g）口服，1次3～4片，每天3次，饭后30 min服用，或者每天用罗布麻叶3～6 g，开水泡当茶饮，或早晚定时煎服。

4. 白细胞减少　以罗布麻胶囊每次4粒（每粒0.25 g），每天3次，口服。

5. 胰腺炎、胆管感染及胆石症　用胆胰汤［罗布麻、野菊花各30 g，柴胡、香附、枳壳各10 g，郁金15 g，延胡索10～15 g，大黄（后下）6～12 g］，随症加减，水煎服，每天1剂，辅以西药对症治疗。

6. 感冒　用罗布麻黄酮铝片（约普通纸烟大小，内含罗布麻黄酮铝0.2 g，相当于生药8 g）口服，每周连服2天，每天2次，每次2片。或用罗布麻叶500 g，加水5 000 mL，煎至2 500 mL；再加苯甲酸0.25 g，每天服100 mL，分2次口服，每周连服2天。

7. 气管炎　用罗布麻雪茄烟（约普通纸烟大小，内含罗布麻叶30%、晒烟70%，加少量冰片、香料等），每天用量不超过5支，每次不超过半支为宜，停吸其他杂烟，疗程1～1.5个月。

8. 水肿　以罗布麻根12～15 g水煎服，每天2次，治疗各种原因引起的水肿。

9. 中风偏瘫　配合服用复方罗布麻汤治疗中风偏瘫。

10. 抗衰老　经常服用罗布麻茶者，体液免疫中IgG多有上升，而IgA、IgM无明显改变，提示罗布麻有免疫调节作用。

【配伍禁忌】　1～2周内用过洋地黄者不宜应用，心动过缓或传导阻滞时慎用。

六、铃 兰

【别名】 草玉铃、铃铛花、扫帚糜子。

【基原】 为百合科铃兰属植物铃兰 Convallaria keiskei Miq. 的全草及根。

【产地】 分布于东北、河北、山东、河南、山西、陕西等地。

【炮制】 果熟期采收全草,晒干备用。

【功效与主治】 温阳利水,活血祛风。主治心力衰竭、浮肿、房颤、崩漏、带下、跌打损伤。

【用法用量】 内服:煎汤3~6 g;研粉冲服为0.6 g。外用:煎水洗,或烧灰研粉调敷。

【毒副反应】 铃兰毒苷的MLD,猫为($0.082 \pm 0.005\,8$)mg/kg,鸽为(0.167 ± 0.003)mg/kg。小白鼠腹腔注射10%铃兰全草酊剂的LD_{50}为($0.61 \pm 0.123\,8$)mg/kg。

【中毒症状】 头晕、恶心、厌食、流涎、心悸、房室传导阻滞、二联律等。

【预防】

1. 严格控制用量。

2. 严格掌握禁忌证。

3. 加强药后观察,应用时注意心律、心率的变化,长期应用饱和量可造成蓄积中毒。

【救治】

1. 洗胃、导泻。

2. 按强心苷类药物中毒处理,二巯基丙二酸钠可能有解毒作用,尚有待进一步观察。

3. 甘草90 g,水煎服;或黄芩45 g,水煎服。

【合理应用】

1. 心力衰竭

(1)全草每次0.3 g,每天量为1.0 g,水冲服。

(2)铃兰酊(取铃兰全草250 g,用40%乙醇作溶媒,按照渗漉法制备酊剂2 500 mL,即得)。

(3)铃兰毒苷注射液,成人饱和量为0.2~0.3 mg,饱和量最好分2~3次投给,总量达0.4 mg时作用显著。维持量为0.05~0.1 mg。治疗左心力衰竭最好,克山病用本品易诱发室性期前收缩,应用较小剂量,每天0.05~0.1 mg,可收到较满意的疗效。应用时将本品用20%葡萄糖注射液稀释后，由静脉缓慢注入。

2. 紫癜 铃兰适量，烧灰研粉，菜籽油调涂。

3. 跌打损伤 铃兰10 g，红三七6 g，红白二丸1.5 g，四块瓦15 g，水煎服，黄酒为引。

4. 丹毒 铃兰30 g，煎水洗。

5. 崩漏、带下 铃兰、益母草各10 g，红白鸡冠花、红毛七各6 g，红花4.5 g，泽兰3 g，水煎服，黄酒为引。

【配伍禁忌】 急性心肌炎、心内膜炎忌用。

七、福 寿 草

【别名】 侧金盏花、冰里花、雪莲花、长春菊。

【基原】 为毛茛科冰凉花属植物冰凉花 Adonis amurensis Regel. et Radde 的带根全草。

【产地】 分布于黑龙江、吉林、辽宁、甘肃等地。

【炮制】 每年4—5月花盛时挖取带根全草，洗净，迅速烘干或晒干备用。

【功效与主治】 强心，利尿，镇静，减慢心率。主治充血性心力衰竭、心源性水肿、心房纤维颤动。

【用法用量】 浸酒或水浸汁，内服0.3～0.6 g。制剂用法与用量如下：

1. 片剂 ①冰凉花苷片（即从冰凉花中提取的总苷），每片含冰凉花苷0.5 mg。用于急性或慢性心功能不全及心率过快，口服，每次0.5 mg，每天1～15 mg。极量，每次2 mg，每天4 mg。控制症状后改为维持量，每次0.25～0.5 mg，每天1～2次。②冰凉花总苷片，每片含0.5 U或1.0 U（1 U相当于生药0.1 g），口服，每次1～2 U。极量：每次3 U，每天6 U。③新福苷片，即冰凉花片。每片0.1 g，相当于生药0.32 g，含总苷2 mg。治疗心律失常和慢性心功能不全，口服，每次0.5～1片，每天2次（少数为1次）；治疗顽固性心律失常者可增至每次1～2片，每天2～3片。心律失常控制后改为每次1/4～1/2片，每天1～2次，此为维持量。

2. 注射剂 ①冰凉花苷注射液，每支2 mL，含冰凉花苷0.5 mg。用于心律失常，2周内未用过强心苷类药物，心率在100次/min以上的快速心房颤动、窦室性心动过速者，每次0.5～1 mg稀释于50%葡萄糖液40 mL中，缓慢静脉注射。近2周曾用过强心苷类或有并发症者，应适当减量。一般1次注射即能控制心率，以后改用口服维持，需要多次注射者少见。用于急性和慢性心功能不全者，每次0.5 mg，每天0.5～1 mg，用50%葡萄糖液稀释后缓慢静脉注射。极量：每次1 mg，每天2 mg。当症状控制后改用片剂，维持量。②冰凉花总苷注射液，每支1 mL，含总苷1 U。用于治疗心功能不全，每次0.5~1 U，全效量2~4 U，分3~4次用。每次用50%的葡萄糖溶液20 mL稀释后缓慢静脉注射。极量：每次2 U，每天4 U。维持量为每天1~2 U。

使用注意：使用冰凉花制剂在剂量过大和中毒时，心率显著减慢，继而变快或出现心律失常（类似洋地黄中毒的症状）。

【毒副反应】 0.3%浸剂对猫的MLD为46.2 mg/kg；总苷对小鼠的MLD为95 mg/kg，对家鸽则为0.77 mg/kg；加拿大麻苷对猫的MLD为0.175 mg/kg。

【中毒症状】 按治疗剂量应用，副作用不明显，如剂量过大或注射速度过快可以造成中毒，出现恶心、呕吐、多汗、腹痛、眩晕、视物不清、心慌，严重者可使心脏发生收缩性停止，导致死亡，其症状、体征及心电图等改变与各类洋地黄制剂中毒一样。

【预防】 本品使用剂量过大时或由于个体差异等原因，可发生不同程度的洋地黄类强心药的毒性反应，故应严格控制用量和加强药后观察。

【救治】 轻者应停药，并口服氯化钾2~3 g，每天3次；严重者对症治疗，必要时采取综合性抢救措施。

【合理应用】

1. 心力衰竭 用福寿草总苷（冰凉花中各种强心苷的混合物）静脉注射，每次剂量0.25~0.5 mg，20%或50%葡萄糖溶液20 mL稀释后缓慢（不得少于5 min）静脉注射，每天1~2次，24 h内不宜超过1.0 mg；心力衰竭控制后，改为片剂维持。慢性心力衰竭，用福寿草总苷片剂，初剂量每次0.5~0.1 mg，每天1~2次，心力衰竭基本控制后改为维持剂量，每次0.25~0.5 mg，每天1~2次。

2. 心律失常 用福寿草片治疗，每片0.1 g（相当于生药 0.32 g左右，含总苷约2 mg），每次口服1/2~1片，每天2次（少数病例每天1次）；顽固性心律失常病例增至每次1~2片，每天2~3次，待心律失常控制后改为每次1/4~1/2片，每天1~2次维持。儿童酌情减量。大多以7~14天为1个疗程，有效者继续维持服用。

【配伍禁忌】 心动过缓、房室传导阻滞者忌服。

八、羊 角 拗

【别名】 打破碗花、断肠草、羊角纽。

【基原】 为夹竹桃科植物羊角拗 *Strophanthus divaricatus*（Lour.）Hook. et Arn. 的种子、根、茎和叶。

【产地】 分布于福建、广东、广西、贵州等地。

【炮制】 全年可采,可用鲜品,或洗净晾干备用。

【功效与主治】 祛风湿,通经络,解疮毒,杀虫止痒、止痛。主治风湿肿痛、心力衰竭、跌打损伤、小儿麻痹后遗症、痈疽、疥癣等。

【用法用量】 本品毒性大,除提取物外,不可内服,仅限外用。以适量茎、叶煎汤,温洗,或用粉末适量,以酒、水调敷患处;亦可用鲜叶煎汁杀虫、灭蛆。

【毒副反应】 羊角拗苷静脉注射对小鼠和鸽的LD_{50}分别为6.93（5.45~7.68）mg/kg与0.43（0.412~0.442）mg/kg,猫的平均致死量为（0.3375±0.0125）mg/kg。猫静脉注射的MLD为0.194 mg/kg,最大耐受量为0.097 mg/kg,猫口服的MLD为0.927 mg/kg,最大耐受量为0.162 mg/kg。中毒量的羊角拗苷可引起心脏频率和节律的变化。按照中毒的程度,则表现为频率甚慢的室性节律或期外收缩、二联律、房性或室性心动过速、房性或室性颤动。

【中毒症状】 先出现头痛、头晕、恶心、呕吐、腹痛、腹泻、烦躁、谵语,其后四肢冰冷而有汗,脸色苍白,脉搏不规则,瞳孔散大,对光反应不敏感,继而出现痉挛、昏迷、心跳停止而死亡。

羊角拗毒苷注射速度过快,可招致死亡。应用大剂量治疗时,少数病例出现头晕、心率不齐,表现为心室期前收缩、心房纤颤、房室传导阻滞等。心率不齐多发生在总剂量为1.5 mg时（最早为0.5 mg,最迟在3 mg）。一般认为与心肌受损严重程度有关,而与累积剂量无明显关系。

【预防】

1. 严格控制剂量,羊角拗混合苷（羊角拗苷和羊角拗次苷）一般主张由0.125~0.25 mg开始,逐渐调整用量,每天总量不可超过0.5 mg。

2. 应严格控制注射速度。

【救治】 首先吸氧、心电监护,若毒物未吐出时可催吐,洗胃;中晚期时则可导泻,服蛋清、维生素C,大量饮浓茶,肌内注射阿托品,静脉注射葡萄糖液,保温。此外,还可以采取对症治疗:烦躁不安或痉挛者给予镇静剂,口服水合氯醛,或肌内注射苯巴比妥钠;如循环衰竭则给予兴奋剂。

【合理应用】

1. 心力衰竭 用羊角拗苷每天 0.5 mg,加20%葡萄糖液50 mL中,于10 min内缓慢注入静脉,用药后大部分病例的各种症状得到改善或消失,脉搏和呼吸数减少,肺活量增加;用药3 h内,血压升高,静脉压下降,尿量增加,但对心电图无明显影响。

2. 小儿病灶性肺炎合并心力衰竭 应用羊角拗苷治疗,获良效。羊角拗苷小儿用量：1月内的婴儿为0.05 mg，6~12月为0.1 mg，1~3岁为0.15 mg，5~8岁为0.2~0.3 mg，8~12岁为0.3~0.5 mg。每天1次，肌内注射。

3. 多发性脓肿、蛇咬伤、骨折　羊角拗叶粉末适量，用酒水调和温敷患处。

4. 风湿肿痛、小儿麻痹后遗症、疥癣　羊角拗叶适量，煎汤温洗患处有效。

5. 乳痛初期　鲜羊角拗叶、红糖适量同捣烂，烤热外敷。

6. 骨折　羊角拗根、辣椒根、柳树根各适量，研末，韭菜头捣烂，酒水拌匀，湿敷损伤处或骨折处（应先复位，夹板固定）

【配伍禁忌】　白喉、风湿热、甲状腺功能亢进、梅毒所引起的心力衰竭、休克和急性传染病引起的循环衰竭、急性和亚急性心内膜炎等症禁用。由于中毒量可显著收缩冠状血管，冠状动脉硬化症患者应慎用。

九、马　连　鞍

【别名】　古羊藤、奶藤、马达、虎阴藤等。

【基原】　为萝藦科马连鞍 *Streptocaulon griffithii* Hook．f．藤本植物。

【产地】　分布于广西、云南，越南和缅甸、泰国也有分布。

【炮制】　全年可采，洗净，切片，晒干或鲜用。

【功效与主治】　可外用治毒蛇咬伤和烂疮等；根供药用，可治痢疾、湿热腹泻、慢性肾炎。

【用法用量】　内服：煎汤，3~6 g；或研末1.5~3 g。外用：鲜品适量，捣敷。

【毒性】　其叶和种子均有毒，其中毒机制尚不清楚。

【中毒症状】　因误食或过量服用而中毒，引起头晕、腹痛、腹泻等症。

【预防】　误食或过量服用引起头晕、头痛、腹痛，故在使用时应注意剂量。

【救治】

1. 尽早洗胃及导泻。
2. 对症治疗。

【合理应用】

1. 急、慢性肠炎，心胃气痛，外感寒热　古羊藤根，晒干研末。每服2.5~1 g，开水送下，每天服2次。

2. 红白痢症　古羊藤根50 g。煎汤冲蜂蜜25 g，每天2次分服。

3. 毒蛇咬伤　古羊藤生叶100 g，捣烂，冲酒100 g，绞取酒50 g，内服。渣涂敷伤口4周。

4. 溃疡病　古羊藤、山暗册等量，晒干研粉。每次1 g，每天3～4次，内服，疗程1个月。

【配伍禁忌】　虚寒者忌用。

十、莲生桂子草根

【别名】　马利筋、状元红、七姐妹、女金丹、半天花。

【基原】　为萝藦科马利筋属植物马利筋 Asclepias curassavica L. 的根。

【产地】　福建、台湾、湖南、广东、海南、广西、四川、贵州、云南等地均有栽培。原产拉丁美洲的西印度群岛。

【炮制】　全年可采，晒干或鲜用。

【功效与主治】　《广州植物志》："为吐剂"。《福建民间草药》："止血，杀虫，解毒，消痞。

【用法用量】　内服：煎汤，6～9 g。外用：鲜品适量，捣敷；或干品研末敷。

【毒性】　全株有毒，特别是乳液的毒性较强。

1. 马利筋全株有毒，尤其以白色乳汁的毒性最大，但花朵也是马利筋蕴藏丰富花蜜的地方。有不少蝴蝶的幼虫是以马利筋为食物，而马利筋遗留虫体的毒性也帮助它逃过鸟类的攻击。人误食马利筋乳汁会引起衰弱、肿胀、无法站立或行走、发高烧、脉搏加速但微弱、呼吸困难、瞳孔放大等症状。

2. 强心作用。国产马利筋的根、茎、叶、花、种子、果壳的煎剂使在体蛙心停止于收缩期；其种子之酊剂，通过在体猫心、心肺装置及心电图实验，均表现强心作用。云南西双版纳产马利筋之全植物中分得粗苷——马利筋苷，对冷血、温血动物心脏，表现强心苷性质，其作用特点与毒毛花苷相似。卡罗托苷的强心效力与毒毛花苷G接近。

3. 本属植物多有一定毒性。大鼠分别每天给予本品茎、叶的水、醇、石油醚提取物2 g（原生药），连续4个星期，未引起死亡，且对体重及生殖功能也无明显影响。本品的乙醇提取物5 mg/kg腹腔注射连续5天，对家兔未见蓄积中毒。而曾报道静脉注射于大鼠和兔则均可引起肺、肠道苍白，肾脏充血，脑、肺、肠系膜小动脉及脊髓的颈腰部等出血。马利筋苷静脉注射对鸽的最小致死量（含生药）为（54.97±18.4）mg/kg。

4. 蓄积作用与生物活性。马利筋苷蓄积性很小，在鸽24 h已无蓄积，其生物活性（鸽法）（0.751±0.017）mg/kg，为毒毛花苷G的1/4~1/5，与洋地黄毒苷接近，马利筋酊剂的生物活性比粗苷低273倍。

5. 细胞毒作用。卡罗托苷在体外能抑制人的鼻咽癌细胞，可能有抗肿瘤作用。

6. 其他作用同属植物马利兴山（*Asclepias incarnata*）等对颈动脉体化学感受器有影响，局部麻醉药可降低之，但毒毛花苷则没有太大影响。马利筋叶、茎煎剂对大鼠子宫有轻度抑制作用，大鼠后肢灌流流量明显增加，对豚鼠回肠无反应。

【中毒症状】 主要引起消化道和心脏损伤等症状，如头痛、眩晕、腹痛、腹泻、烦躁、谵语，甚至四肢厥冷出汗，面色苍白，脉搏不规则，瞳孔散大，痉挛，昏迷，心跳停止而死亡。

【预防】
1. 本品入煎剂用量为3~9 g，勿过量使用。
2. 用药过程中，如出现心脏损害表现，应立即停药。
3. 体质虚弱者禁用。

【救治】
1. 催吐，洗胃，导泻。
2. 服蛋清水，大量饮浓茶。
3. 阿托品肌内注射。
4. 葡萄糖液及维生素C静脉滴注。
5. 烦躁不安或痉挛，可口服水合氯醛或肌内注射苯巴比妥钠。
6. 注意心力衰竭的防治，保持患者体温。

【合理应用】 治痞块 莲生桂子草根20~40 g，切片，炒瘦猪肉，调红酒炖服。服后如发现小便米泔色，应即停药，3天后再服1次。

【配伍禁忌】 体质虚弱者禁用。

十一、白　薇

【别名】 薇草、知微老、老瓜瓢根、山烟根子、百荡草、白马薇、白前、老君须。

【基原】 为萝藦科植物白薇*Cynanchum atratum*或蔓生白薇的根。

【产地】 全国大部分地区有分布，生于山地。

【炮制】 除去杂质，洗净，润透，切段，干燥。

【功效主治】 清热凉血，利尿通淋，解毒疗疮。用于温热病发热，身热斑疹，潮热骨蒸，肺热咳嗽，产后虚烦血厥，热淋，血淋，咽喉肿痛，疮痈肿痛，毒蛇咬伤。

【用法用量】 内服：煎汤，3～15 g；或入丸、散。外用：适量研末贴，或用鲜品捣烂敷。

【毒性】 心悸，恶心，呕吐，头晕，头痛，腹痛，腹泻，流涎。重者可见心律失常。

【中毒症状】 白薇苷能使心肌收缩力增强，强心功能较强，内服过量，可产生强心苷样中毒反应，中毒量一般为30～40 g。临床使用切勿过量。

【预防】 一次使用剂量不超过30 g。

【救治】

1. 发生中毒时，立即停药；轻度中毒患者，停药数天，即可恢复。
2. 洗胃，导泻。
3. 静卧保温，补充适量钾盐，降低血钙浓度。
4. 出现心律失常，应给予对症治疗。
5. 中药解毒治疗，可用苦参60 g，或甘草绿豆汤。

【合理应用】

1. 肺结核潮热 白薇9 g，葎草果实15 g，地骨皮12 g，水煎服。
2. 妇人乳中虚，烦乱呕逆 生竹茹2份，石膏2份，桂枝1份，甘草7份，白薇1份。上五味末之，枣肉和丸弹子大。以饮服一丸，日三夜二服。有热者倍白薇，烦喘者加柏实一份。
3. 郁冒血厥，居常无苦，忽然如死，身不动，默默不知人，目闭不能开，口噤不能语，又或似有知，而恶闻人声，或但如眩冒，移时乃寤 白薇50 g，当归50 g，人参25 g。上为散，每服25 g，水600 mL，煎至300 mL，去滓，温服。
4. 火眼 白薇50 g，水煎服。
5. 肺实鼻塞，不知香臭 百部100 g，款冬花、川贝母（去心）、白薇各50 g。上为散，每服5 g，米饮调下。
6. 金疮血不止 白薇末贴之。
7. 瘰疬 鲜白薇、鲜天冬各等份，捣绒敷患处。
8. 风湿关节痛 白薇、臭山羊、大鹅儿肠根各15 g，泡酒服。
9. 伤寒二日不解者方 白薇24 g，苦杏仁、川贝母各36 g，麻黄66 g。上四味，治下筛。酒服2 g，自覆卧，汗出即愈。
10. 风惊恐，四肢牵掣，神志不宁，或发邪狂叫妄走，见鬼若癫痫状 白薇（焙干）、细辛（去苗叶）各75 g，龙齿（捣末）150 g，苦杏仁（去皮尖双仁，炒）80枚。上四味，粗捣筛，每服7.5 g，以水300 mL，煮取八分，去滓温服,空心午时夜卧各一。风热盛实,即入竹沥少许,搅匀服。

11. 小便不禁 白薇、白蔹、白芍各50 g。上药捣细为散,每于食前以粥饮调下10 g。

12. 妇人白带不止 白薇(拣)50 g,赤芍、海螵蛸(去甲)各25 g。上三味,捣罗为末,炼醋300 mL,熬成膏,丸如梧桐子大,每服20丸,食前热水下,日再。

13. 漏睛脓出 白薇25 g,防风、蒺藜、石榴皮、羌活各15 g。上末,米粉糊丸,桐子大,每服20丸,白汤下。

14. 热淋,血淋 白薇、白芍等份,上为末,每服10 g,酒调下立效,或加槟榔。

15. 虚热盗汗 白薇、地骨皮各12 g,银柴胡、鳖甲各9 g,水煎服。

16. 箭风痛 高红勤应用白薇煎〔白薇10 g,泽兰叶15 g,穿山甲片(炒黄、研)5 g〕,随症配伍,治箭风痛,或头项、肩背、手足、腰、筋骨疼痛,遍身不遂,效果奇佳。

17. 发热 周错等总结江苏省启东市老中医费天道老先生,运用白薇配伍青蒿治疗多种发热,如类风湿关节炎低热不退、肿瘤发热、小儿夏季热等,一般用白薇、青蒿各15 g,病情重者加量为各30 g,随症配伍,效果好。

18. 头风 白薇汤(白薇 30 g,人参 10 g,当归 15 g,甘草 3 g,葛根18 g,羌活15 g,桑寄生 10 g,白芍 2 0 g,茯苓 10 g)随症加减配伍,治疗产后血虚发热、昏厥、头痛剧烈等,效果好。

19. 逆经 逆经,辨证后仿《千金方》麦冬汤增减。处方:麦冬、栀子、牡丹皮、川牛膝、白薇、玉竹赤、白芍、丹参、太子参各10 g,干地黄12 g,生甘草5 g,4剂。随症加减,继续用药,治愈。

20. 慢性咽炎 山豆根9～12 g,板蓝根、玄参各15～30 g,乌梅、桔梗、生甘草各10 g,白薇、白蔹各9～12 g。每天1剂。声音嘶哑者加金钗石斛10～15 g,木蝴蝶6～9 g;咯痰不利者加牛蒡子、马兜铃各10 g;热毒较盛者加重楼6～9 g,连翘10～20 g;咽后壁淋巴滤泡增生明显者,加浙贝母5～10 g,夏枯草、生山楂、川牛膝15～30 g。效果良好。

【配伍禁忌】

1. 《本草经集注》:恶黄芪、大黄、大戟、干姜、干漆、大枣、山茱萸。

2. 《本草经疏》:凡伤寒及天行热病,或汗多亡阳过甚,或内虚不思食,食亦不消,或下后内虚,腹中觉冷,或因下过甚,泄泻不止,皆不可服。

3. 《本草从新》:血热相宜,血虚则忌。

4. 血分无热、中寒便滑、阳气外越者慎服。

第三节 氰苷类

一、苦杏仁

【别名】 光杏仁、杏仁。

【基原】 为蔷薇科植物山杏 *Prunus armenniaca* L. var. *ansu* Maxim.、西伯利亚杏 *Prunuss ibirica* L.、东北杏 *Prunus mandshurica* Koehne、杏 *Prunus armeniaca* L. 的干燥成熟种子。

【产地】 主要分布于我国东北、华北、内蒙古、西北、新疆及长江流域各省区。

【炮制】

1. 取苦杏仁原药材，除去杂质，残留的硬壳及霉烂者，筛去灰屑。
2. 苦杏仁拣净杂质放在沸水中略煮，待外皮微胀捞出，浸凉水中，搓去种皮，晒干后簸净，取仁。也有用湿热加热杀酶法及微波加热杀酶法处理，效果颇佳。
3. 炒苦杏仁。取苦杏仁放锅内，用文火炒至微黄，取出放凉。
4. 苦杏仁霜。取净杏仁研末或捣如泥，数层草纸包裹，压榨去油，反复数次，至草纸不显油迹，杏仁松散不粘结成饼，再研成细粉。多为临用时加工炮制。

【功效与主治】 降气止咳平喘，润肠通便。主治咳嗽气喘，胸满痰多，血虚津枯，肠燥便秘。

【用法用量】 内服：煎汤4.5～9g，入煎剂后下；或入丸、散。外用：捣敷。

【毒副反应】 苦杏仁苷的小鼠静脉注射LD_{50}为25 g/kg，大鼠静脉注射LD_{50}为25 g/kg。小鼠、兔、犬静脉注射和肌内注射的MLD均为3 g/kg，口服均为0.075 g/kg；人静脉注射MLD为5 g（约 0.07 g/kg）。人口服苦杏55枚（约60 g），含苦杏仁苷约 1.8 g（约 0.024 g/kg）可致死。苦杏仁苷口服量在胃肠道分解出氢氰酸，故毒性比静脉注射MLD大40倍左右。

【中毒症状】 误服苦杏仁过量后0.5～5 h发病，首先感到口中有苦涩味、流涎、头晕、头痛、恶心、呕吐、腹泻、心悸、四肢软弱无力等；稍重则感胸闷，并有不同程度的呼吸困难；严重者呼吸微弱，意识不清，烦躁不安，瞳孔散大，对光反射消失，血压下降，牙关紧闭，全身发生痉挛，四肢冰冷，呈休克状态，最后因呼吸麻痹、心跳停止而死亡。

【预防】

1. 盛产杏仁地区，每当杏仁成熟季节，应加强宣传，禁吃杏仁。告诫儿童不要吃各种核仁。

2. 严格控制用量及用法，切不可多用。每次4.5～9 g，每天1～2次，宜煮沸后下。

3. 加强食品管理。作为食品要用甜杏仁，去种皮，且制成熟品，用开盖炒、煮、熬等加热烹调方法处理。

4. 大剂量用药应常查心电图，因心电图上的毒性反应表现较毒性症状出现为早。

【救治】

1. 早期救治　应迅速洗胃、催吐、导泻、输液。

2. 解除氰化物　吸入亚硝酸异戊酯 0.2 mL，每隔2 min吸入30 s，再用3%亚硝酸钠溶液按6～12 mg/kg，成人10～15 mL（儿童用量为1%，10～25 mL），加入25%～50%葡萄糖溶液40～60 mL，静脉缓慢推注；继用50%硫代硫酸钠溶液 50 mL加入5%葡萄糖液1 000 mL中静脉滴注。如症状未改善，可用半量重复注射1次。

3. 对症治疗　视病情需要，给予呼吸兴奋剂、强心剂、升压药、吸氧等。对重症患者可给细胞色素C。

4. 中医中草药疗法　杏树皮60 g，削去外皮，加水200 mL，煮沸20 min，温服。或杏树根60～90 g，煎汤内服，每12 h 1次。或生萝卜或白菜1 000～1 500 g，捣烂取汁加糖适量，频频饮之。或甘草、大枣各120 g，水煎服。或绿豆60 g，水煎加砂糖内服。

【合理应用】

1. 慢性气管炎　取带皮苦杏仁与等量冰糖研碎混合，制成杏仁糖，早晚各服9 g，10天为1个疗程。

2. 急、慢性呼吸道感染　杏仁、生半夏等份为末，贮瓶密封备用。用时取适量药末，与去掉根须的大蒜白头捣烂和匀成稠糊状。先用温水洗脚，后取药糊外敷于两足涌泉穴，用胶布固定，早晚各更换1次，连用3天为1个疗程。小儿如足下有灼热感时可提前取下，发泡者无需挑破，用紫药水外涂即可；使用本法时停用其他药。

3. 肿瘤　将苦杏仁、蓖麻仁等中药磨碎后加入5-氟尿嘧啶（5-Fu）等药制成含5-Fu为1%的皮癌膏。用药前，先将病灶表面之痂皮、脓性分泌物清除干净，再将皮癌膏涂布于病灶上。每天1~2次，直至瘤体完全脱落，创面完全愈合为止。或者用苦杏仁苷（amygdalin，Laetrile）口服，每天1~3次，每次0.1~0.2 g，配服维生素A 2.5万U，维生素E 10 mg等。或者将苦杏仁苷溶于葡萄糖液中静脉滴注，每天1次，每次3~6 g，治疗晚期肺癌、食管癌。或用苦杏仁同糯米、粳米、乳饼煮3次，治疗腹腔肿瘤效果较好。

4. 脓疱病　苦杏仁烧炭研末，加香油调成糊状涂患处。

5. 外阴瘙痒　苦杏仁150 g，炒枯研成细粉，加麻油75 g，调成糊状。用时先取桑叶涂搽，每天1次，或用带线棉球蘸杏仁油塞入阴道，24 h后取出。

6. 蛲虫病　取连皮苦杏仁30粒，脱脂药棉6~10块，将连皮苦杏仁研泥，加入沸水，文火煎浓液，当患者夜间自觉肛门发痒，将浸湿药棉塞入肛门内，次日取出。

7. 癌性胸水　苦杏仁苷对癌性胸水有一定的缓解和控制作用，且有镇痛、止咳、增加食欲等效果。其方法为口服，每次0.2~0.6 g，每天1~3次，或口服加静脉滴注每天3~6 g。其毒性反应主要为恶心、呕吐、心悸及心电图改变，但减量或停药后可恢复正常。

8. 艾滋病　用苦杏仁、桃仁、人参、党参、玄参、牡蛎、贝母、甘草等，随症加减，每天1剂，水煎服，治疗艾滋病肺胃阴虚型。

9. 喘证　用苦杏仁30 g，去皮尖，炒研后，与米煮粥至极熟，空腹吃，可治气喘、足浮肿、小便淋漓等病症。

10. 脑血管病　苦杏仁、薏苡仁、蔻仁、厚朴、半夏、陈皮、苍术、滑石、木通、甘草、地龙、丹参、桃仁、红花。随症加减，水煎服，每天1剂，同时配合针灸治疗。

11. 宫颈糜烂　苦杏仁、雄黄、白矾各200 g，乳香、没药各50 g，冰片10 g，制成粉剂，月经干净后第3天就可敷上药粉，每天1次，5天为1个疗程。

12. 腹部术后综合征　苦杏仁、清半夏、制川朴、炒枳壳、炒白术各9 g，藿香6 g，砂仁粉（分2次冲服）3 g，浓煎200 mL，手术后8 h开始服药，先服100 mL，隔4 h后再服100 mL，以后每天1剂，早晚分服，连服2剂。

13. 小儿疳积　苦杏仁、桃仁、栀子、皮硝各10 g，白胡椒7粒，葱白7根。上者研末，加鸭蛋清1枚，白酒5 mL，调拌。用纱布扎成药饼，外敷神阙、命门二穴，24 h后取下。

【配伍禁忌】　阴虚咳嗽及大便溏泄、出血者忌服，婴儿慎用。

二、瓜 蒂

【别名】 甜瓜蒂、瓜丁、苦丁香、甜瓜把。

【基原】 为葫芦科甜瓜属植物甜瓜 *Cucumis melo* L. 的果蒂。

【产地】 分布于全国各地。

【炮制】 采摘未老熟的果实,切取果蒂。阴干、研末或整个入药。

【功效与主治】 吐风痰宿食,泻水湿停饮。主治痰涎宿食、壅塞上脘、胸中痞硬、风痰癫痫、湿热黄疸、四肢浮肿、鼻塞、喉痹。

【用法用量】 内服:煎汤2.4~4.5 g,或入丸、散0.3~1.0 g。外用:研末喷鼻。

【毒副反应】 瓜蒂的毒性较大。以甜瓜素0.02 g/kg以上的剂量给犬口服或以2.5 mg/kg给兔口服,均可引起强烈呕吐,呼吸中枢麻痹而死亡。葫芦素BE混合物小鼠1次皮下注射的LD_{50}为(6.6±1.0)mg/kg。葫芦素D小鼠灌胃、皮下注射、腹腔注射和静脉注射的LD_{50}分别为6.3 mg/kg、4.6 mg/kg、1.75 mg/kg和0.96 mg/kg。

【中毒症状】 多在服瓜蒂后30 min左右出现症状。剧烈呕吐,胃部灼痛,呕吐物含血及胆汁;继则出现腹泻,粪便呈水样;甚者脉搏细弱,血压下降,发绀,呼吸困难,抽搐,昏迷,引起呼吸衰竭及循环衰竭而死亡。

【预防】 应用瓜蒂制剂,要掌握好适应证,控制用量。

【救治】

1. 用高锰酸钾溶液洗胃,服活性炭末剧烈呕吐时,取生姜汁5 mL,开水冲服;或用半夏10 g,水煎服。大量补液,用乙酸钠或维生素C和葡萄糖能明显解毒,也可皮下注射阿托品。

2. 呼吸抑制者,给予尼可刹米、咖啡因等,吸氧,必要时施人工呼吸。昏迷抽搐时,用20%甘露醇或25%山梨醇,快速静脉滴注。血压下降时,可用升压药。酌情使用细胞色素C、ATP、辅酶A等。

【合理应用】

1. 急性黄疸型传染性肝炎 取半成熟的甜瓜蒂(干品)5 g,装入小瓶内,加开水100 mL,浸10 min后加热,待瓶口微微出气3~4 min,即将瓶口塞紧,10天后取出过滤,高压灭菌后始可服用。每天2~3次,饭后服。10个月至3岁小儿每次1 mL,4~12岁2 mL,成人5 mL。也可用生瓜蒂50 g,延胡索650 g,公丁香350 g,共研细末,加入白糖350 g,淀粉200 g,葡萄糖500 g,混合制成蜜丸(各丸含生瓜蒂25 mg)。每天服2次,每次半丸,小儿酌减。

2. 迁延性、慢性肝炎　用瓜蒂的提取成分葫芦素BE片，每天0.6 mg或0.9 mg，或瓜蒂粗提物品22号片，每天4.5 mg，均分为3次服，同服乙酸钠、维生素C，每次200 mg，疗程7～13周。

3. 原发性肝癌　用瓜蒂提取的葫芦素BE片0.2 mg渐增至饱和量0.6 mg，每天3次，治疗Ⅱ期、Ⅲ期普通型和硬化型原发性肝癌，服药1个月后，为防止肿块再次增大，加用小剂量放疗或化疗，可延长晚期患者的寿命。

4. 慢性鼻炎　用瓜蒂3 g，黄连粉0.9 g和冰片0.3 g组成"鼻炎散"，治疗慢性鼻炎。

5. 催吐　瓜蒂3～6 g煎服或0.6～1.8 g研末吞服，适用于误食毒物或药物尚在胃中未被吸收、患者神志清醒的情况下急救。

【配伍禁忌】　体虚、失血及上部无实邪者忌服。

三、桃　仁

【别名】　光桃仁、桃仁泥。

【基原】　为蔷薇科樱桃属植物桃 Prunus persica（L.）Batsch或山桃 Prunus davidiana（carr.）Franch. 的干燥成熟种子。

【产地】　分布于全国各地。

【炮制】　桃仁，取原药材，除去杂质及残留的硬壳，筛去灰屑。焯桃仁取净桃仁置沸水锅中，煮至外皮由皱缩至舒展，能搓去种皮时，捞出，放在冷水中浸泡，搓去种皮，晒干，簸净。炒桃仁，取去皮桃仁置锅内，用文火加热炒至微黄色，取出放凉。

【功效与主治】　活血祛瘀，润肠通便。主治经闭，痛经，癥瘕痞块，跌打损伤，肠燥便秘。

【用法用量】　内服：煎汤，4.5～9 g；或入丸、散。外用：捣敷。

【毒副反应】　桃仁水煎剂小鼠腹腔注射的LD_{50}为（222.5±7.5）g/kg。内服常用量5～12 g，超过此量易中毒。含毒成分为苦杏仁苷，水解后产生氢氰酸，大量内服可麻痹延髓的呼吸中枢，引起中毒死亡。

【中毒症状】　桃仁中含有苦杏仁苷和苦杏仁酸，可分解产生氢氰酸，如大量内服，可损伤中枢神经而引起中毒。病者口中和呼吸中有苦杏仁味，轻者表现为吐泻、腹痛、头痛、头晕乏力、心悸，重者抽风、昏迷、瞳孔散大，极严重者血压下降、深度昏迷、抽风不止，最终出现呼吸衰竭或循环衰竭导致死亡。

【预防】

1. 严格控制用量及用法，切不可多用。

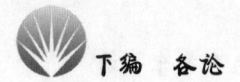

2. 加强用药后的观察，应常查心电图，因心电图上的毒性反应表现较毒性症状出现为早。

【救治】 中毒后可用5%硫代硫酸钠、高锰酸钾溶液或1%～3%过氧化氢溶液洗胃或灌肠，洗胃后以硫代硫酸钠10 g留置于胃中，吸氧，并使用呼吸兴奋剂。特效治疗可迅速静脉注射亚硝酸钠，后继用硫代硫酸钠静脉注射；或以大剂量亚甲蓝静脉注射，再以硫代硫酸钠静脉注射，危重患者可先予亚硝酸异戊酯吸入，以代替亚硝酸钠。

【合理应用】

1. 脑动脉硬化 采用滋肾活血之法，用玉竹、川芎、桃仁、红花、黄精、制首乌等加减。

2. 脑动脉硬化和神经衰弱 采用衡寿胶，包含有黄芪、桃仁、川芎、枣仁、红花等。

3. 缺血性中风 用宁风汤，有黄芪、赤芍、防风、沉香、牛膝、胆南星、远志、何首乌、桃仁、全蝎等。

4. 眩晕 用眩晕汤，有枸杞子、生地黄、熟地黄、山茱萸、桑寄生、杜仲、川断、当归、川芎、丹参、桃仁、水蛭、三七、甘草等。

5. 血管性头痛 应用活血平肝祛痰疗法，用天麻12 g，丹参15 g，红花9 g，川芎9 g，赤芍15 g，白芍15 g，石菖蒲9 g，桃仁9 g，僵蚕12 g，生南星15 g，水煎服。

6. 外伤性颅内血肿 采用中西医结合非手术疗法，运用自拟中药头伤方（由桃仁、红花、当归、川芎、赤芍、生地黄、丹参、白茅根、牛膝、木通、泽泻、车前草、益母草等药组成）加减，通窍活血利水，配合西医脱水、对症支持及高压氧等治疗方法。

7. 脑梗死 以白芍、白菊花、山茱萸、生地黄、天麻、钩藤、怀牛膝、石决明、丹参、水蛭粉、红花、桃仁等12味组成滋阴潜阳活血方，配合静脉滴注低分子右旋糖酐加丹参注射液治疗。

8. 高脂血症 用益气活血法，含黄芪、苍术、白术、红花、桃仁、川芎、丹参等药。

9. 高黏血症 用大黄30 g，水蛭10 g，桃仁20 g组成自拟活血化瘀丸治疗。

10. 糖尿病 用益气养阴、祛痰化瘀法，由太子参、麦冬、生地黄、丹参、桃仁、枳实等组成消糖片治疗非胰岛素依赖型糖尿病。

11. 糖尿病周围神经病变 用辣椒、花椒、橘皮、桃仁、红花各等份（10 g），泡白酒（约150 mL）1周，外擦患处。

12. 瘀胆型肝炎 在应用一般保肝药物治疗的基础上，应用以红花、桃

第一章 植物类有毒中草药

仁、三棱、莪术、赤芍为主的凉血活血化瘀药，再辅以行气、化瘀、化湿解毒方法。

13．肝炎后肝硬化　应用中药桃仁、虫草菌丝、丹参及松黄等组成的扶正化瘀方治疗。

14．肝硬化甲胎蛋白（AFP）增高的癌前阻断性治疗　以活血化瘀法为主的双丹桃仁汤治疗，能有效地降低AFP的含量。

15．急性重症胰腺炎　采用中药（桃仁、黄芪、延胡索、枳实、川芎、柴胡、白芍等）辅以西药5-氟尿嘧啶治疗。

16．慢性呼吸衰竭　用丹参、赤芍、当归、杏仁、桃仁、瓜蒌、苏子、莱菔子等治疗。

17．慢性肺心病心功能衰竭　用益气活血汤（黄芪、丹参、赤芍、瓜蒌、桃仁、地龙、黄芩、益母草、甘草）配合西药治疗。

18．慢性肺心病　用宽胸理肺汤，含瓜蒌、薤白、半夏、陈皮、茯苓、桃仁等药。

19．肺炎　用麻黄、石膏、杏仁、大黄、枳实、芒硝、川贝、桃仁等加减。

20．支气管炎　采用清肺汤（鱼腥草、野荞麦根、山海螺、桔梗、杏仁、桃仁、前胡、浙贝母、百部、鲜芦根、生甘草）治疗急性支气管炎或慢性支气管炎伴急性感染。

21．慢性前列腺炎　应用桃仁、桂枝、制大黄、天花粉、甘草、石菖蒲为主治疗。

22．紫癜性肾炎　采用活血化瘀类中药（丹参、川芎、桃仁、水蛭等）及常规西药治疗。

23．术后肠麻痹和粘连性肠梗阻　采用扶正理气合剂（金银花、桃仁、枳实、赤芍、党参、黄芪、木香等药物组成）口服治疗。

24．脊柱胸腰段骨折合并肠麻痹　以桃仁承气汤加减。

25．自身免疫病　采用静脉滴注参麦注射液，内服活血煎（当归、丹参、桃仁、红花、白芍等）并配合西药泼尼松治疗。

26．股骨头缺血坏死　应用由当归、桃仁、红花、仙灵脾、骨碎补等15味药物组成的化瘀活骨汤治疗。

27．晚期肝癌疼痛　用干蟾皮、大腹皮、桃仁、红花、大黄、延胡索、莪术、青皮、木防己、乳香、没药、水蛭、冰片外敷治疗。

28．消化道肿瘤　运用活血化瘀法（丹参、桃仁、白花蛇舌草、三棱、莪术、王不留行等）配合化疗治疗。

29. 骨转移癌疼痛　运用身痛逐瘀汤加味（秦艽、川芎、桃仁、延胡索、红花、当归、牛膝、五灵脂等）治疗。

30. 黄褐斑　采用柴胡、郁金、当归、白芍、丹参、白术、桃仁、红花、茯苓、薄荷配合维生素C治疗。

31. 慢性盆腔炎　盆炎栓由马齿苋、赤芍、桃仁、夏枯草、山慈菇、乌梅、肉桂、黄柏等药物组成。

32. 子宫肌瘤　采用自拟消积丸（仙灵脾、补骨脂、桃仁、红花、熟地黄、当归、川芎、白芍、穿山甲）治疗。

33. 子宫内膜异位症　采用益坤汤（丹参、当归、赤芍、桃仁、红藤、穿山甲、益母草等）治疗。

34. 输卵管阻塞性不孕症　采用活血化瘀之法，以通管饮（丹参、桂枝、牡丹皮、桃仁、红花、赤芍、穿山甲、皂角刺、石见穿等）治疗。

35. 异位妊娠　采用中西医结合治疗，中医治疗急性期用丹参、赤芍、桃仁、乳香、没药、三七粉为主药，恢复期用丹参、赤芍、桃仁、三棱、莪术为主药；西医治疗应用天花粉结晶蛋白注射液及玻璃酸酶。

36. 宫外孕　采用活血化瘀主方（丹参、赤芍、桃仁、三棱、莪术）加减。

37. 阴道出血　7周内早孕者给予口服米非司酮和米索前列醇进行药物流产后，服用安宫饮（由当归、川芎、益母草、桃仁、枳壳、七叶一枝花、蒲黄等8味中药组成），能减少药物流产后出血量，缩短出血时间，促进恶露早日排净。

38. 痛经　用桃仁、川芎、五灵脂、当归、赤芍、红花、延胡索、甘草等随症加减，水煎服，每天1剂，每次经前服4~6剂为1个疗程。

39. 关节扭伤　桃仁、栀子研成细末，视病变大小取适量药末，以70%酒精或白酒调成糊状，外敷患处包扎，每天换药1~2次，直至治愈。

【配伍禁忌】　孕妇和血燥、津液不足者忌服。

四、白　果

【别名】　银杏。
【基原】　为银杏科银杏属植物银杏 *Ginkgo biloba* L. 的种仁。
【产地】　全国各地均有栽培。
【炮制】　白果：取原药材，除去杂质，用时捣碎；炒白果：取净白果仁，置锅内，用文火加热，炒至表面呈黄色，有香气，取出，放凉；白果仁：取净白果,除去硬壳;熟白果:取净白果,用文火加热,至表面黄色,取出,放凉,去壳;蒸白果:取白果仁蒸透,取出干燥。

【功效与主治】 敛肺气,定喘嗽,止带浊,缩小便。主治哮喘、咳嗽、带下、白浊、遗精、淋病、遗尿、小便频数。

【用法用量】 内服:煎汤4.5~9 g;捣汁或入丸、散。外用:捣敷。

【毒副反应】 本品毒性较小,小鼠的LD_{50}为(3.87 ± 0.15)g/kg,生食毒性较大,以绿色的胚芽为最毒。

【中毒症状】 初起或轻者为呕吐(多不伴恶心)、腹痛腹泻、头昏头痛。继而或重者,伴有发热(体温多在38~39 ℃,偶达40.2 ℃),极度恐惧感,轻度响声能引起抽搐、瞳孔散大、对光反射消失,血白细胞多在12.3×10^9 ~ 4.04×10^9/L。危重者可神志不清、口吐白沫、呼吸困难、气急唇紫,可因呼吸中枢麻痹而死亡。少数病例并有末梢神经功能障碍的表现,如双下肢完全性弛缓性瘫痪或轻瘫、触痛觉均消失。总的来说,白果中毒以发热、惊厥及呼吸困难等为主症。

【预防】

1. 加强卫生宣传,禁止儿童吃生白果。
2. 注意用量,内服每次5~10 g,每天1次,儿童减量。
3. 勿与西药麻醉剂、镇静止咳剂等同用,以防引起严重的呼吸中枢抑制。

【救治】

1. 早期救治 及早灌洗胃肠,同时服硫酸镁或硫酸钠导泻,口服活性炭混悬液吸附毒素。补液1 500~2 000 mL,纠正酸中毒及电解质紊乱,脱水利尿。

2. 对症处理 有痉挛、烦躁不安、惊厥时,予巴比妥类、安定、水合氯醛、副醛、氯丙嗪等镇静剂;有呼吸困难时,予尼可刹米、洛贝林、戊四氮等呼吸兴奋剂、吸氧、人工呼吸等,但惊厥期不宜用呼吸兴奋剂。适当予以抗生素防止合并感染。静脉给予高渗葡萄糖或皮下注射肾上腺素,或静脉滴注多巴酚丁胺,以维持心脏功能。若有心力衰竭,可予强心苷。

3. 中药治疗 服芒硝或蓖麻油泻下以排除毒物,轻度中毒者可用白果壳30 g,水煎服;或口服生山羊血,每次100~200 mL,每天3次。对末梢神经麻痹者,可用黄芪、防风、地龙各30 g,炙甘草20 g,水煎温服。中毒较重者,急用生甘草60 g,煎服。

【合理应用】

1. 梅尼埃病 白果仁30 g,有恶心、呕吐者加干姜6 g,共研细末,分4等份,早晚饭后各服1份。一般服4~8次可愈。

2. 喘息性支气管炎 用炒白果21枚,炙麻黄、黄芩、款冬花、桑白皮、炙苏子、杏仁各9g，炙甘草3g，煎汤1剂，分2次服。

3. 头痛　带壳生白果60g，捣裂放入砂锅内，加水500mL，文火煎至300mL，取药液于1天内分2次服完。1剂可连煎3次，连服3天。

4. 高胆固醇血症、高血压病　用白果叶提取物（主要成分为白果素）治疗。

5. 肾炎　白果、蝉衣、仙茅、猫爪草各15g，每天1剂，水煎服，60天为1个疗程。

6. 乳糜尿　白果仁10枚，射干12g，桔梗、川朴各10g，石菖蒲、白及各15g，萆薢30g，甘草5g。随症加减，每天1剂，水煎早晚分服，10天为1个疗程。

7. 妇科炎症　用易黄汤（白果10g，炒山药、芡实各30g，盐炒黄柏6g，车前子3g）。随症加减，每天1剂，水煎服。

8. 小儿遗尿　白果煨熟后去皮、去心，每岁1枚，最多不超过20枚，每晚服1次，10天为1个疗程。

9. 痤疮　白果仁1~2粒，每晚睡前温水洗患处（不用肥皂），将白果仁切出平面，频搓患部，边搓边削去用过部分，每晚可用1~2粒。

10. 肺结核　将半青带黄的白果（外表无损不去柄），浸入生菜油内，浸满100天即可服用，每次1个，每天3次，连服1~3个月，可改善症状。

11. 过敏性哮喘　取麻黄、麻黄根各4.5g，白果、杏仁、桃仁、郁李仁各9g，煎汤内服，治疗过敏性哮喘。

12. 小儿支气管肺炎　取白果5g，麻黄、甘草各2.5g，煎液行雾化吸入。

13. 周围血管供血不足　用白果浸出物，每天口服120mg，对Ⅱ期周围动脉病疗效确切。

【配伍禁忌】　生食有毒。有实邪或咳嗽痰稠不利者忌用。

五、郁李仁

【别名】　小李仁、郁里仁、李仁肉、郁子。

【基原】　为蔷薇科植物欧李 *Prunus humilis* Bunge、郁李 *Prunus japonica* Thunb. 或长柄扁桃 *Prunus pedunculata* Maxim. 的干燥成熟种子，前两种习惯称"小李仁"，后一种习惯称"大李仁"。

【产地】　郁李分布于华东、河北、河南、山西、广东、湖北等地，欧李分布于北方各地，长梗郁李分布于黑龙江、辽宁、吉林、内蒙古等地。

【炮制】　秋季采摘成熟果实，放于缸内或堆放，待果肉全部烂透，洗净，用锅蒸后碾碎果核，取出种仁；也可将果实放入锅内，煮至果肉烂如泥状，捞出洗净，碾碎果核，取出种仁，捣碎用。

郁李仁：取原药材，除去杂质。

炒郁李仁：取净郁李仁置锅中，用文火加热，炒至深黄色并有香气逸出时，取出放凉。

【功效与主治】 润肠通便，下气，利尿消肿。主治大肠气滞、肠燥便秘、脚气水肿、腹水、腹满喘促、小便不利。

【用法用量】 内服：煎汤3～9 g，或入丸、散。

【毒副反应】 郁李仁的苦杏仁苷遇酸水解后产生氢氰酸，可使人组织窒息而死亡。

【中毒症状】 轻度中毒者有恶心、呕吐、胃部不适、疲乏无力、头昏、头痛、倦睡或烦躁，较重者呕吐频繁并有呼吸和心跳急速、发绀、四肢抽搐或强直、膝反射亢进，严重病例有神志昏迷、呼吸困难、瞳孔散大、对光反应迟钝以至完全消失、阵发性痉挛、四肢强直、心律失常、呼吸衰竭、部分患者伴有高热、肝大。超量进食郁李仁后，发生中毒反应极快，数秒钟即可不省人事，可于20～30 min内致死。发生创伤或针刺时，血液呈鲜红色、不易凝结为其特征。

【预防】

1. 加强卫生宣传，禁止超量进食郁李仁。
2. 注意用量，每次内服3～9 g，每天1次，儿童减量。
3. 加强用药后的观察。

【救治】 先催吐，再用高锰酸钾溶液或3%过氧化氢溶液洗胃和灌肠，然后口服硫代硫酸钠 2 g，使之与胃肠道内的氢氰酸结合为无毒的硫氰酸化合物，也可用5%～10%硫代硫酸钠溶液洗胃，并留置100 mL左右于胃中。严重中毒时应立即静脉注射3%亚硝酸钠溶液10～20 mL（小儿按每千克体重6～10 mg），应严密观察血压，一旦发现血压下降，应立即停药。必要时用升压药（勿用肾上腺素）及输血、给氧。然后缓慢静脉推注硫代硫酸钠进行解毒。

【合理应用】

1. 肠燥便秘　郁李仁6 g，松子仁12 g，柏子仁12 g，桃仁10 g，杏仁10 g，枳壳10 g，煎后温服。适用于老年体弱便秘、产后津枯便秘者。郁李仁30 g，朴硝30 g，当归60 g，生地黄60 g，共为细粉，每次服用9 g。用于津枯肠燥，食积气滞，腹胀便秘。

2. 小儿习惯性便秘　用郁李仁、杏仁、火麻仁、大黄、枳实、厚朴、白芍、陈皮、当归、炒四仙、甘草加工制成冲剂，每袋含生药7 g。1岁以下1/4

袋,1~3岁1/2袋,3~7岁1袋,均每天2次;7岁以上1袋,每天3次,口服。

3. 幽门梗阻　郁李仁10 g,旋覆花、党参、半夏各15 g,杏仁、当归、松子仁、代赭石各30 g,桃仁、柏子仁各45 g,火麻仁60 g,甘草6 g,生姜3片,大枣3枚。随症加减,加水煎至200 mL,分3次服,每天1剂。

4. 支气管哮喘　郁李仁、桃仁、杏仁、白果仁(打)、炙款冬花、蒸百部各9 g,蜜炙麻黄、麻黄根、甘草各5 g,车前草24 g,土茯苓、忍冬藤各30 g,每天1剂,水煎服;或制成糖浆,每次20 mL(儿童5~10 mL),每天3次,口服。

5. 急性阑尾炎　郁李仁19 g,粉牡丹皮13 g,红藤45 g,皂刺13 g,生薏苡仁45 g,冬瓜仁45 g,金银花45 g,桃仁5.5 g,九节菖蒲5.5 g,冷水浸泡30 min后水煎,连煎3次,煎出液滤过后浓缩成200 mL为1剂,开始每4 h口服60 mL,连续2日夜,再改为每天早晚各服1次,每次30~40 mL,连服2~3天后停药。治疗期间吃半流汁饮食,不宜吃鸡蛋。

6. 偏头痛　白芍15 g,川芎30 g,郁李仁、甘草、柴胡各3 g,白芥子9 g,香附6 g,白芷1.5 g。随症加减,水煎服。

7. 无名肿毒　郁李仁干品1 000 g,用等量香油熬膏,待滴水成珠时,用300 g黄丹,用桃、柳树枝充分搅拌,凉后成膏,以笋叶卷之备用。用时将药膏摊布上外贴,5天换1次。

8. 水肿　郁李仁、桑白皮、赤小豆各90 g,陈皮60 g,紫苏30 g,茅根120 g,共为粗粉,每次15 g,水煎服。用于水肿、脚气、小便不利者。

【配伍禁忌】　孕妇、阴虚液亏者忌用。

六、肿　节　风

【别名】　接骨金粟兰、九节风(江西)、九节茶(浙江)、九节兰(湖南)、节骨茶(广西)。

【基原】　为金粟米科草珊瑚属植物接骨金粟兰 *Sarcandrag glabra*（Thunb.）Nakai的干燥全草。

【产地】　分布于南方大部分省区。

【炮制】　夏季采收,带根挖起,除去杂质,洗净,晒干。

【功效与主治】　祛风通络,活血化瘀,接骨,清热解毒,抗菌消炎。主治风湿性关节炎、腰腿痛、跌打损伤、肺炎、阑尾炎、急性蜂窝织炎、肿瘤及流行性乙型肝炎、流行性感冒。

【用法用量】　内服:9~30 g,先煎或酒浸。外用:鲜品捣烂或干品研粉,以酒调敷患处,或煎水熏洗。

【毒副反应】 小鼠静脉注射的LD_{50}为7.78 g/kg;腹腔注射最大安全量为51.2 g/kg,除去鞣质后的静脉注射LD_{50}为28.6 g/kg。

【中毒症状】 本品毒副作用轻微,少数患者服后发生头昏、乏力、呕吐,注射后致局部疼痛或引起皮肤斑丘疹、荨麻疹等过敏反应。

【预防】 本品毒性轻微,但也有肌内注射肿节风注射液而致过敏性休克的报道,故过敏体质者应用时宜慎。

【救治】 洗胃、催吐、输液,对症治疗。以绿豆汤代茶饮。

【合理应用】

1. 类风湿性关节炎 九节兰注射液每支2 mL,含生药4 g,肌内注射,每次2 mL,每天2次。九节兰糖衣片,每片含生药2.5 g,口服,每次4~6片,每天3次。

2. 骨折 九节兰糖衣片(每片含原生药0.3 g),每次5片,每天3次。

3. 产后腹痛 肿节风根9 g,铁扫帚30 g,白糖、米酒少许,水煎服。

4. 抗感染 用肿节风注射液 2 mL(含生药2 g),肌内注射,每天4次。或口服肿节风片,1次6片,每天3次。或肿节风9 g,水煎服,每天1剂。

5. 肿痛 用肿节风注射液(每支2 mL,含生药20 mg),每次2~4 mL,每天2次,静脉注射或肌内注射。肿节风片(每片含生药2.5 g),每次4~6片,每天3次,口服。肿节风糖浆(每10 mL含生药10 g),每次10 mL,每天3次,口服。1个月为1个疗程,可连用数疗程。

6. 急性白血病 用肿节风制剂治疗急性粒细胞性白血病。

7. 原发性血小板减少性紫癜 用肿节风片(每片含生药2 g),每次6片,每天3次,小儿酌减。急性出血明显者每天4次,病程短者30天、长者45天为1个疗程,并均巩固治疗15天。

8. 消化性溃疡 肿节风浸膏片(每片相当于生药2.5 g),每天3次,每次3片,1个月为1个疗程,治疗胃溃疡。肿节风片每次口服6片,每天3次,治疗慢性非特异性溃疡性结肠炎。

9. 慢性萎缩性胃炎 肿节风 9 g,丹参、徐长卿、片姜黄各10 g,金银花15 g。随症加减,每天1剂,水煎服,疗程3~6个月。

10. 婴儿重症肺炎 清热解毒剂(肿节风、鱼腥草、虎杖、败酱草,含生药1 g/mL)10~20 mL/岁,每天分2次静脉用药。

11. 寻常性银屑病 草珊瑚(肿节风)片,每片含干浸膏 0.25 g,1次6片,每天3次。草珊瑚针剂,每支 2 mL,含干浸膏 10 g,肌内注射,每次2~4 mL,每天1~2次,疗程60天。

12. 丝虫病　用1:3浓度的肿节风注射液肌内注射，每天2~4 mL，7天为1个疗程，疗程结束3天后验血。

13. 高热症　清热解毒针（肿节风、虎杖、败酱草、鱼腥草）200~400 mL，加增液养阴针静脉滴注，亦可并用复方丹参注射液20~30 mL静脉滴注，每天1次。

14. 预防感冒　用肿节风10 g，防风6 g，代鹿茸3 g，加白糖适量制成糖浆5 mL，为1次量，每天1次，连服3天。

【配伍禁忌】　虚火上炎者及孕妇忌服。

第四节　黄酮、异黄酮苷类

一、白　英

【别名】　白毛藤、白草、葫芦草、排风藤、毛风藤、毛秀才、毛千里光、金钱绿毛龟草、胡毛藤、毛和尚、土防风。

【基原】　为茄科植物白英 *Solanum lyratum* Thunb. 的全草。

【产地】　分布于华东、中南、西南及山西、陕西、甘肃、台湾等地。

【炮制】　取原药材，除去杂质，洗冲喷淋，润软，切段，干燥。

【功效主治】　清热利湿，解毒消肿。主治湿热黄疸，胆囊炎，胆石症，肾炎水肿，风湿关节痛，妇女湿热带下，小儿高热惊厥，痈肿瘰疬，湿疹瘙痒，带状疱疹。

【用法用量】　内服：10~15 g，煎汤或浸酒。外用适量，煎水洗，捣敷或捣汁涂患处。

【毒性】　茄碱苷是茄科的主要成分之一，未成熟的白英果实中所含茄碱苷可引起小猪先天颅面畸形。

【中毒症状】　白英有小毒，过量服用，会出现咽喉灼热感及恶心、眩晕、瞳孔散大等中毒反应，并出现惊厥性肌肉运动的同时表现全身衰弱。服用未成熟果实后呈现茄碱毒性反应。

【预防】　无特殊情况，临床应按常量使用，并注意适应证和禁忌证。

【救治】

1. 早期洗胃，洗胃后服蛋清4~5个，继则导泻。洗胃剂宜用10%醋酸或淡醋，因醋酸能分解茄碱。

2．输葡萄糖液及葡萄糖盐液，适当地输碳酸氢钠，必要时可输血。

3．解毒剂可用毛果芸香碱6 mg皮下注射，每4～6 h 1次，直到瞳孔缩小，对光反射出现。

【合理应用】

1．阴道炎、子宫颈糜烂　鲜白英30～60 g，红枣6枚，水煎服。

2．黄疸性肝炎　白英、天胡荽各30 g，虎刺根15 g，水煎服，每天1剂。

3．颈淋巴结核　白英30 g，夏枯草15 g，水煎浓汁，代茶饮。

4．疮疖痈肿、丹毒　可内服本品，或用鲜品捣烂局部外敷。

5．结膜炎　白英果30 g，白英根10 g，野菊花15 g，水煎服。

6．声带癌　白英、龙葵各30 g，蛇莓、石见穿、野荞麦根各15 g，麦冬、石韦各12 g，水煎2次分服。

7．食管癌术后反流性食管炎　灵芝、半枝莲、白花蛇舌草、米仁、仙鹤草、白英各30 g，川连、黄芩、麦冬各12 g，党参、南沙参、北沙参、姜半夏各15 g，干姜3 g，炙甘草5 g。用于食管癌术后痰热交阻于中，清阳不升，浊音不降，以致反胃之重症。

8．胃癌　灵芝、米仁、仙鹤草、半枝莲、白花蛇舌草、白英各30 g，半夏10 g，干姜3 g，黄芩、郁金、党参各15 g，川连、清甘草各5 g，竹茹、柴胡、青蒿各12 g，金银花20 g。用于属正气虚弱，余邪未清，脾胃升降失常之胃癌术后放疗6个月者。

9．卵巢癌　灵芝、米仁、仙鹤草、半枝莲、白花蛇舌草、白英、淮小麦、丹参、生黄芪各30 g，当归、炒谷芽、炒麦芽、何首乌、旱莲草各15 g，降香10 g。用于辨证为气血两虚，余邪未尽之卵巢癌双侧卵巢及子宫全切术后，化疗6个疗程者。

10．风湿关节痛　排风藤50 g，忍冬50 g，五加皮50 g，好酒500 mL，泡服。

11．风痛　桑黄100 g，白英100 g，切碎，用绍兴原坛酒3 L，煎3炷香时间，每天服300 mL。

【配伍禁忌】　体虚无湿热者忌用。

二、金背枇杷叶

【别名】　光背杜鹃、野枇杷。

【基原】　为杜鹃花科杜鹃花属植物陇蜀杜鹃的叶。

【产地】　分布于陕西、甘肃、四川、青海等地。

【炮制】 全年可采，刷去叶背绒毛，切丝生用或蜜炙用。
【功效与主治】 清热泻火，止咳化痰。治咳嗽、咳喘。
【用法用量】 内服：煎汤，1～3分；或代茶饮。
【毒性】 本品含梫木毒素较高，毒性强烈，该毒素可溶于水、酒制剂及醋酸乙酯。据报道，有服1.2 g金背枇杷叶的水煎剂而致中毒休克者。
【中毒症状】 头晕，乏力，口干，恶心，呕吐，腹痛，腹泻，食欲减退等。
【预防】 切勿过量，内服一般用0.3～0.9 g煎汤。
【救治】 酌情给予一般解毒治疗及对症处理。
【合理应用】
1. 痰喘 金背枇杷叶10 g，追风七15 g，竹根七10 g，盘龙七10 g，伸筋草10 g，木通5 g，水煎服。
2. 老年慢性气管炎 光背杜鹃叶15 g，蒲公英、黄芪各10 g。制成100 mL水煎剂，分3次1天服完。10天为1个疗程。
【配伍禁忌】 叶背绒毛有毒，内服刷去。

三、鱼　　藤

【别名】 毒鱼藤、篓藤。
【基原】 为豆科鱼藤属植物鱼藤 Derris trifoliate Lour 的根或全草。
【产地】 产于福建、台湾、广东、广西。
【炮制】 夏、秋季采收茎、叶，茎切片晒干，叶晒干。
【功效与主治】 散瘀止痛，解毒杀虫。治跌打损伤，皮肤痒疹，疥癣，关节肿痛。根、茎能灭蝇蛆，可作农作物杀虫剂。
【用法用量】 外用适量，煎水洗或捣烂、酒水各半煮热温敷患处。
【毒性】 含鱼藤酮、鱼藤素、灰叶素、异灰叶素。其中鱼藤酮毒力最强，鱼藤素次之，其余极弱。鱼藤酮是一种神经毒，主要兴奋延髓中枢，中毒后能引起呼吸中枢兴奋及惊厥，继之呼吸中枢及循环中枢麻痹。鱼藤素为鱼藤酮的同分异构体，毒性约为鱼藤酮的1/10。实验表明，鱼藤可使恒温动物反复发作间歇性痉挛，能麻痹实验动物的呼吸中枢和血管运动中枢，致其死亡。狗内服本品后发生剧烈呕吐。鱼藤酮对人的致死量为3.6～20 g。人经常接触鱼藤粉尘可招致肝脂肪变。
【中毒症状】 阵发性腹痛，恶心，呕吐，阵发性全身痉挛，肌肉震颤，呼吸缓慢，继之昏迷，最后呼吸中枢麻痹而死亡。皮肤、黏膜接触，可致发炎。

【预防】

1. 严禁内服，外用量不宜过大。

2. 本品有毒，禁止作为捕鱼剂。避免吸入或接触。

【救治】

1. 未出现痉挛前先用5%碳酸氢钠液洗胃，洗胃后再饮用5%碳酸氢钠液50～100 mL（因鱼藤酮遇碱即失效），继之导泻（避免油类导泻剂，以免促进吸收）。

2. 痉挛、震颤者可注射镇静剂，如异丙嗪、苯巴比妥，或用水合氯醛灌肠等。不宜用吗啡。

3. 呼吸困难时，注射呼吸中枢兴奋剂，如尼可刹米和洛贝林，可交替注射，直至呼吸恢复正常。也可吸氧，或佐以人工呼吸。

4. 每天可输5%碳酸氢钠溶液300～400 mL，其他可输葡萄糖液及葡萄糖盐液，糖液内可加维生素C1 g。

5. 肌内注射维生素B_1、维生素B_6、维生素B_{12}，以维持神经、心脏及消化系统的正常机能。

6. 皮肤或黏膜接触者，可用碳酸氢钠溶液或肥皂水洗涤。

7. 中医药治疗。民间常用白菜或萝卜捣烂取汁，灌服催吐。半夏9 g，甘草3 g，生姜15 g，水煎服。呼吸抑制时，用半边莲30 g，水煎服。可反复应用。

【合理应用】

1. 外用作疥癣药。

2. 外用杀虫解毒。治脚癣。

3. 外用散瘀止痛，杀虫。治跌打肿痛（皮肤未破），用干粉加酒炒热敷患处。

【配伍禁忌】 禁内服。

四、地 瓜 子

【别名】 地萝卜子、豆薯子、沙葛子、地枪瓜、地梢瓜。

【基原】 豆科植物豆薯 *Pachyrhizus erosus* (Linn.) Urb. 的种子。

【产地】 台湾、福建、广东、广西、云南、四川、贵州、湖南、河北等地均有栽培。

【炮制】 种子成熟时采摘，晒干备用。块根秋季采挖，洗净，多鲜用。

【功效与主治】 治疥癣、痈肿。

【用法用量】 外用：研末调敷。

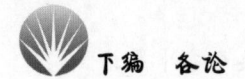

【毒性】 地瓜子所含鱼藤酮、豆薯酮是神经毒，对中枢神经系统，特别对呼吸中枢毒害较大。大剂量能直接作用于心血管，使心跳变慢。一般误食5~6粒即可引起中毒，亦有报道小儿食1粒即发生中毒。

【中毒症状】 头晕，呕吐，肌张力下降，乏力，站立不稳，体温下降，小便失禁，呼吸困难，呼吸不规则，间断吸气样呼吸，唇发绀，心率不齐，心动过缓，甚至昏迷，呼吸循环衰竭。

【预防】 宣传地瓜子的毒性，禁食地瓜子。

【救治】

1. 早期应进行催吐、洗胃及导泻以排除毒物；如已发生休克现象，应先抗休克。

2. 输液以加速毒物排出，并维持水、电解质及酸碱平衡。

3. 有呼吸困难、发绀，应予吸氧，肌内注射呼吸兴奋剂、细胞呼吸激活剂等；心动过缓可用阿托品。

4. 应用新斯的明对抗毒性作用，可肌内注射或皮下注射，每次1 mg，据病情每隔30 min至1 h注射1次，总量可达1~5 mg。

5. 民间多用老姜取汁灌服。

【合理应用】

1. 气血亏虚　地枪瓜全草50 g，土黄芪100 g，水煎服。

2. 脑神经衰弱　地梢瓜全草500 g，水煎取汁，用药汁打鸡蛋2个，当茶饮，每天服2次。

3. 咽喉痛　地梢瓜50 g（全草100 g），水煎服，或鲜果嚼服。

【配伍禁忌】 地瓜子忌内服。

五、金 钱 草

【别名】 遍地香、地钱人、连钱草、铜钱草、过路黄、神仙对坐草。

【基原】 作为金钱草用药的药材品种较多，主要有报春花科植物过路黄、属形科植物连钱草、豆科植物金钱草 Lysimachia christinae Hance 等干燥全草。

【产地】 我国长江以南各省均有分布。广布于两半球热带亚热带地区。

【炮制】 取原药材，除去杂质，清水洗净，沥去水，切段，干燥。饮片为不规则的小段，根、茎、叶、花混合。根纤细，淡黄色。茎细扭曲，有纵纹，表面棕色或暗棕红色。叶多皱缩，完整叶片宽卵形或心形，叶上表面灰绿色或棕褐色，下表面色较浅。主脉明显突起。花黄色或棕色，蒴果球形。气微、味

第一章 植物类有毒中草药

淡。贮干燥容器内,置通风干燥处。

【功效与主治】 清热,利尿,镇咳,解毒。治黄疸,水肿、膀胱结石,疟疾,痈肿,咳嗽,吐血,淋浊,带下,风湿痹痛,小儿疳疾惊痫,痈肿疮癣,湿疹。

【用法用量】 内服:煎汤,15~60 g,鲜品加倍;或捣汁饮。外用:适量,鲜品捣敷。

【毒性】 大量服用可产生头晕、心悸乏力。偶可致过敏反应。

【中毒症状】 过敏表现为皮肤瘙痒,全身潮红、发热,以手足心及面部有甚。腹痛,大便时肛门灼热疼痛。还会出现头晕,心悸、乏力等症状。

【预防】 有金钱草过敏史者应慎用或禁用。

【救治】

1. 若出现过敏反应,应积极给予抗过敏处理。静脉注射10%葡萄糖酸钙20 mL,口服氯苯那敏、异丙嗪、泼尼松等。

2. 出现头晕、心悸、乏力时,可酌情给予口服钾制剂,也可加用固肾收涩之金樱子、芡实等。

【合理应用】

1. 黄疸初起,脱力虚黄 神仙对坐草3叶,白荷包草、平地木、茵陈各15 g,水煎分3次服,早、中、晚下。

2. 腹水肿胀 过路黄鲜草适量,捣烂敷脐部。

3. 肾虚水肿 四川大金钱草、小茴香,炖猪蹄子服。

4. 石淋 过路黄50 g,水煎服。

5. 胆石症 大金钱草、狗宝,研末,蒸猪肝服。

6. 一切疝气 神仙对坐草、青木香,二味捣汁,冲酒服。

7. 疔疮 过路黄捣汁,兑淘米水或酒服。

8. 跌打损伤 过路黄鲜全草,洗净,捣汁一小杯服。

9. 骨折 四川大金钱草、二郎箭、见血飞、大血藤皮,研末,调麻油包患处。

10. 毒蛇咬 神仙对坐草捣汁饮,以渣敷伤口。

【配伍禁忌】 据报道,外用该品引起接触性皮炎12例,均是风湿性关节炎、肩周炎患者,用鲜品煎水熏洗所致。金钱草性寒,虚寒体质的人长期服用,可能会伤及脾胃,脾胃虚寒体质的人服用时应配些干姜,以减轻寒凉的副作用。

六、飞 扬 草

【别名】 奶子草、九歪草、癣药草、大飞草。

【基原】 为大戟科草本植物飞扬草 *Euphonrbia hirta* L. 的干燥全草。

【产地】 分布于浙江、江西、福建、台湾、湖南、广东、海南、广西、四川、贵州、云南等地。

【炮制】 除去杂质，洗净，稍润，切段，干燥。

【功效与主治】 清热解毒，祛风止痒，通乳。主治肠炎，菌痢，皮肤瘙痒，湿疹，脚癣，淋病，泌尿系统感染，产后缺乳。

【用法用量】 6~9 g。外用适量，煎水洗。

【毒性】 全株有毒。

【中毒症状】 过量服用引起肠蠕动增加，出现腹泻、腹痛等。

【预防】 不能过量服用，本品常规用量为15 g。

【救治】

1. 早期可以洗胃。

2. 积极对症治疗。腹泻严重者可以静脉输液，并选择使用碱式碳酸铋等收敛剂；腹痛严重者可用阿托品等解痉药。

3. 用金银花、甘草煎服。

【合理应用】

1. 赤白痢疾　大飞扬草25~40 g。赤痢加白糖，白痢加红糖，用开水炖服。

2. 小便不通，淋血　鲜大飞扬草50~100 g，酌加水煎服，每天服2次。

3. 疔疮　大飞扬草鲜叶一握，加食盐、乌糖各少许，捣烂外敷。

4. 肺痈　鲜大飞扬全草一握，捣烂，绞汁半盏，开水冲服。

5. 乳痈　大飞扬全草100 g和豆腐200 g炖服；另取鲜草一握，加食盐少许，捣烂加热水外敷。

6. 小儿烂头疮，黄水浸淫，染生耳面者　飞扬草一握，酌加水煎，洗涤。

7. 小儿疳积　大飞扬草50 g，猪肝200 g，炖服。

8. 带状疱疹　鲜飞扬全草捣烂取汁，加雄黄末2.5 g调匀，涂抹患处。

9. 脚癣　鲜飞扬草15 g，加75%酒精500 mL，浸泡3~5天，取浸液外擦。

10. 急性肠炎及菌痢　飞扬草每天50~250 g，水煎分3次服；或制成片剂，每次5片，每天服3~4次；或制成注射液（相当于生药5 g/mL），每次2 mL，肌内注射，每天3次。也有用飞扬草40 g，火炭母、凤尾草各25 g组成复方,煎水浓缩成膏状,再烘干研细装入胶囊(每粒含药0.6 g),成人每服3粒,小儿7~12岁2粒,7岁以下1粒,每天4次,5天为1个疗程。据2 000余例急性菌痢及肠炎用各种不同剂量及剂型治疗观察,治愈率约90%。据1 743例菌痢的分析,脓血便消失最快为1天,最慢为9天,在3天内消失者78%;退热时间最短6 h,最长为4天,在1天内退热者占68%;粪便转阴时间最短2天,最长10天。如粪检几次为阳性者,药量可加倍,往往可使粪检迅速转阴,亦未发现副作用。

11. 治疗慢性气管炎 用飞扬草200 g,桔梗15 g,加水煮沸2 h,滤汁再煎,将两次药液合并过滤浓缩到60 mL,每服20 mL,每天3次,10天为1个疗程,连服2个疗程。据128例观察,近期控制33例(25.8%),显效36例(28.1%),好转46例(36.2%)。飞扬合剂对慢性气管炎的咳嗽、咳痰及肺部干湿性啰音近期疗效较好,但平喘作用不够理想;年龄越大,病程越长,体质越弱,疗效越差;单纯型比喘息型疗效较好;属于中医分型之虚寒型效果较差。如个别患者有头晕、便溏及感冒者,仍可继续服药。

【配伍禁忌】 孕妇慎用。

七、一枝黄花

【别名】 野黄菊、山边半枝香、洒金花、黄花细辛、黄花一枝香、千根癀、土泽兰、百条根、铁金拐、签子草、小白龙须、黄花马兰、大败毒、红柴胡、黄花仔、红胶苦菜、一枝香、大叶七星剑、蛇头王、金锁匙、满山黄、黄花儿、黄柴胡。

【基原】 为菊科植物一枝黄花 Solidago decurrens Lour. 的全草或根。

【产地】 分布于华东、中南、西南及陕西、台湾等地。

【炮制】 取全草或带根全草,洗净、晒干、切断、备用。亦可鲜用。

【功效主治】 疏风泄热,解毒消肿。主风热感冒,头痛,咽喉肿痛,肺热咳嗽,黄疸,泄泻,热淋,痈肿疮疖,毒蛇咬伤。

【用法用量】 内服:煎汤,9~15 g,鲜品20~30 g。外用:适量,鲜品捣敷;或煎汁搽。

【毒性】 毒性很低,无副作用。

【中毒症状】 过量则引起萎靡,运动障碍,呈现麻痹状态,重者引起狂躁。长期服用易引起胃肠出血。

【预防】 严格掌握本品的适应证和使用剂量,内服时应更加谨慎。

【救治】

1. 早期洗胃,催吐,导泻。

2．输葡萄糖液和葡萄糖盐掖。糖液内含维生素C 1～2 g。

3．维生素B_1可较大量注射，番木鳖碱可适当肌内注射。尼可刹米、洛贝林必要时可交替肌内注射。

4．狂躁时可肌内注射镇静剂。

5．呕血便血时可静脉缓慢推注或静脉滴注对羟基苄胺或6-氨基己酸等。每8 h或12 h 1次。

6．其他对症治疗。

【合理应用】

1．感冒，咽喉肿痛，扁桃体炎　一枝黄花15～50 g，煎服。

2．头风　一枝黄花根15 g，水煎服。

3．黄疸　一枝黄花75 g，水丁香25 g，水煎，1次服。

4．小儿急惊风　鲜一枝黄花50 g，生姜1片，同捣烂取汁，开水冲服。

5．跌打损伤　一枝黄花根15～25 g，水煎，2次分服。

6．急性扁桃体炎　一枝黄花、白毛鹿茸草各30 g，水煎服。

7．中暑性吐泻　一枝黄花15 g，樟叶3片，水煎服。

8．痈疖疮毒　一枝黄花、蒲公英、紫花地丁各15 g，煎服；领用鲜蚤休、鲜佛甲草各适量，共捣烂敷患处，干则换。

9．乳腺炎　一枝黄花、马兰各15 g，鲜香附30 g，葱头7个，捣烂外敷。

10．毒蛇咬伤　一枝黄花50 g，水煎，加蜂蜜50 g调服。外用全草同酒糟杵烂敷。

11．鹅掌风、灰指甲、脚癣　一枝黄花，每天用50～100 g，煎取浓汁，浸洗患部，每次半小时，每天1～2次，7天为1个疗程。

12．急、慢性淋巴结炎　柯林训使用一黄合剂治疗淋巴结肿，药物组成：豨莶草、一枝黄花各15 g，夏枯草30 g，甘草4 g，水煎服，每天1剂，每天2次，效果良好。

13．寻常性痤疮　应用姜黄消痤搽剂配合西药治疗寻常性痤疮，方法采用姜黄消痤搽剂。含姜黄、重楼、杠板归、一枝黄花、土荆芥等，外用联合罗红霉素胶囊治疗本病40例，并设观察。结果：治疗组总有效率优于对照组，两组总有效率比较有显著性差异。结论：姜黄消痤搽剂配合西药治疗寻常性痤疮方法对本病有清热解毒，散结消疮的功效，有效率达82.5%。

14．儿童大叶性肺炎　根据赵坤教授治疗儿童大叶性肺炎经验，拟急性期方为清肺解毒汤以清肺解毒，涤痰化瘀。该方基本方组成为：大青叶、鱼腥草、苇茎各15 g，桃仁10 g，金荞麦、金牛根各12 g，甘草6 g。根据此方，治疗儿童大叶性肺炎，并且高热明显持续不退，或胸腔积液、肺不张、肺坏死等情

第一章 植物类有毒中草药

况，在基础方上，加一枝黄花大大提高了该病治愈率，减轻了患儿痛苦，效果明显。

15. 骨折前期　用凉血活血法，选凉血四物汤主之（大生地黄、赤芍、川芎、归尾、牡丹皮、茜草、忍冬藤、一枝黄花），应用于骨折初期瘀血郁而发热者，效果明显。

16. 急性扁桃体炎　应用咽炎合剂（一枝黄花185 g，山豆根、生地黄、连翘、玄参各112 g，天冬、麦冬各125 g，野菊花75 g，甘草85 g，苯甲酸钠、蔗糖适量，制成1 000 mL），每次10~20 mL，每天4次，口服。治疗急性扁桃体炎，有效率为91.7%。

【配伍禁忌】　孕妇慎用。脾胃虚寒，大便溏薄者慎用。

八、三 角 草

【别名】　犁铧草、箭叶草。

【基原】　为菊科植物川滇盘果菊 Prenanthes henryi Dunn. 的全草或根。

【产地】　分布于陕西、四川、云南等地。

【炮制】　夏、秋季采收，洗净，鲜用或晒干备用。

【功效主治】　清热解毒，散瘀止血。主乳痈，疮疖肿毒，毒蛇咬伤，痔疮出血，外伤出血。

【用法用量】　内服：煎汤，6~15 g。外用：适量，捣敷。

【毒性】　主要是胃肠道刺激症状及兴奋中枢神经的作用。有实验研究发现，用三角草60 g给狗内服，7 h后死亡。

【中毒症状】　可出现恶心、呕吐、烦躁不安等症状。

【预防】　因其叶像韭菜，易误服，因此要特别注意。内服煎汁量一般为每天10~15 g。大量使用应有医生的指导。

【救治】　常规洗胃。对症治疗。

【合理应用】

1. 初期疮疡　陈茂湖使用其本院自制的蛇黄散（由蛇鳞草、大黄、三角草、独行千里、山芝麻组成，比例为3∶2∶2∶2∶1，制成散剂），每次1~2包（视肿痛面积大小而定，每包含生药20 g），用凉开水调成薄板状外敷肿痛部位。结果55例，总有效率为98.18%。

2. 手部屈肌腱断裂术后粘连　林小永在对照组常规治疗的基础上，在拆线后不使用广西玉林制药正骨水外擦，而代之以三角草跌打喷雾剂（三角草跌打喷雾剂为作者本院制剂科按照本院骨科协定经验方组成比例研发而成的喷雾剂，粤药制字220071010。主要由三角草、三叉苦、透骨草、三七、血竭等中药用60%酒精浸泡而成。）外喷并按揉，每天3次，每次20 min，使用时间为6周（即第3～8周），治疗结果，治疗组优良率为96.7%高于对照组的90.0%。

3．蚊虫叮咬　钟希文采用其院内制剂复方蛇鳞草膏（制剂批准号：粤220070536，软膏剂，20 g/盒）均匀涂抹于皮肤红肿处，药量根据肿块大小调整每天2次，直到肿块消退。复方蛇鳞草膏以广东地产药材蛇鳞草为主药，配以三角草、独行千里等组成。

4．毒蛇咬伤　复方三角草针剂由三角草水提2次，醇沉3次，挥去醇液，其余药物用醇提取，缩取，挥去醇液，合并提取液按注射液生产工艺制成每支2 mL、含生药2.75 g/mL的注射剂；复方三角草片剂由三角草等药物水提2次，合并提取液浓缩至稠膏状加入淀粉等赋形剂，按片剂生产工艺制成每片0.3 g，含生药3.55 g的片剂。治疗组加用复方三角草注射液肌内注射，每次4mL，每天3次，最高剂量每天20 mL，同时内服复方三角草片，每次5片，每天4次；并视伤口肿胀情况取复方三角草片适量加水研糊外敷伤肿胀范围处。复方三角草制剂可明显缩短症状（消肿、疼痛消失等）改善时间，降低并发症发生率及致残率。

九、野　芋　头

【别名】　老芋（陶弘景）、野芋艿、野芋头（《纲目拾遗》）、红芋荷、野芋荷（《江西民间草药验方》）。

【基原】　天南星科芋属植物野芋 Colocasia antiquorum Schott，以全草及块茎入药。

【产地】　我国分布于长江流域以南各地。亦有栽培。

【炮制】　夏、秋季采挖，晒干。

【功效与主治】　解毒，消肿止痛。用于痈疖肿毒、急性颈淋巴结炎、指头疔、创伤出血、虫蛇咬伤。

【用法用量】　外用适量，捣烂敷患处。

【毒性】　块根可食；但因含草酸钙，故刺激性强，煮熟即无。据云以此作食品，肾炎发病率高；茎能使甲状腺肿大。某些亚种的野芋含皂素毒苷（Sapotoxin），有报道从其中提出的酸性皂素毒苷0.1 mg注射于大鼠，可立即致死。死后解剖除有溶血现象外，肾上腺有明显的瘀血。各人对此毒苷的敏感性有所不同，一般如食入量不大，不致中毒。

【中毒症状】　口、胃发热疼痛，流口水，恶心，呕吐，疝痛，下痢，无

第一章 植物类有毒中草药

力，出汗，意识丧失；严重时便血，脉率不整，震颤，痉挛，谵语，昏迷不醒，最后呼吸停止而死亡。

【预防】 严格掌握本品的适应证和使用剂量，内服时应更加谨慎。

【救治】 民间内服葱煎水，或用雄黄、葱头、猪油，同浓茶冷服，也可解毒。

【合理应用】

1. 乳痈　野芋头和香糟捣敷。

2. 风热痰毒（急性颈淋巴腺炎）　野芋根1个，对称切开，用一块（切面向内）贴于患处，布条扎紧，初起者，可以消散。如局部发生红疹、灼热、发痒等反应，以甲紫药水涂搽，便可消散。

3. 毒蛇咬伤　鲜野芋根捣烂如泥，或同井水磨糊状药汁，敷或涂搽于伤口周围及肿处。

4. 黄蜂、蜈蚣咬伤　野芋根适量，磨水外搽；或以鲜野芋根适量，捣烂涂搽。

5. 土鳖虫咬伤　野芋鲜根和芝麻子共研碎敷患处。

6. 腹腔内脓肿　患者入院及手术后均先完善相关检查，观察患者的临床症状，一旦患者有腹痛及发热表现，并通过B型超声检查确诊为腹腔内脓肿，即可用野芋头加生盐外敷（纱布外包裹）联合应用抗生素治疗。在治疗过程中通过对患者临床症状（患者腹部体征的变化及体温的变化）的观察及动态复查B型超声了解腹腔内脓肿的大小变化，如在治疗过程中患者出现腹膜炎症状及反复高热，表示保守治疗失败，则转为行B型超声引导下脓肿穿刺或行腹腔镜下脓肿穿刺引流及腹腔冲洗引流术，术后继续用野芋头加生盐外敷（纱布外包裹）联合应用抗生素治疗。而大部分患者直接用野芋头加生盐持续外敷脓肿处48 h，同时选用敏感抗生素治疗，腹痛可逐渐减轻，复查B型超声提示脓肿逐渐吸收变小、消失为保守治疗有效。共治疗腹腔内脓肿126例，结果：用野芋头加生盐外敷及联合应用抗生素治疗的患者，其中经治疗后腹痛减轻，B型超声提示脓肿吸收变小、吸收的为116例（92.1%）；治疗中出现腹膜炎症状及患者反复高热而转行手术治疗的10例（7.9%），其中开腹手术治疗7例（阑尾周围脓肿5例，膈下脓肿1例，盆腔脓肿1例），腹腔镜手术治疗3例（阑尾周围脓肿2例，盆腔脓肿1例）。本组病例全部治愈，无死亡病例。其中经用野芋头加生盐外敷及抗生素保守治疗而症状缓解的时间为5～14天，平均8天，行手术治疗后症状缓解一般为7～18天，患者术后体温均能在2～3天内正常，有3例开腹手术后患者出现切口感染，经换药治疗后得以恢复，术后7～10天出院。术后随访患者，有23例患者（均为阑尾周围脓肿）于术后2周至6个月回院行腹腔镜阑尾切除术，术后恢复好，术后3～7天出院。

【配伍禁忌】 本品有毒，禁生服，一般不作内服。《本草经集注》："根杀人，人不识而食之，垂死者，以土浆及粪汁饮之，得活。"

第五节 醇苷、酚苷、蒽醌苷类

一、红豆杉

【别名】 紫杉、赤柏松、米树。

【基原】 为红豆杉科植物东北红豆杉的枝和叶。

【产地】 分布于黑龙江、吉林、辽宁等地。

【炮制】 夏、秋季采收，晒干。

【功效主治】 利水消肿。主治肾炎浮肿，小便不利，糖尿病。

【用法用量】 内服：煎汤，叶，5～18 g；小枝（去皮），9～15 g。

【毒性】 紫杉碱为混合碱。紫杉碱A（自欧洲红豆杉 Taxus baccata 中提出者）毒性不大，对大鼠静脉注射5 mg/kg或给豚鼠静脉滴注62 mg/（kg·h），均无明显作用；紫杉碱B对大鼠静脉注射之LD_{50}为4.5 mg/kg；对猫静脉注射0.9 mg/kg即引起血压骤降，0.53 mg/kg即引起心电图改变，对心肌有直接伤害作用。紫杉碱对小鼠腹水癌细胞有轻度抑制其呼吸的作用（有效浓度为80 μg/mL）。

【中毒症状】 2002年，卫生部就禁止将红豆杉作为保健食品和食品原料使用。人一旦误食红豆杉则有可能出现头昏、瞳孔放大、恶心、呕吐、肌无力等症状，严重者甚至会导致死亡。

【预防】 掌握红豆杉的适应证，并严格限制其使用剂量。

【救治】 洗胃，同时检查肝、肾、心脏等器官功能，进行对症支持治疗。

【合理应用】

1. 糖尿病　紫杉叶6 g，水煎，每天服2次，连续用。如有恶心、呕吐副作用，则停药；如无副作用，可逐渐加量至15 g为止。

2. 肾炎浮肿，小便不利　紫杉叶6 g，木通9 g，玉米须9 g，水煎，每天服2次。

二、仙　茅

【别名】　独茅、茅爪子、婆罗门参、地棕、天棕、山棕、独脚仙茅、蟠龙草、风苔草、仙茅参、土白芍、山兰花、独茅根、冷饭草、小地棕根、地棕根、独脚丝茅、黄茅参、独脚黄茅、独足绿茅根、平肝薯、盘棕、千年棕。

【基原】　石蒜科仙茅属植物仙茅 *Cueculigo orchioides* Gaertn. 的根茎。

【产地】　产于浙江、江西、福建、台湾、湖南、广东、广西、四川南部、云南和贵州。

【炮制】

1. 酒仙茅　取净仙茅用黄酒拌匀，润透后，置锅内微炒至干，取出，晾干。（仙茅每50 kg，用黄酒5～10 kg）

2.《雷公炮炙论》　凡采得（仙茅）后，用清水洗净，刮上皮，于槐砧上用铜刀切豆许大，却用生稀布袋盛，于乌豆水中浸一宿，取出，用酒湿拌了蒸，从巳至亥，取出暴干。

3.《海药本草》　仙茅，用时竹刀切，糯米泔浸。

【功效与主治】　温肾阳，壮筋骨。治阳痿精冷，小便失禁，崩漏，心腹冷痛，腿脚寒痹，痈疽，瘰疬。

【用法用量】　内服：煎汤，3～10 g，或入丸、散，或浸酒。外用：适量，捣敷。

【毒性】　仙茅的毒性很低，给小鼠1次灌胃仙茅醇浸膏150 g/kg，7天内无1只死亡。将仙茅、仙灵脾等（二仙胶囊）混悬液给小鼠灌胃（最大浓度30%，最大容积0.4 mL/kg），观察3天，未见有异常现象。此混悬液以相当人常用量的6.25～31倍剂量给小鼠灌胃49天后，对血常规检查和肝、肾功能及心、肝、脾、肾、脑、肾上腺、胸腺等脏器重量、病理切片进行检查也未发现明显异常现象。提示二仙胶囊无明显毒性。

【中毒症状】　仙茅性热，误服或过量服用可引起中毒。症见全身出冷汗，四肢厥逆，麻木，舌肿胀吐露于外，烦躁，继而昏迷。

【预防】

1. 本品不宜久服。
2. 阴虚火旺之人忌服本品。
3. 煎剂每天常规用量以不超过12 g为宜。

【救治】

1. 洗胃，导泻。

2. 输液,并依临床症状对症处理,必要时给强心剂、中枢兴奋剂等。

3. 中药解救。如《本草新编》说:"中仙茅毒者,含大黄一片即解,不须多用大黄也。"中毒后,可服大黄或以三黄汤解之。亦可服用中药甘草汁、绿豆汁或"六一散"以解其毒。

【合理应用】

1. 仙茅丸用于壮筋骨、益精神、明目　仙茅1 000 g(糯米泔浸5天,去荞水,夏日浸3天,铜刀刮锉阴干,取500 g),苍术1 000 g(米泔浸5天,刮皮、焙干,取500 g),枸杞子500 g,车前子600 g,白茯苓(去皮)、茴香(炒)、柏子仁(去壳)各400 g,生地黄、熟地黄(焙)各200 g,为末,酒煮糊丸,如梧子大,每服50丸,食前温酒下,每天服2次。

2. 硬皮病　仙茅、淫羊藿、桂枝、红花、芍药各9 g,川芎12 g,生地黄、熟地黄各3 g,炙甘草3 g,煎服,每天1剂。

3. 痈疽火毒,漫肿无头,色青黑者　仙茅不拘多少,连根须煎,点水酒服;或以新鲜者捣料敷之。有脓者溃,无脓者消。另外,用其鲜根捣敷,可治痈疽肿毒。

4. 骨精、白浊　仙茅15 g,莲心6 g,水煎服。

5. 风冷牙痛　仙茅9~15 g,鸡蛋2个,共煮服。

【配伍禁忌】

1. 凡阴虚火旺者忌服。

2. 《雷公炮炙论》:勿犯铁,斑人须鬓。

3. 《本草经疏》:凡一概阴虚发热、咳嗽、咯血、鼻出血、齿血、溺血、血淋、遗精白浊、梦交、肾虚腰痛、脚膝无力、虚火上炎、口干咽痛、失志阳痿、水涸精竭、不能孕育、老人孤阳无阴、遗溺失精、血虚不能养筋,以致偏枯痿痹、胃家邪热不能杀谷、胃家虚火嘈杂易饥、三消五疸、阴虚内热外寒、阳厥火极似水等证,法并禁用。

三、水　蓼

【别名】　蓼、薔、薔虞、虞蓼、泽蓼、辣蓼草、柳蓼、川蓼、药蓼子草、红蓼干草、白辣蓼、胡辣蓼、辣蓼、辣柳草、撮胡、辣子草、水红花、红辣蓼、水辣蓼。

【基原】　为蓼科植物水蓼 Polygonum hydropiper L. 的全草。

【产地】　黄河南北各省,以及台湾、福建、广东、广西、云南等省(区)。亚洲、非洲各国也有分布。

【炮制】 取原药材，除去杂质，抢水洗净，切断，干燥。

【功效主治】 行滞化湿，散瘀止血，祛风止痒，解毒。主湿滞内阻，脘闷腹痛，泄泻，痢疾，小儿疳积，崩漏，血滞经闭痛经，跌打损伤，风湿痹痛，便血，外伤出血，皮肤瘙痒，湿疹，风疹，足癣，痈肿，毒蛇咬伤。

【用法用量】 内服：煎汤，15～30 g；或鲜品30～60 g，捣汁。外用：适量，煎水浸洗，或捣敷。

【毒性】 全株有毒，含毒成分为甲氧基蒽醌、凝血性苷、具降血压作用的挥发油。

【中毒症状】 未见有人误食中毒的报道。家畜中毒后胃肠和膀胱发炎，血尿，严重者痉挛及麻痹而死亡。

【预防】 注意适应证和使用剂量。

【救治】 如果出现中毒症状，对症治疗即可。

【合理应用】

1．干霍乱不吐利，四肢烦，身冷汗出 水蓼（切）、香薷（择切）各100 g。上二味，以水五盏，煎取三盏，去滓，分温三服。

2．蛇头疔 鲜水蓼、芋叶柄各20 g，捣烂加敷患处。

3．水毒 取蓼捣汁一盏渐饮；兼以涂身令周匝，立瘥，用酒调。

4．痢疾，肠炎 水辣蓼全草100 g，水煎服，连服3天。

5．小儿疳积 水辣蓼全草25～30 g，麦芽20 g。水煎，早晚饭前2次分服，连服数日。

6．风湿疼痛 水蓼15 g，威灵仙9 g，桂枝6 g，煎服。

7．阴发背，黑凹而不知痛者 鲜蓼草5 kg（晒干，烧灰存性，淋灰汁熬膏于半碗备用），石灰50 g。二味调匀，入瓷罐收贮封固。如遇阴毒，将笔蘸点患处，不二次退透知痛，出黑水血尽，将膏药贴之。

8．蛇咬伤 用水蓼茎、叶捣敷。

9．咽喉肿痛 鲜辣蓼花序1把，捣烂取汁，兑白糖服，每次服60 g。

10．疗细菌性痢疾、肠炎 用鲜全草加工成干浸膏粉，装胶囊，每粒含量0.25 g。成人0.5～0.75 g，每天服4次，小孩依年龄酌减。重症可用干草100～150克（鲜草加倍），煎分2次服，每天4次，总量200～300 g，直至症状消失后再服1剂。治疗菌痢、肠炎182例，有效率约95%。疗程1～3天。有报道用30%水蓼煎剂每次100 mL，每天服2次，小儿酌减。治疗菌痢108例，痊愈105例，3例配合其他药物治愈。疗程2～5天。水蓼有止痛、止血、止泻及制菌作用，无抗药性。

11．子宫出血 采用水蓼开花时的地上部分，切碎。取1 kg，置玻璃容器

内，以30%酒精2 000 mL浸没，常温静置48 h（每天搅拌3次），然后过滤，得滤液约2 000 mL，密闭贮存。每服20 mL，每2 h 1次。共治疗子宫出血20例，疗程1～4天，全部治愈。

【配伍禁忌】

1. 《千金食治》："蓼食过多有毒，发心痛。和生鱼食之，令人脱气，阴核疼痛。妇人月事来，不用食蓼及蒜，喜为血淋带下。"

2. 《药性论》："蓼叶与大麦面相宜。"

四、决　明

【别名】　猪骨明、猪屎蓝豆、夜合草（广东、海南）、假绿豆、细叶猪屎豆（广州）、夜拉子、羊尾豆、草决明（广西）、阿拉闷（云南）。

【基原】　本品为豆科植物决明Cassia obtusifolia L. 或小决明Cassia tora L. 的干燥成熟种子。

【产地】　长江以南多数省区。越南、老挝等国也有，常生于山地旷野。

【炮制】　决明子：除去杂质，洗净，干燥。用时捣碎。炒决明子：取净决明子，照清炒法炒至微有香气。用时捣碎。

【功效与主治】　药用部位是种子，味苦，性微寒，有清肝、明目、通便之功能，可用于头痛眩晕，大便秘结等症。

【用法用量】　用量9～15 g。内服：煎汤。

【毒性】　种子含大黄泻素、苷元，叶有下泄作用，可能也含有大黄泻素等有毒成分。

【中毒症状】　大量误食引起腹泻。

【预防】　严格掌握本品的适应证和使用剂量。

【救治】　早期可催吐，洗胃，服鞣酸蛋白及活性炭，多饮淡盐水或静脉滴注葡萄糖盐水。必要时可用鸦片（孕妇禁用）。如系孕妇则注射黄体酮等保胎疗法。

【合理应用】

1. 失明，目中无他病，无所见，如绢中视　马蹄决明2 L，捣筛，以粥饮服2 g。忌鱼、蒜、猪肉、辛菜。

2. 目赤肿痛　决明子炒研，茶调，敷两太阳穴，干则易之。亦治头风热痛。

3. 雀目　决明子100 g，地肤子50 g。上药，捣细罗为散。每于食后，以清粥饮调下5 g。

4. 眼补肝，除暗明目　决明子1 L，蔓荆子1 L（用好酒5 L，煮酒尽，曝干）。上药，捣细罗为散。每服，以温水调下10 g，食后及临卧服。

5. 急性结膜炎　决明子、菊花各15 g，蔓荆子、木贼各15 g，水煎服。

6. 高血压　决明子25 g，炒黄，水煎代茶饮。

7. 小儿疳积　草决明子15 g，研末，鸡肝1具，捣烂，白酒少许，调和成饼，蒸熟服。

8. 癣　决明子不以多少，为末，少加水银粉，同为散。先以物擦破癣，上以散敷之。

9. 多年失明　用决明子2 L研为末，每服1匙，饭后服，稀粥送下。

10. 青盲、雀目（按：青盲是外观正常，但不见物，雀目即夜盲）　用决明200 g、地肤子250 g，共研为末，加米汤做成丸子，如梧子大，每服20~30丸，米汤送下。

11. 眼睛红肿　用决明子炒过，研细，加茶调匀敷太阳穴，药干即换，一夜肿消。

12. 头风热痛　治方同上。

13. 鼻血不止　用决明子末，加水调糊，敷胸口处。

14. 癣疮蔓延　用决明子50 g，研末，加水银、轻粉少许，研至极细，至看不到水银星。擦破癣疮后再敷药。

15. 背疮初起　用决明子1 L（捣碎），生甘草50 g，加水3 L，煮成1 L，分2次服下。

16. 降低血清胆固醇　观察100例，治前血清胆固醇为484~210 mg，平均为246.91 mg；治后降至110~208 mg，平均下降87.9 mg。大部分病例于用药后均有不同程度的下降，2周内有85％降至正常水平，4周内降至正常水平者占96％，总有效率为98％。但在长期观察的5例中，因故停药后血清胆固醇又逐渐上升，再行服药后仍可下降。提示本品降低血清胆固醇系暂时性的，为达到治疗目的需长期维持，需维持多久尚待观察。服药后有85％病例的头晕、头痛、乏力等症状有所改善。制剂及用法：①煎剂，决明子50 g，水煎分2次服。②糖浆剂，每100 mL含生药75 g，每次20 mL，每天服3次。③片剂，每片含生药3 g，每天服3次，每次5片。三种剂型经观察疗效无明显差异。决明子用量与疗效有密切关系，量少（如煎剂每天用25 g）不能达到疗效。副作用：发生率占9％，主要为腹胀、腹泻与恶心，多见于服药初期，均不影响继续服药，可自行消失。

【配伍禁忌】　孕妇忌服，脾胃虚寒、气血不足者不宜服用。请置于室内阴凉干燥处，避免儿童自行拿取。

五、望 江 南

【别名】 金豆子、假槐花、石决明、山绿豆、猪骨棉、大更药、羊角豆、野扁豆、狗屎豆、大夜明、夜关门、假决明。

【基原】 为豆科植物望江南 Cassia occidentalis L. 的茎叶。

【产地】 分布于台湾、福建、广东、广西、海南、云南等长江以南多数省区。东南亚各国也有分布。

【炮制】 夏季植株生长旺盛时采收，阴干。鲜用者可随采新鲜茎叶。

【功效与主治】 肃肺，清肝，利尿，通便，解毒消肿。主咳嗽气喘，头痛目赤，小便血淋，大便秘结，痈肿疮毒，蛇虫咬伤

【用法用量】 内服：煎汤，6~9 g，鲜品15~30 g；或捣汁。外用：适量，鲜叶捣敷。

【毒性】 全株有毒。根和种子含大黄泻素，种子还有毒蛋白，叶含微量的氧化甲基蒽醌。

【中毒症状】 人误食种子和根引起腹泻，呕吐。牛、马等误食后数小时即出现脱水，震颤，肠炎，尿闭，并呈狂犬病症状，终至麻痹而死亡。

【预防】 严格掌握本品的适应证和使用剂量，内服时应更加谨慎。

【救治】 人中毒时洗胃，给蛋清、活性炭或鞣酸蛋白，静脉滴注5%葡萄糖盐水等对症治疗。

【合理应用】

1. 肿毒 金豆子叶，晒研，醋和敷，留头即消；或酒下10~15 g。

2. 蛇头疔 鲜羊角豆叶一握，和白麻子捣烂敷贴患处。

3. 治蛇伤 鲜羊角豆叶一握，捣烂绞自然汁服，渣敷患处。

4. 血淋 羊角豆全草50 g，水煎服。

5. 治疗一般外科炎症 以鲜叶适量捣烂外敷，用全草 50~100 g或种子25~50 g，水煎服。治疗乳腺炎，2例，蜂窝织炎、毛囊炎各1例，鼻疮2例，均痊愈。

6. 顽固性头痛 取望江南叶50 g，瘦猪肉250 g，加盐适量，水煎服，每天1剂。治疗肝阳上亢头痛18例，近期治愈15例；肾虚头痛14例，近期治愈12例；偏头痛10例，近期治愈9例。治愈病例随访半年以上未见复发。

【配伍禁忌】 孕妇禁用。

第六节 皂苷类

一、重楼

【别名】 蚤休、七叶一枝花、草河车、铁灯台。

【基原】 为百合科植物云南重楼 *Paris polyphylla* Smith var. Yunnanensis（Franch.）Hand. Maxx. 或七叶一枝花 *Paris polyphylla* Smith var. Chinensis（Franch.）Hara. 的干燥根茎。

【产地】 我国分布很广，南北方均有，主产于长江流域。

【炮制】 夏、秋季采挖，去掉地上的茎叶，洗净润透，削去须根，横切成片，晒干。

【功效与主治】 清热解毒，消肿止痛，熄风定惊，平喘止咳。主治痈肿疔疮、瘰疬、喉痹、小儿惊风抽搐、蛇虫咬伤、慢性支气管炎。

【用法用量】 内服：煎汤3~15 g，或入散剂；外用：适量研粉或酒、醋、水调敷患处。

【毒副反应】 大鼠亚急性毒性试验，总皂苷用量为265 mg/kg时，肝细胞有坏死现象。内服中毒量60~90 g。

【中毒症状】 早期出现恶心、呕吐、面色苍白、烦躁、头晕、头痛、眼花，严重者引起痉挛抽搐和心律失常。

【预防】 本品虽毒性较小，但不可盲目大剂量应用，以免发生严重毒副作用。

【救治】 早期可用高锰酸钾溶液洗胃，然后服通用解毒剂；口服硫酸镁25 g导泻；内服稀醋酸适量，每天4~5次，也可用稀醋酸含漱；可用氯丙嗪50 mg肌内注射，或用苯巴比妥、阿托品等镇吐和制止痉挛性惊厥。中草药可用甘草15 g，先水煎后与白米醋、生姜汁各62 g混合，一半含漱，一半内服；痉挛时用乌梢蛇9 g，全蝎3 g，厚朴、甘草各6 g，水煎2次合在一起，分2次早、晚服。

【合理应用】

1. 急性扁桃体炎　重楼2 500 g，马鞭草7 500 g，瓜子金1 000 g，洗净切碎，浸泡后水煎2次，2次滤液浓缩至10 000 mL，加防腐剂，放置3~5天，滤除沉淀，加糖后煮沸过滤，冷却后加薄荷脑适量，分装备用。

2. 流行性腮腺炎　用七叶一枝花根茎10g，磨醋呈浓汁状，涂于患处，每天3次。并发睾丸炎者加吗啉胍及适量激素治疗，用绷带将阴囊托起。复方蚤休膏（蚤休10g与水磨汁成50%浓度，加入冰片10g，仙人掌、板蓝根各10g，切细研汁，充分调匀即成），涂于腮腺肿大部位，每天5～6次。

3. 静脉炎　重楼、见肿消、雄黄各30g，川芎、散血草各20g，樟脑3g，冰片2g，共研细末，白酒调敷，包扎固定。或用重楼根茎（干品）在放有20mL醋的瓦盘中研磨成汁状，用棉签蘸汁外涂患处。

4. 外阴炎　重楼、土茯苓、苦参各90g，黄柏、大黄各45g，龙胆草、萆薢各30g，枯矾15g，每天1剂，水煎后去渣，熏洗外阴，早、中、晚各洗1次，每次30min。

5. 颈部毛囊炎　取鲜重楼根茎，洗净放入瓶内，加入95%乙醇，浸出药面2～3cm，密封1周。使用时，用棉签蘸药外搽患处，每天3次。

6. 虫咬性皮炎　以50%酒精浸泡七叶一枝花2次，制成10%及20%酊剂，备用。

7. 慢性支气管炎　将本品磨粉压片。每次3g，每天2次，饭后服。10天为1个疗程，服药3个疗程，每个疗程间停药3天。

8. 哮喘　重楼、桔梗各15g，麻黄9g，紫菀、白石英各30g，皂荚3g，生甘草6g，浓煎或浸膏后入珍珠层粉3g，制成冲剂，分4包，每包含生药20g，每次1包，每天服2～3次。哮喘发作时，半夜加服1包。连服2周为1个疗程。

9. 胃癌　用重楼50～100g，或辨证施治配用补益气血、活血解毒之剂，煎服，每天2～3次，10天为1个疗程，最多者可服7～8个疗程，其后减量继续服药。

10. 头风　重楼4～10g，蜈蚣1～3条，赤芍8～15g，蔓荆子10～15g，野菊花10～20g，川芎4～8g，孩儿参15～30g。随症加减，每天1剂，水煎3次，温服。

11. 癫痫　重楼、川郁金、白矾各15g，广木香、制香附各9g，辰砂1.5g，上药共研细末，分10包，成人每天服1包，儿童减半。白天发作者上午服，夜晚发作者睡前服，连服3个月为1个疗程。

12. 急性扭挫伤　取鲜重楼9g，在口中嚼烂后用白酒调敷患处，另取9g鲜重楼用黄酒冲服，3～5min即可止痛，2～3h后肿胀完全消失，功能恢复正常。

13. 带状疱疹　重楼10g，蒲公英、大黄叶、连翘、板蓝根各15g，水煎服，每天1剂，早晚空腹服。或七叶一枝花50g，黄连30g，明雄黄60g，琥珀、明矾各90g，蜈蚣20g。先将蜈蚣烤黄，然后分别取上药研为细粉，混匀装瓶备用。用时取药粉适量，用麻油调成糊状药膏，涂布在灭菌纱布上，敷贴患处，胶布固定，每天换药1次。

14．慢性乙型肝炎　七叶一枝花、五味子、贯众、女贞子、苦参各9g，柴胡、淫羊藿各6g，一枝黄花、败酱草、白花蛇舌草、土茯苓、山楂、丹参、虎杖、山豆根各10g，黄芩15g，茵陈13g，甘草3g。每天1剂，水煎分3次服，2个月为1个疗程。

15．止癌痛　重楼、三七、延胡索、黄药子各10g，芦根20g，川乌6g，冰片9g，紫皮大蒜100g，麝香适量。大蒜取汁，余药为粉，过100目筛，用大蒜汁将药调糊成膏剂，制丸单剂量为3g，每贴于痛点，经络压痛点，每天1丸内服。

16．神经性皮炎　重楼研粉，以香油或熟菜油调敷，糜烂渗出病例可直接撒药粉，一般2～3天即可止痒，皮损逐渐消退。

17．子宫出血　重楼15～20g，益母草15～30g，炒枳壳20～60g，炒蒲黄、炒五灵脂各15g，红花3g。随症加减，每天1剂，水煎服，忌酒辣生冷，卧床休息。

18．乙型脑炎　重楼12～15g，滁菊花8～12g，板蓝根20～30g，石膏30～60g，栀子8～12g，黄芩8～12g，金银花10～15g。每天1～2剂，煎汤鼻饲，随症加减。

【配伍禁忌】　虚火、阴证疮疡及孕妇忌服。

二、威　灵　仙

【别名】　灵仙、铁脚威灵仙、铁扫帚、老虎须、百条根。

【基原】　为毛茛科铁线莲属植物威灵仙 Clematis chinensis Osbeck、棉团铁线莲 Clematis hexapetala Pall. 或东北铁线莲 Clematis manshurica Rupro. 的干燥根及根茎。

【产地】　我国大部分地区皆有分布。

【炮制】　秋季采挖，除去茎、叶，洗净，用水浸泡，捞出润透，晒干或切段晒干。酒威灵仙：取威灵仙段，用黄酒拌匀闷透，置锅内用文火炒微干，取出放凉。其夏、秋季采，鲜用或干燥用。

【功效与主治】　祛风除湿，通络止痛，消痰涎，散癖积。主治风湿痹痛、肢体麻木、筋脉拘挛、痛风、顽痹、腰膝冷痛、脚气、疟疾、癥瘕积聚、破伤风、扁桃体炎、诸骨鲠咽。

【用法用量】　内服：煎汤6～9g，浸酒或入丸、散。外用：捣敷。

【毒副反应】　植株的黏液或原白头翁素具有刺激性，接触过久可使皮肤发泡、黏膜充血。

【中毒症状】 外用可引起发泡溃烂及过敏性皮炎；内服则口腔灼热、肿烂、呕吐、腹痛、腹泻、胃脘灼痛、呼吸困难、反复呕血、面色苍白、冷汗、血压下降、心音低弱，继则神志不清、口唇发绀、脉缓、瞳孔散大、低血容量休克，严重者死亡。

【预防】 近年来发现其含有毒性成分白头翁素，对皮肤有强烈刺激，临床中也有中毒的报道，故应用宜慎，严格控制用量，注意用药后的观察。

【救治】 皮肤、黏膜中毒者，可用清水、硼酸或鞣酸溶液洗涤。内服中毒早期用0.2%高锰酸钾液洗胃，或服蛋清，或静脉滴注葡萄糖盐水，剧烈疼痛可用阿托品等对症治疗。

【合理应用】

1. 骨性关节炎　威灵仙30 g，丹参15 g，水煎2次，浓缩成500 mL，用时取适量药液加等量老陈醋做直流电离子导入。每天1次，15次为1个疗程，休息3～5天可行第2个疗程。

2. 骨质增生疼痛　威灵仙30 g，苦参、穿山甲、香附、透骨草各10 g。每天1剂，水煎分2次服，药渣加水1 500 mL，煎至800 mL，做局部熏洗，热敷浸泡。或将上药共研细末过60目筛，每天10～20 g，分2次开水冲服，根据患部大小，取药粉适量以白酒或醋调成糊状敷局部，干后取下，用酒或醋再调敷，连续3次，每天均须换用新的药粉调敷，10天为1个疗程，间隔5天。

3. 类风湿性关节炎　青风藤、威灵仙各3 g，细辛0.5 g，蜜虫、血竭粉各1 g，蜜丸每次1～2丸，每天3次，温水送服。

4. 增生性脊柱炎　用威灵仙注射液注射于肥大椎体两侧之华佗夹脊穴，每次取2～4穴，每穴注射1～2 mL，每天或隔天1次，10次为1个疗程。

5. 肩周炎、颈椎病　威灵仙18 g，丹参、桂枝各15 g，姜黄、红花各12 g，蜈蚣4条，寒重者加麻黄、川乌各12 g，游走性疼痛者加乌梢蛇、防风各15 g。每天1剂，文火煎服，早晚各1次，7天为1个疗程，2个疗程间可休息3～4天。

6. 坐骨神经痛　用威灵仙、草乌各25 g，震天雷、桂枝、地龙、羌活各15 g，香附30 g，水煎服，每天1剂。

7. 足跟骨刺疼痛　威灵仙5～10 g，捣碎用陈醋调成膏状备用，先将患足浸泡热水5～10 min，擦干后将药膏敷于足跟，用绷带包扎，休息时，可将患部放在热水袋上热敷，每2天换药1次。

8. 骨鲠　用威灵仙30 g，水800 mL，煎成400 mL，每天服1～2剂，骨鲠于食管者，酌情补液及抗感染。

9. 睾丸、副睾丸炎　威灵仙20 g（鲜品50 g）加水800 mL，煎30 min，待温,浴洗阴囊,每天5~6次。配合内服小柴胡汤加减。

10. 新生儿梗阻性黄疸　威灵仙、茵陈、郁金、枳实、茯苓各6~10 g。随症加减,水煎浓缩为80~100 mL,加糖适量,不拘时,少量多次服。

11. 急性扁桃体炎　威灵仙60 g,一枝黄花30 g,水煎,每天1剂,2次分服。

12. 梅核气　威灵仙15 g,研细用陈醋调成糊状,外敷神阙穴,用伤湿止痛膏固定,隔2天换药1次,配服逍遥丸。

13. 皮下肿瘤　用威灵仙30 g,巴豆2 g,冰片5 g,制草乌10 g,生大黄、青木香、䗪虫各15 g。血管瘤加红花15 g,川芎10 g;脂肪瘤加草果仁18 g,炒莱菔子21 g,炒苍术15 g;纤维瘤加白花蛇舌草15 g,细辛8 g,羌活10 g。将各药研细和匀密封备用,用时取适量,用白醋和白酒(1∶2)调敷患处。

14. 颈淋巴结核　用鲜威灵仙根除去根中硬茎,捣烂成泥状,取3 cm见方的胶布,中央剪一直径1.5 cm大小圆孔,将孔对准内关穴(男敷左,女敷右)或患处,在孔中放适量已捣烂的药,盖上一层纱布,固定24 h后将药渣取出,可见敷处起一水泡,抽去泡内液体,敷料包扎。

15. 食管癌　威灵仙60 g,板蓝根、猫眼草各30 g,人工牛黄6 g,硇砂3 g,制南星10 g。将上药制成浸膏干粉,每次服1.5 g,每天服4次。

16. 胃痛　威灵仙30 g,水煎去渣取汁,加鸡蛋2枚(去壳搅匀兑入),红糖适量,共煮成蛋汤温服,治疗胃寒痛。一般服1剂,过半小时即见效,痛止勿再服。

17. 胆石症　用威灵仙每天60 g,煎水内服,治疗胆石症。

18. 呃逆　威灵仙、蜂蜜各30 g,煎水内服,仅1剂即奏效。

19. 小儿尿频　取威灵仙30~60 g,加水500~1 000 mL,煎熬至200~500 mL,外用熏洗前阴,药温适度,每次半小时,每天2~3次。

20. 急性乳腺炎　用威灵仙与米醋调于患处,一般1~3天即愈。

【配伍禁忌】　气虚血弱、无风寒湿邪者忌服。

三、白　头　翁

【别名】　毛姑杂花、志公花、大碗花、志冠花。

【基原】　为毛茛科植物白头翁 Pulsatila chinensis (Bge.) Regel. 的干燥根。

【产地】　分布于黑龙江、吉林、辽宁、河北、山东、河南、安徽、山西、

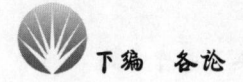

江苏等地。

【炮制】 春、秋季采挖，除去茎苗及泥沙，干燥。取原药材，除去杂质，洗净，闷润至透，切厚片，干燥。

【功效与主治】 清热解毒，凉血止痢。主治热毒血痢、温疟寒热、鼻出血、血痔。

【用法用量】 内服：煎汤，9～15 g（鲜品15～30 g）；或入丸、散。外用：捣敷患处。

【毒副反应】 白头翁煎剂及白头翁皂苷毒性都很低，后者溶血指数仅1：666。

【中毒症状】 外用中毒后，接触的皮肤黏膜可发生肿胀、疼痛。内服中毒后，首先感到口腔灼热、肿胀等口腔炎症状，继而出现咀嚼困难、剧烈腹痛、腹泻、排出黑色腐臭粪便（有时带血）、心跳快而弱、血压下降、循环衰竭、呼吸困难、瞳孔散大，严重者可于10余小时内降亡。

【预防】 毛茛科白头翁茎叶与根的作用不同，具有强心作用，有一定毒性，使用时应加以注意。新鲜白头翁全草捣烂，可因原白头翁素逸出而对皮肤黏膜等有强烈刺激作用，如经加热、久贮则原白头翁素聚合为白头翁素，局部刺激大减，故使用白头翁尽量煎服，使毒性降低。

【救治】

1. 皮肤或黏膜中毒者，可用清水、硼酸、鞣酸溶液洗涤。内服中毒者，催吐、洗胃，口服蛋清、冷面糊或活性炭末等。血压下降时，间羟胺加入葡萄糖盐水中静脉滴注。剧烈腹痛时，皮下注射阿托品。心力衰竭时可用毛花苷C等药。

2. 配合服用中草药剧烈腹痛、腹泻时，用焦地榆15 g，盐黄柏、炙甘草各9 g，罂粟壳6 g，水煎服。

【合理应用】

1. 痢疾 白头翁5 g，明矾40 g，蛋黄油2 g，大豆3 g。上药共制成解毒胶囊，每粒含生药0.5 g，每天服3次，每次成人4～6粒，小儿酌减。

2. 溃疡性结肠炎 采用清热利湿汤（白头翁、马齿苋、黄连等）灌肠治疗。

3. 慢性腹泻 清热解毒，健脾止泻。用解毒健脾汤（白头翁、黄芪、马齿苋、党参、茯苓、白术、薏苡仁、扁豆、白芍、甘草）治疗。

4. 癌症 采用内服中药（白头翁、马齿苋、山慈菇、黄柏等）和灌肠的方法治疗晚期直肠癌。

5. 耐青霉素淋菌性阴道炎 白头翁20 g，黄连6 g，黄柏、秦皮、车前子各15 g，甘草10 g。随症加减，每天1剂，水煎服，7天为1个疗程。

6. 天行赤眼　白头翁15 g，黄连7 g，黄柏、秦皮、木贼各10 g。每天1剂，分3次煎服，儿童减半。

7. 神经性皮炎　新鲜白头翁全草，取其叶子洗净浸泡于清水中，先将皮损局部用热水浸软，然后将白头翁鲜叶轻揉至有叶浆渗出，按皮损大小将揉破的叶子紧贴于患处，其上用两层纱布覆盖后轻压，贴敷15～20 min，以患处有灼痛感为止。1～2天局部有水疱出现，痒感消失。

8. 频发室性早搏　白头翁、秦皮、黄柏、薤白各10 g，全瓜蒌20 g，黄连须15 g，丹参、黄芪、甘草各30 g，水煎服，每天1剂。

9. 崩漏　白头翁、地榆炭各60 g，水煎约15 min，以糖全部溶化为度，分2次口服。

10. 牙痛　白头翁全草2 000 g，用煮提法提取并制成颗粒冲剂100袋，每天冲服1～2袋。

11. 瘰疬　白头翁30 g，水煎4次，去渣取汁，混合后加红糖适量，分2次温服，每天1剂，连服30天。

【配伍禁忌】　虚寒泻痢者忌服。

四、木　通

【别名】　关木通、川木通。

【基原】　关木通为木通科植物木通 *Akebia quinata*（Thunb.）Decne. 和马兜铃科植物东北马兜铃 *Aristolochia manshuriensis* Kom的藤茎，川木通为毛茛科植物小木通 *Clematis armandii* Franch. 和绣球藤 *Clematis montana* Buch-Ham的藤茎，药典规定关木通与川木通为两种药。

【产地】　关木通主产于东北各省，川木通在我国大部分地区皆有分布。

【炮制】　截取茎部，刮去外皮，用水稍浸泡，闷润至透，切片，晾干。

【功效与主治】　清热利尿，通经活络，镇痛，排脓，通乳。主治口舌生疮、小便赤涩、淋浊、水肿、胸中烦热、喉痹、遍身拘痛、月经不调、白带、乳汁不通。

【用法用量】　内服：煎汤，关木通3～6 g，川木通1.5～4.5 g，或入丸、散。

【毒副反应】　木通皂苷口服毒性较小，其溶血指数为6.742。小鼠静脉注射马兜铃酸致死量为60 mg/kg，兔每天腹腔注射1.5 mg/kg，于给药后3～9天内死亡。内服川木通的中毒量为60～90 g，关木通为30～60 g。

【中毒症状】 潜伏期3~6 h。早期上腹不适、呕吐、胸闷、腹痛、腹泻,继而尿频、神志不清、尿量减少或尿闭、血压增高,部分伴有柏油样便,最终以急性肾功能衰竭、尿毒症而死亡。

【预防】 使用木通时应严格控制剂量和使用时间,在使用过程中要密切观察肾功能,检查尿 $β_2$ 微球蛋白、N-乙酰-$β$-氨基葡萄糖苷酸、血肌酐、尿素氮、尿糖、尿蛋白及其他相关指标等。

【救治】 一旦发生中毒反应,应立即停止用药。由于药物的蓄积,有的肾损害在停药后仍呈进行性加重,因此,应密切注意病情发展,并可采用皮质激素和其他对症治疗。发生严重肾功能损害甚至肾功能衰竭者应采用呋塞米、利尿合剂等进行利尿和对症治疗,严重者应进行血液透析或肾脏移植等。

【合理应用】

1. 肾盂肾炎 用导赤散(木通、生地黄、甘草梢各等份,竹叶适量)加香附、泽兰、丹参、白芍、青皮、枳壳治疗慢性肾盂肾炎。

2. 泌尿系感染 木通、车前草、萹蓄、益母草、栀子、瞿麦、黄柏各10 g,甘草6 g。每天1剂,水煎服,小儿酌减,随症加减。

3. 泌尿系结石 木通面、滑石面各5 g,水煎饭前服,每天2次,配合外敷排石药;或木通15 g,金钱草6 g,海金砂30 g,香附、蟅虫、甘草各10 g,水煎服,每天1剂。每次服200 mL,随症加减。同时配合电针、跳跃活动及静脉输入20%甘露醇250 mL、10%葡萄糖1 000 mL等辅助疗法。

4. 缺乳症 木通、通草、桔梗、炒王不留行各10 g,黄芪40 g,党参30 g,当归、生地黄、麦冬各15 g,炮山甲、皂刺、漏芦、花粉各6 g。上药共研粗末,用猪前蹄1对,煮烂后取出,去浮油,以汤煎药,共煎500 mL左右顿服;或共研细末,每服30 g,每天2次,以猪蹄汤冲服。上两法均应酌加红糖适量,两乳房以热碗罩之出透汗。

5. 产后尿潴留 木通、茯苓、黄芪、车前草、竹叶各15 g,生地黄25 g,甘草梢、山药各10 g,水煎,每服100 mL,6~8 h服1剂。

6. 崩漏 木通、淡竹叶、栀子、牡丹皮各10 g,生地黄20 g,茜草、旱莲草各15 g,甘草8 g。2剂,水煎服,治疗热盛型崩漏有效。

7. 乳腺炎、乳腺增生 木通、通草、血通(即血藤)各12 g,木香11 g,香通(香樟树根)20 g。随症加减,水煎服,每天1剂。

8. 白塞病 用导赤散(木通、生地黄、甘草梢各等份,竹叶适量)为基础方。有感染和渗出物者加花粉12 g,薏苡仁18 g;疼痛者加川芎9 g;发烧加石膏18 g,知母9 g;体弱加黄芪12 g;溃疡面大者加赤小豆18 g。水煎,每天1剂,早晚分服。

9. 恶性肿瘤　用木通、车前子各0.027 g，斑蝥0.015 g，滑石粉0.03 g（此为每片含量）制成片剂，每次1～2片，每天服2次。结合患病部位，配合其他药物治疗胰腺癌、胆管癌、淋巴肉瘤、口腔癌等恶性肿瘤。

10. 淋病　木通、车前子、黄柏、丹参、生地黄各12 g，滑石、白茅根各30 g，蒲公英20 g，栀子15 g，蒲黄、甘草各10 g。每天1剂，水煎服。

11. 带状疱疹　木通、生地黄各15 g，竹叶10 g，甘草6 g，细辛3 g，金银花、连翘各60 g。疱疹大而浆液多者重用木通，位于胁部加柴胡6 g，位于下肢加牛膝6 g。每天1剂，水煎分2次服。

12. 外科感染　以导赤散加赤芍、黄连各10 g为基础方。随症加减，水煎服，每天1剂。治疗证属火毒湿热内蕴、营气不和、凝聚肌肤所致的疔痈、丹毒、外伤感染。

【配伍禁忌】　津伤、气弱、遗精、滑精、小便频数者，孕妇及内无湿热者忌服。

五、狼　毒

【别名】　川狼毒、白狼毒、续毒、绵大戟、断肠草、猫眼草。

【基原】　为瑞香科狼毒属植物瑞香狼毒 *Stellera chamaejasme* L. 又名红狼毒，大戟科大戟属植物狼毒大戟 *Euphorbia fischeriana* Steud，又名白狼毒，月腺大戟 *Euphoribia ebracteolata* Hayata 等的根。

【产地】　全国各地均有分布。

【炮制】　春、秋季采挖，除去残茎和杂质，洗净润透，切厚片，干燥。

醋狼毒：取狼毒片加入米醋，拌匀后，闷润至透，置锅内，用文火加热炒干，取出放凉（每10 kg狼毒，用米醋3 kg）。

【功效与主治】　散结，逐水，止痛，杀虫。主治水气肿胀，淋巴结核；外用治疥、癣，杀蝇、蛆。

【用法用量】　内服：0.9～2.4 g，煎汤或入丸散。外用适量，可磨汁涂，煎水洗，研末调敷或熬膏外敷。

【毒副反应】　瑞香狼毒水溶性和挥发物的LD_{50}分别为7.5～12.5 g/kg和125～300 g/kg，狼毒大戟水、醇提取物小鼠腹腔给药的LD_{50}分别为275.9 g/kg和171.96 g/kg，灌胃给药的LD_{50}分别为803 g/kg和172 g/kg。内服中毒量6～15 g。

【中毒症状】　皮肤接触狼毒汁可发生瘙痒，起水泡。内服早期可有口腔、咽喉肿痛，流涎；继则恶心、呕吐、腹痛、腹泻、里急后重，甚则便血；还有头痛、头晕、烦躁、血压下降；严重时出现精神异常、痉挛、惊厥，或见神志不清、尿闭、休克、心肌麻痹而死亡。

【预防】

1. 狼毒一般不宜内服,更不可滥用。

2. 狼毒外涂亦应谨慎,尤其对局部有皮肤损坏,原则上应禁用。

【救治】

1. 皮肤接触用稀醋酸或醋洗涤。服药如未超过8 h,可用高锰酸钾溶液洗胃,口服蛋清及浓茶。补液及大量维生素C。消化道症状可给新斯的明1 mg 肌内注射,必要时重复1次。亦可用阿托品。惊厥者给予镇静剂。

2. 醋加生姜汁少许,煎煮内服或含漱;杏仁9 g煎服;甘草、干姜各9 g,绿豆 15 g,水煎服。

【合理应用】

1. 结核病

(1) 狼毒、夏枯草各300 g,赤芍100 g,红枣5 000 g。浸泡后装蒸笼,用文火蒸4 h左右,去药取红枣,待凉后贮于瓷罐。每次服5~7枚,每天2次,治疗淋巴结核。

(2) 狼毒、大枣各等份。将狼毒用清水浸1~2 h,与大枣放入蒸笼上蒸3 h,取枣晾干备用。成人每天服3次,每次10枚,连服2天后,每天增加1枚,一般用10~16枚;极量为每次20枚,每天60枚。可治疗骨结核。

(3) 狼毒 100 g,白及50 g,共为细末过筛,加凡士林调成30%的软膏,患处常规消毒后,将药膏均匀涂于纱布上约 0.2 cm厚,贴敷患处,隔天换药1次,2个月为1个疗程。可治疗皮肤结核。

2. 恶性肿瘤　应用狼毒、黄独各适量,治疗原发性胆癌晚期。应用狼毒挥发物注射液,每支2 mL,以4 mL肌内注射,每天2次,1个月为1疗程;狼毒醇提物,每片0.3 g,每天3~4次口服;狼毒水提物用作腔内给药,对癌性胸腹水患者,于抽液后注入 20 mL于腔内,每周1次,5次为1个疗程。

3. 牛带绦虫病　狼毒0.7 g,巴豆0.1 g,龙芽草3.5 g。上药碾末分装8个胶囊,为成人1次量,空腹以凉开水送服,12~18岁每次6粒,儿童及年龄在60岁以上者用量酌减。

4. 滴虫性阴道炎,女阴瘙痒症　用狼毒、蛇床子、地肤子、双花、黄柏各30 g,加水1 500~3 000 mL,水煎去渣,将冰片、枯矾各3 g放入药液中,待冷却至35~40 ℃时坐浴熏洗,早晚各1次,每次35~40 min,7天为1个疗程。或用狼毒、苦参、蛇床子、金银花、地肤子、艾叶、土槿皮、滑石各30 g,黄柏、连翘各20 g,水煎成300 mL药汁,去渣坐浴,每天2次。

5. 银屑病　取狼毒60 g,切成碎片,加水2 000 mL,水煎40 min,过滤除渣，取大枣500 g，置药液中浸泡20 min，文火煎至药液蒸发完为止。成人每次服狼毒枣6~7枚，每天3次，饭后服。或用狼毒注射液，含生药 4 g，成人每次1支，每天1~2次，肌内注射，1个月为1个疗程，一般治疗1~3个月。10岁以下儿童每天注射2~4 mL，隔天注射1次。

6．瘙痒性皮肤病　狼毒20 g，扁柏叶15 g，海桐皮 10 g，枯矾、冰片各3 g，水煎，待温后，先洗患处10 min，后用毛巾浸该药液湿敷 15 min。再用软膏（六一散20 g，黄柏粉、青黛各10 g，轻粉2 g，麻油调敷），每天1次，治疗急慢性湿疹、神经性皮炎、皮肤瘙痒症，一般3~10次即可见效。

7．疥疮　狼毒30 g，鹤虱、川楝子各20 g，石榴皮、黄柏各15 g，轻粉5 g，冰片3 g，枯矾10 g，共研细粉，凡士林调成狼毒软膏。可杀虫止痒，消除疥疮结节。

8．坐骨神经痛　狼毒、鸡血藤、青风藤、海风藤、追地风、天麻、川乌、草乌、细辛、穿山甲各10 g，牛膝15 g。诸药共捣粗末，用65%vol白酒 750 mL浸泡4天，将酒滤出服用，每次5 mL，每天2次，饭后服。痛甚者可每天服3次。

9．寻常疣、扁平疣　狼毒50 g，土槿皮20 g，藤梨根、虎杖各30 g，款冬花10 g，浸于70%乙醇溶液500 mL中，1周后备用。用药前以针在疣的中央刺1小孔，涂擦药水（眼、口腔部位忌用），每天2次，一般扁平疣1周、寻常疣2周可愈。

【配伍禁忌】　本品畏密陀僧、醋。

六、绵马贯众

【别名】　贯仲。

【基原】　为鳞毛蕨科鳞毛蕨属植物粗茎鳞毛蕨 *Dryopteris crassirhizoma* Nakai、紫萁科植物紫萁 *Osmunda japonioa* Thunb.、乌头蕨科植物单芽狗脊蕨 *Woodwardia unigemmata* Nakai和蹄盖蕨科植物蛾眉蕨 *Lunathyrium acrostichoides* (SW.) Ching等的根茎及叶柄基部。

【产地】　分布于东北及华北部分地区。

【炮制】　秋季采挖，削去叶柄、须根，洗净，晒干。绵马贯众炭：药材洗净切成制品，置锅内，用武火炒至表面焦黑色、内部焦黄色，或至规定的程度时，喷淋清水，取出，晾干。

【功效与主治】　清热解毒，驱虫，止血。主治虫积腹痛、热毒疮疡、腮腺炎肿痛、崩漏及防治流感等。

【用法用量】　内服：煎汤4.5~9 g，或入丸、散。外用适量，研末调涂。

【毒副反应】 绵马贯众注射液对小鼠的LD_{50}为（1.7±0.021）g/kg，绵马贯众素沉淀物对小鼠的急性LD_{50}为560 mg/kg，绵马贯众素LD_{50}为640 mg/kg，绵马酸镁盐小鼠腹腔注射LD_{50}为（34±0.04）mg/kg，小鼠灌服的LD_{50}为298 mg/kg，大鼠为1.076 mg/kg，豚鼠为273 mg/kg。

【中毒症状】 潜伏期1~4 h。早期可出现眩晕、头痛、恶心、呕吐、腹痛、腹泻、呼吸困难、黄视或短暂失明。严重者有谵妄、肌肉抽搐、惊厥、昏迷、黄疸，甚至肝坏死、肾功能损害、永久性失明，最终死于呼吸衰竭或心力衰竭。

【预防】 贯众品种繁多，功能主治类似。其中绵马贯众毒性较大，过量内服可引起胃肠道刺激，因脂肪可加速其吸收，使毒性增大，内服时禁食脂肪。

【救治】 首先催吐，洗胃，用硫酸镁导泻，内服活性炭末。勿用油脂类泻下剂，以免促进毒性吸收。补液，加入维生素C 1~2 g。有谵妄、抽搐或惊厥者，给予苯巴比妥钠。忌用吗啡，以免抑制呼吸。

【合理应用】

1. 类丹毒 贯众、土茯苓各10 g，穿心莲、金钱草各15 g。文火煎10~15 min，取汁约200 mL，洗患处，每次20 min以上，每天2次。

2. 丘疹性荨麻疹 贯众、板蓝根各30 g，茵陈、紫草各15 g，重楼、紫花地丁、黄芩、丹参、甘草各10 g，水煎服，每天1剂，3天为1个疗程。

3. 带状疱疹 贯众、板蓝根、土贝母各30 g，甘油1 000 mL，95%的乙醇1 300 mL，水杨酸粉15 g，香精适量。将其制成擦剂。用消毒棉蘸药擦皮损面，每天3~4次，直到疱疹干缩、结痂、脱落。若疱溃有糜烂渗出者，以擦剂50 mL，兑温开水300 mL，湿敷患处，每次10~20 min，每天2~3次，直至干燥结痂改用外擦至痊愈。

4. 高热 贯众、黄芩、鱼腥草、蒲公英、金银花、板蓝根各10~40 g，连翘6~30 g，生石膏（先煎）30~150 g，黄连、牡丹皮、生甘草各6~15 g。每天1剂，水煎分3次服。

5. 肺炎 青贯注射液（大青叶、贯众、重楼组成，每10 mL溶液中含生药10 g），每天50~80 mL，加入葡萄糖液1 000 mL中静脉滴注，连续7~10天。治疗气分热证、热壅于肺或阳明经证的肺炎。

6. 乙型肝炎 复方贯众注射液（贯众、土茯苓、牡丹皮、野菊花），成人每天250 mL，1~5岁每天100 mL，6~12岁每天150 mL，静脉滴射，15天为1个疗程，可连用2~3个疗程。

7. 急性睾丸炎 贯众60 g，去毛洗净，加水约700 mL，煎至500 mL，每天早晚各服250 mL，或分次当茶饮。

8. 慢性盆腔炎　贯众、红藤、虎杖、薏苡仁、败酱草、白花蛇舌草各15 g，黄柏、川楝子各8 g。随症加减，水煎内服。

9. 子宫出血　贯众炭30 g，香附12 g，甘草10 g，并根据血热、血瘀、脾虚、肾虚之不同，随症加减。

10. 带下证　脾肾阳虚型带下色白者用狗脊50 g，贯众15 g，米酒 60 g；湿热下注，带下色黄或赤白相兼者用贯众50 g，狗脊15 g，米酒 30 g。水煎，每天1剂，2次分服。

11. 小儿厌食症　贯众、藿香各250 g，前胡120 g，荷叶10张，山药 300 g（取出100 g研细过筛备用），太子参300 g，白萝卜1 000 g（绞汁）。上药文火煎熬2次，浓缩成1 500 mL，加入白萝卜汁及白糖250 g，继续浓缩为滴水成珠，掺入山药粉，停火待凉，制成块状，每块约50 g，含生药10 g，每天服2～3次，每次1～3块，7天为1个疗程。

12. 钩虫病　贯众研细面，每次空腹服8～15 g，每天2次，忌食油腻，7天为1个疗程。

13. 病毒性角膜炎　贯众、紫草、桔梗、车前子、薄荷、黄芪、金银花、菊花、甘草、女贞子。水煎服，每天1剂。局部每天早晚用药渣再煎，趁热先熏后洗约30 min，配合金霉素眼药水治疗。

14. 肛门疾病　贯众、白头翁各15 g，鱼腥草、马齿苋各30 g。炎性外痔加蒲公英，血栓外痔加芒硝，嵌顿性内痔加大黄、苏木，肛门湿疹加苦参、蛇床子，肛门术后水肿加萹蓄、明矾。上药煎汤2 000～3 000 mL，乘热熏蒸患处，待温热坐浴20～30 min，每天1剂，熏洗2次。

【配伍禁忌】　阴虚内热及脾胃虚寒者忌用，孕妇慎用。

七、商　　陆

【别名】　见肿消、山萝卜、牛大黄、花商陆、白昌。

【基原】　为商陆科商陆属植物商陆 *Phytolacca acinosa* Roxb. 及垂序商陆 *Phytolacca americ ana* L. 的根。

【产地】　分布于我国大部分地区，以河南、安徽、湖北等地产量最高。

【炮制】　秋季至次年春季采挖，除去杂质及须根，洗净润透，切块或片，晒干。醋商陆：取商陆片，加米醋拌匀，闷焖至透，置锅内用文火加热，炒干，取出放凉（商陆10 kg，用米醋3 kg）。

【功效与主治】　逐水消肿，通利二便，解毒散结。主治水肿胀满，二便不利；外治痈肿疮毒。

【用法用量】 内服：煎汤3~9 g；散剂1.5~4.5 g。外用：鲜品捣烂或干品研末涂敷。

【毒副反应】 小鼠灌服商陆根水浸剂、煎剂及酊剂LD_{50}分别为 26.0 g/kg、28.0 g/kg及46.5 g/kg，腹腔注射则分别为 1.05 g/kg、1.3 g/kg 及 5.3 g/kg。

【中毒症状】 对心脏血液系统有毒性和副作用。一般先引起心率紊乱，中毒严重则可引起心脏抑制和麻痹，可出现心跳变慢，部分传导阻滞，心房节律与心室节律分离。可有恶心呕吐、腹泻、头痛、言语不清、躁动、站立不稳、肌肉抽搐，甚至血压下降，昏迷，瞳孔散大，呼吸麻痹而死亡。

【预防】

1. 提高鉴别本药的能力。临床以商陆误作人参服用而中毒者较多见，故应提高识别能力，在辨识不清时勿服。

2. 严格控制商陆的用量，内服每次10~15 g，每天1次，不宜大剂量使用，并应中病即止。

3. 加强炮制。

4. 商陆不宜与犬肉合用。

【救治】 中毒早期（服药4 h内），即饮食醋200 mL，随后以压舌板（或筷子）探喉取吐，吐尽后，取鸡蛋清或米糊饮之，若见腹痛、泄泻、发热，可取防风、甘草各15 g，肉桂（焗）3 g，绿豆（捣烂）60 g，煎水顿服，并可用针刺、输液、解毒等方法治之。民间用生甘草、生绿豆各30~60 g，捣烂，开水泡服或煎服。

【合理应用】

1. 肝硬化腹水　商陆7.5 g，大腹皮、青皮、丹参、鳖甲、当归、白术各15 g，山楂、滑石、竹叶、泽兰、马鞭草各10 g，牡丹皮20 g，赤芍 25 g，穿山甲5 g，水煎，分2次服。服6剂停1天，3个月为1个疗程，停药7天再行第2个疗程。

2. 急、慢性肝炎　商陆、柴胡、茵陈、郁金、土茯苓、半枝莲等，治疗肝郁脾虚、湿热内恋型谷丙转氨酶高者，有显著降酶作用。

3. 急、慢性肾炎　商陆3~6 g，麻黄1.5~3 g，茯苓皮、赤小豆各10 g，泽泻6 g，随症加减，水煎服。或用商陆、泽泻、杜仲各9 g，用温开水浸泡1~2 h后，文火煎熬2次，滤液合并浓缩为300 mL。每天服3次，成人每次10~15 mL，饭后服，儿童及体弱者酌减。

4. 乳腺增生　将商陆制成片剂，每片含生药0.5 g，每次3~10 g，每天3次。

5. 带下症　商陆 60 g（鲜品120 g）与鸡或猪肉用文火炖烂，放盐少许，弃渣分2~3次吃汤及肉，治疗宫颈糜烂、白带异常、功能性子宫出血。

6. 血小板减少性紫癜　制商陆20 g，仙鹤草、生地榆各30 g，党参、白术、山茱萸、丹参各10 g，黄芪、何首乌、熟地黄、玄参各15 g，生甘草6 g，随症加减，每天1剂，水煎服，30剂为1个疗程。

7. 慢性气管炎　将鲜商陆根制成蜜浆或蜜丸（每丸含生药3.9 g），每服蜜浆20 mL或蜜丸1粒，每天3次，10天为1个疗程，连服2~3个疗程。

8. 颅内压增高　商陆、羌活、秦艽、槟榔、椒目、大腹皮、茯苓、木通、泽泻各9 g，赤小豆15 g，姜皮6 g，随症加减，水煎，每天1剂，15天为1个疗程。

9. 银屑病　将生商陆切片，置高压锅内蒸2 h，烤干，粉碎，压片。成人口服每天9 g，分3次服，儿童酌减。

10. 宫颈糜烂　以商陆60 g（鲜品120 g）及母鸡肉（或猪肉），文火炖熟，弃药，吃肉饮汤。

11. 消化道出血　商陆干品15~24 g，或鲜品50~100 g，水煎成200 mL，分2次服。

【配伍禁忌】　脾虚水肿者或孕妇忌服。

八、毛　茛

【别名】　老虎脚爪草、烂肺草、天灸。

【基原】　为毛茛科毛茛属植物毛茛 *Ranunculus japonicus* Thunb. 的全草及根。

【产地】　分布于全国各地。

【炮制】　夏、秋季采收，一般鲜用。

【功效与主治】　退黄，定喘，截疟，镇痛。主治黄疸、疟疾、偏头痛、胃痛、风湿性关节痛、鹤膝风、牙痛、火眼、淋巴结核、痈肿、疮疖等。

【用法用量】　捣敷或煎水洗。勿内服。

【毒副反应】　毛茛有毒成分主要为原白头翁素，其强烈的挥发性刺激物质与皮肤接触过久或浓度过高，可使皮肤发泡、黏膜充血。内服可导致剧烈胃肠炎和中毒症状。

【中毒症状】　毛茛外用量过大时，可产生局部皮肤红肿、水泡甚至溃疡、坏死，误入眼中可引起眼结合膜炎或角膜溃疡等。内服可引起口腔黏膜糜烂、呕吐（甚至吐血）、腹痛、腹泻、肾脏出血或狂躁不安、舌挛缩、瞳孔散大等症状，因毛茛辣味强烈，一般不至于吃得很多，故很少有人死亡。

【预防】 毛茛一般不宜内服，必须用时要严格控制剂量，选用合适的剂型。外用时面积不可太大，也不可久敷。

【救治】

1. 内服毛茛中毒者，用4%碳酸氢钠溶液漱口，用清水或0.5%药用炭混悬液洗胃，再给予大量乳汁或黏性饮料保护胃黏膜、补液。甘草、绿豆，煎汤口服。对症治疗。

2. 外用毛茛中毒者，用4%碳酸氢钠溶液冲洗局部；误入眼中者，用3%硼酸水冲洗。

【合理应用】

1. 哮喘 用扑喘气雾剂（1∶1 000毛茛溶液），当有哮喘发作预兆时，由鼻孔喷雾给药，左右各1次，每天2~5次。扑喘鼻吸剂（1∶100毛茛溶液）2滴放在塑料管中，置鼻孔内吸入，10~20 min，每天2~3次。

2. 疟疾 在发作前7~8 h，用毛茛糊外敷大椎穴、内关穴。

3. 传染性肝炎 将新鲜毛茛全草加食盐少许捣成糊状，放在小酒杯内，与杯口平齐，不压紧，将药杯扣在列缺穴、肝俞穴，或上臂三角肌范围内、足三里穴（只用其中1组）。用脱脂棉条围在杯周围并用胶布固定。敷药20~60 min有蚁行感，产生烧灼感时，除去药杯。发起小疱可自行吸收，有大疱可用注射器吸出液体，并予以包扎。

4. 肱骨外踝上炎 将鲜毛茛捣烂，做成铜钱大小药泥饼（厚约0.5 cm），敷于肱骨外上髁疼痛最明显处，覆盖油纸与纱布，胶布固定。经1~2 h，局部有灼热辣痛感，在皮肤充血发红时，取下药饼。

5. 癌症 用毛茛全草15~30 g，以水300 mL煎沸30 min，加酒30 mL煮沸3 min，去渣，分数次服完，治疗食管癌梗阻有效。或用毛茛挥发油加5%葡萄糖液稀释后，静脉注射，治疗肺部鳞癌及未分化癌、黑色素瘤；用毛茛根挥发油加3倍量的全草水煎流浸膏，口服，从小量开始渐增，治疗乳腺癌、子宫癌、皮肤癌有效。

6. 胃痛 用新鲜毛茛全草捣烂，加少许红糖调匀，置于有凹陷的橡皮瓶塞内，翻转贴于胃俞、肾俞2穴（或加肓门穴、梁丘穴、阿是穴），局部有蚁行感即弃去，治疗因溃疡病等引起的胃痛。

7. 风湿性关节炎、类风湿性关节炎 将鲜毛茛捣成糊状，放入直径约4 cm的酒杯内，外敷患处的穴位或压痛点，用脱脂棉条围在杯口周围，再用胶布固定。当患者有蚁行感和烧灼感时，将酒杯取下。

8. 深部脓肿、关节痛 将毛茛泥敷在患部穴位或压痛点上，深部脓肿敷在脓肿压痛点明显处，约铜钱大，敷药 3 h除去药物，常规消毒，刺破水泡，纱布包扎,每天治疗1次,至水泡结痂则病自愈,一般需敷3~5天。

9. 乳蛾　用鲜毛茛、鲜万年青各50 g,捣烂用纱布过滤取汁。患者仰卧张口,对喉部滴入10余滴,口含10 s吐出药液(必要时可重复使用1次),然后用苏打水或淡盐水漱口数次即可见效,疼痛消失后,用麦冬、生甘草泡水饮服数天以善后。

10. 牙痛　取毛茛捣泥,用脱脂棉适量裹药泥做成一棉球棒置放患处,或以患牙咬住棉球30 min,然后用毛茛50 g放在盖口杯内,开水500 mL沏泡,待凉后,以水刷牙1~2次。

11. 角膜出翳初起或角膜溃疡　用毛茛叶少许捣烂,取如绿豆大敷内关穴或寸口穴,纱布包扎,敷药处有灼热感时去除药物。

【配伍禁忌】　孕妇、皮肤有瘢痕及过敏者慎用。

九、猪 牙 皂

【别名】　牙皂、皂角、猪牙皂角。

【基原】　为豆科皂荚植物皂荚 *Gleditsia sinensis* Lam. 已衰老或受伤害后所结之果。其正常成熟的果实为皂荚,又称为大皂荚。

【产地】　我国大部分地区均有分布。

【炮制】　秋季果实成熟时采收,除去杂质,干燥。炒猪牙皂:取净沙子,置锅内,用文火炒热,加入净猪牙皂,拌炒至疏松鼓起呈深棕色,取出,筛去沙子,放凉。

【功效与主治】　祛风痰,除湿毒,开窍,杀虫。主治咳嗽痰喘,中风口噤,口眼㖞斜,癫痫痰盛,大便燥结,疮癣疥癞。

【用法用量】　内服:煎汤1.5~3 g;研末或入丸、散剂,每次0.6~1.5 g。外用:煎水洗,焙焦存性研末调敷,或熬膏贴患处,或烧烟熏等。

【毒副反应】　皂荚与牙皂所含有毒成分为皂苷,有溶血作用。内服中毒量为15~30 g。

【中毒症状】　初感咽干热痛、上腹饱胀及灼热感,继则腹部绞痛、恶心呕吐、烦躁不安、腹泻、大便呈水样为泡沫状、头晕无力、四肢酸麻等,实验室检查符合急性溶血。严重患者可发生脱水、休克、呼吸急促、心悸、痉挛、谵妄、呼吸麻痹,因引起内窒息而危及生命。

【预防】
1. 严格控制用量。
2. 合理配伍,煎汤内服宜配生姜、甘草等;入丸剂,可用蜂蜜和丸,枣汤送服，以减轻毒副作用；不能与胆矾、老醋同服。

3. 注意炮制皂荚焙焦服用，可减轻毒性和烈性。

4. 加强药后观察。

【救治】

1. 早期应立即洗胃，并口服蛋清、牛乳等，必要时导泻。静脉补液，维持水、电解质及酸碱平衡。

2. 对症治疗。有溶血现象者应用碳酸氢钠以碱化尿液，严重者输血、给氧，酌用氢化可的松或地塞米松等。剧烈腹痛时，给予阿托品或复方樟脑酊，也可肌内注射延胡索注射液2 mL，每6 h 1次。烦躁者可予镇静剂。

3. 中药治疗。生姜、甘草各9 g，煎汤即服。也可用土炒白术、香芋、赤芍、乌药各9 g，藿香、羌活各6 g，大腹皮12 g，水煎服。若见溶血性贫血，全身发黄，小便酱油样可用乌豆衣、黄芪各30 g，当归、阿胶（烊冲）、茵陈各15 g，水煎服，加三七末（冲服）3 g。

【合理应用】

1. 面瘫　①猪牙皂、细辛（研末分2次冲服）、槐角、荆芥穗（后下）各10 g，白附子9 g，槐花15 g，水煎服，每天1剂，4天为1个疗程，一般服2个疗程。②猪牙皂20 g，荆芥、防风各15 g，蝉衣、大黄、建曲各12 g。将上药装入药罐中，加水1 000 mL，煎沸后乘热熏患侧面颊部，以文火维持药液沸腾，使蒸气持续而均匀熏至面部微出汗为止。每次30~40 min，每天1次，3天为1个疗程。③大皂角6 g，去皮、子后碾末过筛，入铜锅或铜勺（忌铁器），微火炒至焦黄色，入醋30 g收匀成膏。把药膏摊于敷料上约3 mm厚度，贴于患侧口角处，贴药时稍向患侧牵拉固定。每天1次，2天后改为每2天1次，直至病愈。

2. 慢性支气管炎，哮喘　①酥牙皂粉33 g，炒萝卜子330 g，曼陀罗花7 g。上药分别研成细末，混合拌匀，炼蜜为丸，每丸重6 g，含生药3 g。咳、痰、喘、哮四症见全者，每晚服1丸，症状控制后改服半丸。咳、痰、微喘者，每晚服半丸，症状控制后再酌减。10天为1个疗程，连服3个疗程。②用皂荚250 g，剖去黑皮，涂以芝麻油，置火上烤焦黄，研为细末，炼蜜为丸，每丸重9 g，每次1丸，每天服4次，以枣膏汤（大枣30 g煮烂去皮、核）送服。

3. 高脂血症　皂荚、神曲各1 g，明矾、陈皮各0.5 g，甘草0.3 g，枣肉适量，混合制成0.5 g的片剂，每次3~4片，每天3次，饭后服。亦可用浓枣汤或红糖水送下。

4. 癫痫　炒牙皂、炒乳香、炒没药、陈皮各10 g，醋郁金、广木香、紫菀、巴豆霜各8 g，甘草6 g，朱砂5 g，牛黄1.2 g，麝香1 g，共研细末，醋面糊为丸，绿豆大小，朱砂为衣，每晚服10~15粒，随发作减轻可相应减量。儿童酌减。一般服用半年，间歇期在辨证基础上加服中药汤剂。

5. **急性肠梗阻** 取猪牙皂60 g捣碎，放文火上烧烟，熏肛门10～15 min，即有肠鸣声；如未见效，再如法治疗1～2次。

6. **蛔虫性肠梗阻** 用猪牙皂60 g研粗末，与少量木屑混合，放小炉上点燃，上面覆盖铁皮漏斗，以使烟雾集中，令患者肛门对准漏斗口，熏烟约30 min，即有便意，排出蛔虫。

7. **小儿厌食症** 选优质皂荚刷净切断，放入铁锅内，先武火后文火煅存性（以无生心为度），研细末，每天2次，每次1 g，用糖拌匀吞服。

8. **胃癌** 大皂角1条（炮），煎水200～250 mL，分1～2次服。另用红参15 g、白术30 g、半夏10 g煎水，兑入少量蜂蜜，分3次服，连服1周。

9. **肝脓肿** 猪牙皂、乳香各6 g，紫草、寒水石各9 g，青黛3 g，每天1剂，每剂煎100～200 mL。3岁以内患儿，每次30 mL，每天服3次；3～7岁患儿，每次50 mL，每天服3次；8～12岁患儿，每次100 mL，每天服2次。

10. **颈椎骨质增生疼痛** 以猪牙皂、当归、延胡索、细辛等药，水煎浓缩成膏剂，制成1 cm^{2}大小圆形膏药，按0.2 g/cm^{2}的量撒上穴位膏药粉（麝香、珍珠、穿山甲、血竭等药共研细末），贴在肩井、肩髎、肩髃、曲池、天髎等穴位处，胶布固定，疼痛部位贴敷回春骨刺膏（全蝎、蜈蚣、白花蛇舌草、杜仲等药制成）。每贴膏药贴敷7天为1个疗程，间隔2～3天后进行下一个疗程。

11. **口眼㖞斜** 猪牙皂10 g，细辛10 g（研末分2次冲服），白附子29 g，槐花15 g，槐角10 g，荆芥穗（后下）10 g，水煎服，服药期间未采用针灸等辅助治疗。

12. **咳嗽** 猪牙皂、木鳖子各15 g，苍术、射干、山药、炙百部、炒莱菔子、乌鸡肉各30 g，研末炼蜜为丸，每丸重10 g，每次1丸，每天3次，温开水送服。

13. **便秘** 猪牙皂12 g，细辛5 g，研成细面，用熟蜂蜜调匀，制成栓剂备用，用时塞入肛门。

【配伍禁忌】 凡孕妇，体虚及咯血、吐血者忌服。

十、仙 鹤 草

【别名】 脱力草、瓜香草、老牛筋、狼牙草、刀口药、大毛药、毛将军、鸡爪沙、父子草、毛鸡草、地蜈蚣、金顶龙芽等。

【基原】 蔷薇科植物龙芽草 *Agrimonia pilosa* Ledeb. 的地上部分。

【产地】 主产于湖北、浙江、江苏，此外，安徽、辽宁、福建、广东、河北、山东、湖南等地也产。

【炮制】

1. 仙鹤草　取原药材，除去残根及杂质，洗净，稍润，切断，干燥。

2. 仙鹤草炭　取仙鹤草段置锅内，用武火加热，炒至外表黑色，洒少许清水熄灭火星立即取出，摊开，至凉透。贮干燥容器内。仙鹤草炭需散热，以防复燃。

【功效主治】　收敛止血，止痢，杀虫。主咯血，吐血，尿血，便血，崩漏及外伤出血，腹泻，疟疾，劳伤脱力，滴虫性阴道炎。

【用法用量】　内服：煎汤，10～15 g，大剂量可用30 g～60 g；或入散剂。外用：捣敷，或熬膏涂敷。

【毒性】　仙鹤草含鹤草酚。

1. 鹤草酚灌胃对小鼠的LD_{50}为（435±88）mg/kg。

2. 鹤草酚与食用油同服可增加毒性，故服用鹤草酚时，不能与油同用。用小鼠50只均分5组，各组1次注射不同剂量的鹤草酚注射液后观察3天内死亡情况，求得小鼠腹腔注射的LD_{50}为（90.7±4.9）mg/kg。将每组10只共6组小鼠，每天各组腹腔注射不同剂量鹤草酚1次，连续10天（每天均按实际体重给药）观察12天内死亡情况，求得连续腹腔注射10天的LD_{50}为（67.7±4.1）mg/kg。

3. 取体重18～27 g健康小鼠210只，雄雌各半，均分Ⅰ～Ⅳ批，每批50～60只，每批动物按常规进行急性毒性实验。鹤草酚均用灌胃。第Ⅰ～Ⅲ批各鼠于灌药后，再分别灌胃生理盐水（对照）、食用豆油和50%乙醇各5 mL/kg。第Ⅳ批在鹤草酚溶液中掺入30%的聚乙二醇（相当于3 mL/kg）。观察3天，按改进Karber法求出半数致死量、标准误差和显著性。鹤草酚小鼠口服给药LD_{50}为599.3 mg/kg；给药后再服用乙醇和食用豆油则LD_{50}分别为540 mg/kg和453.3 mg/kg，与对照组比较服，用食用豆油组动物死亡较快，LD_{50}显著减少；服用聚乙二醇则LD_{50}显著增大。小鼠服用大剂量鹤草酚后约10 min，动物活动有所增加，随后大部分鼠腹卧，闭眼，低头或活动减少，死前部分动物有挣扎，多数动物肌肉僵直死亡。服药后1 h即有死亡，且多数在24 h内死亡。

4. 鹤草酚的毒性症状主要表现在胃肠道及神经系统反应，应用较大剂量时可使家犬双目失明，病理观察也证明了上述损害，但猕猴口服大剂量鹤草酚，除产生肠胃道反应并未发现视力障碍。

【中毒症状】　过敏反应，表现为胸闷、气短、心悸、烦躁、头晕眼花、面色苍白、四肢冰冷、寒战、血压下降；重者尚有头晕、面色潮红、大汗淋漓。还有中毒性球后视神经炎失明、腹痛腹泻、呕吐、面红、血压下降。

【预防】　严格掌握仙鹤草的适应证和使用剂量。

【救治】 按照过敏反应的一般处理原则。

【合理应用】

1. 滴虫性阴道炎 用狼牙草的茎叶，制成200%的浓缩煎液。用时先用阴道内器扩张阴道，以苯扎氯铵棉球全面彻底洗擦阴道壁，然后将饱蘸狼牙草液的棉球均匀地涂抹整个阴道壁。再塞以饱蘸狼牙草液的特制带线大棉栓，放置3～4 h后，嘱患者自行取出，每天1次，7次为1个疗程。据40例的观察，3个疗程的治愈率达92.5%，镜检阴道滴虫3次均阴性，其余病例亦有好转。一般用药1周左右，局部瘙痒缓解或消失，白带显著减少。

2. 嗜盐菌感染性食物中毒 仙鹤草50 g，煎成100 mL，1次顿服。同时配合补液以纠正脱水，用阿托品以抢救休克及止痉。108例患者通过上述治疗后一般中毒症状包括畏寒、呕吐、头痛、胸闷、四肢麻木等在2～3 h内消除，腹痛在12 h左右消失，腹泻一般在24～48 h内控制。

3. 抢救克山病引起的完全性房室传导阻滞 在确定诊断以后，即以仙鹤草素5～10 mg加入25%～50%葡萄糖液20～40 mL内直接静脉注射，必要时可每隔3～4 h重复应用。注射必须缓慢，注射时间不得少于10 min。临床试用6例，4例经治疗后转为窦性心律，临床症状亦迅速改善，2例无效。认为仙鹤草素主要是通过解除迷走神经抑制，使心律增快而起作用的；对心肌损伤的修复，改善心肌代谢作用不很明显。

4. 窦性心动过缓 仙鹤草30 g，淫羊藿20 g，黄芪20 g，当归9 g，炒白术12 g，党参12 g，茯神12 g，炙甘草10 g，砂仁9 g，炮姜9 g，木香6 g，生姜3片，红枣6个为引。每天1剂，水煎2次，早晚分服。

5. 其他 用仙鹤草25～50 g煎服，每天1剂，连服5～7天。对流感伤寒型的钩端螺旋体病有一定预防作用。仙鹤草为蔷薇科植物龙芽草的全草夏秋两季采割，切断生用入药。中医认为，其性味苦涩而平，有收敛止血，补虚，消积，止痢，杀虫，解毒消肿等功效，多用来治疗咯血、吐血等多种出血症、泄泻、痢疾、疮疖痈肿、蛔虫、绦虫等虫证以及脱力劳伤，神疲乏力，面色萎黄等证。近年来，还广泛用于治疗滴虫性阴道炎、全血细胞减少、心率不齐、糖尿病、癌肿等病症。尤其是止血作用突出，无论何部位出血，无论病情是寒是热，是虚是实，均可应用。可内服，可外用；可单味，可配方。一般煎服用量为10～15 g，最大量可用至100 g。

十一、柴　　胡

【别名】 竹叶柴胡、铁苗柴胡、山根菜、黑柴胡、山柴胡、茈胡、地薰、

山菜、茹草、柴草。

【基原】 伞形科植物柴胡*Bupleurum chinense* D C. 或狭叶柴胡*Bupleurum scorzonerifolium* Willd. 的干燥根。

【产地】 分布于东北、华北、西北、华东、湖北、四川等地。

【炮制】

1. 柴胡 除去杂质和残茎，洗净，润透，切厚片，干燥。

2. 醋柴胡 取净柴胡片，加入定量米醋拌匀，闷润至醋被吸尽，文火加热，炒干，取出，晾凉。筛去碎屑。柴胡片每100 kg，用米醋20 kg。

3. 鳖血柴胡 取净柴胡片，用鳖血及适量清水拌匀，稍闷，待汁液被吸尽后，文火炒干，取出放凉。柴胡片每100 kg，用鳖血12.5 kg。

【功效与主治】 和解表里，疏肝解郁，升阳举陷，退热截疟。用于感冒发热，寒热往来，胸胁胀痛，头痛目眩，疟疾，月经不调，子宫脱垂，脱肛。

【用法用量】 内服：3~10 g。

【毒性】 北柴胡的煎剂有溶血作用，但很轻，只相当于Merk制纯皂苷1/100；由于采集时间不同，皂苷含量与溶血程度也不同。柴胡浸膏水溶液（10%）鼹鼠皮下注射最小致死量为100 mg/kg，柴胡粗皂苷小鼠口服的LD_{50}为4.7 g/kg，豚鼠腹腔注射的LD_{50}为53.8 mg/kg。

【中毒症状】 主要是柴胡注射液肌内注射后引起的过敏反应，表现为头晕，乏力，心悸，小腹痛，眼、唇胀，全身发痒起风疹块，继之有低温，面色苍白，发绀，烦躁不安。严重者可有大汗淋漓，血压下降，四肢厥冷，呼吸困难等。口服柴胡颗粒剂小剂量（相当于生药0.6 g）有30%的人产生轻度倦怠感。当服较大剂量时，80%的人可出现深睡，17%的人反而睡眠不安（白天嗜睡），工作效率显著降低，也可见食欲减退，排便增加，腹胀等。

【预防】 由于柴胡制剂是引起不良反应的主要原因，故严把柴胡制剂的质量关颇为重要。应用柴胡制剂时，勿随意加大剂量，对过敏体质者尤应注意。

【救治】

1. 过敏反应或过敏性休克者，立即肌内注射或皮下注射0.1%肾上腺素0.5 mL，儿童酌减，15~20 min可重复注射，同时口服异丙嗪、氯苯那敏或过敏丸等。重者，可加用氢化可的松或地塞米松静脉滴注（加于5%~10%葡萄糖液200~250 mL内），或针刺人中、合谷、内关、涌泉等穴位。

2. 口服柴胡颗粒剂出现不适，可催吐或导泻，或以甘草煎水内服。症状轻微者可不予特殊处理。

【合理应用】

1. 伤寒，五、六日，中风，往来寒热，胸胁苦满，嘿嘿不欲食，心烦喜

第一章　植物类有毒中草药

呕，或胸中烦而不呕，或渴，或腹中痛，或胁下痞硬，或心下悸、小便不利，或不渴、身有微热，或咳者，柴胡250 g，黄芩150 g，人参150 g，半夏（洗）125 g，甘草（炙）、生姜（切）各150 g，大枣（擘）12枚。上七味，以水12 L，煮取6 L，去滓，再煎取3 L，温服1 L，每天3服。

2. 邪入经络，体瘦肌热，推陈致新，解利伤寒、时疾、中暍、伏暑　柴胡（洗，去苗）200 g，甘草（炙）50 g。上细末，每服10 g，水一盏，同煎至八分，食后热服。

3. 外感风寒，发热憎寒，头疼身痛，疟疾初起　柴胡5～15 g，防风5 g，陈皮7.5 g半，芍药10 g，甘草5 g，生姜3～5片，加水500 mL，煎至300 mL，热服。

4. 肝气，胁痛　柴胡、陈皮各6 g，赤芍、枳壳、醋炒香附各5 g，炙草2.5 g。

5. 肝经郁火，内伤胁痛　柴胡、黄芩、栀子、青皮、白芍、枳壳。

6. 血虚劳倦，五心烦热，肢体疼痛，头目昏重，心忪颊赤，口燥咽干，发热盗汗，减食嗜卧及血热相搏，月水不调，脐腹胀痛，寒热如疟；又疗室女血弱阴虚，荣卫不和，痰嗽潮热，肌体羸瘦，渐成骨蒸　甘草（炙微赤）25 g，当归（去苗，锉，微炒）、茯苓（去皮，白者）、白芍、白术、柴胡（去苗）各50 g。上为粗末，每服10 g，水500 mL，煨生姜1块切破，薄荷少许，同煎至300 mL，去渣热服，不拘时候。

7. 盗汗，往来寒热　柴胡（去苗）、胡黄连等份，为末，炼蜜和膏，丸鸡头子大，每1～2丸，用酒少许化开，入水五分，重汤煮二三十沸，放温服，无时。

8. 荣卫不顺，体热盗汗，筋骨疼痛，多困少力，饮食进退　柴胡、鳖甲各100 g，甘草、知母各50 g，秦艽75 g。上五味杵为末，每服10 g，水500 mL，枣2枚，煎至300 mL，热服。

9. 黄疸　柴胡（去苗）50 g，甘草0.5 g。上都细锉作一剂，以水一碗，白茅根一握，同煎至七分，绞去渣，任意时时服，一日尽。

10. 肝黄　柴胡（去苗）50 g，甘草（炙微亦，锉）25 g，决明子、车前子、羚羊角屑各25 g。上药捣筛为散，每服15 g，以水500 mL，煎至250 mL，去滓，不计时候温服。

11. 积热下痢　柴胡、黄芩等份。半酒半水，煎七分，浸冷，空心服之。

【配伍禁忌】柴胡其性升散，肝风内动，肝阳上亢，气机上逆者忌用或慎用。

十二、皂荚

【别名】 皂角、大皂荚、长皂荚、长皂角、悬刀、鸡栖子、皂节、山皂角、大皂角。

【基原】 为豆科皂荚属植物皂荚 *Gleditsia siensis* Lam. 的果实。

【产地】 产于中国河北、山东、河南、山西、陕西、甘肃、江苏、安徽、浙江、江西、湖南、湖北、福建、广东、广西、四川、贵州、云南等省区。

【炮制】 皂荚果实成熟期在10月,果实成熟后长期宿存枝上不自然下落,但易遭虫蛀,应及时采摘。可手摘或用钩刀剔取,采集的果实在自然条件下经日晒使种子干燥脱粒。将筛选后的种子装入布袋或木桶等容器中,放在低温、干燥、通风、阴凉的仓库内贮藏。为避免虫蛀,可用石灰粉、木炭屑等拌种,用量为种子重量的0.1%~0.3%。

【功效与主治】

1. 刺(皂角刺) 辛、咸,温。搜风,化痰,托毒。用于痈肿,疮毒,胞衣不下、疮癣。

2. 荚果(大皂角) 辛,温。有小毒。开窍,祛痰,解毒。用于中风口噤,喘咳痰壅,癫痫,痈疮中毒。

3. 不育荚果(猪牙皂) 辛,温。有小毒。开窍,消痰,搜风,杀虫。用于中风口噤,风痫,痰喘,疥癣肿毒。

4. 种子(皂荚子) 辛,温。有小毒。搜风,祛痰,开窍。用于中风口噤,痰鸣喘咳,喉痹,疮癣肿毒。

【用法用量】 内服:1~3 g,多入丸、散。外用:适量,研末搐鼻;或煎水洗;或研末掺或调敷;或熬膏涂;或烧烟熏。

【毒性】 皂荚所含皂荚苷有毒。皂荚中毒多由误食种子或豆荚所致。人如服用剂量过大或于胃肠黏膜有损伤时服药,或注射给药,均有可能发生全身中毒,首先是血细胞溶解,中枢神经系统先痉挛后麻痹,最后可因呼吸中枢麻痹而死亡。

【中毒症状】

1. 消化系统出现恶心、呕吐、腹痛、腹泻,大便多呈水样,带泡沫。

2. 血液系统可出现血红蛋白尿、黄疸。由于溶血可致急性肾功能衰竭。由于贫血缺氧,严重者可发生昏迷、休克、心功能不全。

3. 中枢神经系统症状有突发寒战、高热、气促、乏力、烦躁、痉挛、谵妄、呼吸麻痹以致死亡。

【预防】

1. 宣传皂荚有毒，不可食用。
2. 家庭用作去污品时，应妥善保管，防止小儿误食。
3. 内服时应严格掌握剂量及适应证，孕妇忌服。

【救治】

1. 早期即刻催吐、洗胃，必要时导泻。
2. 口服黏膜保护剂如牛奶、蛋清等。
3. 静脉补液促进毒物排泄，并维持水、电解质及酸碱平衡。
4. 有溶血征象时，应用碳酸氢钠以碱化尿液，严重者应输血、吸氧，酌用可的松类激素。
5. 其他对症处理。
6. 中药治疗。①生姜、甘草各12 g煎服。②黄柏9 g、大黄9 g、甘草6 g，水煎2次合在一起，每6 h服1次，2次服完。

【合理应用】

1. 中风口歪 大皂荚（去皮、子，研末下筛）50 g。以3年大醋和，左歪涂右，右歪涂左，干更涂之。
2. 头风头痛，暴发欲死 长皂荚一挺（去皮、弦、子），切碎，蜜水拌微炒，研为极细末。每用0.05~0.1 g吹入鼻内，取嚏；再用0.5 g，以当归、川芎各5 g，煎汤调下。
3. 痰喘咳嗽 长皂荚（去皮、子）3条，一荚入巴豆10粒，一荚入半夏10粒，一荚入杏仁10粒，用姜汁制杏仁，麻油制巴豆，蜜制半夏，一处火炙黄色，为末，每用1 g，临卧以姜汁调下。
4. 大肠风毒，泻血不止 皂荚（长约40 cm者）5个（去黑皮，涂酥150 g，炙尽为度），白羊精肉500 g。上药，先捣皂荚为末，后与肉同捣令熟，丸如梧桐子大，每于食前以温水下12丸。
5. 便毒痈疽 皂角（用30 cm以上者）1条，法醋煮烂，研成膏，敷之。
6. 大风诸癞 长皂角20条，炙，去皮、子，以酒煎稠，滤去渣，候冷，入雪糕，丸如梧子大。每酒下50丸。
7. 风癣疥癞或皮肤麻木，死肌，风痹顽皮等症 大皂荚20条（去皮、子、弦），切碎，水15碗，熬成稠膏，每天用少许搽患处，再以10茶匙枸杞子汤调服。
8. 蛔虫性肠梗阻 取皂角5~15 g，研极细末和蜂蜜混合，加开水适量，频频口服（呕吐也坚持服），于1~2 h服完。同时配合肌内注射氯丙嗪、阿托品、爱茂尔，针刺足三里、内关、天枢等穴位。服药后以手轻揉腹部，于

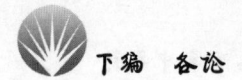

8~12 h后再以甘油20~30 mL,或10%~20%氯化钠500~800 mL(以上药量小儿酌减)灌肠。治疗中需禁食,直至梗阻缓解为止;如呕吐重,禁食时间长,有水、电解质平衡紊乱者需予纠正。待有梗阻缓解征象(腹部包块、腹胀、阵发性腹痛、呕吐消失,排便排气)时即给予驱蛔剂。共观察40余例,皆于12~24 h之内梗阻解除。有的未及灌肠即自行排下棕红色粪便,有的混有蛔虫;大多数灌肠后排下粪便或蛔虫。蛔虫排出少者30余条,多者130余条。

9. 耵聍栓塞 取皂荚50 g,掰成3cm长的小段,加水4 000 mL,文火煎取2 000 mL,过滤,加防腐剂。用于滴耳,每次2~3滴。治疗500余例,快者可使耵聍在2~3 h内软化,当天能够冲洗,最慢者3~4天亦可软化溶解。

此外,皂荚粉与女贞子、千里光等配制成片剂,可用于治疗慢性气管炎。

【配伍禁忌】 孕妇忌服。

十三、木鳖子

【别名】 木蟹、木别子、土木鳖、壳木鳖、土马钱子、漏苓子、地桐子、鸭屎瓜子。

【基原】 为葫芦科苦瓜属植物木鳖子 Momordica cochinchinensis (Lour.) Spreng的成熟种子。

【产地】 分布于江苏、安徽、江西、福建、台湾、广东、广西、湖南、四川、贵州、云南和西藏。

【炮制】 冬季采收成熟果实,剖开,晒至半干,除去果肉,取出种子,干燥。现代炮制方法:①取原药材,除去杂质,去壳取仁,捣碎。②木鳖子霜。取净木鳖子仁,炒热,碾末,用吸油纸包裹,外加麻绳包紧,压榨去油,反复多次,至纸上不现油迹,色由黄变灰白,呈松散粉末状时,研细。

【功效与主治】 消肿散结,解毒止痛。主治癌肿、疔疮、瘰疬、痔疮、无名肿毒、癣疮、风湿痹痛、筋脉拘挛。

【用法用量】 内服:0.9~1.2 g。外用:适量,研末,用油或醋调涂患处。

【毒性】 本品含毒性成分木鳖子皂苷。小鼠静脉注射LD_{50}为32.35 mg/kg,腹腔注射LD_{50}为37.34 mg/kg。

【中毒症状】 多为消化道症状,如恶心、呕吐、腹泻、便血等;也可出现神经系统症状,如头痛、头晕、耳鸣、烦躁不安,甚至意识障碍、休克等。

【预防】 严格掌握治疗用量,如需加大治疗剂量,必须视患者体质,渐次加量;同时注意给药剂型,最好选用丸剂、散剂。

【救治】

第一章 植物类有毒中草药

1. 用1∶5 000高锰酸钾溶液或0.5%活性炭洗胃,服用蛋清,灌汤,硫酸镁导泻。

2. 静脉补液。

3. 对症处理。如烦躁不安可予以镇静药物。对于出现休克及呼吸衰竭、循环衰竭者,应积极采取综合性抢救措施。

【合理应用】

1. 治一切诸毒,红肿赤晕不消者 木鳖子(去壳)100 g,草乌25 g,小粉200 g,半夏100 g。上四味于铁铫内,慢火炒焦,黑色为度,研细,以新汲水调敷,每天1次,自外向里涂之,需留疮顶,令出毒气。

2. 疮疡、疔毒初起,瘰疬,臁疮,小儿鳝拱头 土木鳖(去壳)5个,白嫩松香(拣净)200 g,铜绿研细5 g,乳香、没药各10 g,蓖麻子(去壳)35 g,巴豆肉5粒,杏仁(去皮)5 g。上八味合一处,石臼内捣三千余下,即成膏,取起,浸凉水中,用时随疮大小,用手搓成薄片,贴疮上,用绢盖之。

3. 两耳卒肿热痛 木鳖子仁5 g(研如膏),赤小豆末25 g,川大黄末25 g。上药同研令匀,水、生油旋调涂之。

4. 瘰疬发歇无已,脓血淋漓 木鳖子仁2个,厚纸拭去油,研碎,以乌鸡子调和,磁盏盛之,甑内蒸热。每天食后服1次,服半月。

5. 痔疮 荆芥、木鳖子、朴硝各等份。上煎汤,入于瓶内,熏后,汤温洗之。

6. 治小儿丹瘤 木鳖子新者去壳,研如泥,淡醋调敷之,每天3～5次。

7. 倒睫拳毛,风痒,亦烂 木鳖子仁捶烂,以丝帛包作条,左患塞右鼻,右患塞左鼻,次服蝉蜕药为妙。

8. 阴疝偏坠痛甚 木鳖子1个,磨醋,调黄柏、芙蓉末敷之。

9. 脚气肿痛,肾脏风气,攻注下部疮痒 甘遂25 g,木鳖子仁4个,为末,猪腰子1个,去皮膜,切片,同药20 g,掺在内,湿纸包,煨熟,空心食之,米次下,服后便伸两足,大便行后,吃白粥二、三日。

10. 治脚气肿痛 木鳖子仁,每个作两边麸炒过,切片再炒,去油尽为度,每50 g入厚桂25 g,为末,热酒服10 g,令醉得汗。

11. 痞癖 木鳖子多用(去壳),独蒜2.5 g,雄黄2.5 g。上杵为膏,入醋少许,蜡纸贴患处。

12. 疟母 木鳖子、穿山甲(炮)等份,为末,每服15 g,空心温酒下。

13. 经络受风寒邪气,筋脉牵连,皮肤疼痛,结聚成核,拘挛麻痹 木鳖子50 g(去皮),锉如小豆大,用清油100 g,浸一宿,然后慢火熬及一半,取出木鳖子,下黄醋5 g,相搅匀,等醋化为度,绢滤去滓),乳香5 g(别研细,

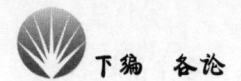

等木鳖子油与腊相次欲凝,急投在油内,不住手搅匀)。上以瓷器收,每用少许,擦肌肉皮肤疼痛聚硬处,不住手,以极热为度。

14. 跌仆损伤,瘀血不散疼痛 木鳖子(去壳,研)25 g,桂(去粗皮)1.5 g,油菜籽(酒浸,研)35 g,丁香50粒。上四味,将丁香、桂为末,与研者二味和匀,次用生姜汁煮米粥摊纸上,将药末掺入粥内,看冷热裹之,每天1换。

15. 小儿疳疾 木鳖子仁、使君子仁等份,捣泥,米饮丸芥子大,每服3 g,米饮下,每天2服。

16. 疳病目蒙不见物 木鳖子仁10 g,胡黄连5 g,为末,米糊丸龙眼大,入鸡子内蒸熟,连鸡子食之。

17. 小儿久痢,肠滑脱肛 沉香10 g,枳壳(麸炒去瓤)25 g,五灵脂(微炒)25 g,木鳖子(连壳秤)25 g(去壳用)。上述前三味为细末,次入木鳖子同研细,醋煮面糊为丸,如黍米大。3岁儿每服30丸,醋调,清茶送下,乳食前。

18. 牛皮癣、干癣、秃疮等 木鳖子去外壳,蘸醋在粗瓷器上(如碗底)磨取药汁,临睡前用棉花或毛笔蘸涂患处,每天或隔天1次。涂药前患处先用盐水洗净,癣病蔓及周身者可分期分片治疗。一般5 g木鳖子仁约需10 mL醋研磨,其药汁可涂3 cm×2 cm癣面5~7处。

【配伍禁忌】

1. 孕妇及体虚者忌服。
2. 《本草汇言》:"胃虚、大肠不实、元真亏损者,不可概投。"
3. 《医林纂要》:"忌猪肉。"

十四、远　　志

【别名】 山茶叶、小草、棘菀、苦远志、山胡麻、光棍茶、线茶、米儿茶、燕子草、草远志、十二月花等。

【基原】 为远志科植物细叶远志 *Polygala tenuifolia* Willd. 的根皮。

【产地】 产于东北、华北、西北和华中以及四川。

【炮制】

1. 远志 拣去杂质,切段,筛去灰屑。
2. 炙远志 先取甘草煎汤,去甘草,加入拣去木心的远志,文火煮至甘草水吸尽,取出,晒干。(每1 kg远志用甘草64 g)。
3. 蜜远志 以炼蜂蜜加入适量开水和匀,拌入炙远志,稍闷,微炒至不粘

手为度,取出放凉。(每1 kg炙远志,用炼蜂蜜200 g)。

4.《雷公炮炙论》 凡使远志,先须去心,若不去心,服之令人闷。去心了,用熟甘草汤浸一宿,漉出,曝干用之。

5.《得配本草》 (远志)米泔水浸,捶碎,去心用。

【功效与主治】 安神益智,祛痰,解郁。治惊悸,健忘,梦遗,失眠,咳嗽多痰,痈疽疮肿。

【用法用量】 内服:煎汤,3～10 g;浸酒或入丸、散。外用:适量,研末,酒调敷。

【毒性】 所含皂苷能刺激胃黏膜引起轻度恶心,因而可放射地增加支气管的分泌而产生祛痰作用,剂量过大时,可产生严重消化道刺激症状。其皂苷尚有溶解红细胞作用。此外,尚有远志过敏的报道。

【中毒症状】 中毒可见恶心,呕吐,腹泻及溶血性贫血等;过敏表现为烦躁,全身瘙痒,皮肤出现丘疹,心悸,轻度发热等。

【预防】

1. 临床应用应遵常规剂量。

2. 有大出血倾向者用量不宜过大。

3. 有过敏史者慎用。

【救治】

1. 中毒症状严重者,如服药在2～3 h内可洗胃。

2. 静脉滴注葡萄糖盐水,维持水、电解质及酸碱平衡。

3. 消化道反应可酌情予以对症处理。

4. 发生溶血性贫血时,可服用利血生、维生素C,或输入少量鲜血。

5. 过敏时,即刻停药并给予抗组胺类药物。

【合理应用】

1. 心气不足,五脏不足,甚者忧愁悲伤不乐,忽忽喜忘,朝瘥暮剧,暮瘥朝发,发则狂眩 菖蒲、远志(去心)、茯苓各1 g,人参150 g。上四味,捣下筛,服2 g,后食,每天3次,蜜和丸如梧桐子,服6～7丸,每天5次,亦得。

2. 神经衰弱,健忘心悸,多梦失眠 远志(研粉),每服5 g,每天2次,米汤冲服。

3. 久心痛 远志(去心)、菖蒲(细切)各50 g。上二味,粗捣筛,每服5 g,水500 mL,煎至300 mL,去滓,不拘时温服。

4. 痈疽、发背、疖毒,恶候浸大,不问虚实寒热 远志(汤洗去泥,捶去心)为末,酒500 mL,调末15 g,迟顷,澄清饮之,以滓敷病处。

5. 喉痹作痛 远志肉为末,吹之,涎出为度。

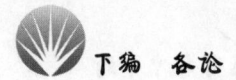

6．脑风头痛不可忍　远志（去心），捣罗为细散，每用半字，先含水满口，即搐药入鼻中，仍揉痛处。

7．气郁成鼓胀，诸药不效者　远志肉（麸拌炒）200 g，每天取25 g，加生姜3片煎服。

8．小便赤浊　远志250 g（甘草水煮，去心），茯神（去木）、益智仁各100 g。上为细末，酒煮面糊为丸，如梧子大，每服50丸，临卧枣汤送下。

9．乳腺炎肿痛　远志酒煎服，滓敷患处。或用远志焙干研细，酒冲服10 g。药渣敷患处。

10．善忘症　取远志为末，冲服。

11．胸痹心痛（逆气膈中，饮食不下）　用远志、桂心、干姜、细辛、蜀椒（炒）各150 g，附子（炮）1 g，一起捣细，加蜜和成丸子，如梧子大。每服3丸，米汁送下，每天服3次。如不见效，可稍增加药量。忌食猪肉、冷水、生葱菜。此方名小草丸。

12．各种痈疽　用远志放入淘米水中浸洗过，捶去心，研细，每服15 g，以温酒200 mL调澄清汁饮下，药渣敷患处。

【配伍禁忌】

1．心肾有火，阴虚阳亢者忌服。

2．《本草经集注》：得茯苓、冬葵子、龙骨良。畏真珠、藜芦、蜚蠊、齐蛤。

3．《药性论》：畏蛴螬。

十五、无　患　子

【别名】　黄目子、目浪子、木患子、油患子、苦患子、洗手果、苦枝子、猴儿皂、肥珠子、油珠子、菩提子、桂肥皂、肥皂树、眼浪树。

【基原】　为无患子科无患子属植物无患子*Sapindus mukorossi* Gaertn.，以根与果入药。

【产地】　分布于长江以南省份，越南、柬埔寨、缅甸等国也有分布。

【炮制】　除去果肉、杂质，取种子晒干。

【功效与主治】　清热，祛痰，消积，杀虫。治喉痹肿痛，咳喘，食滞，白带，疳积，疮癣，肿毒。用于白喉症，精囊病，淋浊尿频。

【用法用量】　内服：煎汤，5～10 g，研末或煨食。外用：研末吹喉、擦牙，或煎汤洗、熬膏涂。

【毒性】　果和果核有毒。含有多量的无患子皂素，加水分解后产生常春藤

素。

【中毒症状】 恶心，呕吐。

【预防】 严格掌握适应证和治疗用量。

【救治】 洗胃，内服蛋清或面糊及活性炭等，注射25%～50%葡萄糖液。经上述处理后仍频繁呕吐时，可注射阿托品等对症治疗。

【合理应用】

1. 双单鹅喉　无患子15 g，凤尾草15 g，煎服。

2. 鹅喉　无患子10 g，元明粉7.5 g，梅片3 g，研极细末吹喉，严重者加麝香0.5 g。

3. 哮喘　无患子煅灰，开水冲服，小儿每次3 g，成人每次10 g，每天1次，连服数天。

4. 虫积食滞　无患子5～7粒，煨熟吃，每天1次，可连服数天。

5. 厚皮癣　无患子酌量，用好醋煎沸，趁热搽洗患处。

6. 牙齿肿痛　无患子50 g，大黄、香附各50 g，青盐25 g，泥固煅研，每天用来擦牙。

7. 驱风明目　用无患子皮、皂角、胡饼、草菖蒲，同捣碎，加浆水调制成弹子大，取以泡汤洗头，能驱风明目。

8. 洗面去斑　用无患子捣烂，加白面和为丸，每天取以洗面，去垢及斑，甚效。

9. 小儿腹中气胀　用无患子仁3～4枚，煨熟食之，令放出矢气即消。

10. 滴虫性阴道炎　取洗净去皮的无患子500 g，加水1 000 mL，煎成浓液，每次取50～100 mL加温开水1 000 mL稀释，按常规灌洗阴道，每天1次，7～10天为1个疗程。同时配合清热化湿的中药内服。经治10例均于灌洗1个疗程后，复查滴虫阴性。5例追踪观察2～3个月未见复发；1例于2月后复发，再行治疗仍然有效。

【配伍禁忌】 孕妇慎用。

十六、闭 鞘 姜

【别名】 樟柳头、白石笋、广东商陆、水蕉花、雷公杖。

【基原】 姜科闭鞘姜属植物闭鞘姜 *Costus speciosus*（Koenig）Smith，以根状茎入药。

【产地】 产于台湾、福建、广东、广西、海南、云南南部。越南、老挝、柬埔寨、泰国等也有。

【炮制】 洗净切片，蒸熟晒干。

【功效与主治】 利水消肿，解毒止痒。用于百日咳，肾炎水肿，尿路感染，肝硬化腹水，小便不利；外用治荨麻疹，疮疖肿毒，中耳炎。

【用法用量】 内服：10~25 g。外用：适量，煎水洗或鲜品捣烂敷患处。

【毒性】 根头，新鲜时有毒。食量过多时引起中毒。

【中毒症状】 过量食用会引起头晕、呕吐、剧烈腹泻。

【预防】 严格掌握本品的适应证和使用剂量，内服时应更加谨慎。

【救治】 食冻冷稀粥水，每次250 mL，每15 min服1次，至止泻为止。如中毒过重，除食冻冷稀粥水外，应对症治疗。可以甘草5 g嚼吞或水煎服。

【合理应用】

1. ［拉祜药］块根可治肾炎水肿，膀胱热淋，肝硬化腹水，眼睛红肿热痛。

2. ［佤药］水蕉花根茎治急性肠胃炎，肾炎水肿，膀胱炎。

3. ［壮药］串盘姜，歪根：根茎治胃痛，阳痿，噤口痢，骨折《桂药编》。串盆姜，盆转姜，什病态，歪根：根茎主治胃气痛、阳痿、噤口痢、百日咳、肾炎水肿、尿路感染、荨麻疹、无名肿毒《民族药志二》。

4. ［瑶药］棵朱：根茎治胃痛，阳痿，噤口痢，骨折《桂药编》。棵朱：根茎主治骨折《民族药志二》。

5. ［傣药］硬倒（西傣）：根茎治咽炎，喉炎，脾肿大《版纳傣药》、《滇药录》；热摆（德傣）：根茎用于腹胀《滇药录》。干恩：用于利尿《德宏药录》。恩岛：用于清热解毒，散瘀消肿《傣医药》。闭鞘姜：根茎用于咽炎，喉炎及脾肿大《傣药录》。硬倒，垫摆：根茎主治咽炎，喉炎，腹胀，脾肿大《民族药志二》。

6. ［景颇药］贝起干：全株治小便不通《滇药录》《滇省志》《德民志》《德宏药录》《民族药志二》。配伍治高热惊厥《德傣药》。

7. ［阿昌药］大石笋：利尿《德宏药录》。［哈尼药］嘎喇丫莫：根治小儿肺炎，咽喉炎，黄疸肝炎《哈尼药》。

8. ［基诺药］摆且柯坡：根茎或全草治结石，泌尿系统感染，水肿；外治荨麻疹，疮疖，肿毒；根茎汁滴耳治中耳炎《基诺药》。

【配伍禁忌】 孕妇及体虚者忌服。

十七、黄 水 榕

【别名】 白肉榕、鸡仔常、黄果榕、水榕树（海南）、猪麻榕（广东）、水木。

【基原】 桑科榕属植物白肉榕 *Ficus vasculosa* Wall. ex Mig.。

【产地】 分布于广东、广西、云南南部。

【炮制】 全年可采,拣净杂质,晒干。

【功效与主治】 活血散瘀,解热理湿,祛风清热,活血解毒。主治跌打损伤,慢性气管炎,流感,百日咳,扁桃体炎,菌痢,肠炎,目赤,牙痛。

【用法用量】 内服:煎汤,9～15 g;研末或浸酒。外用:捣敷。

【毒性】 树液有毒。

【中毒症状】 皮肤与树液接触引起瘙痒。

【预防】 严格掌握本品的适应证和使用剂量。

【救治】 用水冲洗及对症治疗。

【合理应用】

1. 慢性气管炎　取小叶榕鲜叶75 g,水煎,后入陈皮10 g再煎,滤出首次药液后药渣复煎,合并两次药液浓缩至50～100 mL,加入白糖适量,为成人1天的量。每天分2～3次饭后服,10天为1个疗程,连服3个疗程。治疗507例,近期控制133例(26.23%),显效183例(36.10%),单纯型的疗效略高于喘息型。或用鲜叶及陈皮煎汁浓缩制成糖浆,每10 mL中含鲜叶40 g,陈皮10 g,每天服3次,每次10 mL,10天为1个疗程,视需要隔几天可进行第2个疗程。共治疗151例,痊愈81例(53.6%),显效50例(33.1%)。一般药后2～5天咳、喘、痰均有不同程度的好转,睡眠改善,食欲增加,仅少数用药后有头晕、口干、咽部不适、四肢酸软无力,合并胃溃疡者用药后胃病加剧;极个别体弱者,在服药期间出现轻度浮肿,停药后可自行消失。另据报道,用树皮50～100 g或干叶25～50 g(或加陈皮10 g),水煎内服,疗效亦无显著差异。此药除用于慢性气管炎外,对急性气管炎及上呼吸道感染用之亦效,咳嗽、咳痰等症多在3～5天消失或明显减轻,体温及白细胞能迅速降至正常。

2. 急性菌痢及肠炎　每天用100%榕树叶煎剂50～100 mL,分2次服。治疗菌痢19例,治愈17例,好转2例。治疗急性肠炎7例,服药1天痊愈。

【配伍禁忌】 麻风患者忌用,否则皮肤之结节更形表露。

第七节 毒蛋白类

一、天花粉

【别名】 花粉、瓜蒌根。

【基原】 为葫芦科植物栝楼 *Trichosanthes kirilowii* Maxim. 或双边栝楼 *Tuniflora* Hao 等的根。

【产地】 分布于全国大部分地区。

【炮制】 秋冬季采挖,洗净,除去外皮,切段或纵剖成瓣,晒干。除去杂质,大小个分开,浸泡至三四成透,捞出,闷润至透,切厚片晒干。

【功效与主治】 清热生津,消肿排脓。治热病口渴,消渴,黄疸,肺燥咯血,痈肿,痔瘘。近代用于治疗癌症及引产。

【用法用量】 水煎服,每天用量10~15g,或入丸、散。外用:研末撒或敷。

【毒副反应】 不同纯度的天花粉蛋白制剂,毒性及副作用在质的方面基本一致,但在程度上有轻重不同。给小鼠皮下注射,观察10天,进行亚急性LD_{50}测定:原汁冻干天花粉2.26 mg/只,天花粉蛋白粗制剂 0.6 mg/只,透析天花粉蛋白 0.29 mg/只,结晶天花粉蛋白 0.236 mg/只。小鼠或豚鼠经天花粉蛋白致敏后,再决定注射量,小鼠均呈现过敏反应甚至死亡,豚鼠全部死亡。

【中毒症状】 注射给药潜伏期6~8 h。早期出现发热、头痛、咽痛、关节酸痛、精神萎靡、食欲减退、白细胞总数增高、颈项活动不利等。局部出现疼痛及红斑,也有发生恶心、呕吐、皮疹、血管神经性水肿、胸闷、哮喘、肝脾肿大、流产后出血过多,甚至发生过敏性休克、急性肺水肿、脑水肿、脑出血和心肌损害。并发症有上呼吸道出血、淋巴结肿大、盆腔感染等。心电图检查有ST段降低、T波倒置现象,个别出现多发性期前收缩,偶有发生Ⅲ度房室传导阻滞。

【预防】 天花粉蛋白制剂用量应严格控制,尽量不用。天花粉蛋白皮试阳性、过敏体质及活动性心、肝、肾疾病或功能不全者,出血性疾病、严重贫血、精神异常、智力障碍者慎用。

【救治】

1. 内服或肌内注射退热剂出现皮疹及哮喘时,可用激素或抗过敏药。出现

第一章　植物类有毒中草药

过敏性休克时，按一般原则抢救。出现大量出血时，可输血及用止血药。

2．心动过速、奔马律时，应用地塞米松1~10 mg，或氢化可的松100~300 mg，加入5%葡萄糖溶液内静脉滴注；Ⅲ度房室传导阻滞者，除用肾上腺皮质激素外，可选用异丙肾上腺素、阿托品等，防止出现心源性脑缺血综合征及做好抢救准备。

3．淋巴结肿大、盆腔感染者酌用抗生素。

4．中药可用仙鹤草30 g，侧柏叶9 g，水煎服，三七粉（冲服）1.5 g；或服云南白药。

【合理应用】

1．糖尿病　玉泉丸（天花粉15 g，葛根15 g，麦冬15 g，生地黄15 g，五味子5 g，甘草5 g，糯米15 g），为治疗消渴病的传统方剂。

2．消化性溃疡　天花粉50 g，贝母15 g，鸡蛋壳10个。研细，每服6 g，白开水送下。

3．终止妊娠　天花粉蛋白宫腔注入适于妊娠10周以内者；宫颈注射适于妊娠11~16周者；羊膜腔注入适于妊娠16~24周者；肌内注射适用于妊娠24周以下、伴有生殖器炎症未愈不能行阴道操作者和妊娠并伴有阴道出血者。

4．异位妊娠　用结晶天花粉注射液（每支1.2 mg）肌内注射。注射前先做皮试，阴性者行试探性注射0.05 mg，2 h后无反应再肌内注射1.2 mg。加用地塞米松3天，则减轻全身反应。

5．胎物残留　用天花粉蛋白注射液1.2~1.8 mg肌内注射。

6．缺乳症　天花粉、路路通、漏芦、川芎、麦冬各9 g，炮穿山甲、王不留行各12 g，丝瓜络15 g。随症加减。先将诸药用纱布包好，放入去内脏之公鸡腹内，温水泡30 min，文火煎沸后30 min，待鸡脱骨即可喝汤食肉。3剂为1个疗程。

7．牙龈出血　天花粉15 g，茅根30 g，生石膏45 g。生石膏先煎30 min，然后加入茅根、天花粉，煎取450 mL，含漱，每天4~6次，每天1剂。

8．慢性咽炎　天花粉、乌梅、瓜蒌皮各2 000 g，玄参3 000 g，射干1 000 g，川贝、玄明粉各500 g，硼砂750 g，人工牛黄、薄荷脑各20 g，麝香1 g。上述药加工制成12 000片咽宁含片，含服治疗。

9．癌症　①用如意金黄散（天花粉100 g，大黄、黄柏、姜黄、皮硝、芙蓉叶各50 g，冰片、生南星、乳香、没药各20 g，雄黄30 g，共研细末）加入饴糖调成糊状，摊于油纸上，厚3~5 mm，周径略大于肿块，敷贴于肝区肿块上或疼痛处。隔天换药1次，2次为1个疗程。②用天花粉注射液10 mg加生理盐水500 mL，缓慢静脉滴注，5~7天用1次。如前次反应不大，下次剂量可增加2 mg

（滴注前做皮试）。治疗恶性葡萄胎、绒毛膜上皮癌患者。③天花粉15 g，黄芪、黄精各30 g，鸡内金10 g，陈皮、炙甘草各6 g。水煎服，每天1剂。配合化疗治疗晚期食管癌、贲门癌。

10. 艾滋病　有人用一种天花粉蛋白GLQ223治疗艾滋病，其临床观察及实验表明是一种颇有前途的治疗艾滋病的新药。

【配伍禁忌】　脾胃虚寒、大便滑脱者及孕妇禁服。不宜与乌头类药同用。

天花粉蛋白的禁忌证：皮试阳性（包括再次用药前的皮试阳性），过敏体质及活动性心、肝、肾疾病或功能不良，出血性疾病，严重贫血，精神异常，智力障碍及有应用史者。急性炎症患者应根据情况暂缓应用。

二、相　思　子

【别名】　红豆、爱情豆、美人豆、鸳鸯豆。

【基原】　为豆科植物相思子 *Abrus Precatorius* L. 的种子，叶及根、藤亦可入药。

【产地】　分布于福建、台湾、云南、广西、广东等地。

【炮制】　夏、秋季分批采集成熟果荚，晒干，打出种子，除净杂质后，晒干备用。5—10月采叶、藤，切成约2 cm的段，晒干备用。

【功效与主治】　拔毒，排脓，杀虫。仅外用，可治疗流行性腮腺炎，疥癣，痈疮，湿疹。

【用法用量】　外用：捣烂涂敷患处。

【毒副反应】　相思子毒蛋白能引起神经系统紊乱、全身出血、肝脏坏死、淋巴充血、出血，小鼠皮下注射LD_{50}为10 μg/kg；粗蛋白2.5 μg/mL浓度时，对绵羊红细胞有凝血作用。相思子碱对皮肤和黏膜有刺激作用，可发生溃疡和起泡症状。

【中毒症状】　表现为食欲不振、恶心呕吐、腹痛剧烈、腹泻、倦怠、胃肠出血、体温先升高后降低，出现蛋白尿、运动失调、有时有抽搐、呼吸困难、皮肤青紫、胃肠出血、嗜睡、循环系统衰竭、少尿等症状，最后可因溶血、尿血、皮下出血、齿龈出血、呼吸性窒息、急性肾功能衰竭而死亡。

【预防】　一般只外用，不宜内服。相思子的外壳十分坚硬，带壳吞服不易发生中毒反应，若嚼碎后服2~3粒即可致死。

【救治】

1. 催吐或洗胃，然后导泻，并注射相思子蛋白抗毒素，静脉补液，纠正水、电解质紊乱及酸碱失衡。

内服保护剂（如乳汁、蛋清）及解痉镇痛剂（如复方樟脑酊、吗啡等）。每天服小苏打5~15 g，以防止血红素或其产物在肾中沉淀。

严重溶血引起贫血时应小量输血。有呼吸困难、呼吸衰竭或肾衰竭时对症处理，如吸氧、使用中枢兴奋剂，必要时行人工呼吸。

2. 中药治疗　甘草30 g，金银花15 g，黄连6 g，防风15 g，水煎服，每4 h服1次，每剂服2次，连服4~6剂。

【合理应用】

1. 流行性腮腺炎　微火炒相思子至黄色，研细末，加适量鸡蛋清调成糊状，涂于塑料布或细纸上敷贴患处，用药面积大于患部，每天换药1次。

2. 毒蛇咬伤　相思子叶适量，捣烂敷人中穴。

3. 胃癌　相思子（炒）、干姜（炮）、陈皮（去白）各9 g，人参、白术、甘草（炙）、茯苓（去皮）各60 g，肉桂（去皮）、川乌（炮，去皮）各15 g，附子（炮）、山药（姜汁浸炒）、川芎、乌药各30 g，黄芪（炙）45 g。共为细末，每次服6 g，用水200 mL，加生姜3片，大枣1枚，盐少许煎至140 mL，空腹时温服。

【配伍禁忌】　不宜内服，皮肤过敏者外用宜慎。

三、苍 耳 子

【别名】　苍子、牛虱子、棉螳螂、胡苍子。

【基原】　为菊科植物苍耳 Xanthium Sibiricum Patr. et Widd. 的成熟、带总苞的果实。

【产地】　分布于全国各地。

【炮制】　秋季果实成熟时，割取全株，干燥，打下果实，去净梗叶及杂质。炒苍耳子：取净苍耳子置锅内，用文火加热，炒至表面深黄色，有香气逸出时，取出放凉，去刺，筛净。

【功效与主治】　祛风止痛，祛湿杀虫。治疗头痛、鼻渊、齿痛、风寒湿痹、四肢挛痛、瘙痒、疥疮。

【用法用量】　内服：煎汤4.5~9 g，或入丸、散。外用：适量外敷或做制剂滴鼻。

【毒副反应】　苍耳子的有毒成分为毒蛋白、氢醌苍术苷。小鼠1次腹腔注射LD_{50}为0.93 g/kg，过量可致中毒，能损害肝、肾等实质性器官，严重致多器官功能衰竭，或并发阿斯综合征。

【中毒症状】　一般潜伏期1~7天。生食可于食后4~8 h发病。早期出现头晕、头痛、恶心呕吐、腹痛、腹泻、发热、颜面潮红、结膜充血等症状,严重者出现烦躁不安或嗜睡、肝区痛、肝肿大、黄疸、胃肠道出血,继而昏迷、惊厥、心率快或心律失常、休克,可因肝、肾功能衰竭或呼吸麻痹而死亡。

【预防】 应严格掌握剂量,按医嘱服用。不能随便自食野果,以免误食。气虚、血虚之头痛及痹症忌服。

【救治】

1. 早期宜催吐、洗胃,吐后即用牛奶或豆浆温服,可服用活性炭末;服药超过4h者宜用芒硝口服以导泻,或用温盐水灌肠,有胃肠出血者禁用上法,并大量喝糖水或内服金银花甘草绿豆汤。补液及维生素C,有心力衰竭、尿闭或肺水肿者输液量应严加限制。

2. 严重者除催吐、导泻外应配合高渗糖静脉注射,并静脉注射维生素K以防出血,有出血倾向者可口服金银花、生地黄、牡丹皮、甘草、白茅根、小蓟等中药。

3. 口服枸橼酸胆碱,肌内注射甲硫氨基酸以保护肝脏。肝肿大明显或有黄疸时可加右旋糖酐静脉滴注,肝大且有肝功能改变者可配合可的松类激素治疗。

4. 将紫金锭磨成稀糊,每次服半锭或1锭,每天2次,儿童减量,有解毒利尿及通窍作用。

5. 严重肝、肾功能衰竭者,可考虑血液透析。

6. 有休克、循环衰竭者,可对症应用吸氧、补液及维生素C、多巴胺、激素等药。

7. 神志不清、昏迷不醒者,可鼻饲至宝丹或安宫牛黄丸,也可用针灸治疗。

【合理应用】

1. 慢性鼻炎 取苍耳子30~40个,轻轻锤破,放入清洁小铝杯中,加麻油90 g,文火煮开,去苍耳子,待冷后,倾入小瓶中备用。用时以棉签饱蘸药油涂鼻腔,每天2~3次。2周为1个疗程。

2. 变态反应性鼻炎 苍耳子焙成深棕色后研粉,每次3~5 g,每天服3次,连服2周。或将粉末与蜂蜜混合制成丸剂(每丸含药粉3 g),每次1~2丸,每天服3次,连服2周,必要时可服3周至2个月;亦可将药粉用酒精浸提制成片剂(每片相当于原生药1.5 g左右),每次服2 g,每天3次,连服2周左右。

3. 鼻窦炎 用黄芩汤合苍耳子散治疗,每天1剂,水煎服,10剂为1个疗程,连用3个疗程。

4. 顽固性脓耳 苍耳子、党参、黄芪、生地黄、熟地黄、麦冬、黄芩、防风、夏枯草、天花粉各10 g，生甘草5 g。每天1剂，水煎服，10剂为1个疗程。

5. 顽固性牙痛　用苍耳子6 g焙黄，去壳后将苍耳子仁研成细末，与1枚鸡蛋混匀，不放油盐炒熟食之。每天1次，连服3次。

6. 腮腺炎　苍耳子加水煎服，每天4次，连服3天。新生儿每天 3 g，1～2岁4.5 g，以后每增长2岁增加 4.5 g，14岁以上30～45 g。一般轻症服2～3天即可，重症可配合苍耳草叶捣敷患处，有并发症者宜配合其他疗法处理。

7. 疟疾　用苍耳子100 g洗净、捣烂，加水煎15 min，去渣，打鸡蛋2～3枚于药液中煎煮熟，于疟疾发作前将蛋与药液1次服下。如1次未愈可按上法再服。

8. 糖尿病　用苍耳子配合黄芪、人参、苍术、丹参、桑椹子、麦冬、泽泻、川芎等治疗2型糖尿病，可有效控制血糖，减轻并发症。

9. 寻常疣、扁平疣　苍耳子10 g，浸泡于75％乙醇溶液50 mL内，密闭7天，取液备用。用棉球蘸药液涂抹患处，每天数次。寻常疣用药10天，扁平疣用药7天。

10. 腰腿痛　用30％的苍耳子针剂，每次2～4 mL于痛点注射，隔天1次，10次为1个疗程。治疗腰部扭伤、腰肌劳损、坐骨神经痛、肥大性脊柱炎、腰椎隐裂者引起的腰腿痛。

11．泌尿系感染　苍耳子 250 g，炒焦，加水 600 mL，煎取药汁约400 mL，再加入红糖100 g，1次服用。小儿用药酌减。

12. 下肢溃疡　苍耳子60～100 g，炒黄研末，生猪板油120～180 g，共捣如膏状。先用石灰水（石灰水500 g加开水4 000 mL）洗净创面，揩干后涂上药膏，用绷带包扎。冬季5～7天，夏季3天更换1次敷料。

13. 过敏性疾病　将苍耳子、细辛为主要成分的中药组方经过提炼、浓缩、精制成皮下植入剂，穴位注射，用以治疗各种慢性过敏性疾病。

14. 荨麻疹　用明矾50～150 g，苍耳子30～90 g水煎外洗。湿邪偏盛，重用明矾；风邪偏盛，重用苍耳子。

15. 婴儿湿疹　苍耳子、生大黄、川连、黄柏、苦参各10 g，渗液多者加枯矾10 g。上药水煎，滤液熏洗患处，每天3次。

【配伍禁忌】　气虚、血虚之头痛及痹症忌服。有关配伍引起毒性变化方面的研究报道少见。《唐本草》："忌猪肉、马肉、米泔。"

四、蓖　麻　子

【别名】　蓖麻仁、大麻子、蓖麻籽。

【基原】 为大戟科植物蓖麻 Ricinus communis L. 的种子。

【产地】 全国大部分地区都有栽培。

【炮制】 秋季果实成熟，果皮未开裂时采摘，除去杂质，干燥，去壳，收集种子。

【功效与主治】 消肿拔毒，泻下通滞。治痈疽肿毒，瘰疬，喉痹，疥癞癣疮，水肿腹满，大便燥结。

【用法用量】 内服：入丸剂，生研或炒食。外用：捣敷或调敷。

【毒副反应】 蓖麻子中所含蓖麻毒蛋白对小鼠1次静脉注射的 LD_{50} 为 6～12 mg/kg，但蓖麻毒蛋白对小鼠的 LD_{50} 的报道各异，多数报道较上述 LD_{50} 为大，乃是样品纯度的差异所致。经二乙氨乙基纤维素分级纯化的蓖麻毒蛋白各样品，对大鼠1次静脉注射的 LD_{50} 为50～150 mg/kg。蓖麻碱160 mg或蓖麻毒蛋白7 mg，可致人死亡。

【中毒症状】 潜伏期较长，食后3 h至3天发病。早期可见有恶心、呕吐、腹痛、腹泻、咽喉及食管烧灼感、头痛、发烧，继而无尿、冷汗、黄疸、频发痉挛、血便、脱水、酸中毒、惊厥症状。严重者血压下降，昏迷，抽搐，甚至死于心力衰竭。少数患者死于尿毒症。

【预防】 本品一般外用，捣敷或调敷，须服食蓖麻子者可将其炒熟或煮沸较为安全，切勿生食。

【救治】

1. 口服5 mg酒食酸锑钾催吐，洗胃，导泻，或温水高位灌肠，再服用牛奶、蛋清等。补液，并加入维生素B、维生素C，禁食油腻脂肪食物。

2. 胃内容物已排空仍剧烈呕吐者，应使用甲氧氯普胺、颠茄合剂、溴米那普鲁卡因、阿托品等药。惊厥、昏迷等可对症治疗。

3. 补充血容量，防止休克。有出血倾向者及时使用维生素K、激素类药，必要时输血。

4. 心力衰竭者酌用强心剂。

5. 应用保肝、保肾药物。每天口服苏打10～15 g，防止血红蛋白或其产物在肾中沉淀。

6. 如有条件，可皮下注射抗蓖麻毒血清。

7. 配合中药甘草30 g，沙参、金银花各15 g，黄连9 g，茯苓3 g，水煎服。

【合理应用】

1. 面神经麻痹　取蓖麻子去壳捣成泥状，敷于患侧下颌关节及口角部（厚约0.3 cm），外加纱布绷带固定。每天换药1次，10天为1个疗程。

2. 颈淋巴结核　蓖麻子50 g，桃仁、松香各30 g，当归、广丹各15 g，蜈蚣、地龙各8条，明雄黄20 g，轻粉10 g，血竭8 g，铜绿9 g。先将桃仁、蓖麻子入石臼中捣如泥，入松香打匀，再将其余8味药研为细面兑入，并加适量茶油，捣锤成膏，装缸备用。涂敷患部，3天换1次药，3个月为1个疗程。

3．宫颈癌、皮肤癌 用蓖麻毒蛋白制剂（蓖麻子榨油后，剩余物提取蓖麻毒蛋白，制成3%～5%的蓖麻毒蛋白冷霜或软膏）外用，连续较长时间使用。

4．原发性高血压 蓖麻子50 g，吴茱萸20 g，附子20 g，生姜150 g，冰片10 g。将前3味药研末，生姜捣如泥，加入药末中，并加入冰片，调成膏状。每晚贴双侧涌泉穴，晨起除之，7天为1个疗程，连用3～4个疗程。

5．水肿 取蓖麻子70粒，石蒜1个，将上二味药共捣烂，敷于两足涌泉穴，外盖纱布、胶布固定，约8 h后取掉。每天1次，1周为1个疗程。适用于急、慢性肾炎水肿而体质较佳者。

6．膝关节炎 取蓖麻子8～10粒，鲜小蓟（12～15叶）1枝。把蓖麻子连皮打碎，再把小蓟放入，砸烂和匀为膏状。治疗时将膏均匀摊于掌内，沿膝关节轻轻旋转按揉（不可用力过大，否则揉后脱皮）5～6 min。治后皮肤发红，出现针尖大小之水泡，2天后融结成大水泡，约2周后吸收；若水泡感染或按揉后出现发热，可用抗生素等对症治疗。每年治疗1次，3年为1个疗程。一般1次即可治愈。

7．乳腺增生 先每天吃金橘罐头1瓶，分3次吃完，连续3天。然后取鸡蛋1枚，自一端打1个孔，装入蓖麻子（去壳）10～15个，用白面包裹，放入灰火（柴草燃烧后）中烧熟，除去蛋壳食之。每晚1枚，10天为1个疗程。未愈者停3天后继续按上法行下一个疗程。经期停用。

8．子宫脱垂 用蓖麻子适量，五倍子（研粉）100 g，共同捣成膏状。将百会穴处及周围毛发剃净，将药膏少许贴敷于百会穴，外用塑料纸、纱布敷盖固定，每天1次，5天为1个疗程。一般1～2个疗程可愈。

9．用于引产 蓖麻油40～60 mL炒熟4枚鸡蛋，1次口服，服药前后2 h禁食。

10．直肠脱垂 取五倍子1.5 g，蓖麻子7粒（去皮），将上药共捣烂做成饼状，把药饼用胶布固定在百会穴上（穴位处及周围头发剃净），2天换1次药。用药时每天热敷百会穴1～2次，每次约15 min。

11．胃下垂 蓖麻子10 g，升麻粉2 g。蓖麻子捣烂如泥，拌入升麻粉，制成直径2 cm、厚1 cm的圆药饼，剃去患者百会穴及周围2 cm以内头发，敷以药饼，并加以固定。患者仰卧，放松裤带，用灌有80 ℃热水的瓶熨烫药饼30 min，每天3次，每块药饼连用5天，10天为1个疗程。

12．骨髓炎 千锤膏：蓖麻子60 g，松香、煅石膏、银朱、樟脑各

1 500 g，铅粉、冰片各1 300 g，血竭500 g，为1次剂量。先将一青石平面烘热，把锤烧热，在青石上将蓖麻子锤打成糊状，再将松香、石膏、铅粉、银朱、血竭分别研细面后混合，放入糊状蓖麻子上，用锤敲打数次，然后将其中间敲成圆坑，迅速将冰片、樟脑倒入，裹起，继续边拌边敲，打成均匀糊状，愈匀愈佳，即制成千锤膏备用。适用于化脓，但脓不多者。若变更其药物剂量，可制成软形千锤膏或硬形千锤膏。未成脓者，用软形千锤膏（樟脑加至2 000 g，冰片加至1 500 g，蓖麻子加至90 g）外贴。脓液多，脓腔大者，用药前先洗净脓液，用磺胺药捻插入，再用硬形千锤膏（其中石膏2 000 g）外贴。均为每个月换药1次。

13. 鸡眼　先用热水将鸡眼周围角质层浸软，用力刮去，然后用铁丝将蓖麻子串起置火上烧去外壳，结出油时趁热按在鸡眼上，一般治疗2～3次即愈。

14. 破伤风　红蓖麻根120～240 g，蝉蜕15～30 g，九里香30～60 g。上药加水1 000 mL，煎至200 mL，分3次服，每天1剂。以本方为主，配合椎管内注射抗毒血清（先做抗毒血清皮试，一般儿童3 000～6 000 U，成人5 000～10 000 U，仅注射1次）和少量冬眠药物。合并感染者加用抗生素，合并严重肺部感染者行气管切开。

【配伍禁忌】　孕妇及便溏者忌服。有关配伍引起毒性变化方面的研究报道少见。

第八节　蒽醌苷类

一、虎　杖

【别名】　苦杖、花斑杖竹、酸筒杆。
【基原】　为蓼科植物虎杖 Polygonum cuspidatum Sieb. et Zucc. 的根茎。
【产地】　分布于西北、华北、华中、华南及西南各省区。
【炮制】　春、秋季采挖，除去须根、杂质，洗净，润透，趁鲜切短段或厚片，干燥。切制饮片前用水长时间浸泡，会损失有效成分及水浸出物含量。
【功效与主治】　祛风利湿，破瘀通经，止咳化痰。治风湿筋骨疼痛，湿热黄疸，淋浊带下，妇女经闭，产后恶露不下，癥瘕积聚，痔漏下血，跌打损伤，烫伤，恶疮，癣疾。
【用法用量】　内服：煎汤9～15 g；浸酒或入丸散。外用：研末，烧灰撒、

第一章 植物类有毒中草药

熬膏涂或煎汤浸渍。

【毒副反应】 小鼠腹腔给药约LD_{50}，虎杖苷为（1 363.9±199.4）mg/kg，白藜芦醇苷为（1 000.0±57.3）mg/kg。白藜芦醇苷以50 mg/kg、150 mg/kg及700 mg/kg分别给大鼠腹腔注射，连续注射42天，各组部分动物有不同程度的肝细胞坏死、腹膜炎症以及骨髓脂肪增生，大剂量组引起白细胞减少。

【中毒症状】 超量内服，早期出现恶心、呕吐、腹痛、严重腹泻，常因失水过多产生昏迷、虚脱、休克等。个别外敷局部可出现许多水泡，形如烫伤，疼痛难忍；内服全身出现芝麻大小的红疹伴瘙痒，均为过敏反应。

【预防】 按常规用量服用，过敏者忌用。虎杖所含鞣质可与维生素B_1永久结合，故长期大量服用虎杖时，应酌情补充维生素B_1。孕妇忌用。

【救治】

1. 催吐，洗胃，服鞣酸蛋白及活性炭，静脉滴注5%葡萄糖盐水1 500～2 000 mL。

2. 对症处理。休克时，静脉注射生脉针或参附针，每次10 mL。过敏反应口服脱敏药，如马来酸氯苯那敏、曲普利啶，严重者静脉注射地塞米松5～10 mg。

3. 白芍15 g，乌药、黄连、延胡索、藿香、甘草各9 g，广木香（后下）3 g，黄芩6 g。水煎服。用于腹痛、腹泻者。

【合理应用】

1. 急性肝炎 ①虎杖根15 g，茵陈、金钱草各10 g，甘草3 g。将药浸泡2 h，加热煮沸，保持微沸2 h，重复上法1次，合并2次滤液，浓缩加蔗糖。每次服30 mL，每天3次。②虎杖、苦参等份，共研极细末，每次用0.2 g，分4等份，每隔5天于清晨饭前将鼻腔清洗干净，取1份吹入两鼻孔中，使药粉达中鼻道，每30 min 1次，连用4次，30天为1个疗程。治疗小儿急性黄疸型肝炎效佳。

2. 慢性肝炎 ①虎杖浸膏片，每服6片，每天3次；生山楂30 g，代茶饮。②肝悦片Ⅰ号（虎杖、丹参、麦芽各15 g，柴胡、牛膝各10 g，党参30 g）每片含生药6 g，每天服3次，每次5片。

3. 胆结石 虎杖、石韦各30 g，鹅不食草、鱼脑石（先煎）、胡桃肉、茵陈各15 g，金钱草210 g，珍珠母（先煎）40 g，延胡索10 g，鸡内金、郁金各9 g，水煎服，早晚各服1次。

4. 尿路结石 金钱草3 000 g，虎杖、莪术、三棱、赤芍、川牛膝、青皮、皂角刺各1 000 g。上药浓煎1 000 mL，内服3次，每次50 mL。

5. 胆管炎 虎杖、红藤各30 g，大黄（后下）10～15 g，郁金、枳壳各10 g，甘草3 g。随证加减，水煎服，每天1剂。

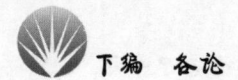

6. 慢性骨髓炎　虎杖60 g，猪屎豆30 g，半边莲、黄柏、艾叶各15 g，加水煮沸后熏洗患处，配合内服中药。

7. 高脂血症　虎杖浸膏片（每片含生药2 g），每天服3次，每次3片，疗程1个月。

8. 烧伤　虎杖、大黄各1 800 g，细辛360 g，冰片180 g。先将虎杖、大黄加水8 000 mL，煮沸10 min后放入细辛，待煎至5 000 mL时，用5~7层纱布将药液滤出，加入冰片，融化搅匀，装瓶经高压消毒后冷藏备用。常规消毒创面后，用一层消毒的麻油纱布覆盖创面，将上药喷于油纱布上，至其湿透为度，然后用4~5层消毒纱布进行包扎。每2天换药1次，严重者每天1次。

9. 慢性盆腔炎　虎杖30 g，黄芩、黄连、黄柏各15 g，有包块者加丹参10 g，水煎至100 mL，待温度降为38 ℃左右，行保留灌肠，每天1次，10次为1个疗程。经期暂停治疗。

10. 白细胞减少症　黄芪30 g，虎杖、当归、黄精、阿胶、鸡血藤各15 g，茜草、补骨脂各12 g，大枣4枚。随证加减。

11. 急性细菌性痢疾　虎杖、地榆各20 g，焦山楂、金银花各18 g，海蚌含珠24 g，水煎服，每天1剂，分2次饭前服。

12. 呼吸系统炎症　虎杖、十大功劳、枇杷叶各50 g。水煎，分3次服，10天为1个疗程。

13. 胃出血　用虎杖根、明矾以4∶1量，干燥研细过筛，装入胶囊，每粒含生药0.35 g，每次6粒，每天4~6次。

14. 晚期肠癌　虎杖根、藤黎根、野葡萄根各30~60 g，党参、白术、茯苓、八月札各15 g，生薏苡仁30 g，生山楂12 g，甘草6 g。水煎服，每天1剂，分2次服，可随证加减，配合化疗，30天1个疗程。

15. 新生儿黄疸　虎杖6~9 g，水约600 mL煎至20 mL（加入适量糖），分2次服。

16. 急性肾炎　虎杖、车前草、扁蓄各30 g，水煎成100 mL，为1天量，分2次服。

17. 念珠菌性阴道炎　虎杖根60 g，加水500 mL，煎成300 mL，待温，冲洗阴道，冲洗后用鹅不食草干粉装入胶囊（每粒含0.3 g），放置阴道，每天1次，7天为1个疗程。

18. 关节炎　虎杖根150 g，切碎，白酒750 mL，泡半月，每次服15 g，每天2次。

19. 牙痛　虎杖25 g，甘草5 g，浸于75%酒精500 mL中，密封15天，滤去药渣装瓶备用。使用前先用温水漱口，继用消毒棉签蘸取药液，搽于患齿的牙

龈部，每天3次，最多用6次即可痊愈。

20．白细胞减少症　黄芪30 g，虎杖、当归、黄精、阿胶、鸡血藤各15 g，茜草、补骨脂12 g，大枣4枚。随证加减。

【配伍禁忌】　孕妇慎服。

二、芦　　荟

【别名】　卢会、讷会、象胆、香蜡。

【基原】　为百合科植物库拉索芦荟 *Aloe vera* L.、好望角芦荟 *Aloe ferox* Mill. 或斑纹芦荟 *Aloe vera* L. var. *Chinensis*（Haw.）Berger. 叶中的液汁经浓缩的干燥品。

【产地】　库拉索芦荟原产于北非；西印度群岛广为栽培，我国亦有栽培。好望角芦荟分布于南非。斑纹芦荟在我国云南、广东、广西南部均有栽培。

【炮制】　由库拉索芦荟基部割取叶片，收集流出的液汁，蒸发浓缩至适当浓度，再逐渐冷却凝固，称之"老芦荟"；由好望角芦荟基部割取叶片，将收集的液汁用猛火煮沸，蒸发浓缩后迅速冷却凝固者，称之"新芦荟"。用时除去杂质，捣碎。

【功效与主治】　清热泻火，通便杀虫。治实热便秘，小儿癫痫，惊风疳积，疮痈肿毒，烧烫伤等。

【用法用量】　内服：2～5 g；外用：研末调敷患处。

【毒副反应】　芦荟所含芦荟大黄素、芦荟大黄素苷等多种蒽醌类成分及树脂、挥发油刺激性很强，可引起腹泻、肾脏损害及盆腔充血，从1∶5 000的醇出物分离出的Alomicin的小鼠LD_{50}为5 g/kg。

【中毒症状】　过量服用可引起出血性胃炎和腹痛、腹泻、里急后重、血便等症状，以及腰痛、肾脏损害，孕妇可致流产。

【预防】　内服用量要按常规用量，勿长期服用。孕妇、肾脏及消化道功能差者忌服。

【救治】

1．催吐，洗胃，盐类导泻口服活性炭、蛋清。

2．对症治疗。腹痛剧烈时，皮下注射硫酸阿托品1 mg，孕妇应用保胎药。

3．党参9 g，白术9 g，陈皮9 g，半夏9 g，木香6 g，砂仁 3 g，地榆15 g，甘草 3 g，茯苓 9 g，水煎2次，6 h服1次。

【合理应用】

1．水火烫伤　鲜芦荟叶以冷水洗净，挤汁遍涂伤部，每天敷2～3次，对轻症患者有效。

2. 疮疖肿痛 用鲜芦荟叶捣敷患处有效。

3. 百日咳 鲜芦荟叶捣汁10 mL，加糖炖服。

4. 止血 外伤、小动脉血管破裂出血量较多者，以消毒药棉或细纱布条蘸适量芦荟细粉填堵或压迫出血处。出血势较缓者，用芦荟粉5～10 g，撒敷出血处。时常鼻出血，出血量较少者，用芦荟粉3～6 g，加温开水10～20 mL，搅匀，用塑料滴瓶吸入，仰卧，每次滴入出血鼻腔内1～2滴，每天3～5次。

5. 萎缩性鼻炎 先以2%丁卡因湿透棉片，贴于注射部位5～10 min后，用20%芦荟浸出液注射于两侧的下鼻甲前端黏膜下，每侧注射药液2 mL，再用棉球轻压注射部位以防出血。每周1次，4次为1个疗程。

6. 青光眼 芦荟、丁香、黑丑各50 g，磁石100 g。共研细末，混匀，装入胶囊，依病情，每天早晚各3～5粒（重症者2～4 g），饭后1 h服用。

7. 银屑病 10%芦荟注射液，每天肌内注射1次，每次3 mL。

8. 痤疮 用普通膏剂化妆品加入芦荟天然汁（浓度5%～7%），中度痤疮者每天早晚各搽1次，重度者早中晚各搽1次，轻度者每早搽1次，用量宜较一般化妆品大。

【配伍禁忌】 孕妇、肾脏及消化道功能差者忌服。

三、羊　蹄

【别名】 土大黄、牛舌头、羊舌头、羊蹄叶、野菠菜。

【基原】 为蓼科酸模属植物皱叶酸模羊蹄 *Rumex japonicus* Houtt. 的根或全草。

【产地】 分布于东北、内蒙古、河北、陕西、甘肃、青海、宁夏、福建、台湾、广西和四川等地。

【炮制】 春、秋季采挖根部，洗净切片，晒干或鲜用，全草全年可采。

【功效与主治】 清热解毒，通便，利尿，止血，杀虫。治鼻出血，齿出血，吐血，便血，功能性子宫出血，血小板减少性紫癜，慢性肝炎，肛门周围炎，大便秘结。外用：治外痔，急性乳腺炎，黄水疮，疖肿，皮癣，淋浊，顽癣，疥疮。

【用法用量】 内服：煎汤，9～15 g，鲜品20～60 g；捣汁或熬膏。外用：捣敷、磨汁或煎水洗。

【毒副反应】 羊蹄的有毒成分主要是大黄素和大黄酚，为泻下性蒽醌衍生物；羊蹄含草酸，大剂量应用可与体内钙离子结合，引起低钙血症。

【中毒症状】 内服羊蹄根块剂量过大时，易引起腹泻、呕吐。羊蹄茎叶服用过量也可引起腹胀、流涎、胃肠炎、腹泻。还可引起低钙血症，出现手足抽搐或惊厥。

【预防】 内服用量必须控制，脾胃虚寒、纳呆、泄泻者忌服。

【救治】

1. 服鞣酸蛋白及活性炭，以减少毒物吸收并止泻。静脉滴注5%葡萄糖盐水。

2. 对症治疗有手足搐搦或惊厥症状者，可用10%葡萄糖酸钙加葡萄糖液20~40 mL中，缓慢静脉滴注或静脉推注。

【合理应用】

1. 慢性结肠炎　羊蹄30 g，蒲公英40 g，白及15 g，黄柏30 g。湿热明显者加白头翁、黄连，脾胃虚弱者加白术、淮山药，脾胃阳虚者加制附子、补骨脂、白术，便血明显者加地榆，里急后重明显者加木香等。用时加水300 mL，煎20~30 min，得150 mL左右，做保留灌肠1次，每天1剂。

2. 缺铁性贫血　土大黄（羊蹄）30 g，丹参15 g，鸡内金10 g，水煎服，每天1剂，连服15剂为1个疗程。服药期间忌食辛辣。

3. 止血　用土大黄全草（鲜品），水煎3次，弃渣，采取醇提取法，使生药含量100%，pH5~7.5，5 mL或10 mL分装安瓿，灭菌备用。治疗多种原因引起的上消化道出血、痔疮。

4. 原发性血小板减少性紫癜　土大黄10 g，党参10 g，黄芪20 g，黄芩10 g，黄连3 g，白术10 g，甘草6 g，制乳香、没药各3 g，白蒺藜60 g。随证加减，服20~60剂。

5. 功能性子宫出血　取尼泊尔羊蹄干品30 g，水煎，分3次服；或用尼泊尔羊蹄粉3 g，开水冲服，每天3~4次。平均4天止血。

6. 鼻出血　用羊蹄根（干品）30 g，泡水代茶频服，每天1剂。大出血不止者，改为煎服配合填塞止血。

7. 外痔　羊蹄30 g，煎水蒸熏，待药液温后，以棉球蘸药液，擦洗患部。

8. 寻常疣　鲜土大黄500 g，土槿皮360 g，地肤子、海桐皮、蛇床子各120 g，龙衣（蛇蜕）12 g，高粱酒5 000 mL，置瓷坛中密封浸泡1月备用。用时将药液直接涂搽疣表面，需稍用力，每天3次，连用3~6周。

9. 手足癣　土大黄、黄精、蛇床子、苦参各500 g，加食醋约3 000 mL密封浸7天而成。每天将患部浸入药液中0.5~1 h，7天为1个疗程，一般1~3个疗程可愈。有糜烂或感染需治好糜烂和感染方可用本方。治疗期间患处不可用肥皂或碱性溶液洗涤。

10. 血小板减少症　羊蹄根15 g，每天1剂，水煎，分3次服。部分病例服药后有轻泻，一般服药7～10天后此反应消灭。

11. 肛门周围炎　鲜羊蹄根30～45 g，每天1剂，水煎冲糖，早晚空腹服。

【配伍禁忌】　脾胃虚寒，纳呆，泄泻者忌服。

第九节　萜　类

一、泽　泻

【别名】　水泻、芒芋、鹄泻、泽芝、及泻、天鹅蛋、天秃、禹孙。

【基原】　为泽泻科植物泽泻 Alisma orientalis（Sam.）Juzep. 的干燥块茎。

【产地】　生于沼泽边缘或栽培。分布于东北、华东、西南及河北、新疆、河南等地。

【炮制】　除去茎叶及须根，洗净，用微火烘干，再撞去须根及粗皮。

1. 泽泻　拣去杂质，大小分档，用水浸泡，至八成透捞出，晒晾，闷润至内外湿度均匀，切片，晒干。

2. 麸制　取麸皮，撒入锅内，待起烟时，加入泽泻片，拌炒至黄色，取出，筛去麸皮，放凉。泽泻每100 kg用麸皮10 kg。

3. 盐麸制　取泽泻片，用盐匀润湿，晒干，再加入蜜制麸皮，按麸制法炮制，泽泻每500 kg用盐6 kg，用麦麸60 kg，用水适量。

4. 酒制　在100℃热锅中加入泽泻片，翻炒数次，用酒喷匀，炒干，取出放冷即可。泽泻每100 kg用酒5 kg。

5. 盐泽泻　取泽泻片，用盐水喷洒拌匀，稍闷润，置锅内用文火微炒至表面略现黄色取出，晾干。泽泻每50 kg用盐1.4 kg，加适量开水化开澄清。《雷公炮炙论》：细锉，酒浸一宿，漉出，暴干任用。

【功效主治】　利水渗湿，泄热通淋。主小便不利，热淋涩痛，水肿胀满，泄泻，痰饮眩晕，遗精。

【用法用量】　内服：煎汤，6～12 g；或入丸、散。

【毒性】　毒性T（1.1.1.1）对小鼠静脉注射的LD_{50}为780 mg/kg，腹腔注射为1 270 mg/kg，口服为4 000 mg/kg。按0.1%及1%浓度混于饮食中，饲大鼠两个半月，体重、内脏重量、肝脂肪量均无明显改变。泽泻含有刺激性物质，内服可引起胃肠炎，贴于皮肤引起发泡，其叶可作为皮肤发红剂。羊吃此植物无害,而牛吃可引起中毒,表现血尿。泽泻甲醇提取物小鼠静脉注射和腹腔注射的LD_{50}分别为0.98/kg和1.27 g/kg,口服为4.0 g/kg。按1%比例拌于饲料中喂大鼠75天,未见明显毒性。以泽泻醇浸剂100 mg/kg小鼠腹腔注射,观察72 h,无一死亡。以泽泻浸膏粉1 g/kg和2 g/kg(相当临床用量的20倍和40倍)拌于饲料中喂大鼠,共3个月,动物一般健康状况良好,体重增长,血清谷丙转氨酶活性及血红蛋白量均与对照组无显著差异,但病理检查发现肝细胞和肾近曲小管细胞有不同程度的浊肿和变性,给药组比对照组明显,大剂量组比小剂量组明显,提示可能与给药有关,但心脏组织未见明显变化。

【中毒症状】 无明显毒副作用,少数患者出现食欲减退、嘈杂、肠鸣、腹泻等胃肠反应。

【预防】 不宜与保钾利尿药合用,因为泽泻中含钾量高,如果联用会出现高钾血症等副作用。

【救治】 如果出现毒副反应,停药并对症治疗。

【合理应用】

1. 臌胀,水肿 白术、泽泻各25 g,上为细末,煎服15 g,茯苓汤调下,或丸亦可,服三十丸。

2. 心下有支饮,其人苦冒眩 泽泻250 g,白术100 g。上二味,以水2 L,煮取1 L,分温服。

3. 冒暑霍乱,小便不利,头晕引饮 泽泻、白术、白茯苓各15 g,水500 mL,姜5片,灯心草10茎,煎至300 mL,温服。

4. 湿热黄疸,面目身黄 茵陈、泽泻各50 g,滑石15 g,水煎服。

5. 小儿齁䶎,膈上壅热,涎潮 泽泻0.5 g,蝉衣(全者)21个,黄明胶(手掌大一片,炙令焦)。上为细末。每服5 g,温米汤调下,日进2服,未愈再服。

6. 酒风,身热解惰,汗出如浴,恶风少气 泽泻、白术各5 g,麋衔2.5 g,混合,以三指撮,饭后服。

7. 风虚多汗,恶风寒战 泽泻、防风(去皮)、牡蛎(煅赤)、苍术(米泔浸,去皮,炒)各50 g,桂皮(去粗皮)1.5 g。上五味,捣罗为细散,每服3 g,温粥饮调下,不计时。

8. 肾脏风生疮 泽泻、皂荚,水煮烂,焙干为末,炼蜜为丸,如桐子大,空心,以温酒下15~20丸。

9. 暑天吐泻,头晕,渴饮,小便不利 用泽泻、白术、白茯苓各15 g,加水400 mL,姜5片,灯心草10根,煎至300 mL,温服。

10. 良性体位性眩晕 在复位手法同时给予泽泻汤加减:泽泻60 g,白术

36 g，法半夏12 g，天麻、陈皮各6 g，茯苓12 g，生姜6 g。每天1剂，每剂煎取2袋，每袋150 mL，每次1袋，每天2次，疗程7天。

11. 流泪症　辨证当属气化不利，水溢于目。治以化气利水为主，方选五苓散加味：猪苓12 g，泽泻10 g，漂白术10 g，茯苓15 g，桂枝10 g，附子6 g，车前子10 g。服7剂后，不再流泪。

12. 恶阻　辨证：水饮内停，胎气上冲。治宜化气行水，和胃止呕。方用五苓散加味：猪苓12 g，泽泻10 g，焦白术10 g，茯苓10 g，桂枝6 g，紫苏子10 g，砂仁6 g，大枣7枚，灶心土（包煎）30 g。水煎服，每天1剂，少量频服。

13. 小儿腹泻　辨证为湿盛泻。治宜利水渗湿，健脾止泻。方选五苓散加味：猪苓10 g，泽泻10 g，茯苓10 g，焦白术6 g，桂枝3 g，焦山楂6 g，车前子（包煎）10 g。水煎服，每天1剂。

14. 梅尼埃病　应用泽泻定眩汤。药物组成：泽泻50 g，白术20 g，姜半夏10 g，天麻10 g，陈皮10 g，茯苓15 g，丹参30 g，生姜10 g，甘草6 g。肝阳上亢者加钩藤（后下）15 g，牛膝20 g；口苦咽干，胸胁苦满者加柴胡10 g，黄芩10 g；恶心呕吐，舌苔白腻者加竹茹10 g，旋覆花（包煎）10 g，赭石30 g；舌苔黄腻者加胆南星10 g；耳鸣、耳堵者加石菖蒲10 g，郁金10 g，远志10 g；颈项强直者加葛根20 g。每天1剂，煎至400 mL，分2次服，早、晚饭后各服1次。

【配伍禁忌】　肾虚精滑无湿热者禁服。

二、乌　柏

【别名】　桦子树、柏树、木子树、木樟树、乌臼、邪臼、虹树、木蜡树。

【基原】　为大戟科乌柏属乔本植物，乌柏 *Sapium sebiferum* L. 的根皮、树皮、叶及种子。

【产地】　主要分布于中国黄河以南各省区，北达陕西、甘肃，其中以中国浙江为最多。日本、越南、印度也有分布，欧洲、美洲和非洲亦有栽培。

【炮制】　全年可采，晒干。

【功效与主治】　利水，消积，杀虫，解毒，通便。主治臌胀，水肿，癥瘕积聚，湿疹，疥癣，疔毒。

【用法用量】　外用：根皮5～15 g，叶15～25 g，鲜叶适量捣烂敷患处，或煎水洗。

【毒性】　乌柏的乳白色树汁、乌柏叶及种子有毒，有毒成分对消化道黏膜有强烈的刺激作用，能使神经中枢与神经末梢麻痹。

【中毒症状】 中毒者潜伏期短（大都在0.5～2.5 h内），发病急，具有明显的胃肠道症状，如恶心、呕吐、腹痛、腹泻、口干。少数可见神经系统症状，如头昏、头痛、眼花、耳鸣，同时可伴有心慌、咳嗽、喉痒、出冷汗等。重者不能站立，四肢及口唇麻木，面色苍白，四肢厥冷。

【预防】 严格控制用量，体虚者、孕妇忌用；不宜用乌桕木做砧板。

【救治】

1. 洗胃，导泻。

2. 内服活性炭，大量饮用冷盐水或冷蜂蜜水。

3. 静脉输注5%葡萄糖盐水。

4. 适当给予止痛剂（颠茄合剂或阿托品），或针刺上脘、中脘、神门、足三里等穴位。

5. 循环衰竭时可用强心剂。

【合理应用】

1. 穿牙痈（后臼齿连接有二、三齿处红肿溃烂） 乌桕鲜嫩叶连心合糯米饭粒（加葱头或米醋更佳）捣烂敷患处。

2. 疮疡背痈 红蓖乌桕叶、红蓖鸟不企、细叶石斑叶。共研末，用酒加蜂蜜和匀，调成糊状，敷患处.。

3. 肩部生疮 乌桕叶和白蜡蒸透敷洗。

4. 皮肤湿疹溃疡 乌桕叶约250 g，煎水候暖，慢慢洗之。

5. 头部湿疹 乌桕叶、陀僧末各适量，生油调匀，煮沸候冷，搽患处。

6. 脚癣 乌桕叶煎汁洗之，止痒极效。

7. 阴道炎 乌桕枝、叶适量，煎水熏洗。

8. 蛇咬伤 乌桕鲜嫩叶连幼芽心若干个，捣烂绞汁，取一小杯冲酒服。

9. 跌打新伤，遍身疼痛 乌桕鲜嫩叶连幼芽心7个，揉碎，酒送服；或鲜嫩叶连心约25 g，合乌糖和酒共捣烂，绞汁，炖温内服。

10. 阴道炎 取鲜乌桕枝、叶5 kg，加水10 L煎至5 L，每天用500 mL冲洗阴道1次；洗后用乌桕叶粉喷入阴道内，或将乌桕叶粉装入胶囊，于睡前塞入阴道内。6次为1个疗程。治疗霉菌性阴道炎127例，治愈76例，好转33例。

【配伍禁忌】 溃疡病患者忌服乌桕。

三、甘 草

【别名】 国老、甜草、乌拉尔甘草、甜根子。

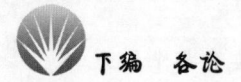

【基原】 豆科、甘草属多年生草本，学名：*Glycyrrhiza uralensis* Fisch. 药用部位是根及根茎。

【产地】 主要分布于内蒙古、宁夏、新疆、甘肃。

【炮制】

1. 甘草 取原药材，除去杂质，洗净，润透，带皮或刮去皮，切厚片，干燥，筛去碎屑。带皮者为甘草片，不带皮者为粉甘草片。

2. 甘草梢 取净甘草，用刀剁下甘草的尾部（即细小部分），用水浸泡，切小段，干燥，筛去碎屑。

3. 蜜甘草 带皮者称炙甘草或炙草，不带皮者为炙粉草或蜜粉草。取炼蜜，加适量开水稀释后，淋入净甘草片或粉甘草片中拌匀，闷润，置炒制容器内，用文火加热，炒至老黄色，不粘手时，取出，晾凉。甘草片每100 kg用炼蜜25 kg。

【功效与主治】 和中缓急，润肺，解毒，调和诸药。炙用，治脾胃虚弱，食少，腹痛便溏，劳倦发热，肺痿咳嗽，心悸，惊痫；生用，治咽喉肿痛，消化性溃疡，痈疽疮疡，解药毒及食物中毒。

【用法用量】 内服：煎汤3～9 g（大剂量不超过30 g）。外用：适量，水煎洗渍。

【毒性】

1. 过敏反应 主要是过敏性皮肤反应及过敏性休克。

2. 假性醛固酮增多症 主要表现为全身乏力、四肢麻木、不能站立行走、头痛、胸闷、血压升高、水肿、腹胀、血钾降低，严重者可出现软瘫、肌溶、肾功能衰竭，更甚者出现严重的心率紊乱、呼吸困难、低血钾、高血压、水肿、低醛固酮。

3. 消化系统不良反应 表现为恶心、呕吐、腹泻等症状。

4. 神经系统、精神系统不良反应 主要表现为兴奋，无故发笑，不能自主。

5. 内分泌系统不良反应 主要表现为泌乳及糖皮质激素样作用所致不良反应。

6. 其他 还可以诱发肝性腹水及肝昏迷，长期大量应用还可引起心动过速、持续性呃逆、黑毛舌等特殊症状。

【中毒症状】 甘草有肾上腺皮质激素样作用，很多对甘草有认识的人知道过量的甘草会使尿量及钠的排出减少，身体积存过量的钠会引起高血压；水分储存量增加，会导致水肿。同时过多血钾流失引起的低钾血症，导致心律失常，肌肉无力。电子显微镜观察表明甘草能致心肌损伤。

【预防】

1. 严格掌握适应证，不可滥用，对于高血压、糖尿病、心肾疾病、精神病等患者禁用，避免加重病情。

2. 严格掌握剂量，根据病情变化及个体差异而定，禁止超剂量应用。

3. 有过敏史患者在应用时应严密观察。

4. 需要长期应用甘草及其制剂时应在医生指导下用药，并定期监测，确保用药安全有效。

【救治】 对于上述反应，一般无需特殊治疗，停药后症状可逐渐消失，必要时对症处理。

【合理应用】

1. 心气虚，心悸怔忡，脉结代，以及脾胃气虚，倦怠乏力等 前者，常与桂枝配伍，如桂枝甘草汤、炙甘草汤；后者，常与党参、白术等同用，如四君子汤、理中丸等。

2. 痈疽疮疡、咽喉肿痛等 可单用，内服或外敷，或配伍应用。痈疽疮疡，常与金银花、连翘等同用，共奏清热解毒之功，如仙方活命饮。咽喉肿痛，常与桔梗同用，如桔梗汤。若农药、食物中毒，常配绿豆或与防风水煎服。

3. 气喘咳嗽 可单用，亦可配伍其他药物应用。如治湿痰咳嗽的二陈汤，治寒痰咳喘的苓甘五味姜辛汤，治燥痰咳嗽的桑杏汤，治热毒而致肺痈咳唾腥臭脓痰的桔梗汤，治咳唾涎沫的甘草干姜汤等。另风热咳嗽，风寒咳嗽，热痰咳嗽亦常配伍应用。

4. 胃痛、腹痛及腓肠肌挛急疼痛等 常与芍药同用，能显著增强治挛急疼痛的疗效，如芍药甘草汤。

5. 调和某些药物的烈性 如调味承气汤用本品缓和大黄、芒硝的泻下作用及其对胃肠道的刺激。另外，在许多处方中也常用本品调和诸药。

6. 胃及十二指肠溃疡 常与乌贼骨、瓦楞子等同用。

7. 荣卫气虚，脏腑怯弱，心腹胀满，全不思食，肠鸣泄泻，呕哕吐逆 人参、茯苓、甘草（炙）、白术各等份。上为细末，每服6g。

8. 肺痿吐涎沫而不咳者 甘草（炙）60 g，干姜（炮）30 g，上药细切，以水3 L，煮取1.1 L，去滓，温分再服。肺痿（头昏眩，吐涎沫，小便频数，但不咳嗽）用炙甘草60 g，炮干姜30 g，水3 L，煮成一半，分几次服，此方名甘草干姜汤。肺痿久嗽（恶寒发烧，骨节不适，嗽唾不止）用炙甘草45 g，研细，每天取5 g，童便60 mL调下。

9. 少阴病2～3天，咽痛，予甘草汤不差者 桔梗15 g，甘草30 g。上二味，以水3 L，煮取1 L，去渣，温分再服。

10. 失眠，烦热，心悸　甘草5 g，石菖蒲5 g，水煎服，每天1剂，分2次内服。

11. 疟疾　甘草2份，甘遂1份，共研细末，于发作前2 h取用0.5 g放肚脐上，以胶布或小膏药贴之。

12. 妇人脏躁，喜悲伤，欲哭，数欠伸　甘草45 g，小麦625 g，大枣10枚。上三味，以水6 L，取3 L，待温分3次服，亦补脾气。

13. 痘疮烦渴　粉甘草（炙）、瓜蒌根等份，水煎服之。

14. 阴下湿痒　甘草1尺，并切，以水5 L，煮取3 L，渍洗之，每天3~5次。

15. 原发性血小板减少性紫癜　甘草12~20 g，水煎，早晚分服。

16. 低血压　甘草、五味子各6~12 g，茯苓15 g。每天1剂，分2次煎服或泡茶饮。

【配伍禁忌】　甘草反海藻、大戟、甘遂、芫花。患有高血压、糖尿病、肾病、心脏病、性功能障碍、肥胖或肝脏和月经有问题的人群及孕妇都应该避免服用甘草。实症中满腹胀忌服。

四、金　钮　扣

【别名】　天茄子、刺天茄、小闹杨、小颠茄、刺茄、勒矮瓜、天星子、假茄子、钮子茄等。

【基原】　为茄科茄属植物紫花茄Salanum indicum L. 果实、种子、叶，也有以根及全草入药的。

【产地】　产云南（西部、西南、南至东南部）、广东（海南岛）、广西（防城）及台湾。

【炮制】　全年均可采，洗净，鲜用或晒干。

【功效与主治】　清热解毒，消肿止痛。治咽喉疼痛，淋巴结炎，胃痛，牙痛，跌打损伤。

【用法用量】　10~15 g。

【毒性】　全草和果实所含龙葵碱是主要毒性成分。毒理作用类似皂苷，能溶血。大量服用金钮扣可致呼吸循环抑制。

【中毒症状】　口干，吞咽困难，头痛，呕吐，腹痛，腹泻，瞳孔散大，视物模糊，皮肤干燥发红，重者可见昏迷、呼吸循环衰竭而死亡。

【预防】　内服外用均应适量。

【救治】

1．洗胃，必要时可催吐、导泻。

2．静脉滴注葡萄糖液或葡萄糖盐液。

3．结合临床症状予以对症处理。

【合理应用】 金钮扣的叶子可以用来治疗细菌性及真菌性的皮肤病，例如：癣。全草供药用，有解毒、消炎、消肿、祛风除湿、止痛、止咳定喘等功效。治感冒、肺结核、百日咳、哮喘、毒蛇咬伤、疮痈肿毒、跌打损伤及风湿关节炎等症，但有小毒，用时应注意。

【配伍禁忌】 过量服用，可致口干、口渴、吞咽困难、体温升高、皮肤干燥发红、瞳孔扩大、视力模糊等中毒症状，重者可出现呼吸、循环抑制，甚至呼吸衰竭而致死。

五、大飞扬草

【别名】 大飞羊、飞扬、神仙对座草、节节花、大号乳仔草、蚝刈草、猫仔病、大乳草、木本奶草、金花草、蜻蜓草、白乳草、过路蜈蚣、蚂蚁草、天泡草、大乳汁草、奶子草、九歪草、假奶子草、癣药草、脚癣草、毛飞扬、大本乳仔草、乳仔草、红骨大本乳子草、催乳草、大奶浆草。

【基原】 为大戟科植物飞扬草 Euphorbia hirta L. 的带根全草。

【产地】 分布于浙江、江西、福建、台湾、湖南、广东、海南、广西、四川、贵州、云南。

【炮制】 取原药材，除去杂质，洗净，稍润至软，切段，干燥。

【功效主治】 清热解毒，利湿止痒，通乳。主肺痈，乳痈，痢疾，泄泻，热淋，血尿，湿疹，脚癣，皮肤瘙痒，疔疮肿毒，牙疳，产后少乳。

【用法用量】 内服：煎汤，6～9 g，鲜品30～60 g。外用：适量，捣敷；或煎水洗。

【毒性】 全株有毒。

【中毒症状】 过量服用引起肠蠕动增加，出现腹泻、腹痛等。

【预防】 不能过量服用，本品常规用量为6～9 g。

【救治】

1．早期可以洗胃。

2．积极对症治疗。腹泻严重者可以静脉输液，并选择使用碱式碳酸铋等收敛剂；腹痛严重者可用阿托品等解痉药。

3．用金银花、甘草煎服。

【合理应用】

1. 赤白痢疾　大飞扬草25~40 g。赤痢加白糖，白痢加红糖，用开水炖服。

2. 小便不通，淋血　鲜大飞扬草50~100 g，酌加水煎服，每天服2次。

3. 血尿　鲜大飞扬草、鲜金丝草各30 g，鲜乌金、红糖各15 g，水煎服。

4. 肺痈　鲜大飞扬全草1握，捣烂，绞汁半盏，开水冲服。

5. 乳痈　大飞扬全草100 g和豆腐200 g炖服；另取鲜草1握，加食盐少许，捣烂加热水外敷。

6. 眼睑炎（麦粒肿）　鲜飞扬全草折断，取乳汁涂患处。

7. 带状疱疹　鲜飞扬全草捣烂取汁，加雄黄末2.5 g调匀，涂抹患处。

8. 化脓性疱疹、瘙痒性皮炎　飞扬草、马兰各30 g，小檗6 g，甘草3 g，共研细末，调茶油涂患处。

9. 脚癣　鲜飞扬草150 g，加75%酒精500 mL，浸泡3~5天，取浸液外擦。（云南）

10. 急性肠炎及菌痢　飞扬草每天50~250 g，水煎分3次服；或制成片剂，每次5片，每天服3~4次；或制成注射液（相当于生药5 g/mL），每次2 mL，肌内注射，每天3次。也有用飞扬草40 g，火炭母、凤尾草各25 g组成复方，煎水浓缩成膏状，再烘干研细装入胶囊（每粒含药0.6 g），成人每服3粒，小儿7~12岁2粒，7岁以下1粒，每天4次，5天为1个疗程。据2 000余例急性肠炎及菌痢用各种不同剂量及剂型治疗观察，治愈率约90%。据1 743例菌痢的分析，脓血便消失最快为1天，最慢为9天，在3天内消失者78%；退热时间最短6 h，最长为4天，在1天内退热者占68%；粪便转阴时间最短2天，最长10天。如粪检多次为阳性者，药量可加倍，往往可使粪检迅速转阴，亦未发现副作用。

11. 慢性气管炎　用飞扬草200 g，桔梗15 g，加水煮沸2 h，滤汁再煎，将2次药液合并过滤浓缩到60 mL，每服20 mL，每天3次，10天为1个疗程，连服2个疗程。据128例观察，近期控制33例（25.8%），显效36例（28.1%），好转46例（36.2%）。飞扬合剂对慢性气管炎的咳嗽、咳痰及肺部干湿性啰音近期疗效较好，但平喘作用不够理想；年龄越大，病程越长，体质越弱，疗效越差；单纯型比喘息型疗效较好；属于中医分型之虚寒型效果较差。如个别患者有头晕、便溏及感冒者，仍可继续服药。

12. 瘙痒性皮肤病　曾进浩等，总结刘友章教授运用岭南草药特色应用，对瘙痒性皮肤病，不论辨证为热毒内盛，或湿热内盛，或脾虚湿蕴，或血虚风燥，均在刘氏五味消毒饮（蒲公英15 g，紫花地丁、野菊花、青天葵各15 g，九里明10 g，荆芥穗5 g，天花粉10 g，生地黄10 g，牡丹皮10 g，毛冬青20 g，生甘草5 g）、茵陈四苓汤、当归饮子中加入大飞扬草15～30 g，效显著。

【配伍禁忌】 脾胃虚寒者忌用。

六、羊 踯 躅

【别名】 闹羊花、黄踯躅、黄杜鹃、羊不食草、将羊花、老虎花、搜山虎、玉枝、映山黄、三钱三。

【基原】 本品为杜鹃花科植物羊踯躅 *Rhododendron molle* G. Don 的干燥花，其根、茎、叶和果也入药。

【产地】 分布于福建、广东、广西、云南的中部以北至长江以南各省。

【炮制】 4—5月花初开时采收，阴干或晒干。

【功效与主治】 花（闹羊花）：辛，温，有大毒。祛风除湿，舒筋活血，镇痛止痛。用于风湿顽痹，骨折痛，牙痛、皮肤顽癣。果实（云轴子）：苦，温，有大毒。蠲痹止痛，定喘止泻。用于跌打损伤，风湿关节痛。根：辛，温，有毒。祛风，止咳散瘀止痛，杀虫。用于风湿痹痛，跌打损伤，神经痛，咳嗽痰喘，外用于肛门瘘管，杀灭钉螺；茎、叶：杀蝇蛆、孑孓、钉螺。

【用法用量】 根2.5～5 g，果1～2 g，花0.6～1.5 g，浸酒或入丸散。外用适量，煎水洗或鲜品捣敷。

【毒性】 叶和花有毒。含浸木毒素、杜鹃花素和石楠素。

【中毒症状】 开始时恶心，呕吐，腹泻，心跳缓慢，血压下降，动作失调，呼吸困难，严重者因呼吸停止而死亡。

【预防】 严格掌握适应证和用量。

【救治】 酌情考虑催吐或洗胃及导泻，服蛋清、活性炭及糖水，亦可静脉滴注5%葡萄糖盐水，并给兴奋剂，保暖。如血压下降则给去甲肾上腺素，如呼吸困难可给氧，必要时行人工呼吸。民间用栀子汁解毒。

【合理应用】

1. 风湿痹，身体手足收摄不遂，肢节疼痛，言语謇涩 踯躅花不限多少，以酒拌蒸一炊久，取出晒干，捣罗为末，用牛乳20 mL，暖令热，调下5 g。

2. 风痰注痛 踯躅花、天南星，并生时同捣做饼，甑上蒸4～5遍，以稀葛囊盛之，临时取焙为末，蒸饼丸梧子大，每服3丸，温酒下。如腰脚骨痛，空心服；手臂痛，食后服。

3. 妇人血风走注，随所留止疼痛 踯躅花、干蝎（全者，炒）、乌头

（炮炙，去皮脐）各25 g，地龙（阴干）20条。上四味，捣罗为末，炼蜜丸如小豆大，每服5~7丸，煎荆芥酒下，每天2次。

4. 左瘫右痪 生干地黄、蔓荆子（去白）、白僵蚕（炒，去丝）各50 g，五灵脂（去皮）25 g，踯躅花（炒）、天南星、白胶香、草乌头（炮）各50 g。上为细末，酒煮半夏末为糊，丸如龙眼大。每服1丸，分作4次服，酒吞下，每天2次。

5. 神经性头痛，偏头痛 鲜闹羊花捣烂，外敷后脑或痛处2~3 h。

6. 跌打损伤 三钱三10 g，小驳骨50 g，泽兰100 g，共捣烂，用酒炒热，敷患处。

7. 疟疾 羊踯躅花0.5 g，嫩松树梢25 g，水煎服。

8. 风虫牙痛 羊踯躅5 g，草乌头12.5 g，为末。化蜡丸豆大。棉包1丸，咬之，追涎。

9. 腹中癥结（手术麻醉剂） 羊踯躅15 g，茉莉花根5 g，当归5 g（据《汉书·华佗传》张骥补注，当归用量作150 g），菖蒲1.5 g，水煎服1碗。

10. 皮肤顽癣及瘙痒 鲜闹羊花25 g，捣烂擦患处。

11. 癞痢头 鲜闹羊花擦患处，或晒干研粉调麻油涂患处。

【配伍禁忌】 本品有毒，不宜多服、久服。体虚者忌服。《本草经疏》："气血虚人忌之。"

七、醉鱼草

【别名】 闭鱼花、鱼尾草、蒗本、痒见消、四方茎、驴尾草、羊脑髓、四李青、白袍花、糖茶、水泡木、雉尾花、楼梅草。

【基原】 马钱科醉鱼草属灌木植物醉鱼草 *Buddleja lindleyana* Fortune.。

【产地】 分布于台湾、福建、广东、广西、云南五省（区）的中部以北至长江以南多数省区。

【炮制】 夏、秋季采收，切碎，晒干或鲜用。

【功效与主治】 祛风，杀虫，活血。治流行性感冒，咳嗽，哮喘，风湿关节痛，蛔虫病，钩虫病，跌打，外伤出血，痄腮，瘰疬。

【用法用量】 内服：煎汤，10~15 g，鲜品15~30 g；或捣汁。外用：适量，捣敷。

【毒性】 花和叶有毒。含醉鱼草素A和醉鱼草素B。

【中毒症状】 人及家畜大量食用可引起头晕，呕吐，呼吸困难，四肢麻木和震颤。

第一章 植物类有毒中草药

【预防】 严格掌握本品的适应证和使用剂量，内服时应更加谨慎。

【救治】

1. 洗胃，导泻 服大量糖水或静脉滴注葡萄糖盐水，肌内注射维生素B_{12}。

2. 对症治疗。

3. 中医治疗。①防风、甘草各10 g，煎水饮（清水400 mL煎至200 mL）；②金兰草（又名细叶凤尾草）15 g，清水400 mL煎成100～200 mL饮服。

【合理应用】

1. 流行性感冒 醉鱼草25～50 g，水煎服。

2. 钩虫病 醉鱼草25 g（儿童酌减），水煮2 h，取汁100 mL，加白糖，于晚饭后与次晨饭前分服。服药量可由25 g逐次增至250 g。个别服药者有恶心、腹痛、腹泻、头昏乏力等症状。

3. 疟疾 醉鱼草、白英各50 g，水煎，于疟疾发作前3～4 h内服，连服2天。

4. 跌打新伤 鲜醉鱼草全草，25～40 g（干品15～25 g），酌加红酒、开水炖1 h，内服。

5. 外伤出血 醉鱼草叶晒干研末，撒在伤口，并轻轻压一下，有止血的作用。

6. 误食石斑鱼子（中）毒，吐不止 鱼尾草研汁服少许。

7. 痄腮 醉鱼草25 g，枫球7枚，荠菜15 g，煮鸡蛋食。

8. 瘰疬 醉鱼草全草50 g，水煎服。

9. 风寒牙痛 鲜醉鱼草叶和食盐少许，捣烂取汁漱口。

10. 慢性支气管炎 用复方醉鱼草片剂，每次8片，每天服3次（1天剂量为生药醉鱼草16.5 g，紫金牛23.5 g，芫花1.3 g），10天为1个疗程。用药后疗效明显，一般在3～5天后咳嗽缓解，脓痰转稀，容易咳出，喘息减轻，但不能完全控制。副作用有胃部不适，舌咽干燥，肠胀气，个别诉头昏，停药后即消失。

11. 支气管哮喘 取醉鱼草煎服，每天2次，每次100 g，试治1例，于每次服药后10～15 min吐出大量黄脓样痰，约2周后自觉胸部紧闷有明显改善，继续服药一个半月（总药量达3 kg），症状逐渐消失，3个月后随访病者已恢复工作，虽在天气改变时亦未发作，检查两肺呼吸音清晰。

【配伍禁忌】 孕妇禁用。

第十节 挥发油类

一、石菖蒲

【别名】 菖蒲、山菖蒲、水剑草、菖浦叶。

【基原】 为天南星科植物石菖蒲 *Acorus tatarinowii* Schott. 的干燥根茎。

【产地】 主产于四川、浙江、江苏等地。

【炮制】 秋季采挖，除去杂质，洗净，稍浸泡润透，切厚片，晒干。生用为主，若要炒制则加热时间不可过长，以小火清炒为宜，否则，石菖蒲所含挥发油含量会减少。

【功效与主治】 化湿开胃，开窍豁痰，醒神益智。治疗癫痫痰厥、热病神昏、健忘耳聋、胸闷腹胀、胃呆不饥、风寒湿痹等。

【用法用量】 内服：煎汤，3~9 g，鲜者9~24 g；或入丸、散。外用：煎水洗或研末调敷。

【毒副反应】 石菖蒲水煎剂对小鼠腹腔注射的LD_{50}为 53 mg/kg，其挥发油小鼠皮下注射的LD_{50}为0.157 mL/kg。细辛醚按寇氏法测定得小鼠腹腔注射LD_{50}为（338.5±9）mg/kg，用药后出现肌肉松弛、呼吸减慢等症状，16~24 h内死亡，不死亡者则存活。

【中毒症状】 呕吐，头昏，兴奋脊髓神经，抽搐，外界刺激可激发或加剧，如不及时治疗，可迅速转痉挛状态，牙关紧闭，角弓反张，意识不清，眼球突出，神志昏迷，最后死于呼吸麻痹。

【预防】 按常规用量服用。阴虚阳亢、烦躁汗出、咳嗽、吐血、精滑者慎用。

【救治】

1. 早期催吐，洗胃，导泻，注意静脉输液。

2. 皮下注射麻黄碱，进行对症治疗。痉挛、抽搐，可用镇静剂，如地西泮或巴比妥钠。

【合理应用】

1. 癫痫 石菖蒲、郁金、白矾、香附各30 g，木香、朱砂各18 g。上药共为细末，每天1次，每次3 g，白开水冲服。

2. 肺性脑病 石菖蒲注射液（0.5%总挥发油溶液），轻型者用10 mL 加入

25%葡萄糖溶液20 mL中,缓慢静脉推注,每天2次;中型者加用石菖蒲注射液10 mL加入5%葡萄糖溶液250~500 mL中缓慢静脉滴注,每天1次;重型者静脉滴注石菖蒲注射液量增加到20 mL,5~7天为1个疗程。

3. 精神分裂症　石菖蒲、郁金各10 g,大黄60 g,百合、合欢花各30 g,远志、生牡蛎各15 g,水煎服,每天1剂。

4. 神经衰弱　石菖蒲3~10 g,浮小麦30~45 g,柏子仁、五味子各10 g,大生地10~24 g,随症加减,煎汤服用。

5. 小儿脑神经疾患　石菖蒲、炙远志各50 g,龙骨150 g,龟板120 g,莲子100 g,共研末,以蜜糊丸,每次2 g,每天3次,治疗小儿梦游;加磁石200 g,治疗小儿多动症;加益智仁100 g,治疗小儿学习障碍。

6. 突发性耳聋　石菖蒲、龙胆草各20 g,川芎25 g,黄芩、当归、红花各15 g,栀子、甘草各10 g,随症加减,水煎服,每天1剂,12天为1个疗程。

7. 心血管病　①石菖蒲、炙远志各3 g,煎汤送服刺五加片,每次服4片,每天3次,治疗心肌炎或冠心病,心悸怔忡夹有痰浊、苔白腻者效佳。②石菖蒲、五味子各50 g,人参100 g,麦冬75 g,知母、全当归各25 g,制成益心口服液,每天3次,每次10~15 mL,治疗心肌梗死,对增加心肌血液供应及改善心功能具有显著疗效。

8. 前列腺肥大性尿潴留　鲜石菖蒲根、猪苓、茯苓、车前子、麦冬、郁李仁各9 g,泽泻、木香、滑石、桂枝、郁金各6 g,木通4.5 g,水煎服,每天1剂,效果较好。

9. 遗尿　石菖蒲、炙远志各50 g,龙骨150 g,龟板120 g,覆盆子100 g,研末以蜜糊丸,每次2 g,每天3次,连服3周。

10. 梅核气　石菖蒲、佛手、半夏、苏梗、陈皮各10 g,川朴、远志、枳壳各12 g,威灵仙15 g,水煎服,每天1剂,分2次服,可随症加减。

11. 银屑病　石菖蒲、黄柏、黄芩、大黄、白矾、艾叶、射干、薄荷、知母、百部各30 g,狼毒20 g,加水2 000 mL,煎沸5 min,冷却至40 ℃左右熏洗湿敷,并稍用力揉搓患处,每次洗浴30 min,每天2次,每剂药用2天,配合液氮冷冻。

12. 慢性胃炎　石菖蒲、苏叶各3~6 g,制厚朴、炒黄芩各6~10 g,姜川连1.5~3 g,制半夏、枇杷叶、淡竹茹各10 g,芦根15~30 g,水煎服,每天1剂,20天为1个疗程。

13. 风湿痹痛　石菖蒲200 g,浸入60%vol白酒1 000 mL内,密封半月后启用,每天早晚各饮100~150 mL。

14. 老年痴呆　采用中医补肾活血法,选用黄精、熟地黄、丹参、川芎、远志、石菖蒲等药。

15. 颅脑损伤　采用脑康灵（天麻、石菖蒲、枸杞、天竺黄、川芎等），配合谷氨酸等治疗。

16. 发作性睡病　用生胶枣仁、石菖蒲、冰片等随症加减。

【配伍禁忌】　阴虚阳亢、烦躁汗出、咳嗽、吐血、精滑者慎用。

二、细　辛

【别名】　小辛、细草。

【基原】　为马兜铃科植物北细辛 *Asarum heteropoides* Fr. Schmidt var. *mandshuricum*（Maxim.）Kitagawa、汉城细辛 *Asarum sieboldii* Miq. var. *seoulense* Nakai（前两种称辽细辛）或华细辛 *Asarum sieboldii* Miq. 的干燥全草。

【产地】　辽细辛主产于东北，华细辛主产于陕西。

【炮制】　夏、秋季连根采挖，除净泥沙杂质，洗净，稍晾，及时切段，置阴凉通风处晾干。4年生以上者质量最好。

【功效与主治】　祛风散寒，温经止痛，温肺涤痰。治疗风寒头痛，鼻渊，肺寒咳喘，风寒湿关节痛，外用可治牙痛。

【用法用量】　内服：煎汤1～3 g；丸散0.5～1 g。近代临床研究煎剂用量3～15 g效果好。外用：研末撒、吹鼻或煎水含漱。

【毒副反应】　细辛的毒性成分主要在挥发油，对中枢神经系统有兴奋-抑制作用，过量服用可导致死亡。细辛煎剂给小鼠灌胃与静脉注射的LD_{50}分别为123.75 mg 及 7.78 mg/kg，细辛挥发油经小鼠腹腔注射的MLD为200 mg/kg，LD_{50}为247 mg/kg，细辛浸出液的毒性大于水煎剂。

【中毒症状】　服生品细辛过量或煎煮时间过短中毒，出现头痛、呕吐、出汗、烦躁不安、面赤、呼吸急促、脉数、颈强、瞳孔散大、体温血压均升高，继之出现牙关紧闭、角弓反张、意识不清、四肢抽搐，最后因呼吸麻痹而死亡。

【预防】　入散剂，细辛量不宜超过30 g，水煎液可以降低毒性。年老体弱者、儿童、产妇、肾功能不全者、糖尿病患者应慎用。

【救治】

1. 早期可催吐，洗胃，内服乳汁、鸡蛋清或活性炭末。

2. 控制抽搐，静脉注射苯巴比妥钠0.3～0.5 g，或用乙醚、水合氯醛、副醛等，以止惊厥。

3. 意识不清，昏迷时，宜芳香开窍，清营凉血，安神镇惊。安宫牛黄丸1粒，加水50 mL烊化，鼻饲。再用扶正解毒剂西洋参3 g，羚羊角3 g，北五味子3 g，麦冬10 g，生石膏24 g，生甘草30 g，加绿豆汤，共煮至300 mL，鼻饲。

4. 有抑制排尿现象，小腹膨隆，尿闭时，及时导尿。

5. 静脉滴注10%葡萄糖液或糖盐水，并加用氢化可的松。

6. 中草药，可用清热解毒剂，如黄连解毒汤或五味消毒饮；亦可用生石膏、甘草绿豆汤作饮料频服。

【合理应用】

1. 冠心病心绞痛　复方细辛雾剂，取细辛挥发油30 mL，加冰片16 g，溶于600 mL95%的乙醇溶液里，加二氯二氟甲烷制成气雾剂。心绞痛发作时，对准口腔按压阀门2～3次即可，大多数5 min内止痛。

2. 病窦综合征　细辛10 g，配伍附片10 g，桂枝9 g，麻黄9 g，炙甘草9 g，党参12 g，黄芪18 g，水煎服，可同时服20%细辛酊10 mL，每天3～4次。

3. 血管神经性头痛　细辛15 g，白芍、川芎各30 g，菊花、葛根各20 g，水煎服，每天1剂。服药6剂，停药3天，再服6剂为1个疗程。

4. 慢性支气管炎　将细辛、甘遂、白芥子、生延胡索、生半夏各0.6 g，樟脑0.3 g，冰片、胆矾各0.06 g（长夏三伏天之末加附子0.09 g，川椒0.06 g）研末加鲜姜汁，并加醋少许，调成膏状，贴肺俞（双）、心俞（双）、膈俞（双）、璇玑、膻中等穴上，8～12 h即除去。初伏、中伏、末伏各贴1次，3次为1个疗程。

5. 关节炎及类风湿性关节炎　细辛、制川乌、制草乌各30 g，川桂枝、淮牛膝各10 g，生麻黄、羌活、独活各15 g，秦艽20 g，生姜3片，水煎服，一般3剂即可显效。

6. 鼻息肉　细辛、苦丁香、苍耳子、辛夷各6 g，僵蚕9 g，分别研成极细末，混合，每次用少许吹撒于息肉处，每天2次。息肉深者，可用少许脱脂棉蘸药塞于息肉处，每天1次。对顽固性息肉可加硇砂3 g，3～7天见效。

7. 鼻炎　细辛5 g，白芷、辛夷、川芎各15 g，漏芦20 g，薄荷10 g。将上药研细面，以10 g生药面加7根6 cm长洗净带须葱白，将葱白捣烂，除去粗纤维与药面搅拌，加香油调成糊状，不可过稀，以能自然下滴为度，每天3～4次滴鼻，每次2～3滴。

8. 口腔溃疡　细辛5 g，研细末，分成5包，每次用1包以米醋调成糊状，敷脐眼，外贴膏药。每天换药1次，连用4～5天，一般4天之内即可痊愈。亦有以细辛、瓦松、升麻，水煎含漱，治疗复发性口腔黏膜溃疡、舌炎、龋齿痛，止痛效果好。

9. 鹅口疮 细辛3g，研细末，置肚脐内，以装平肚脐为度，用胶布覆盖固定，2天后去掉，一般一次可愈，不愈可再用1次。

10. 牙痛 细辛6g，荜茇10g，水煎，每小时含漱1次，治疗龋齿、牙周炎、牙髓炎、智齿冠周炎等引起的牙痛，有迅速止痛作用。

11. 黄水疮 将细辛、五倍子各200g，冰片2.5g，前两药共研细末加入冰片研匀，然后用苦参煎汁洗净患处，将药末撒满疮面（不用敷盖），每天换药1次，直至痂皮自落。

12. 扁平疣 细辛6g，苍术9g，陈皮、白芷各12g，板蓝根、贯众各30g。将上药每天1剂，煎水500 mL，趁热外洗患处，每天3次。

13. 阳痿 每天用细辛5g，泡茶约300 mL，连泡3次，日服，一般服药1个月后即可痊愈。

14. 不孕症 细辛3g，制川乌、制草乌各9g，丹参、益母草各15g，共为一料，细辛研末，余药用火焙焦，研末混合，于月经来潮后1周左右，将上药分3次冲服，白酒为引，2料为1个疗程，治疗肾阳不足、寒凝胞宫或瘀血内阻所致之不孕症，疗效显著。

【配伍禁忌】 《本草经集注》："……恶狼毒、山茱萸、黄芪，畏滑石、消石，反藜芦。"气虚多汗、阴虚阳亢之头痛、肺热咳喘忌服。

三、艾　叶

【别名】 蕲艾、艾蒿、艾草、灸草、冰台。

【基原】 为菊科艾属植物艾 Artemisia argyi Levl. et Vant. 的干燥叶。

【产地】 分布于全国大部分地区。

【炮制】 春、夏季花未开，叶茂盛时采摘，晒干或阴干，拣去杂质，去梗，筛去灰屑。艾绒：取晒干的净艾叶碾碎成绒，拣去硬茎及叶柄，筛去灰屑。醋艾炭：取净艾叶置锅内用武火炒至七成变黑色，用醋喷洒（每5 kg艾叶，用醋0.75 kg），拌匀后过铁丝筛（未透者熏炒），取出，晾凉，防止复燃，3天后贮存。

【功效与主治】 散寒除湿，温经止血。主治少腹冷痛，经血不调，宫冷不孕，吐血，鼻出血，崩漏经多，妊娠下血；外治皮肤瘙痒。醋艾炭温经止血，用于虚寒性出血症。

【用法用量】 内服：煎汤3~9g，或入丸散，或捣汁。外用：捣敷，煎水熏洗或炒热温熨，捣绒作艾炷或制成艾条熏灸。

【毒副反应】 艾叶煎剂经小鼠腹腔注射LD_{50}为23 g/kg，艾叶油灌胃LD_{50}为

2.47 mL/kg，腹腔注射LD_{50}为1.12 mL/kg，萜品烯醇灌胃LD_{50}为1.24 g/kg。人内服中毒量20~30 g，100 g左右可致死。

【中毒症状】 口服大量艾叶后，30 min可出现中毒症状：喉头干渴、恶心、呕吐，继而全身无力、头晕、耳鸣、四肢震颤，严重者可致死。孕妇可致出血或流产。慢性中毒有感觉过敏、共济失调、幻想、神经炎、癫痫样痉挛等症状。

【预防】
1. 严格控制剂量，大剂量服用可引起中毒反应，故本品不可过量服用。
2. 加强用药后的观察。

【救治】
1. 口服4 h之内，宜先饮牛奶250 mL（或鸡蛋清6枚），随即催吐，吐后服牛奶500 mL，鸡蛋清5枚，顿服。服用较久者洗胃、导泻，服用活性炭末。
2. 对症治疗。可将患者移至安静暗室，避免光、声刺激。出现痉挛性惊厥时，先吸入乙醚，或用苯巴比妥、硝西泮等，也可加用牛黄0.6 g，冲服。腹痛泻泄时，皮下注射或肌内注射硫酸阿托品1 mg，每天3~4次。出现中毒性肝炎，可用氢化可的松100 mg加入10%葡萄糖液500 mL中，静脉滴注，口服葡醛内酯、肝宁及维生素C、维生素B等；同时可服中药茵陈、板蓝根各30 g，栀子、龙胆草、甘草各9 g，车前子（包煎）15 g，水煎服。

【合理应用】
1. 先兆流产　艾叶炭6 g，菟丝子、桑寄生各15 g，当归9 g，水煎服。
2. 原发性不孕症　用艾附暖宫丸加减治疗子宫虚寒性不孕。
3. 闭经　艾叶31 g，肉桂、小茴香、川芎各12 g，乌药15 g，共研细末，先将食盐250 g置锅内炒热，再倒入药末，混匀炒热，用布包好热熨于小腹部，每次20 min，每天早晚各1次。1剂药可连用4次，对于寒性闭经，一般1剂药即可见效，也可用于寒性痛经。
4. 慢性盆腔炎　艾叶配吴茱萸、白芷、黑芥穗、川楝子、苍术，每天1剂，水煎，分3次服，30天为1个疗程。治疗虚寒型盆腔炎。
5. 功能性子宫出血　用胶艾汤（艾叶、当归各9 g，川芎、阿胶、甘草各6 g，芍药、干地黄各12 g）加味，水煎服，每天1剂。
6. 小儿感冒鼻塞　用艾绒、鲜生姜等量，混合捣烂，加数滴白酒，用纱布包好敷于前囟处，2~3 h更换1次。
7. 小儿厌食症　艾叶、苍术、佩兰、砂仁、厚朴花等药研细粉，将药粉撒于6 cm×10 cm棉垫内，制成如意元气裤，穿后药垫位于腹脐周围，1个月为1个疗程。

8. 小儿腹泻 用艾叶、干姜、小茴香各20 g，川椒15 g，为细末，鲜姜捣烂与上药末装纱布袋内，敷脐，以热水袋保持温度。

9. 新生儿硬肿症 艾叶500 g，加水30 mL，煎熬浓缩为1 000 mL，每次取250 mL加入温水浴盆中（水温37~38 ℃）。在洗浴过程中可缓慢加入热水，保持水温为39~40 ℃，每次浸泡15~20 min，至病儿皮肤逐渐变红，全身暖和后用清洁浴巾擦干，穿上柔软单衣，放入温暖的棉褓裤中或电热褥上，每天2~3次。对危重病儿不宜搬动者，用艾叶液或艾叶药渣热敷硬肿部位。

10. 急性阴囊湿疹 艾叶、桉树叶、麻柳树叶各100 g，水煎20 min，滤出药液备用。用干净纱布蘸洗患部皮肤，每天早晚各1次。

11. 皮肤瘙痒 艾叶30 g，花椒9 g，地肤子、白鲜皮各15 g，水煎熏洗。

12. 冻疮 用艾叶、细辛、当归、生姜、花椒各60 g，桂枝、苏木各100 g，辣椒6枚，樟脑30 g。将上药放入玻璃瓶内用75%酒精3 000 mL（白酒亦可）浸泡7天，备用。用药棉反复蘸擦患处，每天3次（在未冻伤前用药，亦有很好的预防作用）。

13. 足跟痛 艾叶、蛇床子、川牛膝各30 g，硫黄15 g，加水2 500 mL，煎煮后熏洗患足，每次30 min，早晚各1次。外敷法：熏洗后除去足跟部角质老化的皮肤，然后将灵猫香0.3 g置于麝香虎骨膏中心，贴在压痛点处，每2天换药1次。

14. 痔疮 艾绒30 g，放于直径约7 cm瓦片上，有尾的全蝎1~2只，尾向上埋藏在艾绒之中，将此瓦片置于一只干净的痰盂或大口瓦罐中；令患者将肛门和臀部清水洗净揩干；坐于点燃艾绒的痰盂或瓦罐上熏烤，艾绒燃尽、余烟散完为1次，每天1次，3次为1个疗程。一般1~2个疗程，痔核萎缩、干枯、脱落。

15. 膝关节炎 陈艾50~100 g，野菊花50 g，制乳香、制没药各20 g，川牛膝15 g。风寒胜者，加藁本、紫苏；跌仆扭伤者，加䗪虫、苏木。先将上药碾碎，用麝香风湿油10 mL搅拌捶饼，盛入事先做好的布袋内，摊平封口缠扎在患者患侧膝关节处。

【配伍禁忌】 阴虚血热者慎用。

四、粗　糠　柴

【别名】 菲岛桐、唠哩仔、六枯仔、加麻刺、香檀、香桂树、红果果、大风脑。

【基原】 大戟科野桐属植物粗糠柴 *Mallotus philippinensis*（Lam.）Muell.-

Arg.，以果实表面的粉状毛茸和根入药。

【产地】 台湾、福建、广东、广西、海南和云南南部较常见。越南、老挝、柬埔寨等东南亚各国也有分布。

【炮制】 根随时可采，腺毛及毛茸秋季采收，晒干。

【功效与主治】 根：清热利湿。用于急、慢性痢疾，咽喉肿痛。果上腺体粉末：驱虫；驱绦虫兼能驱蛲虫、线虫。

【用法用量】 根：25～50 g。果上腺体粉末：成人每次10～15 g，小儿每次2.5 g。入胶囊、丸剂、锭剂等服之。

【毒性】 果和树叶背面的暗红色粉末状小点有毒。含根皮酚类化合物、咖马林和异咖马林有毒成分。

【中毒症状】 恶心、强烈下泻、呕吐。

【预防】 严格掌握本品的适应证和使用剂量，内服时应更加谨慎。

【救治】 洗胃，内服蛋清、面糊、活性炭或鞣酸蛋白，大量饮淡盐水或静脉滴注5%葡萄糖盐水。对症治疗。

【合理应用】 咳嗽，感冒，止痛。

【配伍禁忌】 孕妇禁用。

五、生　姜

【别名】 白姜、川姜。

【基原】 姜科多年生草本植物姜 *Zingiber officinale* Roscoe的新鲜根茎。

【产地】 全国大部分地区均产。

【炮制】

1. 生姜　拣去杂质，洗净泥土，用时切片。

2. 鲜姜粉　取鲜生姜，洗净，捣烂，压榨取汁，静置，分取沉淀的粉质，晒干，或低温干燥。

3. 煨姜　取净生姜，用纸6～7层包裹，水中浸透，置火灰中煨至纸色焦黄，去纸服用。

【功效主治】 散寒解表，降逆止呕，化痰止咳。主治风寒感冒，恶寒发热，头痛鼻塞，呕吐，痰饮喘咳，胀满，泄泻。

【用法用量】 内服：煎汤，3～10 g，或捣汁冲。外用：适量捣敷贴，或热熨，或绞汁调搽。

【毒性】 生姜水提物和生姜醇提物对两种性别的小鼠经口灌胃达66.67 g/kg，两周内动物未见明显中毒症状，无动物死亡。取灌胃1天后与灌胃前的体重差值及灌胃1周后及灌胃前的体重差值作为小鼠长势的数据描述进行分析。试验结果表明生姜为无毒级物质,提示生姜具有较好的食用安全性。

【中毒症状】 阴虚内热及实热证吃姜会上火。

1. 生姜不宜多吃,食用过多则大量姜辣素在经肾脏排泄过程中会刺激肾脏,产生口干、咽痛、便秘等症状。

2. 凡属阴虚火旺、目赤内热者,或患有痈肿疮疖、肺炎、肺脓肿、肺结核、胃溃疡、胆囊炎、肾盂肾炎、糖尿病、痔疮者,都不宜长期食用生姜。

【预防】 阴虚内热及实热证者应慎用,长期使用者应严格掌握适应证及剂量。

【救治】 出现上火者,停用生姜,并适当使用清热及滋阴中药。

【合理应用】

1. 感冒风寒 生姜5片,紫苏叶50 g,水煎服。

2. 呕吐,百药不差 生姜50 g,切如绿豆大,以醋浆140 mL,于银器煎取80 mL,空腹和滓呷之。

3. 患者胸中似喘不喘,似呕不呕,似哕不哕,心中愦愦然无奈者 半夏0.5 L,生姜汁1 L。上二味以水3 L,煮半夏取2 L,内生姜汁,煮取1.5 L,稍冷,分4次服,白天服3次,晚上服1次,止,停后服。

4. 伤寒汗出,解之后,胃中不和,心下痞梗,干噫食臭,胁下有水气,腹中雷鸣下利者 生姜(切)200 g,甘草(炙)150 g,人参150 g,干姜50 g,黄芩150 g,半夏(洗)65 g,黄连50 g,大枣(擘)12枚。上八味,以水10 L,煮取6 L,去滓,再煎取3 L。温服1 L,每天服3次。

5. 霍乱心腹胀痛,烦满短气,未得吐下 生姜(切)500 g,以水7 L,煮取2 L,分作3次服。

6. 胃气虚,风热,不能食 姜汁半鸡子壳,生地黄汁少许,蜜约1.5 g,和水60 mL,顿服。

7. 跌仆伤损 姜汁和酒调生面贴之。

8. 牙齿疼痛,日夜呻吟 老生姜切片,安瓦上,用炭火,却将白矾掺姜上,候焦为末,擦疼处。

9. 百虫入耳 姜汁少许滴之。

10. 风湿痛、腰腿痛 用鲜生姜制成5%~10%注射液,行痛点或反应结节注射,亦可配合远端或近端穴位注射,如关节部位则在关节囊周围注射,每点注入0.5~2 mL,每天或隔天1次,3~5次为1个疗程,一般可连续注射20~30次。注射后局部常有胀、麻及灼热感,甚至疼痛加剧,1~2天便减轻或消失。据观察,反应愈重效果愈佳。用于风湿痛、慢性腰背痛113例,显效36例,好转

56例，有效率81%；尤以对风湿痛疗效更佳，有效率达92.5%；治疗风湿性关节炎38例，治愈14例，显效15例，有效6例。有效病例用药后疼痛减轻或消失，关节肿胀消退或好转，功能恢复或改善。还曾试用于小儿麻痹症，亦有一定效果。此外，用生姜、麻油制成生姜曲注射剂行穴位注射，对风湿痛或腰腿痛也有疗效。

11. 胃、十二指肠溃疡　据观察，对改善症状有较好效果，服药后能使疼痛减轻或消失，随之反酸、饥饿感也见好转，便秘及黑粪转为正常，食欲增加。但多不能根治，常易复发；对一部分患者能遗留下较长的胃部堵塞感。用法：鲜生姜60 g，洗净切碎，加水300 mL，煎30 min；每天3次，2天服完。

12. 疟疾　鲜生姜洗净拭干，切碎捣烂，摊于纱布块上，再包叠成小方块，敷贴于穴位上，用胶布固定或绷带包扎。选用穴位计分3组：第1组为双侧膝眼，生姜用100 g分敷两穴；第2组为大椎穴加间使穴（双侧），生姜用50 g分敷3穴；第3组选大椎1穴，生姜用25 g。一般于发作前4～6 h敷贴，经8～12 h即可取下，敷药2次即可。观察40例，除第1、第3组各有2例无效外，其余均控制发作，血检疟原虫阴性。

13. 急性细菌性痢疾　用鲜生姜75 g，红糖50 g，共捣为糊状，每天3次分服，7天为1个疗程。据50例观察，治愈率为70%，好转率为30%。用药后腹痛、里急后重平均消失时间分别为5.16天和5.14天，大便外观及次数恢复正常分别为4.8天和5.2天，大便镜检及培养平均转阴日数分别为4.58天和3.6天。治疗中未见明显副作用。

14. 蛔虫性肠梗阻　取鲜生姜100 g，捣烂取汁，加蜂蜜至60 mL；1～4岁30～40 mL，5～6岁50 mL，7～13岁50～60 mL，分2～3次口服。或用生姜50 g捣汁，加入蜂蜜60 mL为1剂；1～2岁服1/4剂，2～4岁服1/3剂，4～7岁1/2剂，7～14岁服2/3剂，14岁以上服1剂。服药后患儿一般腹痛即刻消失，呕吐停止，包块通常于服药后1～3天消失。包块消失后即可服驱蛔药物。如服姜蜜后腹痛仍不止，可用氯丙嗪、阿托品等解痉止痛；腹胀明显者应行胃肠减压，姜蜜合剂可从胃管注入，注入后夹住胃管2～3 h；呕吐重者注意纠正水、电解质的紊乱；如有腹胀发热，需加用抗生素，并严密观察病情变化，如肠鸣音消失需及时考虑手术治疗；给药12～24 h后仍未见效者，可用10%盐水行低位灌肠，或内服中药。曾按上述方法分别观察52例和109例，结果除有5例系回盲部蛔虫团阻塞、阑尾蛔虫症及并发穿孔改为手术治疗外，全部治愈。平均住院时间分别为3.2天和2.4天。

15. 急性睾丸炎　取肥大的老生姜，用水洗净，横切成约0.2 cm厚的均匀薄片，每次用6～10片外敷于患侧阴囊，并盖上纱布，兜起阴囊，每天或隔天更换

1次，直到痊愈为止。据观察，敷药后患者都感阴囊表皮灼热刺疼、发麻发辣，少数发生红肿，个别发生红疹。共治24例，敷药第2天15例自觉坠胀疼痛及触痛减轻，睾丸肿胀显著消退；第3天有12例痊愈，自觉症消失，睾丸消肿，触疼消失；4天后4例痊愈；5例在敷药后5天痊愈。治愈天数平均为3.9天。对照组4例（兜起阴囊热敷，服磺胺类药及注射青霉素），平均治愈天数为8.5天。本法对阴囊局部皮肤有创口或因睾丸炎化脓穿溃者不能应用。

16. 用于中毒急救　对于半夏、乌头、闹羊花、木薯、百部等中毒，均可用生姜急救。曾有报道，4例南星中毒患者，用生姜后均获痊愈。用法：轻者急用生姜汁含漱，并口服5 mL，以后每隔4 h续服5 mL；中毒严重神志昏迷者，立即鼻饲25%干姜汤60 mL，以后每3 h灌入鲜姜汁5 mL。

【配伍禁忌】　阴虚内热及实热证禁服。

六、葶 苈 子

【别名】　丁历、大适、大室。

【基原】　为十字花科植物葶苈、琴叶葶苈和播娘蒿的种子。

【产地】　分布于东北、华北、西北、华东、西南等地。

【炮制】

1. 葶苈子　拣净杂质，筛去灰屑。

2. 炒葶苈子　取净葶苈子置锅内，用文火炒至微鼓起，并有香气为度。取出，放凉。

3. 《雷公炮炙论》　凡使葶苈，以糯米相合，微微焙，待米熟，去米，单捣用。

【功效主治】　泻肺降气，祛痰平喘，利水消肿，泄逐邪。主痰涎壅肺之喘咳痰多，肺痈，水肿，胸腹积水，小便不利，慢性肺源性心脏病，心力衰竭之喘肿，瘰疬结核。

【用法用量】　内服：煎汤，3～9 g；或入丸、散。外用：适量，煎水洗或研末调敷。利水消肿宜生用，治痰饮喘咳宜炒用，肺虚痰阴喘咳宜蜜炙用。

【毒性】

1. 心血管系统　葶苈子对心血管系统的不良反应主要以强心苷毒性为主。按药典鸽法测定其有效单体的生物活性，其LD_{50}折合生药播娘蒿为2.125 g/kg，独行菜为4.36 g/kg。葶苈子对在体蛙心可使之停止在收缩期，能使心肌收缩力加强，心率减慢，心传导阻滞。大剂量可引起心动过速，心室颤动等中毒症状。中药化学研究证实，南葶苈子中含有毒毛旋花子配基（strophanthidine）、伊夫单苷(evomonoside)、葶苈苷(helveticoside)、伊夫双苷(evobioside)、糖芥苷(erysimoside)5种强心苷。北葶苈子中含有伊夫单苷(evomonoside)。这些强心苷类成分是其心血管毒性的物质基础。

2．消化系统　葶苈子对消化系统的不良反应主要表现为恶心、呕吐，食欲不振。给猫灌饲葶苈子，可以出现恶心、呕吐、食欲不振的反应。当剂量加大时，呕吐加剧并有腹泻，每千克体重5个猫单位（MLD为10.15 μg±0.358 μg）时开始有反应，但是用至47个猫单位未见死亡。原因可能是南葶苈子中含有挥发油，主要为异硫氰酸苄酯(benzyl isothiocyanate)、异硫氰酸烯丙酯(allyl isothiocyanate)、二烯丙基二硫化物(allyldisulfide)等，尚含有15%～20%的脂肪油。北葶苈子中含有芥子苷(sinalbin)和脂肪油等。这些挥发油、脂肪油以及芥子苷的水解产物对胃肠道有一定刺激性，临床上常用炒葶苈子，炮制的目的之一就是为了降低其对胃肠道的刺激性。

3．水盐代谢　葶苈子善逐水，若用之不节或大量应用，或久服，往往可以造成水、电解质代谢紊乱，尤其是低钾血症，使患者出现神倦乏力，心悸气短，纳呆腹胀，脉律失常等心、脾、肺俱虚之证。特别是心脏病并发心力衰竭者，由于对低钾敏感，耐受性差，甚则可以引起严重心律失常而导致死亡。因此，在重用葶苈子治疗肺心病并发心力衰竭时，应遵循"见尿补钾"的原则，经常检查血清钾浓度，密切注意心电图有无低钾改变，做到及时准确补钾。同样，葶苈子在用于肺痈、肾炎水肿、肝硬化腹水、耳源性眩晕等病证时，也应审视病情，采取相应措施，防止低钾血症的出现。

4．黏膜刺激　葶苈子对眼、鼻及咽部黏膜有刺激性，可以引起眼眶及前额胀痛，角膜发泡，视力减弱。小鼠能耐受1.0 mg/m^2的作用，猫在200 mg/m^2浓度下呼入15 min未见有任何中毒表现，但是浓度较高或时间较长时，可以引起急性肺水肿。临床曾报道葶苈子引起1例患者恶心，唾液量增加，寒战，心悸，眼眶及前额胀痛如裂等毒性反应。其刺激性物质为葶苈子中所含有的异硫氰酸酯类成分及芥子苷等硫苷的水解产物。

5．内分泌系统　葶苈子长期使用可以引起因缺碘而致的甲状腺肿大。原因是葶苈子中含有异硫氰酸类成分。硫氰化合物进入血液中能游离出1价的硫氰酸根离子，硫氰酸根离子能与碘竞争进入甲状腺内，抑制甲状腺对碘的摄取，从而抑制甲状腺激素的合成。

6．过敏反应　①药疹。患者皮肤出现点片状红色丘疹，伴瘙痒等过敏症状。停服中药，口服抗过敏药物可使症状缓解。②过敏性休克。症状初起可见胸闷憋气，恶心呕吐，头晕心慌，皮肤瘙痒，烦躁不安，颈项胸腹满布皮疹，继则面色、口唇苍白，冷汗自出，呼吸困难，心音低钝，血压下降等。其机制可能是葶苈子所含的某种成分被胃肠道吸收后，进入血液循环，作用于血管壁，当人体免疫功能低下时，引起小动脉、静脉扩张，毛细血管通透性增高而致过敏性休克。

【中毒症状】 葶苈子对在体蛙心可使之停止在收缩期，能使心肌收缩力加强，心率减慢，心传导阻滞；大剂量可引起心动过速、心室颤动等中毒症状。葶苈子对消化系统的不良反应主要表现为恶心呕吐、食欲不振；当剂量加大时，呕吐加剧并有腹泻。葶苈子善逐水，若用之不节或大量应用，或久服，往往可以造成水、电解质代谢紊乱，尤其是低钾血症，使患者出现神倦乏力，心悸气短，纳呆腹胀，脉律失常等心、脾、肺俱虚之证。特别是心脏病并发心力衰竭者，由于对低钾敏感，耐受性差，甚则可以引起严重心律失常而导致死亡。葶苈子对眼、鼻及咽部黏膜有刺激性，可以引起眼眶及前额胀痛，角膜发泡，视力减弱。葶苈子长期使用①可以引起因缺碘而致的甲状腺肿大；②患者皮肤出现点片状红色丘疹，伴瘙痒等过敏症状，停服中药，口服抗过敏药物可使症状缓解，甚者还会出现过敏性休克，症状初起可见胸闷憋气，恶心呕吐，头晕心慌，皮肤瘙痒，烦躁不安，颈项胸腹满布皮疹，继则面色、口唇苍白，冷汗自出，呼吸困难，心音低钝，血压下降等。

【预防】 临床上以葶苈子炮制品入药，避免长期大剂量用药。在使用时严格掌握适应证、剂量及使用期限。

【救治】 如出现毒副反应，应及时停药，并进行对症治疗。一旦发生过敏性休克，应积极给予抗过敏、抗休克治疗。运用苯海拉明、泼尼松、地塞米松等口服或肌内注射，盐酸肾上腺素1 mL皮下注射，建立静脉通道，给予5%～10%葡萄糖、高渗糖及大剂量维生素C等，严密观察血压、脉搏变化，必要时积极给予对症治疗。

【合理应用】

1. 治嗽　葶苈子（纸衬熬令黑）50 g，知母50 g，贝母50 g。三物同捣筛，以枣肉25 g，砂糖75 g，同入药中为丸，大如弹丸，每服以新棉裹1丸含之，徐徐咽津，甚者不过3丸。

2. 上气咳嗽，长引气不得卧，或水肿，或遍体气肿，或单面肿，或足肿　葶苈子3 L，微熬，捣筛为散，以清酒5 L渍之，春夏季浸泡3天，秋冬季浸泡7天。初服如胡桃大，白天3次夜晚1次，冬季白天2次夜晚2次，量其气力，取微利为度，如患急困者，不得待日满，亦可以棉细绞即服。

3. 肺痈喘不得卧　葶苈子（熬令黄色，捣丸如弹子大），大枣12枚。先以水3 L，煮枣取2 L，去枣内葶苈子，煮取1 L，顿服。

4. 肿满腹大，四肢枯瘦，小便涩浊　甜葶苈子（纸隔炒）、荠菜根等份。

上药为末，制蜜丸如弹子大，每服1丸，陈皮汤嚼下。只3丸，小便清；数丸，腹当依旧。

5. 小儿白秃　葶苈子捣末，以汤洗讫涂上。

【配伍禁忌】 肺虚喘咳、脾虚肿满者忌服。

1.《别录》　久服令人虚。

2.《本草经疏》　不利于脾胃虚弱及真阴不足之人。凡肿满由于脾虚不能制水，水气泛溢；小便不通由于膀胱虚，无气以化者。法所咸忌。

3.《本草便读》　寒饮、阴水等证及虚弱者，不可用也。

七、赤　芍

【别名】 木芍药、草芍药、红芍药、毛果赤芍。

【基原】 为毛茛科植物赤芍或川赤芍 *Paeonia lactiflora* Pall. 的干燥根。

【产地】 分布于东北、华北、陕西及甘肃等地。

【炮制】 除去杂质，分开大小，洗净，润透，切厚片，干燥。

1. 炒赤芍　取赤芍片，置预热炒制容器内，用文火加热，炒至颜色加深，取出晾凉，筛去碎屑。

2. 酒赤芍　取赤芍片，加黄酒拌匀，稍闷，待酒被吸尽后，置预热炒制容器内，用文火加热，炒至微黄色，取出晾凉，筛去碎屑。（每100 kg赤芍片，用黄酒12 kg。）

【功效与主治】 清热凉血，散瘀止痛。用于热入营血，温毒发斑，咯血，鼻出血，目赤肿痛，肝郁胁痛，经闭痛经，癥瘕腹痛，跌仆损伤，痈肿疮疡。赤芍炒后药性偏于缓和，活血止痛而不伤中，可用于瘀滞疼痛。酒赤芍以活血散瘀力胜，清热凉血作用较弱。多用于闭经或痛经，跌打损伤。

【用法用量】 6~12 g。

【毒性】 赤芍注射液（水提醇沉）小鼠静脉注射的最大耐受量为50 g/kg，猫的最小致死量＞186 g/kg，赤芍D小鼠腹腔的LD_{50}为4.6 g/kg，赤芍C为2.9 g/kg，赤芍A为10.8 g/kg。

【中毒症状】 曾有服用赤芍甘草汤导致乳汁全无及服用赤芍导致过敏反应的报道。

【预防】 注意赤芍的适应证及用药剂量，一般都可以预防。

【救治】 发现不良反应时停用赤芍，对过敏体质者尤应注意。

【合理应用】

1. 清热凉血，用于热入营血，温毒发斑，血热吐衄等　犀角地黄汤中赤

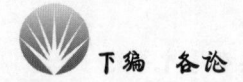

芍与水牛角、牡丹皮配伍使用,治疗热入营血、迫血妄行之咯血、鼻出血、斑疹暗紫;紫草快斑汤用于治疗温毒发斑、血热毒盛及斑疹紫黑。赤芍煎剂治疗重症胰腺炎(热毒血瘀型)有良好疗效,能显著缩短治疗时间,减轻症状及体征。

2. 散瘀止痛,用于肝郁胁痛,经闭痛经,癥瘕腹痛等 赤芍药散用于治疗肝郁血滞之胁痛;少腹逐瘀汤用于治疗血滞经闭、痛经,癥瘕腹痛;虎杖散用于治疗跌打损伤,瘀肿疼痛。赤芍对冠心病的心绞痛、心慌、胸闷等症状,及心电图、舌质舌苔的变化有较好疗效;赤芍用于肺心病患者可扩张肺血管,改善肺血运状态,降低肺动脉压。

3. 清泻肝火,用于肝火上攻的头痛、目赤、疮疡痈肿 芍药清肝散治疗肝经风热、目赤肿痛、羞明多眵。重用赤芍治疗急性病毒性肝炎并高胆红素血症,赤芍蒲公英汤治疗急性乳腺炎。

【配伍禁忌】 不与藜芦同用。血虚者慎服。

八、批 麻 草

【别名】 大理藜芦、蒙自藜芦。

【基原】 为百合科藜芦属植物大理藜芦 Veratrum taliense Loes. f. 的全草和根。

【产地】 分布于贵州、云南。

【炮制】 夏、秋季采收,切段,鲜用或晒干。

【功效与主治】 散瘀消肿,镇痛止血,祛痰,开窍。治跌打损伤,风湿疼痛,截瘫,癫痫,创伤出血。

【用法用量】 内服:须根0.05~0.1 g(不超过0.2 g),研末,酒或温开水送服;外用:适量,鲜品捣烂敷或干品研粉敷患处。

【毒性】 本品含藜芦生物碱及胺类,故毒性较大。服食过量中毒。

【中毒症状】 呕吐,腹痛,腹泻,脉搏缓慢而不规则。精神先兴奋失常,后昏迷,最后呼吸、心脏停搏而死亡。

【预防】

1. 不宜过量服用。内服:根用0.05~0.1 g。研末或浸酒,全草不超过1 g。外用亦应适量。

2. 忌与人参、玄参、丹参、沙参、党参、苦参、细辛、芍药等配伍使用。

3. 服药后不宜饮酒。

【救治】

1. 洗胃，硫酸镁导泻。
2. 吸氧，注射阿托品及强心剂。
3. 雄黄、葱汁、猪油同浓茶冷服。
4. 淘米水加猪油冷服。亦有报道认为，大理藜芦中毒后，服蔬菜汤可解。

【合理应用】 骨折，经整复后，批麻草干粉0.05 g，酒或温开水送服，每天2次。

【配伍禁忌】 孕妇、小儿及体弱者禁服。

九、千 年 健

【别名】 千年见、包针。

【基原】 为天南星科植物千年健 *Homalomena occulta*（Lour.）Schott的根茎。

【产地】 主产于广西、云南等地。

【炮制】 除去杂质，洗净，润透，切片，干燥。

【功效与主治】 祛风湿，壮筋骨，止痛，消肿。主治风湿痹痛，肢节酸痛，筋骨痿软，胃痛，痈疽疮肿。

【用法用量】 5～10 g。

【毒性】 中毒机制尚不清楚，但临床上有大量中毒病例有报道。

【中毒症状】 表现为呕吐或口吐泡沫。全身抽搐、角弓反张、眼球上翻，甚至昏迷。

【预防】 本品内服量一般为每天3～9 g，用量不宜过大。

【救治】
1. 服用本品4 h以内，常规洗胃。
2. 静脉输液。
3. 控制抽搐痉挛，可以选择用氯丙嗪、硫酸镁、水合氯醛等；如血压下降，可以改用巴比妥盐类。

【合理应用】
1.《本草正义》 千年健，今恒用以宣通经络，祛风逐痹颇有应验。
2.《临床常用中药手册》 千年健辛散，苦燥温通，有祛风湿，强筋骨，止痛之功，对于各种风湿痹证皆有效，尤其适宜于老年人之风湿痹痛、筋骨无力。

【配伍禁忌】 阴虚内热者慎服。

十、乳　香

【别名】 熏陆香、马伟香、乳头香、塌香、西香、天泽香、浴香等。

【基原】 为橄榄科植物卡氏乳香树 *Boswellia carterii* Birdw. 的胶树脂。

【产地】 北埃塞俄比亚、索马里以及南阿拉伯半岛苏丹、土耳其等地。

【炮制】 醋乳香，取净乳香，照醋炙法（将净选或切制后的药物，加入一定量的米醋拌炒的方法称为醋炙法）炒至表面光亮。（每100 kg乳香，用醋5 kg。）

【功效与主治】 调气活血，定痛，追毒。治气血凝滞，心腹疼痛，痈疮肿毒，跌打损伤。痛经，产后瘀血刺痛。

【用法用量】 内服：煎汤或入丸、散，3～5 g；外用适量，研末调敷。

【毒性】 对胃肠道有较强的刺激性。此外还可以引起过敏反应。

【中毒症状】 恶心、呕吐、腹泻、腹痛、肠鸣音亢进等。过敏时出现全身不适，随之现红点状丘疹，瘙痒，伴发热、心烦、夜难眠、眼睑、面部、下肢出现浮肿等。

【预防】

1．孕妇，脾胃虚弱者忌用。

2．高度过敏体质者慎用。

【救治】

1．出现明显胃肠刺激症状时，可用阿托品、维生素B_6、维生素C等口服，必要时以10%葡萄糖液加维生素B_6、维生素C静脉滴注。

2．过敏反应者，适当应用脱敏剂异丙嗪、氯苯那敏等即刻缓解。严重者，可用氢化可的松100 mg或地塞米松10 mg加于10%葡萄糖液200～250 mL内静脉滴注。

【合理应用】

1．心气疼痛不可忍　乳香150 g，真茶200 g，为末，以腊月鹿血和丸，弹子大，每温醋化1丸服之。

2．急心痛　胡椒49粒，乳香5 g，为末，男用姜汤下，女用当归汤下。

3．气血凝滞，疮癣瘰痕，心腹疼痛，腿酸臂疼，内外疮疡，一切脏腑积聚，经络湮淤　当归、丹参、生明乳香、生明没药各25 g，作汤服，若为散，一剂分作4次服，温酒送下。

4．产后瘀滞不清，攻刺心腹作痛　乳香、没药（俱瓦上焙出油）各15 g，五灵脂、延胡索、牡丹皮、桂枝各25 g（俱炒黄），黑豆（炒成烟炭）50 g，共为末,每服15 g,生姜泡汤调下。

5. 跌仆折伤筋骨　乳香,真没药各7.5 g,当归尾、红花、桃仁各15 g,水煎服。

6. 发背脑疽和一切恶疮内溃及诸恶毒冲心呕痛　乳香(通明者,用水外浸,以乳钵研细)50 g,真绿豆粉(研)200 g。上二味合研极细,每服1.5 g,新水调下,水不可多,要药在胸膈上也。

7. 疮疡疼痛不可忍　乳香、没药各10 g,寒水石(煅)、滑石各20 g,冰片0.5 g,为细末,搽患处。

8. 鱼肚痛及翻花起肛,久烂不堪者,消肿止痛　乳香、没药(各去油)各50 g,麝香7.5 g,雄精2.5 g(各研极细),黄米饭100 g,捣烂为丸,如莱菔子大,忌火烘,晒干。每服陈酒送下15 g,醉盖取汗。

9. 化脓性指头炎,急性乳腺炎　乳香25 g,白矾、花椒各10 g,葱白数根。水煎外洗,每天数次。

10. 阴寒呃忒不止　乳香、硫黄、艾叶各10 g,为细末,用好酒400 mL,煎数沸,乘热气,使患者鼻嗅之。外用捣生姜擦胸前。

11. 梦寐遗精　乳香1块,拇指大,卧时嚼,含至三更,咽下。三、五服。

12. 口目歪斜　乳香烧烟熏之,以顺其血脉。

13. 咽喉骨哽　乳香5 g,水研服之。

14. 齿虫痛不可忍　嚼熏陆香咽其汁。

15. 气滞腰痛　青木香、乳香各10 g,酒浸,饭上蒸,均以酒调服。

16. 小儿泄泻　肉豆蔻25 g,乳香12.5 g,生姜5片,同炒黑色,去姜,研为膏收,旋丸绿豆大,每量大小,米饮下。

17. 疔疮恶肿　千针草200 g,乳香50 g,明矾25 g,为末,酒服10 g,出汗为度。

【配伍禁忌】　孕妇及胃弱者慎用。

十一、大　泽　兰

【别名】　斑骨相思、土牛膝、多须公、六月霜、白须公、牛舌大黄、小罗伞、六月雪、大麻、飞机草、石辣、白花姜、华泽兰、广东土牛膝、六月雪、兰草等。

【基原】　为菊科多年生草本植物 *Eupatorium Chinense* L. 的全草。

【产地】　分布于中国东南部至西南部各省,老挝、缅甸、泰国等国也有。

【炮制】　春秋采收,洗净鲜用或晒干。叶采后鲜用。

【功效与主治】 清热解毒，疏肝活血。主风热感冒，胸胁痛，脘痛腹胀，跌打损伤，痈肿疮毒，蛇咬伤。

【用法用量】 内服：煎汤，10～20 g，鲜品30～60 g。外用：适量，捣敷或煎水洗。

【毒性】 本品全草有毒，对中枢神经有一定的兴奋作用，对平滑肌、骨骼肌有兴奋作用。

【中毒症状】 主要表现为呼吸困难，四肢僵直，躯干痉挛，蛋白尿及尿糖等。

【预防】 应用时注意掌握剂量，最好晒干后使用，因为本品干燥后毒性减低。

【救治】
1. 常规洗胃，催吐，导泻。
2. 常规补液以加速排泄。
3. 对症处理，如纠正呼吸困难，给氧，给予呼吸中枢兴奋剂，如尼可刹米及洛贝林；纠正僵直痉挛，可肌内注射镇静剂和镇痉剂，如苯巴比妥、异丙嗪等。

【合理应用】
1. 白喉　黄华庭予土牛膝复方治疗白喉78例，除1例因病情过重中途转入专科医院外，其余77例全部治愈，治愈率达98.72%。
2. 咽喉疾病　黄洁媚用复方土牛膝合剂（广东土牛膝根、岗梅根、板蓝根），观察治疗咽喉疾病100例，经常规的抗感染为主的基础上加用复方土牛膝合剂内服，并用常规抗感染为主治疗100例对照结果加用复方土牛膝合剂的治疗组对感冒引起的咽喉不适、咽喉炎、急性扁桃体炎和慢性扁桃体炎的有效率分别为97.7%、95.6%、100%和91.6%，总有效率97%。而对照组的有效率分别为88.6%、86.9%、85.7%和75%，总有效率86%。
3. 感冒高热　土牛膝60 g，切碎，煎浓汁，加蜂蜜调服。
4. 外伤　以鲜品捣敷可治跌打肿痛。

【配伍禁忌】 孕妇禁服。

十二、沉　香

【别名】 蜜香（《南方草木状》）、沉水香（《桂海虞衡志》）。原植物白木香又名土沉香（《桂海虞衡志》）、女儿香（《纲目拾遗》）、牙香树、莞香、六麻树

第一章 植物类有毒中草药

【基源】 为双子叶植物药瑞香科乔木植物沉香 *Aquilaria agallocha*（Lour.）Roxb. 或白木香 *A. sinensis*（Lour.）Gilg 在受到自然界的伤害（如雷击、风折、虫蛀等）或受到人为破坏以后在自我修复的过程中分泌出的油脂受到真菌的感染，所凝结成的分泌物就是沉香。

【产地】 主产于海南、广东、广西、香港、云南，进口沉香主产于印度尼西亚、马来西亚、越南等地。

【炮制】 全年均可采收，割取含树脂的木材，除去不含树脂的部分，阴干。除去枯废白木，劈成小块，用时捣碎或研成细粉。经炮制后，可洁净药材，使用药剂量准确。

【功效与主治】 降气温中，暖肾纳气，用于气逆喘息，呕吐呃逆，脘腹胀痛，腰膝虚冷，大肠虚秘，小便气淋，男子精冷。

【用法用量】 内服：煎汤，1～3 g，宜后下；磨汁冲服或入丸、散。每次 0.5～1 g。

【合理应用】

1. 呃逆　山楂沉香散，山楂50 g，神曲20 g，沉香15 g，麦芽15 g，枳壳15 g，甘草6 g，以此比例，晒脆研粉，15 g/次用250 mL约20℃的温开水分3次吞服，每吞完1/3后，做10次深吸气，吞气的同时，用一手拇指肚从膻中、中脘、神阙、关元等穴，自上而下地进行按摩，然后再吞服1次药，反复进行3次，每天早、中、晚各服1次，3次为1个疗程。

2. 功能性消化不良　功能性消化不良是消化科门诊的常见病，属中医"痞满证""胃脘痛"等范畴。用沉香化气胶囊（沉香、木香、广藿香、香附（醋制）、砂仁、陈皮、莪术（醋制）、六神曲（炒）、麦芽（炒）、甘草，辅料为糊精、明胶）每粒装0.4 g，3粒/次，每天2次，餐前30 min服，尤其是在促进胃排空方面的效果更为显著。

3. 尿道综合征　以沉香散加味治疗，沉香4 g，石韦15 g，滑石（包煎）15 g，当归10 g，白芍10 g，陈皮10 g，冬葵子10 g，浙贝母10 g，苦参10 g，柴胡10 g，百合30 g，王不留行10 g，金钱草30 g，甘草10 g；加减：小腹胀满加乌药10 g，尿道涩痛加瞿麦10 g。每天1剂，15天为1个疗程。

4. 肺心病急性发作期　在综合治疗的基础上加用蒙药十五味沉香散治疗肺心病急性发作期。用抗生素、支气管扩张剂、祛痰止咳药、吸氧、利尿和少量强心剂等综合治疗，加用蒙药十五味沉香散（由沉香、广枣、天竺黄、沙参、肉豆蔻、土木香、苦参、山柰、诃子等15味药组成）。每次服5 g，每天3次，饭后1 h温开水送服。临床应用表明十五味沉香散治疗肺心病急性发作期有显著疗效。

5. 肠易激综合征　肠易激综合征是临床常见的功能性胃肠疾病。用西沙必利5~10 mg，每天3次，口服，加沉香化气丸6 g，每天3次，口服，疗程7~14天联合治疗便秘型肠易激综合征。

6. 痛经　沉香芍药五物散治疗痛经获得了满意疗效。沉香、琥珀、三七、白芍各30 g，甘草20 g，共研细，装入胶囊，重0.5 g/粒。每次4粒，每天3次，温开水送服。于月经前5天开始服药，至经期第2天停服，此为1个疗程。1个疗程未愈者，可按上法再服。

7. 前列腺痛　前列腺痛是前列腺炎的一种常见症状，发病率高，用沉香散加减治疗效果满意。沉香3 g，研末冲服，甘草、陈皮各6 g，白芍、石韦、冬葵子、滑石、王不留行各12 g，每天1剂，分2次水煎服，连服15为1个疗程。

8. 胃痛　胃痛属现代医学慢性胃炎、萎缩性胃炎、胃溃疡的范畴，是临床上的多发病。沉香止痛散治疗效果显著。沉香20 g，金银花、鸡内金、当归、浙贝母、茯苓、大腹皮、香附各15 g，延胡索、乌贼骨各30 g，乳香、没药、白芍、拳参各15 g，水煎，每天服1剂，分2次服。服汤药1周，再改服丸剂。制法：以上诸药共研细末以枣泥为丸，每天4 g，每次口服3~4丸，白开水送下。

9. 胆汁反流性胃炎　胆汁反流性胃炎是临床上常见的消化系疾病，至今尚无肯定和统一的疗法。沉香降气散加味，沉香9 g，香附、川楝子、白术、陈皮、茯苓、黄连各15 g，砂仁、柴胡、制半夏、焦山楂各12 g，炙甘草6 g，每天1剂，加水煎服，同时用西沙必利10 mg，每天3次，口服。

10. 胆囊炎、胰腺炎　沉香郁金汤，沉香20 g、郁金、延胡索各15 g，乌药10 g，白芍、生甘草、龙胆草各15 g 蒲公英20 g，川楝子、香附各15 g，每天服1剂，分2次服。

11. 癃闭（前列腺肥大引起的急性尿潴留）　沉香散合通关丸，沉香、肉桂、黄柏、知母、石韦、车前子、当归、王不留行、赤白芍、菟丝子、巴戟天、皂角刺、生甘草，水煎服，每天1剂。

【配伍禁忌】　阴虚火旺，气虚下陷者慎服。

十三、桔　梗

【别名】　包袱花、铃铛花、僧帽花。

【基源】　本品为桔梗科植物桔梗*Platycodon grandiflorum*（Jacq.）A. DC. 的干燥根。春、秋二季采挖，洗净，除去须根，趁鲜剥去外皮或不去外皮，干燥。

【产地】　主产于安徽、河南、湖北、辽宁、吉林、河北、内蒙古等地。

【炮制】 除去杂质，洗净，润透，切厚片，干燥。

【用法用量】 内服：3~9g。

【毒性】 桔梗皂苷有溶血作用，不能用于注射，口服后在消化道水解破坏，即无溶血作用。给小鼠皮下注射，最小致死量为770 mg/kg。

【中毒症状】 注射桔梗皂苷后会出现溶血症状，大剂量口服桔梗皂苷，可反射性兴奋呕吐中枢，引起恶心、呕吐。能直接扩张外周血管，有引起低血压的危险；曾有服桔梗片致低血压反应（全身不适、头昏、恶心呕吐、四肢汗出、乏力、心烦、血压下降）的报告；亦有服复方桔梗片致精神异常（头昏、恶心、言语错乱、神志恍惚、发怒、骂人、情绪激动）的报告；特殊敏感体质者还有服复方桔梗片致过敏反应（全身皮肤瘙痒、皮疹等）的报告。

【预防】 桔梗皂苷有溶血作用，不能用于注射；口服对咽喉及胃黏膜有刺激性，对肺结核及胃溃疡有出血倾向者慎用；使用时控制剂量。

【救治】 对于上述反应，一般无需特殊治疗，停药后症状可逐渐消失，必要时对症处理。

【功效与主治】 宣肺，利咽，祛痰，排脓。用于咳嗽痰多，胸闷不畅，咽痛，音哑，肺痈吐脓，疮疡脓成不溃。

【合理应用】

1. 咳嗽　咳嗽可分外感、内伤两大类。但无论外感还是内伤咳嗽，均属肺系受病。故《景岳全书·咳嗽》说："咳证虽多，无非肺病。"桔梗辛散苦泄，上行开发，能宣通肃降肺气，化痰止咳，故常用于外感咳嗽，无论风寒、风热、凉燥。如治风寒的《医学心语》之止咳散，治风热的《温病条辨》之桑菊饮（桑叶7.5 g，菊花3 g，杏仁6 g，连翘5 g，薄荷2.5 g，桔梗6 g，甘草2.5 g，芦根6 g），治凉燥的《温病条辨》之杏苏散（苏叶6 g，杏仁9 g，制半夏6 g，茯苓10 g，甘草3 g，前胡6 g，桔梗6 g，枳壳6 g，橘皮6 g，生姜6 g，大枣3枚）皆有桔梗在内。在现代有半夏露，是桔梗与其他镇咳祛痰药的配伍运用。

2. 肺痈　肺痈的病机是热壅血瘀，病变部位在肺。桔梗辛开苦泄，能祛痰排脓泄热，可用于肺痈的各个时期。如初期可用《温病条辨》的银翘散：连翘9 g，金银花9 g，桔梗6 g，薄荷 6 g，竹叶4 g，生甘草5 g，荆芥穗5 g，淡豆豉5 g，牛蒡子9 g；成痈期可用《景岳全书》的如金解毒散：桔梗6 g，甘草9 g，黄连（炒）4 g，黄芩（炒）4 g，黄柏（炒）4 g，栀子（炒）4 g；溃脓期可用《医学心悟》的加味桔梗汤：桔梗（去芦）3 g，白及3 g，橘红3g，甜葶苈（微炒）3 g，甘草5 g，贝母5 g，薏苡仁2 g，金银花2 g。

3. 癃闭　癃闭是指小便量少，点滴而出，甚则小便闭塞不通为症的一种疾患。正常小便的通畅，有赖于三焦气化的正常，而三焦气化主要依靠肺、脾、

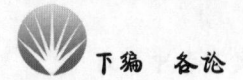

肾三脏。故由肺气郁阻致水道不通，用桔梗配伍五苓散（猪苓12g，泽泻20g，白术12g，茯苓12g，桂枝8g）、八正散（木通9g，瞿麦9g，萹蓄9g，车前子12g，滑石15g，栀子9g，大黄9g，甘草梢6g）能更好地发挥其通利小便作用。

4. 水肿　水肿是全身气化功能障碍的一种表现，其本在肾，以肺为标，以脾为制水之脏。桔梗辛开苦泄，能开宣肺气。肺气开宣，则下焦得以通利，故桔梗配伍五皮饮（陈皮9g，茯苓皮24g，生姜皮6g，桑白皮9g，大腹皮9g）、五苓散（猪苓12g，泽泻20g，白术12g，茯苓12g，桂枝8g）等方剂中，更能发挥其利水消肿的作用。

5. 便秘　便秘属大肠传导功能失常，虽与脾、胃和肾的关系甚为密切，但是大肠与肺相表里，肺的功能正常，则大肠传导功能正常。因此可用桔梗开提肃降肺气，以推动大肠的传导功能，从而达到治疗便秘的目的。如明代陶华著的《伤寒六书》中"黄龙汤"治阳明腑实未去而气血已虚的大便秘结不通症，方用桔梗一撮，效好。

6. 痢疾　用桔梗治痢疾，见于《本草备要》治下痢腹痛，《本草思辨录》说："桔梗治痢疾腹痛，是治肺气之郁于大肠。"朱良春教授用自拟的"仙桔汤"治慢性痢疾、阿米巴痢疾等，仙桔汤的药物组成为仙鹤草、桔梗、炒白术、木香、白芍等药物，此桔梗不是取其开提之力，而是取其排脓治痢之效，凡泄痢大便夹杂黏冻者，取桔梗建功。

7. 郁证　郁证是由于情志不畅，气机郁滞所引起的一类病证。《临证指南医案·郁证》说："郁则气滞，气滞久则必化热，热郁则津液耗而不流，升降之机失度……故先生用药大旨，每以苦辛凉润宣通，不投燥热敛涩呆补，此其治疗之大法也。"桔梗苦辛，能开提肺气，升降气机，以解诸气郁。且肺主气，气行则郁解，故桔梗治郁证很合适，如《通俗伤寒论》中柴胡积桔汤（川柴胡4.5g，枳壳4.5g，姜半夏4.5g，鲜生姜3g，青子芩4.5g，桔梗3g，新会皮4.5g，雨前茶3g），桔梗就是取其宣开肺气而解肺气肢郁，以利柴胡、积壳更能发挥其升降气机的功效。

8. 血癖　桔梗用治血癖，一般是配伍活血化癖药，起到协同作用。《神农本草》记载："桔梗主治胸胁痛如刀刺。"《药性论》记载桔梗"破血"等。桔梗之所以治癖血，主要是肺能助心行血，以及"气为血之帅，气行而血行"的理论之运用。如王清任的"血府逐瘀汤"（桃仁12g，红花、当归、生地黄、牛膝各9g，川芎、桔梗各4.5g，赤芍、枳壳、甘草各6g，柴胡3g），用桔梗开提肺气，从而更好地发挥其活血祛瘀、行气止痛的作用。

9. 咽痛及失音　咽及声音均属肺系，桔梗为肺经气分主药，故可以治疗咽痛及失音。临床上用清代鲍相傲的"六味汤"（荆芥穗15 g，薄荷15 g，炒僵蚕10 g，桔梗10 g，生甘草10 g，防风10 g）加减，治疗咽痛及失音有效。

【配伍禁忌】 与甘草配伍，可治肺痈、咳而胸满、咽干不渴等病症；桔梗与巴豆配伍，可治寒实结胸的病症；桔梗与枳壳配伍，可治伤寒痞气的病症；桔梗与茴香配伍，可治牙疳臭烂。

第十一节 内 酯 类

一、川 楝 子

【别名】 楝实、金铃子、红枣、苦楝子。
【基原】 为楝科楝属植物川楝 *Melia toosendan* Sieb. et zucc. 的成熟果实。
【产地】 南方各地均产，以四川产者为最佳。
【炮制】 秋冬季采收，拣去杂质，洗净，烘干，轧碎或劈成两半。炒川楝子：将轧碎去核的川楝肉，用麸皮拌炒至深黄色为度，取出放凉。
【功效与主治】 疏肝行气止痛，除湿杀虫疗癣。主治胸胁、脘腹胀痛、疝气痛、虫积腹痛；外用治癣疾。
【用法用量】 内服：煎汤4.5～9 g，入丸、散6 g。外用：适量，研末调敷。
【毒副反应】 小鼠腹腔注射、静脉注射、皮下注射、口服给予川楝素的LD_{50}分别为（13.8±1.2）mg/kg、（14.6±0.9）mg/kg、（14.3±1.5）mg/kg和（244.2±44.0）mg/kg。静脉注射和皮下注射的化疗指数分别为4.2和4.5。大鼠皮下注射和家兔静脉注射的LD_{50}分别为9.8 mg/kg和4.2 mgkg。小鼠的累积性毒性，LD_{50}为18.7 mg/kg，累积系数K=1.13。
【中毒症状】 呕吐腹泻、腹胀腹痛、心悸眩晕、说话困难、呼吸紧迫、神志恍惚、狂躁多疑、视物模糊，或沉默不语、精神萎靡、心律失常、心动过速，或瞳孔缩小，视野呈明显的向心性缩小，也有表现为瞳孔散大、颜面潮红等。严重中毒者四肢抽搐、便血或尿血、精神失常或昏迷，甚至中枢麻痹，造成呼吸衰竭而死亡。
【预防】
1. 严格控制用量。
2. 虚寒之证、贫血、肝功能严重损伤者忌用。

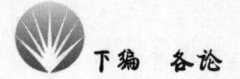

3. 加强卫生宣传及川楝子的管理，防止误食及乱用。

【救治】

1. 早期洗胃，催吐。服药用活性炭、藕粉或蛋清。
2. 震颤或痉挛，可用解痉、镇静剂。
3. 静脉滴注葡萄糖生理盐水及葡萄糖水。
4. 使用强心剂及呼吸中枢兴奋剂。
5. 中药解毒可服甘草汁、绿豆汁或菖蒲汁等。

【合理应用】

1. 胆管蛔虫症 用川楝子、乌梅肉各40 g，川椒、黄连各20 g，生大黄10 g。上药研细末装胶囊，每粒0.5 g，成人每次服10~20粒，每天3次，儿童酌减。或者川楝子、白芍各15 g，金钱草25 g，茵陈20 g，槟榔、乌梅各12 g，每天1剂，水煎服。

2. 血吸虫病 用川楝子配乌梅丸，服汤剂4~21天。

3. 蛲虫病 川楝子15 g，槟榔20 g，细辛1 g，百部10 g，乌梅6 g，大黄8 g（后下），使君子适量（不入汤剂，炒熟，去壳食仁），加水煎至60 mL，每天1剂。早晨空腹先食使君子仁（1岁服2粒，2岁服4粒，其余年龄按每增加1岁加服2粒计算，最多不超过20粒），随后服中药汤剂，药后1 h进早餐，上方连服3天。配合杀蛲药棉（由蛇床子、百部各40 g，煎汁，药棉浸透烤干）肛塞，次晨取出。

4. 胆石症感染、胆石症 ①川楝子15 g，三棱、莪术各9 g，乳香、没药各12 g，甘草3 g，龙胆草2 g，大黄10 g，随症加减，水煎服，每天1剂。②复方胆宁片（川楝子、白术、茯苓、茵陈、栀子等药制成，每片含生药 0.3 g），每次服3片，每天3次，3个月为1个疗程。

5. 慢性胃炎 川楝子、广木香、算盘子根各15 g，丹参、莱菔子各10 g，水煎服，每天1剂，30天为1个疗程。

6. 上消化道出血 川楝子、柴胡、白芍、乌贼骨、白及各10 g，地榆、蒲公英各30 g，黄连、田七各3 g，随症加减，每天1~2剂，水煎分3~4次服。

7. 慢性盆腔炎 ①川楝子、当归、川芎、丹参、香附、云苓、桃仁、赤芍、白芍、柴胡、路路通、甘草。1个月经周期为1个疗程，经期改用活血调经药。随症加减，水煎服，每天1剂。②川楝子、柴胡、黄芩、赤芍各9 g，败酱草15~30 g，煎汤保留灌肠，每晚1次，配合辨证内服中药。

8. 输卵管阻塞性不孕症 川楝子9 g，枳壳、青皮、陈皮各6 g，徐长卿12 g，每天1剂，水煎服（经期停用），配合灌肠药（忍冬藤30 g，马鞭草15 g，皂角刺12 g，甘草9 g），水煎至100 mL，用50 mL注射器于月经净后3天开始灌

肠，每天1次，每个月10次。

9. **手足癣** 川楝子10枚，去皮，加水浸泡至软，用手捏成糨糊状，浸泡局部1 h以上，每天1次。亦可用川楝子加水捣膏，加适量凡士林调匀，厚涂患指（趾），隔天1次，直至治愈。

10. **预防破伤风** 川楝子、防风、钩藤、赤芍、牛膝各10 g，生地黄、茯神各12 g，甘草6 g，随症加减，于创伤后24 h开始服药，每天1剂，水煎分2次服，小儿剂量减半，选择伤口感染、对破伤风抗毒素过敏者进行预防。

11. **鞘膜积液** 川楝子、陈皮各12 g，橘核、车前子、萆薢、猪苓、泽泻、通草各9 g，水煎服，每天1剂，6~9剂为1个疗程。服药前进行1次抽液。

【配伍禁忌】 脾胃虚寒者忌服。不宜长期连续服用。忌用铁器煮炒。

二、苦 楝 皮

【别名】 楝皮、楝根木皮、双白皮。

【基原】 为楝科属植物楝 *Melia azedarach* L. 或川楝 *Melia toosendan* Sieb. et Zucc的干燥树皮及根皮。

【产地】 全国大部分地区均有分布。

【炮制】 春秋季剥取，干燥，或除去粗皮。苦楝皮：取原药材，除去杂质，洗净，润透，切丝，干燥。

【功效与主治】 清热燥湿，杀虫疗癣。主治蛔虫、钩虫、蛲虫、风痒、头癣、疥疮。

【用法用量】 内服：煎汤，干品4.5~9 g，鲜品30~60 g；或入丸、散。外用：适量，煎水熏洗或研末调敷。

【毒副反应】 川楝素产品的纯度和含量不同，其毒性有较大差异。小鼠灌胃的LD_{50}为277~1 146 mg/kg，大鼠灌胃的LD_{50}为120.76 mg/kg，犬的最大中毒量为7.5~10 mg/kg，最小致死量为30~32 mg/kg，猫最小中毒量为2 mg/kg，最小致死量为3~4 mg/kg。

【中毒症状】 同川楝子。

【预防】

1. 严格掌握适应证，凡体弱、肝肾功能损害、贫血、胃及十二指肠溃疡、严重心脏病者及孕妇慎用或忌用。

2. 控制用量，成人内服干品10~15 g，鲜品30~60 g。

3. 注意用法，本品外层栓皮最毒，用时应除去，清水洗净，文火煎煮2~3 h，以睡前或早晨空腹服用为佳，不必配用泻药。一般一次顿服，或连用

2～3天即可，不宜连续服用，以免蓄积中毒。

【救治】同川楝子。

【合理应用】

1. 蛔虫性肠梗阻　用苦楝皮150 g，鲜葱白100 g，共捣烂，加醋适量调匀，加入面粉制成团状药饼，外敷脐周围，待药干后更换，直至腹痛缓解、肛门排气并排出蛔虫为止。一般不超过48 h即获效。

2. 胆管蛔虫症　苦楝皮、茵陈、乌梅各30 g，槟榔15 g，随症加减，水煎，每天1剂，分3次空腹服用，或者鲜苦楝根60 g（洗净削去外面红皮，切碎），葱白10瓣，醋60 mL，每天服2次。

3. 滴虫性阴道炎　用苦楝皮煎剂口服，或用苦楝皮栓剂塞入阴道中，隔天1次。

4. 滴虫性肠炎　苦楝根皮、槟榔、苦参各9 g，石榴根皮、乌梅、生百部各6 g，煎汤口服，每天1剂。

5. 蛲虫病　苦楝皮、使君子、槟榔、木香各3 g，黄芩、枳壳（炒）、黄连各1 g，厚朴4 g，大黄1.5 g，麦芽（炒）2 g，煎汤服，每晚1剂，连服3天。

6. 绦虫病　苦楝皮、榧子、雷丸、鹤虱各10～15 g，槟榔100～150 g，炒大黄5～10 g，煎汤100 mL，晨起空腹1次服下，2～3 h后方可进食，治疗绦虫病，一般服药后4～9 h可排出虫体。

7. 外痔　用苦楝皮、鱼腥草、马齿苋、芒硝各30 g，水煎外用，治疗外痔效果显著。

8. 牙痛　用苦楝皮适量煎汤漱口，治龋病牙痛。

9. 疥疮　用新鲜苦楝皮150 g，切碎，置容器内，加入乙醇密盖，浸渍3～5天，取浸液过滤，静置24 h，取上清液加入薄荷脑20 g，溶解，再加入50%乙醇至1 000 mL。每天外搽患处2～3次，效果显著。

10. 顽固性湿疹　用苦楝根皮洗净烧炭，调茶油抹患处，隔天洗去再抹，一般3～4次可愈。

11. 蛇咬伤　用苦楝树二层皮、韭菜各120 g，加米酒250 g，醋120 g，炖热放冷后用。伤口先行扩创，用药酒自上而下外搽，药渣外敷，并内服药酒少量。

【配伍禁忌】体弱及脾胃虚寒者及肝炎、肾炎患者忌服。

三、马　桑　叶

【别名】醉鱼草、扶桑、蛤蟆树、千年红、毒空木。

第一章 植物类有毒中草药

【基原】 为马桑科植物马桑 *Coriaria sinica* Maxim. 的叶。

【产地】 分布于山西、陕西、甘肃、河南、湖南、湖北、四川、广西、贵州、云南等地。

【炮制】 4~5月采收,洗净晒干。

【功效与主治】 祛风除湿,化瘀散结,镇痛杀虫。主治痈疽、肿毒、疥癣、跌打损伤等。

【用法用量】 外用:捣敷,煎水洗,研末或调敷。因有大毒,一般不作内服。

【毒副反应】 小鼠皮下注射马桑叶煎剂LD_{50}为9.75 g/kg。

【中毒症状】 误食马桑叶0.5~3 h内感头痛、头昏、胸闷、恶心呕吐、全身瘙痒、疼痛、灼热、发麻、腹痛、心率减慢、血压上升、呼吸加快,常突然惊叫,随即抽搐昏倒。阵发性发作持续3~4 min后停止,进入昏睡状态,出现深长呼吸,可死于呼吸衰竭。

【预防】 本品有大毒,应用宜慎,外用时也必须限制用量。曾有大面积烧伤者用此药外敷出现昏迷、抽搐,去药粉急救后脱险。

【救治】

1. 用高锰酸钾液洗胃,然后灌入适量蛋清,减少残留毒物的吸收,或用适量盐类泻药。出现惊厥时,皮下注射苯巴比妥钠0.1~0.2 g,也可用水合氯醛口服或灌肠。将患者安放在安静的暗室中,避免声、光刺激。如心脏搏动缓慢或有虚脱现象,用咖啡因,避免使用尼可刹米。

2. 连翘、金银花、绿豆,水煎服,有一定的解毒作用。

【合理应用】

1. 烧伤 ①马桑叶10 g,晒干,研成细末,调香油敷于患处。②马桑叶、黄连叶、白芷各10份,冰片1份,前3种药晒干,与冰片分别碾粉后混合,创面痛较重者,可适当加大冰片量。创面感染较重者,可适当加大黄连叶量,消毒创面后,以适量蛋清或菜油加入粉剂,调成糊状,敷于创面,用纱布包扎固定,每1~2天换药1次,轻者可用干叶粉调麻油敷患处。

2. 精神分裂症 鲜马桑叶适量,水煎,制成100%口服液,每次服用剂量相当于生药2~4 g/kg。将患者集中于治疗室,由专人护理。早晨空腹服药后卧床休息。服药后0.5~1 h即可出现药物反应,如恶心、呕吐、肌肉痉挛、抽搐等癫痫样发作,如发作频繁,可予速效抗癫痫药物(异戊巴比妥钠0.5 g或地西泮10 mg,肌内注射)。一般8 h后药物反应消失,肌内注射苯巴比妥钠0.1 g。

【配伍禁忌】 心肝肾功能不佳、年老体弱、儿童及急重病者忌用。

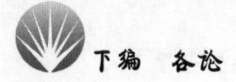

四、樟 脑

【别名】 潮脑、脑子、洋冰、韶脑。

【基原】 为樟科植物樟脑 Cinnamomum camphora（L.）PresL的枝、干、根、叶，经水蒸气蒸馏法提取挥发油，再用分馏法从挥发油中提取的颗粒状结晶。

【产地】 主产于台湾、长江以南及西南地区。

【炮制】 9~12月砍伐50年以上的老根，将根、杆、枝锯劈成碎片，置蒸馏器中进行蒸馏，樟木中含的樟油随水蒸气馏出冷却后，即得粗制的樟脑。将此樟脑再经升华精制、压榨，则成透明的樟脑块。置密闭瓷器中，干燥处贮存。

【功效与主治】 外用除湿杀虫，止痛；内服开窍避秽。主治心腹胀痛、脚气、疮疡疥癣、神志昏迷、跌打损伤、牙痛。

【用法用量】 内服：0.1~0.2 g，入散剂，或用酒溶化服。外用：适量，研末撒或调敷。内服宜慎。

【毒副反应】 樟脑内服0.5~1.0 g，可引起轻度不良反应或药源性疾病，内服2 g以上，在暂时性的镇静状态后，即引起大脑皮层的兴奋，导致癫痫样痉挛，以致呼吸衰竭甚至死亡，致死量为内服7~15 g，或肌内注射4 g。

【中毒症状】 急性中毒多在服药30~60 min（快者5~10 min）出现症状，初感咽及胃部有烧灼感，口干渴、流涎、恶心，继而呕吐、腹泻、腹痛等，呼吸及呕吐物中有樟脑气味，开始时呼吸兴奋（50~54次/分），以后则变浅、变慢、呼吸困难、发热（38~39 ℃），面色可潮红、苍白或浅蓝，严重时发生休克，皮肤冰冷，心率增快，心音低钝，最后出现意识丧失和呼吸障碍而引起死亡。

【预防】

1. 严格控制用量，内服每次0.03~0.06 g，每天1~2次，做丸、散剂，不宜煎煮。外用适量。

2. 不可嚼烂或嗅闻含有樟脑的产品（如樟脑丸）。

【救治】 中毒早期（服药2~3 h内），可催吐，饮鸡蛋清5~7枚，吐尽再饮鸡蛋清4~5枚（或用豆浆600 mL代之），用温开水（可使樟脑沉淀）或0.5%~1%活性炭混悬液洗胃，必须将洗胃液彻底吸出，以免增加吸收，洗胃后服蛋清、淀粉糊或米糊等，或服盐类泻药。中期可静脉滴注5%葡萄糖盐水1 500~2 000 mL，补充水分和电解质，适用速效的巴比妥类、地西泮、水合氯醛、乙醚等控制兴奋或抽搐。勿用阿片类制剂,以防止加重对呼吸中枢的抑制作用。

【合理应用】

1. 扭挫伤、损伤疼痛　用20%樟脑花生油搽剂局部摩擦,或者樟脑3 g,韭花125 g,切碎,溶于2 mL松节油、4 mL酒精中,和匀,敷伤处包扎。

2. 烧烫伤　用十滴水(樟脑、大黄、辣椒、小茴香、薄荷油、桂皮、干姜),浸湿消毒敷料1块,敷盖于创面,待敷料干后,再用十滴水浸湿,每天换药1次,治愈酸、碱、沥青、钢水、沸水等导致烧烫伤。

3. 冻疮　樟脑12 g,辣椒子45 g,用60%乙醇溶液500 mL浸1周备用。预防冻疮时,可搽在以往患处,每天1~2次,搽药前用温水洗涤患处更佳;治疗时,搽患处,每天3~4次。

4. 牙痛　用牙痛霜(樟脑、川椒各3 g,细辛2 g,研极细末,放茶盅内用文火烧15~20 min,待樟脑气透出时取下,候冷,揭开茶盅盖,则霜药俱在茶盅底,入瓷器收贮)少许塞痛处,治龋齿牙痛和风火痛,3~5 min即可止痛。

5. 肝癌疼痛　用伤湿止痛膏(樟脑、马钱子、天南星、丁香、乳香、没药、黄连、蟾酥、斑蝥等)外贴肝区体表皮肤。

6. 淋巴结炎　樟脑、山柰各等份,先将山柰研细末,再入樟脑研细混匀。取大于淋巴结2 cm胶布1张,将药末均匀地撒在其中,外贴患处,每2天换1次。

7. 手足皲裂　糯米1 500 g,明矾粉60 g,樟脑15 g,青黛30 g。将糯米洗净滤干,捣成细粉,置于1 500 mL沸水内,缓火熬成糊状,再入明矾粉、樟脑、青黛和匀即成,贮入罐内。用时将药膏涂于布上贴患处。

【配伍禁忌】　气虚内热、失眠、肾炎等病者及孕妇忌服。

第十二节　其他有毒植物药

一、山豆根

【别名】　北大豆根、黄结、苦豆根。

【基原】　为豆科植物越南槐 *Sophora tonkinensis* Gapnep 的根及根茎。

【产地】　产于广西、广东、江西等地。

【炮制】　全年可采,以秋季采最佳,除去杂质,洗净,干燥,切片。

【功效与主治】 清热解毒，利咽消肿。治疗咽喉肿痛、牙龈肿痛、口舌生疮、细菌性痢疾、肠炎、钩端螺旋体病，现代亦试用于鼻咽癌、肺癌、喉癌、宫颈癌等。

【用法用量】 生用。3~10 g，外用。山豆根煎煮时间越长，毒性也越显著增加。

【毒性】 山豆根的毒性成分可能是苦参碱、氧化苦参碱，槐果碱亦不能除外。苦参碱的LD_{50}：腹腔注射小鼠为150 mg/kg，家兔为125 mg/kg。氧化苦参碱的LD_{50}：小鼠静脉注射为150 mg/kg，腹腔注射为750 mg/kg，肌内注射为（256.74±573.6）mg/kg。槐果碱的LD_{50}：小鼠灌胃为241.5 mg/kg，肌内注射为92.41 mg/kg，腹腔注射（78±16）mg/kg。大量山豆根煎液灌胃可使小鼠呼吸抑制、震颤和痉挛，最后部分小鼠死亡。大剂量山豆根总碱对心脏呈负性频率，负性传导作用和心肌复极化障碍，对呼吸中枢先兴奋后抑制。

【中毒症状】 头痛、头晕、恶心、腹痛或腹泻、四肢无力、心悸、胸闷，重者表现为面色苍白、四肢颤抖，甚至抽搐，全身发冷、心跳加快或减慢，甚至休克。

【预防】 应严格控制用药剂量，一般1次用量应以3~6 g为宜，不应超过9 g，煎煮时间不宜太长。在山豆根的销售、保管及使用时注意与北豆根严格区分，勿使其混乱。

【救治】 迅速排毒，加快体内毒物排泄和对症治疗。轻度中毒者只对症治疗即可。重度中毒者用葡萄糖盐水加维生素C和654-2静脉滴注，亦可用50%葡萄糖加维生素B_6静脉注射。中医治疗：可灸百会、中脘，针内关、足三里（用泻法）。生姜、大枣、红糖（或白糖）各20 g煎汤服。若昏迷给甲氯芬酯，每2 h肌内注射250 mg，或二甲弗林肌内注射，每2 h注射8 mg。

【合理应用】

1. 急性咽-扁桃体炎病轻者单用山豆根煎服，并含嗽。病重者须配玄参、射干、板蓝根、牛蒡子、桔梗。

2. 钩端螺旋体病 用山豆根15 g，大青叶60 g，生甘草15 g，加4倍水浸渍半天，煎2次，滤液合并，每天4次分服。主要症状及体征多可在3~5天内明显减轻或消失。

3. 宫颈炎、宫颈糜烂 用山豆根粉高压消毒后，局部涂宫颈糜烂处，1~3天1次，10次为1个疗程。

4. 银屑病 用三根汤（山豆根、桔梗各4.5 g，生甘草3 g），水煎服，每天1剂，治疗小儿寻常型银屑病。

5. 足跖疣 山豆根、板蓝根各60 g，水煎10 min，煎液泡足 30 min，每天

1次。

6. 白细胞减少症　用苦参生物碱结晶Ⅱ，每天200～400 mg，肌内注射。

7. 细菌性痢疾、肠炎　服用鞣酸苦参碱片（每片0.3 g），成人每次2片，每天3次，首次加倍。

8. 癌症　用于早期肺癌、喉癌、膀胱癌等，山豆根常配白花蛇舌草、鱼腥草等。

9. 肝炎　山豆根注射液（主要成分为苦参碱）肌内注射。

10. 心律失常　口服氧化苦参碱胶囊，每次50 mg，每天3次，连用1周。

11. 恶性葡萄胎　山豆根总碱及山豆根甲碱治疗恶性葡萄胎104例，临床治愈91例，无效12例。

12. 失眠　服用苦参糖浆（0.5 g/mL），成人每次20 mL。

13. 呼吸道疾患　治疗气管炎、肺热咳嗽、咽喉肿痛，山豆根配伍前胡、枇杷叶各9 g，桔梗4.5 g，生甘草3 g，水煎服。

【配伍禁忌】　脾胃虚寒、泄泻及虚火喉痛者禁用。

二、大　黄

【别名】　香大黄、马蹄黄、绵纹、绵纹大黄、将军、生军、川军。

【基原】　为蓼科植物掌叶大黄（北大黄）*Rheum palmatum* L.、唐古特大黄 *Rheum tangnticum* Maxim ex Balf 或药用大黄（南大黄）*Rheum officinale* Baill的根状茎。

【产地】　掌叶大黄和唐古特大黄产于四川、甘肃青海，南大黄产于四川、湖南、云南、贵州。

【炮制】　立冬前后叶子大部分枯萎时采挖，不用水洗，削去外皮，阴干或烘干，生用或酒制、蒸熟、炒黑用。

【功效与主治】　攻积导滞，泻火解毒，止血，活血祛瘀，退黄通淋。用于大便秘结、痢疾、火邪上炎诸症及肠痈、吐血、妇女闭经、鼻出血、黄疸等。

【用法用量】　生用泻下力强，若攻下者宜生用，且入汤剂应后下或开水泡服；制用泻下力减弱，活血泻下作用较好；酒制上行多用于火邪上炎之证；制炭多用于出血症。内服：煎汤5～10 g，热结重症急需下者加倍；研末，1～3 g，用于止血可5～10 g；外用：适量，磨涂或研末调敷。

【毒性】　大黄的主要成分为蒽醌衍生物，能刺激大肠，增加其蠕动而促进排便。大剂量内服，因蒽苷对胃肠黏膜产生强烈的刺激作用，引起呕吐等毒性反应。

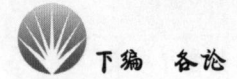

【中毒症状】 恶心、呕吐、腹痛、盆腔充血、严重腹泻，可因失水过多产生昏迷、虚脱、休克等症状。

【预防】 控制用药剂量，妇女月经期、怀孕及体弱者应慎服或禁用。

【救治】 ①早期可催吐、洗胃。②补液、静脉滴注葡萄糖盐水。③其他对症治疗。

【合理应用】

1. 便秘　治疗习惯性便秘，可单用生大黄研末，睡前服1.5～3 g，作用缓和，不会引起腹痛，适用于小儿及体弱患者。对于慢性病出现冷积便秘者，需与附子、干姜、党参、甘草配伍。

2. 肠梗阻　治疗急性单纯性肠梗阻、粘连性肠梗阻及蛔虫性肠梗阻出现便秘、腹痛、高热、神昏谵语，宜较大剂量应用本品，并多与芒硝、枳实、厚朴等药同用，如大承气汤。

3. 清洗肠道　腹部X线平行摄影前清洗肠道，可于摄片前1天晚餐进半流质，晚上8时以生大黄6 g，芒硝9 g，用开水500 mL，浸泡5～10 min，调匀去渣，1次服下，1 h后再服温开水500 mL，翌日晨空腹，上午摄片，优片率高。

4. 急性胆囊炎、胆石症　对于湿热黄疸者，需要大黄6 g，配茵陈18 g，栀子9 g，如茵陈蒿汤；治疗胆石症，也可单用生大黄10 g，水煎服，每天1次，首剂加倍。

5. 急、慢性病毒性肝炎　治疗急性黄疸型肝炎单用生大黄。成人50 g，儿童25～30 g，煎成200 mL左右，顿服，连服6天停药1天为1个疗程；年老体弱者服2天停1天，服6次为1个疗程。治疗急性黄疸型肝炎，用大黄30 g，配茵陈10 g，水煎服。大黄用量大者效果好，茵陈后下者效果好。

6. 上消化道出血　禁食1～2天，服生大黄粉每次1.5～3 g，每2 h 1次，每天3～4次，直至大便隐血试验转阴。

7. 腹胀　用大黄粉醋调外敷涌泉穴，对多种原因引起的腹胀有明显疗效。

8. 伤寒　用大黄配石膏或黄芩、黄连、黄柏，可作用于肠神经丛，通过影响全身起清热、消炎作用。

9. 乳腺炎　用生大黄、配芒硝各等份，研末，加少量凡士林，开水调匀，摊于纱布上，贴于乳房红肿部位，每天换药3～4次。

10. 妇科血肿、硬结、炎症　治疗妇科外阴术后腹壁和腹腔红肿、术后硬结、盆腔炎和切口炎症，可用大黄1份，配芒硝4份，研成粗粉，装入纱布袋外敷患处，12～24 h更换1次，7～10天为1个疗程。

11. 急性肾功能衰竭　用生大黄40 g（后下），配制附子、生龙骨、生牡蛎、槐花、甘草各15 g，加水500 mL煎液保留灌肠，每次100 mL，保留1 h，早、晚各1次，7天为1个疗程。

12. 幽门螺旋杆菌阳性的消化性溃疡　用大黄片，每次3～4片，每天3次，饭后服。

13. 外科手术后的腹胀　生大黄洗净，晒干后研成粉末备用。一般成人取大黄粉30 g，用3 000 mL温开水调和后保留灌肠，一般病例1次即可。

14. 肛门疾病　肛裂、炎性外痔、血栓性外痔、混合痔术后、肛门湿疹，取大黄15～30 g冲开水3 000 mL，先熏后坐浴，每天1次；内痔出血、溃疡、感染，用适量大黄粉外敷局部，每天1次；肛瘘术后则是熏洗后外敷，每次排便后换药。

15. 胆绞痛　生大黄10～20 g，木香10 g，加开水300 mL浸泡10 min后，频频饮用。

16. 高脂血症　大黄浸膏片0.5 g（每片），每次4片，每天3次，饭后服，1个月为1个疗程。

17. 肥胖　本症指超标体重10%以上，但未达肥胖症标准。用大黄片每次4～10片，每天1～3次，饭前30 min服，使大便每天保持3次，同时控制主食。

18. 冻伤　大黄、甘草各50 g，加水4 000 mL，煎30 min，取出药渣，待温后浸泡患处20 min，每晚1次，每剂药可使用1周。

19. 带状疱疹　①生大黄30 g，冰片5 g，蜈蚣5条，共研细末，香油调涂患处，每天早晚1次。②大黄15 g，虎杖15 g，冰片15 g，浸入300 mL95%乙醇溶液，24 h后，取清液涂布于患处，每天数次。

20. 排卵功能失调　大黄烘干研末，装入胶囊，口服，每天2次，每次1 g，月经干净后开始服药，连服3～6个月。

21. 慢性荨麻疹、皮肤瘙痒症　可内服大黄片，每天2次，每次1.5 g，连服1周。

22. 慢性前列腺炎　大黄、半夏各10～15 g，水煎，冲服琥珀10～20 g，每天1剂，分2次服。

23. 中风　对急性期热积肠腑之实证，可常规应用生大黄粉3～9 g，沸水冲服或鼻饲灌服，或用30 g煎液保留灌肠，中病则止。

24. 肺病咯血　治疗肺结核、肺炎、肺脓肿、支气管扩张及肺癌所致之咯血，可服生大黄水丸，每次2 g，每天2次。

【配伍禁忌】　本品为峻烈攻下之品，易伤正气，如非实证，不宜妄用；本品苦寒，易伤胃气，脾胃虚弱者慎用；其性沉降，且善活血祛瘀，故妇女怀孕、月经期、哺乳期应忌用。

三、三 七

【别名】 人参三七、参三七、汉三七、田三七、田七、田漆、广三七、滇三七、血参、肿消、金不换、盘龙七、山漆、竹节三七。

【基原】 为五加科植物三七 *Panax notoginseng*（Burk.）F. H. Chen的根。

【产地】 产于云南、广西等地。

【炮制】 在立秋前后10天结籽前采挖的为"春三七"，根饱满，质较好；冬季11月种子成熟后，采挖的为"冬三七"，质较差。大小个分开，先曝晒至半干，边晒边搓，使表皮光滑，体形圆整坚实，晒干。生用。

【功能与主治】 散瘀止血，消肿止痛。用于各种出血症、跌打闪挫、筋骨折伤、瘀肿疼痛、痈疡肿痛等。

【用法用量】 生用。内服：煎汤，3～10 g；研末，每次1～1.5 g，每天1～3次，失血重者，可用至3～6 g；或入丸、散。服用：适量，研末掺或调涂。

【毒性】 本品含三七皂苷、五加皂苷，五加皂苷与普通苷不同，对金鱼毒性较轻，五加皂苷A对小鼠静脉注射的最小致死量为410 mg/kg。大剂量可影响心脏传导系统。本品有显著抗凝作用，能抑制血小板聚集而致出血倾向。

【中毒症状】 个别患者服用本品可引起恶心，呕吐频繁，出血倾向，过敏性药疹，口舌发麻、发硬，浑身汗出，心率减慢，四肢冰冷，眼前出现重影，严重者出现休克反应。

【预防】 有过敏体质者慎用；孕妇忌用。

【救治】 出现过敏性药疹可按一般抗过敏处理，出现休克反应者，按常规救治原则处理。

【合理应用】

1. 高脂血症 每天用三七粉 1.8 g，分3次饭前服，连服1个月，对降低血脂有一定效果。

2. 各种出血 治疗体内外出血，包括功能性子宫出血，产后血瘀腹痛以及咯血、鼻出血、便血、尿血等。可单用研粉服，亦可配合其他止血药。

3. 跌打损伤、瘀血肿痛 有活血散瘀、消肿止痛作用，可单用研粉，用黄酒或白酒微热送服。治疗颅外伤，可服三七粉 3 g，每天2～3次。

4. 结石病 三七粉加三金汤（金钱草、海金砂、鸡内金）治疗胆结石、尿路结石有效。

5. 急性胃炎 三七甲醇提取物，20 mg/2 mL，加入50%葡萄糖 50 mL静脉注射，2～4周为1个疗程。

6．慢性肾盂肾炎　三七、琥珀各等份，共研细末，每次4 g，每天2次，温开水冲服。

7．急性溃疡病　三七粉6 g，白及粉20 g，调糊状，服前先进行胃肠减压，将胃内容物抽出，然后口服药入胃，将胃管闭紧，停止胃肠减压4 h，取得满意效果。

8．肺心病　用抗炎、强心、利尿法配合三七粉治疗喘息不得卧，口唇发绀，症状改善明显。

9．腹膜炎术后腹痛　三七1 g，研末，水冲服，每天3次，连用3～5天。

10．白细胞、血小板减少症　每天三七粉6 g，红枣、鹿角胶10 g，煎服或烊化服。

11．前列腺肥大　三七粉、西洋参各15 g，每天1 g，温开水冲服。

12．退奶　三七粉4 g，食醋30 mL调服，每天3次。

13．小儿营养保健　脾健灵，即以猪脾水解物、三七、黄芪煎膏而成，可增进食欲，促进小儿生长发育，并对营养性贫血、增进睡眠，防止夜哭和多汗有效。

14．颈椎病　三七、当归、红花等7味中药制成颈椎活血片，治疗该病，可改善临床症状。

15．寻常疣　口服三七粉，治疗确有良效。

16．水肿　三七粉3～4 g，每天口服，治疗肾源性、心源性、不明原因引起的水肿均有效，尤其适用于久病水肿。

17．急性咽喉炎　三七适量，开水泡当茶饮。

18．复发性口疮　用复方田七药膜治疗80例，有效75例。

19．视网膜动脉静脉阻塞　血栓通2支，加10%葡萄糖液20 mL静脉注射，每天1次，10天为1个疗程。

20．颞颌关节功能紊乱综合征　三七酊剂，贴在疼痛最明显处，结果关节疼痛明显改善。

【配伍禁忌】　孕妇忌用。

四、马　兜　铃

【别名】　水马香果、葫芦罐、臭铃铛、蛇参果、万丈龙、套脚兰、臭罐罐、葫芦。

【基原】　马兜铃科植物北马兜铃 *Aristolochia contorta* Bge. 或马兜铃

Aristolochia debilis Sieb. *et* Zucc. 的果实。

【产地】 北马兜铃主产于黑龙江、吉林、河北等地，马兜铃主产于江苏、安徽、浙江等地。

【炮制】 秋季果实由绿变黄时采摘，晒干生用或蜜炙用。以身干、椭圆形、果实完整少碎裂、色黄绿、无杂质、无虫蛀、不霉者最佳。

【功能与主治】 清肺化痰、止咳平喘。治疗肺热咳喘、咯血失音、痔瘘肿痛。

【用法用量】 3~15 g，外用适量，煎汤熏洗。一般生用，肺虚久咳者炙用。

【毒性】 历代本草没有提到马兜铃毒性问题，按《中草药急性中毒与解救》载"含毒成分为马兜铃碱和马兜铃酸"。以种子最毒，中毒量为30~90 g，中毒潜伏期1~4 h，所以马兜铃大量应用后，常有过敏反应报道。马兜铃碱皮下注射可引起严重的肾炎，大量应用可引起血尿、尿闭、呼吸困难、脉搏不整，甚至呼吸停止而死亡。

【中毒症状】 频繁恶心、心烦、呕吐、头晕、气短等，严重者可出现血性下痢、知觉麻痹、嗜睡、瞳孔散大、呼吸困难，由肾炎而引起蛋白尿、血尿及肾功能损害等。

【预防】 ①可采用蜜炙以达到减少和缓和药性之目的。②按药典规定剂量使用3~9 g。

【救治】 可洗胃、服浓茶或鞣酸等。肌内注射维生素B_1，每天2次，每次20 mg；静脉注射25%葡萄糖液或静脉滴注葡萄糖盐水1 000~1 500 mL；出现麻痹或呼吸困难时，可用苯甲酸钠、咖啡因或尼可刹米或樟脑磺酸钠等肌内注射。

【合理应用】

1. 肺结核、慢性支气管炎、支气管扩张　用马兜铃合剂（马兜铃、去皮甘草）有一定疗效。

2. 急性喉炎　对风热失音者，用本品配蝉蜕、薄荷、胖大海。

3. 高血压病　用马兜铃15 g，加水500 mL，煎至半量，分3次饭后服。可合用黄芩、夏枯草、钩藤等药。

4. 产后感染　从马兜铃中提取马兜铃酸，500名产妇服后，分娩期感染率从26.8%下降至8.2%。

5. 梅核气　用马兜铃12 g，水煎服。

6. 肿瘤　用马兜铃配合化疗，放疗治疗癌肿56例，除2例有白细胞计数下降外，54例在整个治疗过程中的细胞数一直保持恒定，保证了化疗和放疗继续进行。

7. 肠热痔漏下血、肛周脓肿胀痛 单用本品煎水熏洗或内服，亦可与地榆、槐花、枳壳、黄芩配用。

【配伍禁忌】 虚寒咳喘及脾弱便秘者慎用。

五、马 鞭 草

【别名】 凤颈草、紫顶龙芽、铁马鞭、狗牙草、鹤膝风、马鞭梢、白马鞭、疟马鞭、野荆芥、红藤草。

【基原】 为马鞭草科植物马鞭草 Verbena officinalis L. 的全草或根。

【产地】 我国大部分地区均有野生。主产于湖北、江苏、广西、贵州。

【炮制】 6～8月花期割取地上部分；根全年可采，晒干、切段用。

【功效与主治】 清热解毒，活血散瘀，利水消肿，疟症。用于外感发热，湿热黄疸、水肿、痢疾、白喉、喉痹、淋病、经闭、痈肿疮毒、癥瘕等。

【用法用量】 10～30 g（鲜品30～60 g捣汁），外用捣敷或煎水洗。

【毒性】 其毒性很低，不溶血，有拟副交感神经作用。所含马鞭草苷及马鞭草宁小量对交感神经末梢兴奋，大量则抑制。

【中毒症状】 主要为胃肠道反应。出现恶心、呕吐、腹痛、腹泻。

【预防】 注意控制剂量。

【救治】 出现不适反应，停药后症状消失。严重者则对症处理。

【合理应用】

1. 感冒发热 以鲜马鞭草、羌活、青蒿，水煎，每天2次，连服2～3天，或单用本品9～15 g，煎服。

2. 黄疸 以马鞭草根或全草60 g，水煎调糖服，肝肿痛者加山楂9 g。

3. 疟疾 用马鞭草煎剂内服，每天3次，连服3～7天，可抑制发作；用马鞭草注射液2 mL（每支3 mL，相当于生药24 g）于发疟前2 h肌内注射，亦可抑制发作。

4. 痢疾 用马鞭草根研末，米饮送服，或用全草同陈茶煎服。亦可用本品60 g，配牛膝15 g，水煎，分3次服，每天1剂。

5. 白喉、咽喉肿痛 单味煎服，或用鲜品捣汁服。

6. 霉菌性阴道炎 以马鞭草30 g，煎煮去渣，温液坐浴，浸泡阴道10 min，同时以手指套以消毒纱布放于阴道前后搅动，清洗阴道皱褶，每天1次，5天为1个疗程。

7. 百日咳 单用马鞭草干品，1～3岁用12～30 g，4岁以上用60～250 g，水煎分2次服用，连服3～10天。

8. 丝虫病　马鞭草18 g，苏叶15 g，青蒿12 g，加水150 mL，煮取 80 mL，早晚饭前服用，7～10天为1个疗程。

9. 疱疹性口腔炎　本品（鲜品为好）200～300 g，加水煎至50～150 mL，每天1剂，分次内服及含漱，连用6天，头3天加板蓝根针剂注射，每天2次，每次 2 mL。

10. 肾炎水肿　单用较大剂量，加酒煎服可显著增加尿量。

11. 阴囊湿疹　用鲜品适量，捣烂敷。

12. 关节肌肉肿痛　用鲜马鞭草500 g，加黄酒1 kg，红糖180 g，煎浓汁，每天3次，5天服完，能消肿止痛。

13. 牙科感染　用马鞭草30 g，水煎2次服，每天1剂，3天为1个疗程。

【配伍禁忌】　孕妇慎服。

六、人　参

【别名】　鬼盖、土精、神草、黄参、血参、百尺杵、棒槌。

【基原】　为五加科植物人参 *Panax ginseng* C. A. Mey. 干燥根。

【产地】　主产于吉林、辽宁、黑龙江及朝鲜半岛等地。

【炮制】　野山参，7～9月采挖，用骨针拨开泥土，小心挖取，尽可能保持支根和须根的完整，去净泥土、茎叶；园参，9～10月采挖，用镐细心刨起，防止断根或伤根，去掉泥土。均以根粗、体丰、纹细、芦头长、坚韧不断、气香、味微苦者为佳。洗净晒干者为生晒参；经沸水浸烫后，浸糖汁中，取出晒干者称为糖参；蒸熟晒干或烘干者称为红参；支根和须根蒸熟并干燥者为参须。野山参一般不去支根，极为精细地将整体晒干即为"生晒生参"，用时直接粉碎或捣烂入药。

【功能与主治】　大补元气、补脾益肺、安神益智、生津止渴、益气生血、益肾助阳、强身延年、扶正祛邪。为治虚劳内伤第一要药，凡一切气、血、津、液不足之症，皆可应用。

【用法用量】　3～10 g，宜文火另煎，将参汁兑入其他药汤内服，若抢救虚脱，当用大剂量，15～30 g，煎汁分数次灌服，或使用人参注射液、生脉注射液、参附注射液静脉输液。可研末吞服，每次0.5～1 g，每天2～3次。亦可切薄片含化，每次3～4片，最后细嚼。可泡茶饮用，每次3～7片，放入茶杯，冲入沸水，加盖，10 min后饮用。亦可作菜肴进食，或切片，或研粉，合鸡、鸭、鸽子等食物炖食。

【毒性】 人参对神经系统具有兴奋作用，治疗量能增快冲动传导，增加条件反射强度。成人服人参根粉，每天服0.3 g以上，连续服用，可发生失眠、抑郁、体重减轻等毒性反应。大剂量服用时，血糖明显降低，心脏收缩力受抑制，其作用特点与强心苷相似，可导致血压下降、呼吸麻痹等。

【中毒症状】 长期（1个月至2年）服用人参，可发生人参滥用综合征，主要表现为血压升高、咽喉刺激感、欣快感、烦躁、体温升高、皮疹、出血、晨泻、水肿，少数人表现为性情抑郁。

【预防】

1. 辨证用参，贵识其性 人参种类和加工方法不同，产生的作用有一定差异。按药性分偏热性、温性和凉性三类，必须根据个人体质和需要选用。如：气虚兼有阳虚的四肢逆冷、畏寒症状，以及妇女崩漏失血过多，或者手术后，宜选用朝鲜红参（又名高丽参、别直参）、吉林红参、日本红参和参须等偏热性的人参；气虚而有口渴喉干、津液不足、大便秘结、舌质偏红者，宜选用偏凉性的生晒参、皮尾参和白参须等。

2. 掌握原则，严守禁忌 人参以补虚为主，热壅但阴虚火旺所致的心悸、头晕、失眠等，服用人参后会加重症状；湿热壅滞的浮肿，服用人参可使浮肿更甚；高血压患者服人参，往往使血压升高。如果滥用，可引起脑溢血，故气盛、身热、大小便不利、因燥热引起的咽干、口干、鼻出血等实热证，均应禁用。

【救治】

1. 西药治疗 ①早期催吐洗胃。静脉滴注10%葡萄糖溶液，或静脉注射50%葡萄糖60 mL，每天3次；或口服葡萄糖粉适量，有一定效果。②出现明显呼吸抑制时可吸氧，或肌内注射尼可刹米、山梗菜碱等。③有严重抽搐者，肌内注射苯巴比妥0.1 g，呕吐咖啡样物时，应用维生素K_1、安络血等止血剂。④如过敏反应严重，可用地塞米松5～10 mg，或氢化可的松100～300 mg，加入葡萄糖溶液或生理盐水内静脉滴注，并对症处理。

2. 中药治疗 甘草120 g，蔗糖60 g，水煎服，烦躁不安，不能入睡时，用朱砂3 g，分2次冲服，每6 h 1次。

3. 民间疗法 用萝卜干150 g，水煎服，或大量饮蔗糖水。

【合理应用】

1. 病毒性心肌炎 以本品制成针剂，人参注射液 10 mL加入5%葡萄糖40 mL，静脉推注，每天1次，10天为1个疗程。

2. 冠心病 以本品制成糖衣片（人参皂苷糖衣片，每片50 mg），每次1片，每天3次，2个月为1个疗程。

3. 老人病窦综合征　以红参2~4g，放入口中舌下含化，每天1次，20天为1个疗程。

4. 急性心肌梗死、心力衰竭、休克　对于病情危重，面色苍白，神情淡漠、肢冷汗多，脉细微欲绝者，可单用人参3~30g，加水煎成100~300 mL，随时口服，1天内服完。对气脱亡阳、手足凉、血压低者，可配合附子，以补气补阳，如参附汤。

5. 低血压　口服人参浸剂或酊剂，可改善低血压。

6. 脱水、虚脱　与麦冬、五味子配伍，以生津止渴，补阴止汗，升压救脱，如生脉散。

7. 贫血　口服人参煎剂，可使全身倦怠感、衰弱和食欲不振得以改善。

8. 过敏性鼻炎　对脾胃虚寒者，可用人参配白术、干姜、甘草，连服7~10天。

9. 肺结核　与大枣配伍，以补气抗痨。

10. 慢性支气管炎　咳嗽、喘息、自汗者，可与麦冬、五味子、沙参、元参等配伍，以补气养肺，止咳祛痰。

11. 性功能减退不育症　服用人参片剂，有强壮、激性作用，对精子少、精子活动力不良和无精子症有满意疗效。

12. 直肠脱垂　用人参芦头20枚，文火焙干，研末分20包，每天早晨空腹米饮调服1包（小儿酌减），10天为1个疗程。

13. 气虚便秘　对垂危患者，正气虚弱，肠蠕动功能低下，大便秘结者，与大黄、芒硝配伍，以扶正祛邪、补气通秘。

14. 胃肠癌　人参制剂用于胃癌、肠癌，可增强抵抗力，抑制癌生长，延长生命时间。

15. 糖尿病　与天花粉、山药、生地等配伍，或与知母、石膏等配伍，以降血糖，滋阴生津，改善精神与体力状况。

【配伍禁忌】　反藜芦，畏五灵脂，恶皂荚，忌同用。服用人参不宜喝茶和吃萝卜，以免影响药效。

七、丹　参

【别名】　紫丹参、赤参、红丹参、红根、大红艳、大红袍、活血参、血山根、朵朵花根、山苏子根、野苏子根。

【基原】　为唇形科植物丹参 *Salvia miltiorrhiza* Bge 的根。

【产地】　主产于河北、安徽、江苏、四川等地。

第一章 植物类有毒中草药

【炮制】 秋季采挖、润透后切片、晒干,生用或酒炒用。生用和酒炒丹参对肝损伤减轻作用较醋炒丹参好,尤其是抑制丙氨酸转移酶的升高,减轻肝细胞坏死较醋炒丹参明显。而酒炒丹参与生品相比并未提高疗效。

【功效与主治】 活血祛瘀,凉血消痈,除烦安神。用于血瘀症、疼痛症、心神不安症、温热病、疮疡痈肿及皮肤病等。

【用法用量】 5~30 g,或入丸、散、膏剂,或制成注射剂,肌内注射或静脉注射。外用适量,熬膏涂或煎汤熏洗。生用清热除烦凉血作用较好,酒炒活血祛瘀作用较强,养血安神可用朱砂拌炒。

【毒性】 小白鼠腹腔注射LD_{50}:丹参注射液为(36.7±3.8)g/kg,复方丹参注射液为(61.5±5.26)g/kg。其毒性低,不良反应少。

【中毒症状】 口干、头晕、乏力、手胀麻、气短、胸闷、稍有心慌、心前区痛、心跳加快、呕吐、恶心、胃肠症状等,可引起皮肤过敏、肝损害,甚至休克。

【预防】 有出血倾向忌用。

【救治】 出现过敏性药疹可按一般抗过敏处理;出现休克反应者,按常规救治原则处理。

【合理应用】

1. 脑血栓形成 常以本品配合补阳还五汤加减应用,或用复方丹参注射液(丹参、降香)静脉滴注。

2. 冠心病、心绞痛 常与降香、川芎、赤芍、红花等配伍,作煎剂、片剂或注射剂使用。

3. 血栓闭塞性脉管炎 与当归、川芎、乳香、没药、穿山甲、玄参等配伍,煎服或外敷。

4. 弥散性血管内凝血 用丹参注射液静脉滴注,有良好疗效。

5. 高血压病、高血压并发冠心病 用复方丹参注射液有一定疗效,给高血压危象患者静脉滴注,可使血压明显降低。

6. 肺源性心脏病 静脉滴注丹参注射液,可改善血液流变性,降低右心负荷,加强心肌收缩力。

7. 慢性肝炎、肝脾肿大 与当归、郁金、香附、鸡内金等配伍,或用本品配板蓝根各15 g,郁金12 g,水煎服。

8. 慢性胃炎、胃及十二指肠溃疡、胃神经官能症 对于气滞血瘀、上腹疼痛者,重用丹参30 g,配檀香、砂仁各5 g,水煎服。

9. 硬皮病、白塞氏病、结节性红斑 与鸡血藤合用或用丹参注射液,有一定疗效。

10. 神经官能症　对失眠、烦躁、心悸者，与酸枣仁、柏子仁、何首乌等配伍，以镇静安神。

11. 血管性头痛　用丹参30 g，配钩藤、牛膝、僵蚕、川芎、白芷各9 g，水煎服。

12. 妊娠胆汁郁积症　以丹参配合茵陈、郁金、黄芩等治疗妊娠肝内胆汁郁积症之皮肤瘙痒、黄疸等。

13. 慢性肾功能不全、尿毒症　丹参注射液16～20 mL加入葡萄糖液中静脉滴注，每天1次，14天为1个疗程。

14. 糖尿病　用丹参注射液10～14 mL，加入50%葡萄糖液 20 mL 静脉推注，每天1次，20天为1个疗程，疗程间隔10天，其间用复方丹参片，每天3次口服。

八、天　麻

【别名】　明天麻、赤箭、木浦、白龙皮、定风草、定风草根。

【基原】　为兰科植物天麻 *Gastrodia elata* BL的块茎。

【产地】　我国各地均产。主产云南、贵州、四川地区。四川为天麻的道地产区。

【炮制】　春季植株出芽或冬季茎枯时采挖，擦去外皮，煮透或蒸熟，压平，微火烧干，用时润透、切片。用薄层色谱扫描法测定鲜天麻不同加工方法对天麻素及其苷元含量的影响，结果表明：鲜天麻直接烘干（或晒干），天麻素明显减少，而苷元增加；经蒸制后干燥，结果正好相反。在炮制过程中注意勿炒焦。

【功效与主治】　熄风止痉、平抑肝阳、祛风通络。用于头痛眩晕、肢体麻木、小儿惊风、癫痫抽搐、破伤风。

【用法用量】　3～10 g。研末冲服，1～1.5 g。

【毒性】　小鼠腹腔注射天麻浸膏，LD_{50}为5.4～61.4 g/kg。家兔每天注射天麻稀醇浸剂0.25～1 g/kg，可见软弱少动，食欲大减，体重下降，甚至死亡。如腹腔注射煎剂12 g/kg，则有疲困，反应迟钝，共济失调，拒食，心跳加快，脑电波出现每秒1～2次的慢波，1例心电图有T波倒置。12只兔多数在用药后48 h内死亡。天麻中的香草醛副作用较少，静脉注射40 mg/kg，或口服1 g/kg，动物的一般状态和心电图、脑电图都没有特殊变化。

【中毒症状】　头痛、面部浮肿及全身浮肿、胸闷、乏力、恶心呕吐、汗出肢冷、烦躁、呼吸急促、血压下降、大小便失禁，甚至昏迷。

【预防】 有特异过敏体质之人慎用。

【救治】 早期可催吐、洗胃、给予补液，静脉滴注葡萄糖盐水，抗过敏治疗及其他对症治疗。

【合理应用】

1. 血管神经性头痛　应用天麻注射液（每1 mL含生药6 g）每次 1 mL，做1～2个穴位注射，每天或隔天1次，10次为1个疗程。

2. 神经疼痛　用20%天麻注射液治疗多种神经疼痛，一般在疼痛发作期每次肌内注射2～4 mL，每天1～3次，1～4次可获显效。

3. 神经衰弱　用合成天麻素注射液每天2 mL肌内注射，6天为1个疗程，用后头痛、头晕症状明显改善。

4. 外伤综合征　用天麻注射液200 mg肌内注射，每天2次，5天为1个疗程，治疗以头痛、头晕、睡眠障碍为主要症状的脑外伤综合征，效果显著。

5. 耳源性眩晕　用天麻注射液进行穴位注射，风池（双）每穴注射0.5 mL，足三里（双）每穴注射1.5 mL，每天1次，10天为1个疗程。属风痰上扰者，常与半夏、白术、茯苓、陈皮、甘草配伍，如半夏白术天麻汤。

6. 面肌痉挛　用天麻注射液（含量为0.06 g/mL）肌内注射，每天2～4 mL。

7. 耳聋、耳鸣　用天麻素注射液（含天麻素100 mg/mL）肌内注射，每天1次，每次100～200 mL，14天为1个疗程。

8. 破伤风　用天麻注射液肌内注射治疗轻型破伤风，用后15～120 min患者安静，抽搐次数减少。

9. 癫痫、惊厥　用抗癫香素片口服，成人开始每天服1.5 g，分3次服。若4周后无效，增至每天2 g，若2周后无效，可继增至每天2.5 g，儿童酌减，一般治疗3～6个月。

10. 高血压　对头痛头晕，证属阴虚阳亢者，配伍栀子、黄芩、钩藤、夜交藤、茯神、生石决明、桑寄生、杜仲、益母草，如天麻钩藤饮。

11. 风湿性关节炎、半身不遂　多与秦艽、羌活、牛膝、桑寄生等配用，可用天麻配当归、川牛膝各9 g，羌活 3 g，木瓜 6 g，水酒各半煎服。

【配伍禁忌】 《雷公炮炙论》："使御风草根，勿使天麻，二件若同用，即令人有肠结之患。"

九、瓜　蒌　根

【别名】 花粉、天花粉。

【基原】 为葫芦科植物栝楼 Trichosanthes kirilowii Maxim 或双边栝楼 Trichosanthes rosthornii Herms 的根。

【产地】 我国南北各地均产。

【炮制】 秋冬季采挖,刮去外皮,切成段、块、片,晒干。

【功效与主治】 清热生津、消肿排脓。用于热病烦渴,肺热燥咳,内热消渴,疮疡肿毒。

【用法用量】 内服:煎汤,10~15 g,治消渴可用至30 g;或入丸散。外用:适量,研末,水或醋调敷。

【毒性】 不同纯度的天花粉蛋白制剂,毒性及副作用方面基本一致,但在程度上有轻重不同,纯度愈高,其他毒素的含量愈少,异常蛋白反应愈轻。

小鼠或豚鼠经天花粉蛋白致敏后,再决定注射量,小鼠均呈现过敏反应甚至死亡,豚鼠全部死亡。成年雌犬25只肌内注射不同剂量的天花粉蛋白粗制剂0.2~2.0 mg/kg,可出现精神萎靡,食欲减退以至拒食,经2~5天逐渐恢复,心电图有暂时ST段降低,2~3天后亦恢复。肾功能非蛋白氮无明显变化。少部分犬肝功能丙氨酸转移酶轻度升高,并出现全身毛细血管和小静脉扩张瘀血,肝、肾实质细胞轻度变性。

【中毒症状】 发热头痛、咽喉痛、恶心、腹泻、皮疹,偶见神经血管性水肿,病理性心电图或心率异常,血压下降、鼻出血、流产前后出血过多、肝脾肿大、腹胀、蛋白尿等,甚至引起过敏性休克、肱动脉血栓,并发急性肺水肿、脑水肿、脑组织出血和心肌损害。

【预防】 注射前必须先做皮内敏感试验,阳性反应者忌用。过敏体质及活动性心、肝、肾疾病或功能不良者,出血性疾病、严重贫血、精神异常、智力障碍者等慎用。急性炎症患者应根据情况暂缓应用。

【救治】 体温超过39℃者可用解热药,对注射后过敏者应用抗过敏药和对症处理,必要时可采用冬眠疗法进行抢救。

【合理应用】

1. 支气管炎、肺炎 治疗肺热、燥咳,甚或咯血等症,用天花粉15 g,配生地黄、麦冬、天冬各9 g,以滋阴润燥。

2. 痈肿疮疡 对热毒炽盛者,常与金银花、连翘、蒲公英、紫花地丁、浙贝等配伍,以解毒、消肿、排脓。

3. 热性病,脱水 对津伤口渴者,常配生地黄、沙参,以清热生津。

4. 糖尿病 服用天花粉,每次9 g,每天3次,连服3~7天;对口渴体虚多尿者,用天花粉配五味子9 g,生山药30 g,生黄芪15 g,知母18 g,生鸡内金(研末冲服)6 g,葛根4.5 g,如玉液汤。

5. 引产　用于妊娠3~6个月的孕妇及死胎、过期产孕妇，以天花粉针剂注射，或将天花粉或其栓剂塞入阴道。

6. 恶性葡萄胎、绒毛膜上皮癌　用天花粉针剂注射，2~3次后即有一定疗效。

7. 尿崩症　用天花粉配益智仁各15g，五味子6g，水煎服。

8. 胃及十二指肠溃疡　天花粉50g，贝母15g，鸡蛋壳10个，研末，每服6g，白开水送下。

【配伍禁忌】　忌与乌头、附子同用。脾胃虚寒，大便滑泄者禁用。

十、祖师麻

【别名】　祖司麻、小叶枇杷、金腰带、大救贺、黄瑞香。

【基原】　为瑞香科植物黄瑞香 *Daphne giraldii* Nitsche 的茎皮及根皮。

【产地】　主产于甘肃、陕西、四川。

【炮制】　春秋季采收，干燥，用时切段或蒸晒后酒炒用。

【功能与主治】　祛风除湿，温中散寒，止痛散瘀。治疗风湿痹痛、四肢麻木、头痛、胃痛、跌打损伤。

【用法用量】　内服：煎汤3~6g；或煅研为散。

【毒性】　祖师麻含瑞香素、瑞香苷、紫丁香苷、西香素、大黄素、甲醚、祖师麻皂苷、祖师麻毒素。其作为发泡剂，可使局部循环改善，起到祛瘀活血，舒通血脉的作用。治疗过程中少数患者可出现不同程度的反应，对皮肤黏膜有穿透力。

【中毒症状】　出现皮疹、发热、嗜睡，但均无不良后果，停药数日自行消失。

【预防】　用量不宜过大，加工制作时需注意防护。

【救治】　一般无需特殊处理，停药症状可自行消失。

【合理应用】

1. 风湿痹痛　祖师麻、防风、土青木香、羌活、独活、透骨风、乳香、小茴、甘草、黄酒煎服，女加四物汤，男加四君子汤。

2. 胃脘痛　祖师麻5g，甘草10g，水煎服；若伴有嗳气吐酸，可配海螵蛸、浙贝母、延胡索等同用。

3. 跌打损伤　可单用，或配乳香、没药、桃仁等药同用。用祖师麻膏外贴治疗闭合性软组织损伤，有良效。

4. 四肢麻木　祖师麻9g，水煎，煮鸡蛋10枚，每天早晚各吃1枚，并喝汤适量（冬天用较好）。

5. 风寒感冒　祖师麻6 g，生姜、葱白为引，水煎服。

6. 冠心病　用瑞香素治疗冠心病72例，症状改善者55例，心电图改善者35例，同时呈现降血清胆固醇及降血脂作用。

7. 血栓闭塞性脉管炎　用长白瑞香素，每次300～600 mg，每天3次。

8. 单纯性关节炎　用长白瑞香素治疗单纯性关节炎，有较好疗效。

9. 手术麻醉　祖师麻甲素注射液用于手术麻醉，静脉推注或滴注，麻醉作用可靠。

【配伍禁忌】　药酒或膏剂外敷能止痛，但可刺激皮肤起泡。药酒口服对黏膜有刺激而有口舌麻感。

十一、蛇　床　子

【别名】　蛇米、蛇粟、蛇珠、蛇床仁、蛇床实、气果、双肾子、野茴香、野胡萝卜子。

【基原】　为伞形科植物蛇床 Cnidium monnieri（L.）Cuss 的干燥成熟果实。

【产地】　我国各地均产。

【炮制】　每年7—8月果实成熟后采收，除去杂质，洗净，晒干。

【功效与主治】　温肾化阳、散寒祛风，外用燥湿杀虫。治疗疥癣，湿疹，湿疮，风疹瘙痒，阴部湿疹瘙痒，风湿痹痛，男子肾虚阳痿，女子宫寒不孕。

【用法用量】　内服：煎汤3～9 g，或入丸、散剂。外用：煎汤熏洗，研末外敷，或坐浴。

【毒性】　蛇床子总香豆素给豚鼠口服LD_{50}为（2.44±0.05）g/kg，100%蛇床子提取液20 mL/kg，注射药物后30 min内小鼠活动减少，呈现镇静作用，观察48 h未见小鼠死亡。兔眼角膜实验中未见结膜红肿充血，蛇床子挥发油中的欧芹酚甲醚，小鼠皮下注射的LD_{50}为16 mg/kg。

【中毒症状】　空腹服用蛇床子总香豆素后，少数患者有轻微口干，嗜睡，胃部不适，如果饭后服用可以避免，停药后自然消失。蛇床子浸剂外用，少数患者出现皮肤潮红，剧烈瘙痒。

【预防】　控制剂量，饭后服。

【救治】　出现皮肤潮红、剧痒，口服赛庚啶片，外擦丙酸倍氯美松软膏。目前尚无中毒报道，一旦误服中毒，按常规的救治原则处理。

【合理应用】

1. 男性不育　蛇床子、山萸肉、枸杞子、何首乌、覆盆子各12 g，肉苁蓉、巴戟天各10 g, 淫羊藿15 g, 甘草5 g。随症加减，每天1剂。

2．不射精症　蛇床子、五味子、石菖蒲、路路通、白芍各15 g, 穿山甲、王不留行、薏苡仁各30 g, 蓬莪术、柴胡各12 g, 车前子、枣仁粉（冲服）各10 g。诸药配合，共奏通络排精之功，水煎，睡前顿服，每天1剂，15天为1个疗程。

3．阴囊湿疹　蛇床子60 g, 苦参、明矾、威灵仙各15 g, 地肤子24 g, 黄柏20 g, 白鲜皮、透骨草各30 g, 随症加减，水煎取药液加冰片5 g, 趁热熏洗阴囊处10～20 min, 待药稍凉后徐徐洗皮损处，每天1剂，早晚各1次，忌食海鲜、发物及辛辣食物。

4．女性不孕　当归18 g, 肉苁蓉、蛇床子、益母草、枣皮、补骨脂、桑寄生、泽泻、覆盆子各15 g, 菟丝子25 g, 赤芍、泽兰各12 g, 川芎、红花、丹参各10 g, 水煎服，每天1剂，每天3次，正值经期第1天开始服药，18天为1个疗程。

5．外阴白色病变　外洗方：蛇床子、鹤虱、地肤子、苦参根、百部、野菊花、枯矾、仙灵脾、补骨脂，配合外用维生素E、维生素AD。

6．阴道炎　外洗方：蛇床子、苦参、黄柏、白鲜皮等组成。

7．阴痒　外洗方：蛇床子、百部、半枝莲、木槿皮、红花、穿山甲、蝉蜕等水煎外用。

8．手足癣　脚癣八珍散：蛇床子、苦参、金黄散、青黛等，外用。

9．疥疮　蛇床子、百部各250 g, 研碎成粗粉，先以冷开水润湿30 min后，加入75%乙醇溶液4 000 mL, 密封浸渍15天，取浸出液之上清液外涂患处，配合野菊花煎剂外洗，每天1次，5天为1个疗程。

10．哮喘　蛇床子总香豆素80 mg, 每天3次口服，10天为1个疗程。

11．末梢性神经炎　蛇床子、地肤子、黄柏各9 g, 没药、苦参各6 g, 水煎沸5～10 min, 待温泡洗患处，药液可反复温热使用4～5次，7天为1个疗程。

【配伍禁忌】　阴虚有热，阳强精关不固者慎用。

十二、干　漆

【别名】　漆渣、渣底、漆脚。

【基原】　为漆树科植物漆树*Toxicodenchron vemicifluum*（Stokes）F. A. BarkL的树脂加工后的干燥品。

【产地】　湖北、四川、云南、广东、安徽等省，国外日本、缅甸等亦产。

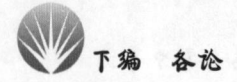

【炮制】
1. 干漆　取原药材，拣去杂质，洗去泥土，晒干。
2. 干漆炭　取干漆捣碎，炒至烟尽存性用。

【功效与主治】　破血、逐瘀、通经、杀虫。治疗血瘀经闭、癥瘕、瘀血疼痛、虫积腹痛。

【用法用量】　内服：煎汤2.5～4.5 g，烧炭入丸、散0.09～0.15 g。外用：烧烟熏。

【毒性】　有毒成分为其所含的酚类成分。0.001 mg的纯漆酚对生漆敏感者即可引起皮炎；氢化漆酚毒性较弱，0.1 mg可以引起皮炎；漆树酸钠对家兔致死量为6.67 mg，有轻度的蓄积作用。

【中毒症状】　对生漆过敏者皮肤接触即引起红肿、痒痛，起丘疹或疱疹。误服可引起强烈刺激，如口腔炎、溃疡、呕吐、腹泻，严重者可发生中毒性肾病。接触方式主要是直接接触漆液、漆树，或已干的漆器，个别亦有嗅到漆气而发病者。

【预防】　①询问过敏史，凡对生漆有过敏患者，避免使用。②在接触时，以川椒叶涂口鼻周围预防。③内服时应炒或烧至烟尽成炭，以缓解毒性。④配伍使用或入丸、散剂中，亦可减轻干漆对胃肠的刺激性和毒副作用。

【救治】
1. 局部使用3%硼酸水湿敷，或用炉甘石洗剂外搽。
2. 口服盐酸苯海拉明片100 mg，每天3次，或异丙嗪25 mg，氯苯那4 mg，每天3次，同时服维生素B、维生素C、乳酸钙或葡萄糖酸钙。
3. 必要时，可应用激素类药物，如泼尼松、泼尼松龙，每天可用40～80 mg，加入5%葡萄糖溶液中，静脉滴注。
4. 酌用止痛剂，如去痛片，每天3次，每次0.5 g。
5. 芒硝冲剂外洗，熏洗3天患部皮肤可恢复正常。
6. 生螃蟹1只，捣烂、水煎内服或外洗局部，或用生螃蟹汁外涂，可解漆毒。
7. 甘草、冬桑叶各15 g，水煎内服，或者外洗接触的局部。
8. 金银花、连翘、土茯苓、苦参、赤芍、牡丹皮、石膏、甘草各15 g，煎汤内服。
9. 川椒叶、橘叶、紫苏、杉木、漆枯草，煎水外洗，或用川椒、白矾煎水洗。
10. 甘草15 g，绿豆9 g，地肤子9 g，蛇床子9 g，苦参9 g，知母6 g，水煎服。

11. 柴胡9g，防风9g，五味子6g，乌梅9g，甘草12g，水煎服。
12. 鲜桂花叶煎水外洗。
13. 鲜韭菜500g，捣汁内服或外涂，或鲜大蓟200g，捣汁内服或外涂。
14. 百部30g，煎汤内服或外洗。
15. 茶油20mL，内服或外涂。
16. 外用冰片和土霉素。

【合理应用】

1. 臌胀　干漆、三七粉、鸡骨草各200g，丹参、谷芽、鸡屎白各1 000g，莪术、三棱、山药粉各500g，干漆炒至无烟，放冷研细过筛，合余药制成丸剂，每丸重10g，每服1～2丸，每天3次。

2. 肝硬化　干漆20g（炒至烟尽），生三七25g，研筛成细粉，分21包，每次1包，每天3次，连服7天。鸡屎白100g，瓦上焙干炒黄，加水500mL，煎三沸，加入米酒100mL，白糖30g，再煮两沸，去渣滤过，澄清，取汁分3次服（兼服药粉），连服7天。

3. 肠易激综合征　干漆炭、马钱子、玄明粉各2g，郁金4g，炒枳壳、白及各12g，酒大黄3g，青黛6g，共为细末，每次5g，加生理盐水100mL，保留灌肠，治疗以腹胀便秘为主的肠易激综合征。

4. 血栓闭塞性脉管炎　干漆10g，三棱、地龙、莪术、延胡索、川楝子、川芎、生甘草各12g，当归、红花各15g，每天1剂，水煎服，3个月为1个疗程，每个疗程间隔10天。

5. 颅脑损伤　以干漆、苏木、穿山甲、莪术加入血府逐瘀汤中治疗瘀血重型颅脑损伤24例，其中1例外伤后脑压增高，21例平片可见颅骨骨折、蛛网膜下腔出血，平均住院20天，痊愈17例，随访7天均愈。

6. 子宫内膜异位症　干漆4.5g，川牛膝、炒当归、制香附、炙甲片、海藻、赤芍各9g，皂角刺、莪术、丹参各12g，桂枝、血竭各3g，随症配合经痛方治疗。

7. 血吸虫病　服用漆雄丸（含干漆、雄黄），总剂量为50g。

8. 猪囊尾蚴病　干漆炭、辛夷各240g，雷丸120g，朱砂60g，共为细粉，每服3g，早晚各服1次。

9. 丝虫病　干漆炭300g，地龙、苍术（炒）各500g，研末，水泛为丸，早晚饭后各服1.5g。

10. 慢性盆腔炎　干漆、威灵仙、赤芍、蒲黄、皂刺、穿山甲、虻虫、没药各60g，红娘、蜂房、藤黄各30g，铅丹、血竭各35g，沉香20g，麝香1g，按传统手工黑膏药制法摊成膏药，每帖直径4 cm，厚3 mm，贴敷穴位。根据不同辩证，分别贴敷水道、归来、气海、中极、府舍、命门、关元、石门、肾俞、三阴交、血海等。每天换帖1次，10次为1个疗程，酌情服中药汤剂。

【配伍禁忌】 本品药性峻猛、气味厚浊，故临床应尽量少用单方，宜配伍使用或入丸、散剂。孕妇及体虚者慎用。

十三、大风子

【别名】 大枫子。

【基原】 为大风子科植物 Hydnocarpus anthelmintica Pier 的成熟种子。

【产地】 分布于台湾。国外印度、泰国、越南及印尼等地出产较多。

【炮制】 夏季采摘，取出种子晒干，研末或炒炭或取油用。

【功效与主治】 祛风燥湿、解毒杀虫。治疗麻风病的专药，还可治疗梅毒、恶疮、荨麻疹、神经性皮炎、疥癣。

【用法用量】 外用为主，少作内服。内服每次0.3~1 g。

【毒性】 大风子水浸液在试管用可抑制奥杜盎小芽孢癣菌，它所含的阿立普里斯酸（aleprestic acicl）为治疗麻风病的有效成分，但毒性较大。家兔和狗皮下及静脉注射次大风子酸钠或其乙酯，可产生溶血性贫血，肾炎，蛋白尿，血尿，肝脂肪变性。肌内注射大风子油产生严重刺激和疼痛，易发生坏死。

【中毒症状】 头晕、头痛、全身不适、发热、乏力、噎感、纳呆、恶心、呕吐、胸痛、腹痛、腰背疼痛；重症者可出现溶血、肝脂肪变性、肾功能衰竭。

【预防】 内服大风子要严格掌握适应证，控制好用量，非必须则不宜内服。

【救治】 轻症者用白菜或萝卜捣烂取汁灌服后，用手指或匙柄刺激咽部催吐。也可选用下列中药内服：①蕹菜根500 g，捣烂加开水浸泡2 h，过滤去渣，1次服完；②绿豆60 g，黑豆、赤小豆、白菜根、车前子（布包）各30 g，甘草9 g，水煎服；③甘草30 g，红糖15 g，加水600 mL，煎至200 mL去渣，1次服完。重症者配合催吐、洗胃、导泻、输液、利尿，应用通用解毒剂，肌内注射苯巴比妥钠0.1 g或氯丙嗪50 mg等。

【合理应用】

1. 瘤型麻风 由于大风子辛、热，有毒，通常制成复方丸剂，如江苏地区所用的麻风丸，浙江地区的扫风丸，广东地区的脾经丸、防风通经丸等制剂，均含有大风子。

2. 荨麻疹 用大风子30 g，大蒜15 g，捣烂并加水100 mL，煮沸 5 min，用时涂搽患部。

3. 酒糟鼻 大风子与轻粉、枯矾等研匀，用猪油调成膏用，如腊脂膏。

4. 癣病　用土槿皮60 g，大风子仁、槟榔、百部各30 g，蜈蚣、斑蝥各8 g，将诸药研碎后加95%乙醇溶液1 100 mL及镇江醋300 mL浸泡，密封3周，再将除松后的鲜瓦松40 g捣烂加入，泡3天后去渣，静置，用两层纱布过滤后即可外用。

5. 神经性皮炎　用以大风子为主药的熏药治疗神经性皮炎。方法：用大风子、苍术、黄柏、苦参、防风、独活、五倍子、白鲜皮各等量。上药拌匀后分装两布袋，放在蒸笼内蒸热，敷于皮损上，一袋冷即换另一热袋，交替热敷1 h左右，每天1次，直到痊愈。

6. 疥疮　将大风子仁去壳捣烂，放一层纱布内包扎成一团，用时先将药团挤出油（冷天可用火烘后趁热挤），涂擦患处。每天2～3次，油擦尽时加适量猪油或花生油搅拌后继续用。

7. 裙边疮（又称裤口风疮）　大风子100个，枯矾15 g，川椒末3 g，轻粉3 g，用真柏油调擦即愈。

8. 水田皮炎　大风子、雄黄各30 g，冰片（或樟脑）0.6 g，熟石灰粉适量，共研细末，外撒，撒药前先用青凡木捣烂，也可用苦楝树皮或刺苋菜泡开水洗患处。

9. 瘘疮　大风子仁、木鳖子、蛇床子各15 g，水银9 g（研，撒于内），先以刀刮去疮痂，花椒汤洗净，外用麻油熬成珠，调药附和麻油，遍身自上而下搽之。

【配伍禁忌】　阴虚血热、胃肠炎症、目症患者均忌服。

十四、豨莶草

【别名】　豨莶、虾钳草、风湿草、牛人参、肥猪苗、黏糊菜、粘苍子、猪膏莓、四棱麻、大叶草、粘不扎、黄花仔。

【基原】　为菊科植物豨莶 *Siegesbeckia orientalis* L. 和腺梗豨莶 *Siegesbeckia pubescens* Mak. 或少毛梗豨莶 *Siegesbeckia glabrescens* Mak的地上部分。

【产地】　主要产于江苏、浙江、四川等地。

【炮制】　大暑时采收，切段晒干，生用或酒蒸晒用。

【功效与主治】　祛风除湿，通络，解毒，清肝潜阳。主治四肢麻痹，筋骨疼痛，腰膝无力，疟疾，急性肝炎，高血压病，疔毒肿毒，外伤出血。

【用法用量】　内服：煎汤9～12 g，大剂量30～60 g，捣汁或入丸散。外用：适量，捣敷，或研末撒，或煎水熏洗。

【毒性】　目前对其毒性成分尚不清楚，有待于进一步对其化学成分进行毒性研究。豨莶草水煎液小鼠静脉注射LD_{50}为（45.54±1.44）g/kg，小鼠腹腔注射最大耐受量为人用量的400倍。

【中毒症状】 主要表现为呕吐、恶心、胃不适、腹泻,但不会危及生命。

【预防】 注意控制用药剂量。

【救治】 补充葡萄糖水及生理盐水。

【合理应用】

1. 肝炎 以豨莶草15 g,栀子3 g,铁锈钉2枚,病情重可加鬼针草适量,每天1剂,分2次煎服,治疗急性黄疸性肝炎,疗效满意。

2. 疟疾 豨莶草30 g,每天1剂,分2次煎服,连服3天。

3. 夜盲症 豨莶草焙干研细末,每次3 g,与猪肝(鸡肝更佳)15 g共蒸服,每天1次,一般轻症3次,重症服7次即愈。

4. 乳腺炎 鲜豨莶草120 g(干品60 g)水煎去渣,加鸡蛋2枚煮熟,饮汤食蛋。

5. 宫颈炎 用豨莶草2份,红花、地桃花、土黄连各5份,黄花母、穿心莲各3份,共研末,混匀后装入胶囊,每晚临睡前将1粒放阴道后穹隆,轻者连续放3~5次,重者10~20次。

6. 白癜风 豨莶草、天花粉、苍耳子、枸骨根、菝葜、六月雪各50 g,白蒺藜40 g,麦冬35 g,紫草15 g,煎服,每天1剂,3周为1个疗程,配合制斑霉素涂患处,紫外线照射或日光浴等。

7. 面神经瘫痪 豨莶草15 g,水煎,每天1剂,连服10天疗效好。

8. 高血压 豨莶草30 g,地骨皮10 g,浓煎,分2~3次服。

9. 风湿性关节炎 桐丸(豨莶草与臭梧桐按1:2的比例配伍)每次6~9 g,以后酌情增至12~15 g,每天2次。

10. 进行性肌萎缩性侧索硬化症 用桐丸(豨莶草180 g,海桐皮100 g,蕲蛇120 g,共研末,炼蜜为丸)每次9 g,每天2~3次,并配合其他中西药。

【配伍禁忌】 无风湿者慎服,生用或大剂量应用易致呕吐。

十五、丁 公 藤

【别名】 包公藤、麻辣子、丹月藤、南藤。

【基原】 为旋花科植物丁公藤 *Erycibe obtusifolia* Benth. 或光叶丁公藤 *E. schmidtii* Craib的藤茎。

【产地】 主产于广东等地。

【炮制】 全年均可采收,切段或片,晒干,生用。

【功效与主治】 祛风除湿,消肿止痛,用于风湿痹痛,半身不遂,跌打肿痛。

【用法用量】 3~6 g，用作配制酒剂，内服或外搽。

【毒性】 包公藤甲素苯甲酸盐小鼠腹腔给药的LD_{50}为（8.85±1.2）mg/kg；丁公藤乙素制成的注射液小鼠静脉注射的最大耐受量大于100 mg/kg。中毒时主要出现强烈的拟胆碱样作用，急性中毒动物组织病理解剖可见内脏器官瘀血；亚急性给药实验提示有一定的蓄积毒性。滴眼实验未见明显毒性。

【中毒症状】 主要症状有汗出不止，唾液分泌增加，气喘，腹痛，腹泻，四肢麻木，瞳孔缩小，血压下降，心率减慢。

【预防】 注意控制剂量。

【救治】

1．及时导泻、洗胃。

2．服用甘草蜂蜜水 甘草30 g，蜂蜜200 g，共煮成水，经常服用。

3．温水擦身，注意避风保暖，预防感冒。

4．按西医方法对症处理。

5．立即到医院抢救治疗。

【合理应用】

1．青光眼 以0.025％包甲素眼药水，每天滴眼4次用于临床，降低眼压有良好效果，缩瞳作用强，副作用小。

2．风湿骨痛及神经痛 丁公藤制成注射液，每支2 mL（含生药5 g），每次2~4 mL，每天1~2次，肌内注射。

3．肾绞痛 用丁公藤注射液（每支200 mg/2 mL），每次2 mL，肌内注射，每天2次，一般注射2~5次可愈。

【配伍禁忌】 本品有强烈的发汗作用，虚弱者慎用。孕妇忌服。

十六、两 面 针

【别名】 上山虎、入地金牛、豕椒、蔓椒。

【基原】 为芸香科植物两面针 *Zanthoxylun nitidum*（Roxb.）DC. 的根、根皮或茎皮。

【产地】 产于华南各省及台湾、云南等地。

【炮制】 全年可采挖、晒干，用时切片或切段。

【功效与主治】 祛风通络，行气止痛，活血散瘀，解毒消肿。治疗风湿痹痛、牙痛、腰腿疼痛、跌打伤痛、毒蛇咬伤、烫火伤、口疮、痈肿等。

【用法用量】 水煎服5~10 g。外用适量，研末调敷或煎水洗患处。

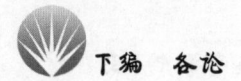

【毒性】 两面针根和根皮主要含两面针碱、氧化两面针碱、氯化两面针碱、双氢两面针碱等。两面针提取液给予小鼠1次腹腔注射，LD_{50}为（82.13±10.13）mg/kg。对家兔急性毒性实验，剂量分别为3 mg/kg、6 mg/kg，每天静脉注射1次，连续14天，血象、肝功能、肾功能、心电图无显著变化。死后解剖，主要脏器肉眼未见异常，表明其毒性较低。动脉实验证明本液静脉注射外漏可产生局部刺激。其毒性可认为其麻醉作用所致，以及胃肠刺激作用。

【中毒症状】 两面针肌内注射或服用过量可出现中毒或过敏反应，中毒可引起腹痛、下痢，表现为皮肤发红、发痒，以及轻度烦躁、呼吸稍促，伴恶心、呕吐、血压升高、头晕眼花等。

【预防】 本品一般剂量为内服干根皮10～15 g，根皮2～5 g，研末一般剂量为1.5 g，水冲服。本品不宜常服。

【救治】

1. 轻者服糖水或生甘草水。
2. 重者静脉滴注10%葡萄糖液或加地塞米松，对症治疗。
3. 误食其果引起头晕、眼花、呕吐等中毒症状，可催吐、洗胃、导泻等。

【合理应用】

1. 牙痛　两面针9 g，煎水服；或研成粉，每服1.5 g，冲水服。另可煎水含漱。近年来用两面针提炼制成的两面针牙膏，对牙痛、牙龈出血、牙周炎确有明显疗效。

2. 脘腹疼痛　用两面针和七叶莲制成注射液，每次肌内注射2 mL（相当于两面针1 g，七叶莲2 g），治疗胆管蛔虫、溃疡病、肠蛔虫症引起的腹痛者有较好疗效。一般给药后3～10 min即可止痛，药效持续4～8 h。

3. 风湿痹痛　两面针根皮9 g，鸡蛋1枚，水煎服。亦可取两面针根30 g，泡酒500 mL，7天后取酒服。每次5～10 mL，每天3次，或制成两面针注射液肌内注射，每次2 mL（相当于根皮3 g），每天1～2次，以治风湿关节肌肉疼痛。

4. 腰肌劳损及坐骨神经痛　20%两面针溶液，经低频直流感应电疗机离子导入，每天1次，每次20 min，10天为1个疗程。

5. 毒蛇咬伤　即取鲜两面针根30 g，水煎服；另用鲜根酒磨汁外敷，或用两面针研末，每次服9 g，另取末调米泔水外敷。

6. 表面麻醉　将两面针制成表面麻醉剂，用于口腔科手术，如拔牙、齿龈脓肿切开等。制成0.5%溶液可用于门诊一般小手术，如输卵管结扎术、扁桃体切除术、阑尾切除术等，麻醉效果稳定，无不良反应及肝肾损害。

7. 急性乳腺炎　两面针酊剂（1∶1乙醇提取液）直流电导入法治疗急性乳腺炎，疗效明显好于超短波治疗。

8. 烫伤　两面针干根，研粉撒布局部，在撒粉前先用两面针煎水外洗。

【配伍禁忌】

孕妇忌服。忌与酸味食物同服。

十七、独 一 味

【别名】　大巴、打布丁。

【基原】　为唇形科植物独一味 *Phlomis rotate* Benth 的根及根茎或全草。

【产地】　生于高山风化的碎石滩中或高山草地。分布西藏、四川、甘肃等高原地区。

【炮制】　秋季采集，拔取全株，去净泥土，截去叶及须根，晒干，生用。以根条粗壮、匀净者为佳。

【功效与主治】　祛风除湿，活血行瘀，消肿止痛、止血。治疗风湿痹痛、跌伤筋骨，崩漏、月经过多。

【用法用量】　2～3 g；外用适量，鲜品捣烂敷患处。

【毒性】　含黄酮类化合物。毒理学试验证实，该药较安全，小鼠胃对独一味叶浸膏的LD_{50}为13.5 g/kg。浸膏1.5 g/kg给麻醉家兔肠内注入，无中毒表现，浸膏以0.5 g/kg给犬服21天，对动物活动、血象、肝肾功能无明显影响。病理组织切片各脏器大部分未见异常，偶见血管扩张充血和肝组织坏死。

【中毒症状】　恶心、腹痛、腹泻等，毒副反应较轻。

【预防】　有胃肠疾病者适当减量使用，宜饭后服用。

【救治】

1. 甘草30 g，绿豆60 g，水煎频服。

2. 雷尼替丁胶囊150 mg，口服，每天2次；多潘立酮口服，每次20 mg，每天3次。

3. 呕吐严重者肌内注射甲氧氯普胺10 mg，并予补液，对症维持电解质平衡。

【合理应用】

1. 风湿痹痛　独一味5 g，丹参15 g，牛膝10 g，雷公藤20 g（先煎30 min），水煎服。

2. 筋骨跌伤　内外合用治跌打损伤，骨折，腰部扭伤，用独一味3支，研末冲服；鲜品适量，捣烂敷患处。

3. 崩漏，月经过多　独一味3 g，三七3 g，研末，开水冲服，有效率87.9%。

4. 口腔出血　独一味3 g，研末开水送服，有效率92.3%。

【配伍禁忌】　无瘀滞者勿服，孕妇忌服。

十八、瓦　松

【别名】　瓦宝塔、昨叶河草、瓦花、向天草、天蓬草、瓦莲花。

【基原】　为景天科多年生肉质草本植物瓦松 Orostachys fimbriatus（Turcz.）Berger. 或晚红瓦松 O. erudescens（Maxim.）Onwi 等的全草。

【产地】　前者全国各地均有；后者主要分布于辽宁、江苏、浙江等地。生于屋顶、墙头或岩石上。

【炮制】　夏、秋季开花期采收，以花穗带红色，老者为佳。除去须根及杂质，晒干生用或炒炭用。

【功效与主治】　凉血止血，清热解毒，行血调经，利湿消肿。治疗肠风便血、血痢、咯血、鼻出血、月经不调、经闭带浊、热毒疮疡、烫伤、痔疮、湿疹、热淋、砂淋等。

【用法用量】　内服：煎汤，10～15 g；亦可捣汁服或入丸剂。外用适量，捣敷，煎汤熏洗或焙干研细粉外敷。

【毒性】　小鼠腹腔注射流浸膏50～100 g/kg可以致死，豚鼠腹腔注射 50 g/kg（生药）亦引起死亡。家兔静脉注射20 g/kg，可引起跌倒、呼吸加快、颤抖，但30 min后即能立起而逐渐恢复。

【中毒症状】　大剂量可出现心率减慢，血压下降，心电图可出现房室传导阻滞和室性期前收缩等改变。

【预防】　年老体弱虚寒者不宜内服。

【救治】

1. 催吐、洗胃。
2. 10%葡萄糖500 mL加参附针30 mL静脉滴注。
3. 心率慢可予阿托品注射液0.5 mg皮下注射。
4. 对症治疗。

【合理应用】

1. 疮疡疔疖　瓦松适量，加食盐少许，共捣烂，遍敷患处，每天换2次。
2. 牙龈肿痛　瓦松、白矾各等份，水煎含漱。
3. 蜈蚣咬伤　鲜瓦松60 g，捣烂外敷患处。
4. 肠风便血　瓦松15 g，地榆15 g，槐花10 g，水煎服。
5. 肺热咯血　瓦松15 g，桑叶10 g，仙鹤草30 g，藕节10 g，水煎服。
6. 烫伤　鲜瓦松、生侧柏叶等量同捣外敷或以干品研末外敷。
7. 子宫颈糜烂　一般在月经干净后3～4天用瓦松栓剂，放药前应做宫颈刮片明确性质及范围,根据糜烂程度选好瓦松栓剂大、中、小型号,先用0.1%新洁尔灭棉球固定药栓,第2次放药时用无菌棉球轻拭分泌物,避免新生上皮擦掉,每周放药2次,或隔天1次,一般6~8次即见效。本法与电烙、冷冻疗效接近,但疗法简便,无副作用。

【配伍禁忌】 本品性寒凉,易伤脾胃阳气,老弱乏力、脾胃虚寒者禁服。

十九、蛇　　莓

【别名】 鸡冠果、野杨梅、地莓、蛇蛋果、地锦、小草莓、地杨梅、蛇葡萄。

【基原】 为蔷薇科植物蛇莓Duchesnea indica (Andr.) Focke的全草。

【产地】 主要分布于华东、华南各省区。生于山坡、道旁及杂草间。

【炮制】 夏秋采收、洗净,鲜用或晒干切段用。

【功效与主治】 清热解毒,凉血止血,治疗湿热泄泻、痢疾、咽喉肿痛、痈肿疔疮、瘰疬结核、痄腮、湿疹、丹毒、烫火伤、咯血、胃癌、宫颈癌、鼻咽癌、系统性红斑狼疮等。

【用法用量】 生用。内服:煎汤,15~30 g,鲜品30~60 g;或为丸服,或绞汁服。外用:适量,捣敷或煎洗。

【毒性】 《日华子本草》:"味甘酸,冷,有毒",然而《本草纲目》:"俗传食之能杀人亦不然,止发冷涎耳。"现代临床观察未见明显毒性反应,故可认为其毒性甚小。

【中毒症状】 用药过程中少数患者可有恶心、呕吐、口泛清涎,余未发现其他不良反应。

【预防】 体质虚寒者不宜内服,冬季用量宜小,可逐渐加量用药。

【救治】

1. 生姜10 g,红枣10 g,甘草15 g,水煎服。
2. 黑豆煎汁内服。
3. 服姜糖水或食白砂糖亦可。
4. 予甲氧氯普胺10 mg 肌内注射或服多潘立酮20 mg。

【合理应用】

1. 带状疱疹　鲜蛇莓适量,雄黄1.5 g,大蒜1个,共捣烂,布包外搽。
2. 痢疾　鲜蛇莓全草30 g,水煎服。
3. 咯血　鲜蛇莓草90 g,捣烂绞汁约100 mL,冰糖少许炖服。
4. 伤暑、感冒　干蛇莓20 g,酌加水煎,每天服2次。

5. Ⅰ~Ⅱ度烧烫伤　烧伤面积达4%~30%者，用蛇莓20 g，加水200 mL，制成20%的蛇莓溶液涂之。涂后患者马上感到舒适清凉，1~2 h后，局部有紧缩感觉，个别患者有微痛。第2天创面干燥，浆液渗出基本停止；第3天创面上有一薄痂层，浅黄色，透明，薄痂下有新生的小细血管，再过2~3天露出新生皮，愈后无疤痕。

6. 癌肿、疔疮　蛇莓10~30 g，煎服。

7. 蛇咬伤、毒虫咬伤　鲜蛇莓草，捣烂敷患处。

8. 系统性红斑狼疮　鲜蛇莓50 g，煎汤内服。

【配伍禁忌】　脾胃虚寒者慎服。

二十、棉　花　子

【别名】　棉籽、棉花核、木棉子。

【基原】　为锦葵科植物草棉 *Gossypium herbaceum* L. 等的种子。

【产地】　草棉主产于甘肃、新疆、广东、四川等地。陆地棉全国产棉区普遍栽培。

【炮制】　秋季采收，晒干，采集棉花种子部分。

【功效与主治】　温肾，补虚，止血。治阳痿，睾丸偏坠，遗尿，痔血，脱肛，崩漏，带下。

【用法用量】　内服：煎汤，6~10 g；或入丸散。外用：煎水熏洗。

【毒性】　棉花子的毒性成分为棉酚，小鼠口服棉酚的LD_{50}为315 mg/kg。病理变化主要为心肌细胞浊肿，间有水肿变性，还可见肺灶性出血。大鼠慢性蓄积中毒试验病理检查，发现睾丸明显缩小，精细胞显著减少甚至完全消失；子宫明显缩小，内膜及腺体萎缩，卵巢及部分肝细胞轻度萎缩，肾实质细胞轻度浮肿。

棉花子的毒性可用高压加热，用铁盐氧化或沉淀等方法使之无害，棉籽饼内的棉酚由于和蛋白结合因而毒性不大。

【中毒症状】　服药可有口干、胃部不适、头昏，大量应用可致胃出血性炎症、血性腹泻、血尿、黄疸、肌无力、呼吸困难等。

【预防】　经煎炒处理后毒性明显降低，生棉花子直接捣烂入药则毒性较大。压榨粗制油毒性大，经强碱（氢氧化钠）处理后毒性较小。

【救治】

1. 催吐　生鸡蛋10枚，去蛋黄取蛋清，加入明矾10 g，搅拌均匀，口服，吐后再灌。

2. 洗胃　对中毒较重不能服药者，清水或淡盐水洗胃。

3. 生黄豆、生绿豆各30 g，水煎服。

4. 番泻叶10 g，沸水冲服。

5. 长期服用发生低血钾者，予10%氯化钾溶液10 mL，口服，每天3次。

【合理应用】

1. 阳痿　棉花子250 g，水浸，晒干，烧酒拌炒，去壳用仁，破故纸60 g，炒韭菜子60 g，为末，葱汁为丸，梧子大，每次服6 g。

2. 月经过多不止　棉花子放置于瓦器上炒尽烟，为末，每次服6 g，黄酒送服。

3. 胃寒作痛　新棉花子炒黄黑色，研末，每天服1～2次，每次6 g，用淡姜汤或温开水调服。

4. 阴囊大小偏坠　棉花子煮汤入瓮，将阴囊坐入瓮口，熏蒸治疗。

5. 缺少乳汁　棉花子9 g，打碎，加黄酒约20 mL，水适量，煎服。

6. 盗汗不止　棉花子仁10 g，每天煎汤400 mL，连服3天。

7. 痔疮　棉花子、槐树梗、叶适量，煎汤洗熏。

【配伍禁忌】　阴虚火旺者忌服，孕妇忌服，对男性有避孕作用，对性生活无影响。

二十一、千层塔

【别名】　蛇交子、蛇足草、矮杉草、万年杉、千金虫、充天松、虱子草。

【基原】　为石松科植物蛇足石松 *Lycopodium serratum* Thunb的全草。

【产地】　生于林荫下湿地或沟谷石上。分布于东北、长江流域及华南、西南各地。

【炮制】　每年9—10月，拔取后，洗净泥土，晒干。

【功效与主治】　清热除湿，消瘀止血。治疗肺炎、肺痈、劳伤吐血、痔疮便血、白带、跌打损伤、肿毒。

【用法用量】　内服：煎汤15～30 g，或炖肉。外用：煎水洗，研末撒或调敷。

【毒性】　千层塔对小鼠有中枢镇静作用，从千层塔中分离的石杉碱具有很强的抗胆碱酯酶作用。本品提取物（LY-1）对家兔和豚鼠有缩瞳作用，其作用特点与新斯的明相似。急性毒性试验：小鼠腹腔注射的LD_{50}为1.8 mg/kg，大鼠为5 mg/kg。亚急性毒性试验，给予相当于临床剂量的45倍，给药6个月，结果无明显毒副反应。此外，也未见致畸诱变作用。

【中毒症状】 少数患者给药后见耳鸣、头晕、肌束颤动、出汗、腹痛等,个别患者有瞳孔缩小、呕吐、大便增加、视力模糊、心率改变、流涎、嗜睡等不良反应。上述副反应的出现率,除恶心外均较新斯的明为低,绝大部分可自行消失。

【预防】 本品毒性较小,如有不良反应,应及时停药,有哮喘病者不宜使用。

【救治】
1. 甘草、生姜各30 g,大枣10枚,水煎,每4 h 1次。
2. 静脉滴注5%葡萄糖盐水、能量合剂。
3. 症状重者予阿托品0.5～1 mg,皮下注射或肌内注射,每6 h 1次。

【合理应用】
1. 劳伤咯血 千层塔鲜全草30 g,水煎服。
2. 无名肿毒 虮子草1把,水煎成膏,适量外敷。
3. 烫火伤 千层塔烘干为细末,调万花油涂患处,或涂万花油后撒上药粉。
4. 创口久不愈合 千层塔2.5 kg,煎汁浓缩成膏约250 g,加硼砂10 g,熬熔外用。
5. 阴虱 千层塔适量,煎水洗。
6. 白带异常 千层塔、蛇莓、茅莓根各15 g,水煎服。
7. 跌打扭伤肿痛 鲜千层塔和酒糟、红糖适量,捣烂加热外敷。

【配伍禁忌】 孕妇内服宜慎,禁用于心绞痛、支气管哮喘、机械性肠梗阻患者。

二十二、藤　　黄

【别名】 玉黄、月黄。
【基原】 为藤黄科植物藤黄 *Garcinia morella* Desv. 的胶质树脂。
【产地】 产于印度和泰国等热带地区。
【炮制】 开花前将树皮螺旋状割伤,用竹筒接流出的树脂,加热蒸干,用刀刮下。
【功效与主治】 解毒散瘀消肿,杀虫止痒。治疗无名肿毒,痈疽疔肿疗疮,跌打损伤,顽癣,黄水疮。
【用法用量】 外用:适量,酒磨涂,研末调敷或熬膏涂。内服:0.3～0.6 g。

【毒性】 树汁含藤黄素，包括2-藤黄素和β-藤黄素，另含藤黄酸，异藤黄酸。B-藤黄素及α₁藤黄素在超过治疗量时可引起小鼠腹泻，对小鼠急性毒性静脉注射LD_{50}为108.4 mg/kg。

【预防】 误服4 g即可中毒，临床上作为外用药使用。

【救治】

1. 催吐，用硫酸锌1~2 g；以0.2‰~0.5‰高锰酸钾溶液洗胃。
2. 10%葡萄糖液或5%葡萄糖生理盐水1 500~2 000 mL，静脉滴注。
3. 喝浓茶、豆浆、牛奶、蛋清水。
4. 多吃海蜇。

【合理应用】

1. 无名肿毒　单用藤黄烧酒磨敷患处，或将麻油煎熟加入本品与白蜡调敷。
2. 痈疽疖肿疔疮　配大黄、芙蓉叶、五倍子等研末醋调围敷。
3. 跌打损伤　与麻油、黄白蜡熬膏外敷。
4. 顽癣　配大黄、硫黄、雄黄、姜黄为末，菜油调涂患处。
5. 黄水疮、秃疮　与川椒、黄蜡、白蜡熬膏涂。

【配伍禁忌】 本品外用，尽量避免内服，体质虚弱者忌服，多量易引起头晕、呕吐、腹痛、泄泻，甚或致死。

二十七、牵　牛　子

【别名】 牵牛、丑牛、黑丑、白丑、二丑、喇叭花子。

【基原】 为旋花科植物圆叶牵牛 Pharbitis purpurea（L）Voigt或裂叶牵牛 Pharbitis nil（L.）Choisy的成熟种子，黄褐色者称白丑，黑褐色者称黑丑。

【产地】 全国大部分地区均产。

【炮制】 秋季果实成熟时采收，晒干。以粒大饱满、无果皮等杂质者为佳。生用或炒用，用时捣碎。

【功效与主治】 逐水泻饮，攻积杀虫。治疗水肿腹水，痰饮咳喘，大便秘结，蛔虫、绦虫等多种肠道寄生虫。

【用法用量】 内服：3~9 g煎汤服；入丸散服，每次1.5~3 g。本品炒用药性减缓。

【毒性】 牵牛子含牵牛子苷、牵牛子酸钾及没食子酸，牵牛子小鼠皮下注射LD_{50}为37.5 mg/kg；对人体有毒性，但不大，中毒多因用量过大所致。过量的牵牛子对肠道有强烈刺激作用，亦可刺激肾脏使之充血，重者并能损害中枢神经系统,特别是舌下神经,致使舌运动麻痹,出现言语障碍。

【中毒症状】 头晕头疼、剧烈呕吐以及腹痛腹泻,大便为绿色水样,并混有黏液,心率加快,每分钟120次左右,心音低钝,常有言语障碍,突然发热,腰部不适,无痛性血尿,尿检有红细胞、尿蛋白,重症者伴高热昏迷、四肢厥冷、口唇发绀、全身皮肤青紫、呼吸浅促。

【预防】 严格控制用量。煎剂每次4.5～9 g为宜,每天1次,入丸散剂每次0.3～1 g,每天2～3次。

【救治】

1. 剧烈呕吐可服五倍子12 g(研末)、鸡蛋清6枚、蜂蜜60 g,水调温服,以阻止胃肠道对牵牛子毒素的吸收。

2. 不能吐出毒物者,可予催吐、洗胃。

3. 泄泻有利于排除毒素,但泻下无度、神疲乏力、四肢不温、脉沉迟弱者,用甘草15 g,粳米30 g,煮熟去渣取汁,加赤石脂末30 g,送服,每天2剂,也可服牛奶。

4. 绿豆120 g,煎汤当茶饮。

5. 言语障碍、意识障碍者用5%葡萄糖加醒脑静20 mL静脉滴注。

6. 输液、对症治疗。尿血者用酚磺乙胺、氨甲苯酸、维生素K_4、巴曲酶等止血药物。

【合理应用】

1. 肝硬化腹水 牵牛子24 g(研末冲),大黄15 g(后下),元明粉12 g(冲),枳实9 g,水煎服。对腹水治疗效果较满意,泻下3～4次后,腹水显著消退。

2. 胃柿石症 用黑丑、白丑各18 g,炒熟研末,每晨空腹服5 g,红糖水送下,1周后痊愈。

3. 小儿夜啼 黑牵牛子7粒,捣碎,温水调糊,睡前敷脐后用胶布固定,当夜即见效。

4. 蛲虫 用黑白牵牛子各等份,炒熟研成粉末,用鸡蛋1枚加油煎至成块时,把药粉撒于蛋面上,于早上空腹服用。成人每次用药粉3～4.5 g,小儿酌减,每隔3天服1次,一般服2次即可,严重者可服3次。另外,牵牛子10 g(儿童减半)碾成细粉,加入面粉100 g,两者比例为1∶10,烙成薄饼空腹1次食尽。半个月后重复治疗1次。

5. 癫痫 用等量黑白牵牛子研碎加蜜为丸,每丸重6 g,含牵牛子3 g。12岁以下每次服半丸至1丸,12岁以上每次服1丸至1丸半,每天1～2次,对各型癫痫均有一定疗效。

6. 顽固性水肿 单味研末，每次服3 g，或用牵牛子45 g（生熟各半），配香附30 g，广木香6 g，芝麻（略炒）约100 g，共研为细末，分成4份，轻症每服1份，重症加倍，忌盐，退肿后再服补剂调养。

7. 减肥 用牵牛子10~20 g为主药，配炒草决明、泽泻、白术各10 g，山楂、制首乌各20 g，水煎，每月服1剂，有减轻体重、降压、降脂作用。

【配伍禁忌】

1. 黑丑、白丑，古时分用。现临床实践发现功效相同，不再分用，统称二丑。

2. 水煎则失去致泻作用，故用于泻下时不宜水煎服。

3. 牵牛子大剂量服用，对脑神经有影响，尤其是舌下神经受损，出现语言障碍，重者致昏迷，有的出现便血、腹痛、呕吐等。

4. 孕妇忌服。

5. 忌与巴豆同用。

二十四、鸦　胆　子

【别名】 鸦胆、老鸦胆、苦榛子、苦参子、鸦蛋子、鸭胆子、解苦楝子、小苦楝。

【基原】 为苦木科植物鸦胆子 *Brucea javanica*（L）Merr 的成熟种子。

【产地】 分布于福建、广西、云南、台湾、广东等地。

【炮制】 秋季果实成熟时采收，晒干，去壳取仁。

【功效与主治】 清热解毒，活血止痛，抗疟治痢，腐蚀赘疣。治疗热毒血痢、痢下脓血、里急后重、久痢、休息痢、间日疟、三日疟、赘疣、鸡眼、寄生虫病。

【用法用量】 内服：用龙眼肉或胶囊包裹，饭后吞服，每次5~20粒，每天3次。外用：适量捣敷。

【毒性】 其有毒成分为溶于水、具苦味的部分，其挥发油有局部刺激作用。鸦胆子对雏鸡肌内注射的LD_{50}为0.25 g/kg，口服为0.4 g/kg。鸦胆子粗提物注射给药时，除恶心、呕吐、腹泻、便血等消化道症状外，还出现呼吸促迫，体温下降，肌肉无力，昏迷和死亡，鸦胆子壳2 g/kg肌内注射未见死亡。鸦胆子局部应用时，对皮肤和黏膜有强烈的刺激性。外敷有过敏反应，亦有外敷引起过敏性休克，全身过敏。

【中毒症状】 鸦胆子局部外用时，对皮肤和黏膜均有强烈的刺激性，有病例外敷本品20~30 min后引起过敏反应，呼吸困难，呈半昏睡态，经抢救而恢复。口服过量或误食鸦胆子，可出现恶心、呕吐、腹痛、腹泻、坠胀和头昏无力，四脚麻痹，尿量减少，继而昏睡或昏迷，血压低，甚则心律失常死亡。

【预防】 内服要严格掌握剂量，每天剂量以不超过60粒为宜，治痢疾1次10~30粒，治疟疾1次10~15粒。为防止药物对胃的刺激作用，可将药物装入龙眼肉或胶囊内吞服，还可将鸦胆子仁用绵纸包裹压碎制霜，使油去尽，以减少毒性。外用本品时，将胶布或纱布剪一孔，覆于患部，只露出需要治疗的部位。药典规定，鸦胆子1天口服量为0.5~2 g，外用适量。

【救治】

1. 催吐 用温水或1∶5 000的高锰酸钾溶液洗胃后，给予10%药炭混悬液100~200 mL，酌用泻药，并给润滑剂如牛乳、蛋清等。

2. 静脉滴注葡萄糖盐水加维生素C，以促进毒素排泄。

3. 口服或注射维生素B_1、维生素B_6、维生素K_4。

4. 腹剧痛时，皮下注射硫酸阿托品1 mg。

5. 昏睡，呼吸困难时吸氧，酌情选用中枢兴奋剂如尼可刹米、山梗菜碱等。必要时人工呼吸，同时辅以对症治疗。

【合理应用】

1. 疟疾 治疗间日疟和三日疟，将鸦胆子仁装胶囊中，或用龙眼肉包裹，饭后服，每天3次，每次服鸦胆子仁5~15粒。儿童剂量，每岁1粒，不超过10~15粒。5~7天为1个疗程。可抗疟原虫，使疟原虫检查转为阴性。

2. 急、慢性阿米巴痢疾 鸦胆子10~15粒，去壳后装入胶囊，或用龙眼肉包裹，或用去油仁粉剂，1次吞服，每天3次，连服7天为1个疗程，病情重者，并用鸦胆子仁水浸液灌肠。

3. 阿米巴性阴道炎、滴虫性阴道炎 5%鸦胆子煎剂，或用鸦胆子仁40粒打碎，加水400 mL，浓煎至40 mL，灌注阴道，保留30 min，每天1次，5~7天为1个疗程，但严重宫颈糜烂者不宜用。

4. 痔疮便血 新鲜鸦胆子仁用龙眼肉包紧，每次7~15粒，饭前开水送服，每天1~2次，连服7~15天。服药时切勿咬碎，忌食辛辣热食品及酒类。

5. 皮肤疾患 治疗鸡眼、寻常疣和瘢痕疙瘩，取鸦胆子仁捣烂固定于患处，或用鸦胆子油局部涂敷，均可使其脱落。治疗扁平疣，将鸦胆子3~5 g，捣烂，置于干净小瓶中，加入等体积之75%乙醇溶液，浸泡一昼夜，振摇后用棉签蘸搽患处，每天2~3次。

6. 灰指甲 将病指甲用温热水泡30 min后，用小刀除去萎缩松软部分，拭干，将鸦胆子放在患处，用拇指、示指隔塑料膜捏药挤出油涂敷，每个指甲约用1~2粒，每天1次，外用胶布固定，连续治疗2~3个月。

7. 恶性肿瘤　口服每次10~15粒，每粒内含鸦胆子药粉0.3 g，每天2次，以贲门癌效果最好，对食管癌有减轻症状和使癌肿缩小的作用。

8. 乳头状瘤　用乙醚提取鸦胆子仁的油，局部外擦治疗外耳道乳头状瘤，每天1~2次，3~7天即可脱落。

9. 耳息肉　用鸦胆子适量，去壳捣烂如泥，轻点息肉上，息肉可化为液体自行流出。

【配伍禁忌】　对胃肠及肝肾有损害，过量能致呕吐、腹泻、便血、肝脏脂肪变性及充血等，并能抑制中枢神经，故不宜多服久服。脾胃虚弱、虚寒痢、呕吐、严重宫颈炎、孕妇及小儿均禁服用或慎服用。外用时不可接触正常皮肤，以免腐蚀刺激而发炎。

二十五、甘　　遂

【别名】　甘泽、肿手、花根、主田、重泽、苦泽。

【基原】　为大戟科植物甘遂 Euphorbia kansui T. N. Liou ex T. P. Wang的根。

【产地】　陕西、山西、河南等地。

【炮制】　春季开花前和秋末茎苗枯萎后采挖，除去外皮，以硫黄熏后晒干或用醋拌匀，置锅内用文火炒至微干，取出晒干，称为醋甘遂。

【功效与主治】　泻水逐饮，消肿散结。治疗宿食积滞、大便不通、水肿腹水、痰饮胸痛、癫狂、痈疮肿毒、疝气。现代亦试用于中止妊娠堕胎引产。

【用法用量】　多作外用。内服必须醋制，或用面裹煨熟，亦可先用水漂，再用豆腐同煮以减低其毒性。有效成分不溶于水，故不入汤剂。内服多入丸散，每天0.5~1 g，枣汤送服或装入胶囊服。外用适量。

【毒性】　甘遂所含的树脂是峻下逐水的主要成分，具有巴豆毒样作用，其毒性成分为巨大戟萜醇、B-氧巨大戟萜醇的衍生物和甘遂酯A、B，对肠黏膜有强烈刺激作用，引起炎症充血及蠕动的增加，并有凝集、溶解红细胞及麻痹呼吸和血管运动中枢的作用。动物试验给家兔按10 mg/kg剂量连续注射1周后，尸检发现有心、肝、肾中毒性组织学改变。

【中毒症状】　口服中毒的主要表现有消化道刺激症状，如恶心、呕吐、剧烈腹泻、腹痛等，还有头晕、寒战、发热、肌无力、心悸、血压下降、脱水、水电解质紊乱、酸中毒、呼吸困难、发绀、体温下降等，严重者可因呼吸衰竭而死亡。外用中毒者主要有皮肤黏膜刺激症状，可引起接触性皮炎和肌无力，严重者可出现肢体乏力、呼吸困难、恶心、呕吐、头晕等症状。

【救治】

1. 及时停药，轻者饮大量糖水、盐水等可自行缓解。
2. 催吐、洗胃、灌肠、补液、输氧等。
3. 电解质紊乱者予相应对症措施，维持水电解质平衡。
4. 腹痛剧烈用阿托品。
5. 呼吸衰竭者用呼吸兴奋剂，血压低者用升压药。
6. 可给生绿豆30 g，生姜10 g，或大青叶30 g，黑豆15 g，水煎服，对于腹泻不止者，予人参9 g，葛根15 g，黄连6 g，水煎服，也可用鸡蛋清灌服。

【合理应用】

1. 胸腔积液　用生甘遂末1.5～2 g冲服，连续服7～20天。用十枣汤疗效迅速。
2. 肿瘤　用甘遂及毛茛制剂静脉注射，对肺部鳞癌、未分化癌及恶性黑色素瘤有治疗作用。
3. 肠梗阻　用甘遂末1 g口服或胃管注入，有的患者服1～3剂即愈，治疗过程中稍有恶心、呕吐等不适，但对生命无影响，对机械性肠梗阻的效果较差。
4. 肝硬化腹水及其他浮肿症　用十枣丸（甘遂、大戟、芫花）治疗门脉性肝硬化腹水和晚期血吸虫病腹水患者，可在短期内使患者尿量明显增加，腹水逐渐消退，症状明显改善。甘遂散剂比煎剂效力强，空腹口服比饭后口服好，装入胶囊比直接口服副作用小。甘遂经煨、炒、熬后攻痰逐水及泻下腹水的效果明显减弱，因而消腹水效果以生用为强。
5. 引产　50%甘遂乙醇注射液0.5～0.6 mL（相当于甘遂250～300 mg），用自身羊水稀释后注射羊膜腔内，一般给药后6 h内胎儿死亡，9～18 h动产，25～29 h流产，引产成功率达99.5%，其中妊娠16～20周的引产成功率达100%，经6 000余例临床使用，证明是一种安全、高效、简便、经济的中期引产方法。无过敏现象，对引产后月经来潮和再次妊娠无影响，与雷佛奴尔引产比较，50%甘遂注射液具有用量小、并发症少、产程短、产后出血少及无胎盘粘连等优点。另外甘遂注射液无致突变和致畸作用，对引产后的生育无影响。
6. 小便不通　用甘遂末10 g，面粉适量，麝香或冰片少许，加温开水调成糊状，外敷中极穴处，一般30 min即见小便通利，无效者可继续使用或热敷。
7. 小儿睾丸鞘膜积液　用甘遂甘草汤（甘遂、枳壳、赤芍、昆布各10 g，甘草5 g，煎服），每天1剂，分2次服。一般2剂后肿胀开始缩小，1周后积液可完全吸收。

8. 关节肿大型类风湿性关节炎　基本方为甘遂2 g（研粉，清晨空腹米汤送服），另以制川乌、秦艽、汉防己、黄芪等煎服，总有效率为94.33%。

9. 慢性淋巴结炎　以生甘遂50 g（研末），鸡蛋20枚，煮熟去壳，用筷子从中穿透，再将甘遂与鸡蛋入水中同煮15 min捞出，每次进食鸡蛋1枚，每天2次。

10. 百日咳　以白开水送服甘遂散（甘遂、巴戟各4 g，面粉20 g），年龄4个月至1岁者每次服0.15 g，1～3岁每次服1 g，3～6岁每次服1.5 g，6～10岁每次服2 g。每天3次，服药10～20天。

11. 多型性红斑　用二甘汤（甘遂、甘草各9 g），浸洗患部。

12. 小儿支气管哮喘　用白芥子、延胡索、甘遂、细辛等药研末，入姜汁为饼，贴百劳、肺俞、膏肓等穴。

13. 牛皮癣　用甘遂3 g，班蝥1个，共为末，陈醋调和外用，20余天可见效。

【配伍禁忌】

1. 反甘草，现代研究认为。甘草、甘遂两药合用时，其毒性的大小取决于甘草在复方中的用量比例。甘草用量等于或大于甘遂用量，则毒性较大，若甘草用量小于甘遂用量，则无毒性作用，甚至可能解除甘遂的副作用。

2. 生甘遂只作外用，不宜内服。

3. 肾功能不良及孕妇、体虚者均忌用本品。

二十六、桄　　榔

【别名】山椰子、糖树、南椰、熬任、砂糖椰子

【基原】为棕榈科植物桄榔 *Arenga pinnata*（Wurmb.）Merr. [*Saguerus pinnata* Wurmb.] 的果实。

【产地】分布于广东、广西西南部、海南、云南南部、台湾等地。越南、老挝、柬埔寨等东南亚各国也有分布。

【炮制】果实成熟时采收，除去杂质，晒干。

【功效与主治】有去湿热和滋补之功能，对小儿疳积、发热、痢疾、咽喉炎症等有辅助治疗的功效。

【用法用量】内服：磨汁或研末，1.5～3 g。

【毒性】种子和果肉。果皮上的毛会使皮肤瘙痒。

【中毒症状】头晕，呕吐，有如喝醉酒相似的感觉。海南有误食未经加工处理的果发生中毒事例。

【预防】 食用前进行加工。

【救治】 中毒初期可洗胃,然后服蛋清或面糊;晚期则导泻,如呕吐剧烈可服颠茄酊或注射阿托品;饮糖水或注射25%～50%葡萄糖液加维生素C。

【合理应用】

1.《开宝本草》:主宿血。

2.《本草汇言》:破宿食、积血。磨汁治妇人产后儿枕、血瘕诸疼,及心胃寒疼。

【配伍禁忌】 孕妇慎用。

二十七、荷 包 豆

【别名】 海南黎豆、水流藤、琼油麻藤。

【基原】 为豆科植物头花黎豆 *Stizolobium capitatum*(Sweet)O. Kuntze[*Mucuna capitata* Sweet;*Carpopogon capitatum* Roxb.]的种子

【产地】 分布于广东、广西西南部。越南、老挝、柬埔寨等东南亚各国也有分布。

【炮制】 秋季果实成熟时采收,晒干,打下种子。

【功效与主治】 益气,生津。主消渴。

【用法用量】 内服:煎汤,6～9 g;或煮食。

【毒性】 种子和果荚上的毛有毒。

【中毒症状】 种子和果荚上的毛刺入皮肤引起瘙痒,刺痛,红肿。误食种子引起头晕如醉酒,呕吐,腹泻。

【预防】 荷包豆含有有毒的凝聚素——植物凝集素(Phytohaemagglutinin),因此需要烹饪至完全熟透才能食用。另一方面,严禁食用其种子。

【救治】 皮肤接触其荚毛而引起肿、痛、痒者,外用肤轻松软膏外涂,内服异丙嗪或阿司咪唑。误食种子中毒则洗胃,服活性炭或鞣酸蛋白,必要时服樟脑酊或注射阿托品,注射葡萄糖液加维生素C。

【合理应用】 长期食用具有滋阴壮阳、强身健体、倍增力量等功效,也被称为壮腰豆、壮阳豆。其性平和,味甘美,具有祛湿、补血、健胃、强肾、养颜防衰老等功效。

【配伍禁忌】 严禁食用其种子。

二十八、蝎子草

【别名】 红藿毛草、火麻草。

【基原】 为荨麻科植物蝎子草 *Girardinia suborbiculata* C. J. Chen 的全草。

【产地】 分布于东北、华北及陕西、河南等地。

【炮制】 夏秋季节采收，多鲜用。

【功效主治】 具有祛风除湿、止痛消肿、活血止痉、通窍、安神定志之功，用于风湿骨痛、小儿惊风、荨麻疹、高血压、急性面神经炎、癫痫抽搐等症。主风湿痹痛。

【用法用量】 10～30 g。外用适量。

【毒性】 小鼠腹腔注射浙江蝎子草根提取液的 LD_{50} 为（94.3±1.3）g/kg。

【中毒症状】 刺毛有毒，被刺后引起烧痛、红肿。

【预防】 本品性味苦、辛、温，有小毒，应严格控制本品适应证和用量。

【救治】

1. 明矾，研细末，用米醋调敷。
2. 雄黄、明矾等份，研细末，用茶水调敷。
3. 大青叶、马齿苋、薄荷叶捣烂外敷即可。

【合理应用】

1. 癫痫　蝎子草30 g，丹参15 g，菖蒲15 g，远志10 g，葛根15 g，龙骨15 g，甘松10 g，水煎服，每天1剂，分2次服。

2. 急性面神经炎　蝎子草30 g，白附子20 g，僵蚕20 g，防风10 g，天南星10 g，羌活10 g，以上共研细末，每服5 g，每天2次。

3. 高血压　蝎子草30 g，丹参15 g，生地黄15 g，钩藤15 g，白芍15 g，麦芽15 g，黄芩15 g，益母草15 g，石决明15 g，牛膝15 g，桑叶10 g，水煎服。

4. 类风湿性关节炎　蝎子草30 g，独活10 g，牛膝10 g，秦艽10 g，当归10 g，木瓜10 g，水煎服；或用鲜草5 g在痛处敷数次，至局部发红、发热、起疙瘩。

【配伍禁忌】 限用于疼痛处。用后如烧灼红肿不退，可用肥皂水、苏打水或氨水洗涤。

二十九、魔　芋

【别名】 蒟蒻、蒻头、白蒟蒻、鬼芋、鬼头、花杯莲、荖芋、黑芋头、花便莲、虎掌、花伞把、蛇头草根、麻芋子、蛇六谷、雷星、鬼蜡烛、蛇头子、天六谷、星芋。

【基原】 为天南星科植物魔芋 *Amorphophallus rivieri* Durieu、疏毛魔芋 *Amorphophallus sinensis* Belval、野魔芋 *Amorphophallus variabilis* Bl.、东川魔芋 *Amorphophallus mairei* levl. 的块茎。

【产地】 分布于陕西、宁夏、甘肃以及长江流域以南各地。

【炮制】 取原药材,除去杂质,洗净,润透,切厚片,干燥,筛去灰屑。

【功效主治】 化痰消积,解毒散结,行瘀止痛。主痰嗽,积滞,疟疾,瘰疬,癥瘕,跌打损伤,痈肿,疔疮,丹毒,烫火伤,蛇咬伤。

【用法用量】 内服:煎汤,9~15 g(需久煎2 h以上)。外用:适量,捣敷,或磨醋涂。

【毒性】 魔芋醇提水制剂给小鼠1次灌胃最大耐受量>60.0 g/kg,1次腹腔注射12 h的LD_{50}为(40.0 ± 5.2)g/kg。急性中毒表现为活动减少,呼吸急促,最后抽搐死亡。魔芋粉20%混悬液对家兔眼睑结膜有一定刺激性。白魔芋制剂1天多次灌胃的最大耐受量大于10.8 g/kg。大鼠长期毒性试验,连续灌胃3个月,未见药物对动物有明显毒性。

【中毒症状】 误食生品及炮制品、过量服用易产生中毒症状:舌、咽喉灼热,痒痛,肿大。

【预防】 严格掌握适应证和用量。

【救治】 服稀醋和鞣酸、浓茶、蛋清等。如呼吸困难则供氧气,必要时做气管切开。此外,还可用民间验方用救治:①醋30~60 g,加姜汁少许,内服或含漱。②生姜30 g,防风60 g,甘草15 g,用4碗清水煎成2碗,先含漱一半,后内服一半。

【合理应用】

1. 丹毒 华东蒟蒻捣烂拌入嫩豆腐,敷患处。
2. 跌打扭伤肿痛 鲜华东蒟蒻适量,酌加韭菜、葱白、黄酒同捣烂,敷患处。
3. 毒蛇咬伤 鲜华东蒟蒻、青木香、半边莲各等量,共捣烂,外敷伤口周围及肿处。
4. 眼镜蛇咬伤(局部迅速红肿起泡剧痛) 鲜魔芋根适量,鲜滴水珠根2个,黄连少许,捣烂外敷。另用鲜魔芋花茎50~100 g,鲜生姜50 g,捣烂绞汁,第2次米泔水适量冲服。
5. 脚癣 蒟蒻块茎切片,摩擦患处。
6. 痈疖初起 魔芋、生甘草各等量,研细末,菜油或麻油调敷。

7. 烫火伤　魔芋跟适量，晒干研末，麻油调搽。

8. 颈部淋巴结结核　魔芋9～15 g，加水煮3 h以上，去渣取汁服（切勿吃渣，以免中毒）。

9. 流行性腮腺炎　魔芋1块，用醋磨浓汁涂患处，每天涂4～5次。

【配伍禁忌】　不宜生服。内服不宜过量。

三十、野 八 角

【别名】　山八角、厚皮香八角。

【基原】　为八角茴香科八角属的植物野八角 Illicium simonsii 的根。

【产地】　分布于广东、广西、四川、贵州、云南等地。

【炮制】　四季均可采，挖出后除尽泥土、杂质，晒干。

【功效与主治】　杀虫生肌，行气止痛。用于疥疮、胃寒作吐、膀胱疝气、胸前胀痛等。

【用法用量】　常用量1.5～2.5 g，外用适量，水煎洗患处。

【毒性】　有大毒。误食引起呕吐、流涎、喉咙灼辣、口渴、烦躁、腹痛、手足发冷、口吐白沫、瞳孔散大等症状。

【预防】　严格掌握适应证和用量。

【救治】　本品有大毒，慎用，如误食，进行如下治疗：

1. 均予以清水洗胃、催吐、利尿、补液、维持水电解质及酸碱平衡，大剂量维生素C改善心肌代谢及对症处理等综合治疗。

2. 大剂量应用阿托品、解磷定解毒。阿托品用法：重症按0.03～0.05 mg/kg，15 min1次静脉推注，直至阿托品化后减少药量，并逐渐延长用药时间维持，同时用解磷定15～30 mg/（kg·d），至胆碱酯酶正常，症状完全消失后停药观察1周。

3. 改善呼吸，予苯巴比妥钠止惊，有意识障碍加用盐酸纳洛酮0.4 mg，每2 h1次静脉推注，24 h后呼吸渐平稳，神志转清。重症予鼻导管给氧、甘露醇脱水。监测肝肾功能，并定期复查心肌酶、胆碱酯酶、心电图。注意观察神志、瞳孔、尿量及生命体征变化。

【合理应用】　主胃痛吐泻，胸腹气痛，跌打损伤。

【配伍禁忌】　阴虚内热者禁用；孕妇禁服。

三十一、乌　柏

【别名】 木子树、蜡子树、王京仔、红乌柏、红苗乌柏、血血木。

【基原】 为大戟科乌柏属植物乌柏 *Sapium sebiferum* (L.) Roxb. 的根皮、树皮或叶。

【产地】 分布于长江以南至台湾、福建、广东、广西、海南、云南等省区。越南、老挝、柬埔寨等东南亚各国也有分布。

【炮制】 根皮及树皮四季可采，切片晒干；叶多鲜用。

【功效与主治】 杀虫，解毒，利尿，通便。用于血吸虫病，肝硬化腹水，大小便不利，毒蛇咬伤；外用治疗疮，鸡眼，乳腺炎，跌打损伤，湿疹，皮炎。

【用法用量】 根皮 $3\sim9\,g$，叶 $9\sim15\,g$。外用适量，鲜叶捣烂敷患处，或煎水洗。

【毒性】 乳白色树液、树叶和果有毒。用它的木材做切菜用砧板，切过的菜和肉都会含有毒物质。树叶含苦味质有毒成分。

【中毒症状】 有小毒。该物种为中国植物图谱数据库收录的有毒植物，其毒性为木材、树液、叶及果实均有毒。中毒报道较多，人食中毒，出现腹痛、腹泻、腹鸣、头昏、四肢及口唇麻木、耳鸣、心慌、面色苍白、四肢厥冷等症状，接触乳汁可引起刺激、糜烂。叶可作农药及杀虫用。

【预防】 严格掌握适应证和用量。

【救治】

1. 洗胃，必要时可导泻，内服活性炭，能口服的可饮淡盐水，否则就静脉滴注葡萄糖盐水。

2. 对症治疗。适当地给予止痛剂（口服 5% 颠茄酊 10 mL 或阿托品）或针刺上脘、中脘、足三里等穴位，循环系统衰竭时则给予兴奋剂。

3. 用冬蜂蜜冲水。

【合理应用】

1. 穿牙痈（后白齿连接有二、三齿处红肿溃烂）　乌柏鲜嫩叶连心合糯米饭粒（加葱头或米醋更佳）捣烂敷患处。

2. 疮疡背痈　红薖乌柏叶、红薖鸟不企、细叶石斑叶，共研末，用酒加蜂蜜和匀，调成糊状，敷患处。

3. 肩部生疮　乌柏叶和白蜡蒸透敷洗。

4. 皮肤湿疹溃疡　乌柏叶约 250 g，煎水候暖，慢慢洗之。

5. 头部湿疹　乌桕叶、密陀僧末各适量，生油调匀，煮沸候冷，搽患处。

6. 脚癣　乌桕树叶煎汁洗之，止痒极效。

7. 阴道炎　乌桕枝、叶适量，煎水熏洗。

8. 蛇咬伤　乌桕鲜嫩叶连幼芽心若干个，捣烂绞汁，取一小杯冲酒服。

9. 跌打新伤，遍身疼痛　乌桕鲜嫩叶连幼芽心7个，揉碎，酒送服；或鲜嫩叶连心约25 g，合乌糖和酒共捣烂，绞汁，炖温内服。

10. 阴道炎　取鲜乌桕枝叶5 kg，加水10 L煎至5 L。每天用500 mL冲洗阴道1次，洗后用乌桕叶粉喷入阴道内，或将乌桕叶粉装入胶囊，于睡前塞入阴道内，6次为1个疗程。治疗霉菌性阴道炎127例，治愈76例，好转33例。

【配伍禁忌】　乌桕副作用为呕吐较剧，溃疡病患者忌服乌桕。

三十二、白　叶　藤

【别名】　七娘藤、淋汁膝、飞扬藤、乌仔藤、牛蹄藤、细羊角扭、藤羊角扭、乳汁藤、母乳藤、铁边、蜈蚣草、篱笆蛇、对面笑、小叶胡曼藤。

【基原】　药材为白叶藤 *Cryptolepis sinensis*（Lour.）Merr. 的全草。

【产地】　分布于台湾、广东、广西三省（区）的南部。越南、老挝、柬埔寨等国也有分布。

【炮制】　全年可采，晒干备用。

【功效与主治】　清热解毒，止血，散瘀止痛。主肺热咯血，肺痨咯血，胃出血，痈肿，疮毒，跌打刀伤，蛇虫咬伤，有清热解毒、散瘀止痛的功能。用于肺热咯血、胃溃疡出血等症。外用治跌打刀伤、疮疖和毒虫、蛇咬伤。

【用法用量】　内服：煎汤，鲜品9～15 g。外用：鲜品适量，捣敷。

【毒性】　叶、茎和树液有毒。

【中毒症状】　误食后引起腹痛。

【预防】　严格掌握适应证和用量。

【合理应用】

1. 毒蛇咬伤　白叶藤15 g，半边莲全草15 g，捣烂调第2次洗米水服，药渣外敷伤口周围。

2. 肺结核咯血，肺热咯血，胃出血，毒蛇咬伤，疮毒溃疡，疥疮，跌打刀伤　内服，鲜品9～15 g，煎水服；外用鲜品捣烂外敷。

【配伍禁忌】　孕妇慎用。

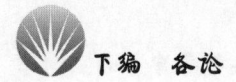

三十三、白 花 丹

【别名】 白雪花、拿身草、雁来红、千里及、百花藤、谢三娘。

【基原】 为蓝雪属植物白花丹 Plumbago zeylanica L.，以根和叶入药。

【产地】 分布于台湾、福建、广东、广西、海南、云南六省（区）的南部。越南、老挝、柬埔寨等东南亚各国也有分布。

【炮制】 全年均可采收，鲜用或晒干。

【功效与主治】 祛风止痛、散瘀消肿。根：治风湿骨痛，跌打肿痛，胃痛，肝脾肿大。叶：外用治跌打肿痛，扭挫伤，体癣。

【用法用量】 根：15~25 g（久煎3~4 h），孕妇忌服；叶外用适量，捣烂敷患处，一般外敷不宜超过30 min，局部有灼热感即除去。

【毒性】 叶、根有毒。含蓝雪醌等有毒成分。

【中毒症状】 皮肤与其液接触引起红肿、脱皮。误食后出现麻痹，孕妇误食引起流产；家畜误食引起下泻。

【预防】 严格掌适应证和剂量。

【救治】

1. 皮肤中毒可用清水或硼酸水洗涤，如出现糜烂用硼酸软膏敷患处。

2. 人中毒后服蛋清、糖水、活性炭。

3. 如出现麻痹可给予樟脑等强心兴奋剂，静脉滴注葡萄糖盐水等对症治疗。

4. 如孕妇有流产现象可给镇静剂，注射黄体酮及维生素E等保胎疗法。

5. 中医治疗。①白糖或蜂蜜冲开水，饮饱为度；②金银花6 g，甘草3 g，防风6 g，加清水2碗煎至1碗半，加蜂蜜冲服。

【合理应用】

1. 风湿关节疼痛，腰腿扭伤　白花丹根2.5~5 g，水煎服或泡酒，每次5 mL，每天服2次。

2. 血瘀经闭　白花丹干根50 g；或加瘦猪肉100 g，水煎服。

3. 跌打损伤　白花丹鲜叶一握捣烂，酌加热红酒，摩擦伤口周围。

4. 跌打扭伤，蛇咬伤，恶疮　白花丹鲜叶3~4片，与他药配合捣烂外敷，一般敷15~30 min除去，以免局部起泡。

5. 肛周脓肿，急性淋巴腺炎，乳腺炎，蜂窝织炎，疖肿　鲜白花丹适量捣烂，用双层纱布包好，敷于患处至痊愈。

6. 脾脏肿大　白花丹根浸酒服，重症并取叶和糯米捣烂，制成汤丸大，蒸熟，晚间睡醒服1丸。

7. 疟疾　白花丹鲜叶7～8片，揉烂，于疟疾未发前2 h缚在手脉上，待有烧灼感时取去。

8. 脚底硬结疼痛（胼胝）　白花丹鲜叶1握，稀饭1撮，食盐少许，捣烂涂贴，每天换1次。

9. 厚皮癣　白花丹茎叶捣烂擦。

10. 瘰疬未溃　白花丹鲜根25～50 g，酌加猪瘦肉，水炖服。

【配伍禁忌】　孕妇忌服。

三十四、买　麻　藤

【别名】　山花生、狗屎藤、乌目藤（福建）、博节藤、山米藤（广东、福建）、米麻藤、鸡母藤（广东、海南）、大节藤、力梅（广西）。

【基原】　为买麻藤科买麻藤属植物小叶买麻藤 *Gnetum parvifolium*（Warb.）C. Y. Cheng.，以藤、根和叶入药。

【产地】　分布于福建、广东、广西、海南、云南南部。越南、老挝、柬埔寨等东南亚各国也有分布。

【炮制】　割取带叶藤茎，趁鲜切斜片晒干。

【功效与主治】　祛风除湿，活血散瘀。茎叶用于治疗跌打损伤，风湿骨痛。根用于治疗鹤膝风。

【用法用量】　内服：6～9 g（鲜者25～50 g），煎汤。外用：捣敷或捣烂酒炒敷。

【毒性】　种皮内的毛有毒。

【中毒症状】　头晕，呕吐。

【预防】　严格掌适应证和剂量，谨慎内服。

【救治】

1. 食后6 h内催吐，洗胃，内服蛋清、维生素C。

2. 中晚期可导泻，利尿，用高渗葡萄糖静脉注射，口服氯化钾。

3. 对症治疗及支持疗法。

【合理应用】

1. 筋骨酸软　小叶买麻藤、五加皮各15 g，千斤拔50 g，水煎服。

2. 溃疡病出血　小叶买麻藤100 g，水煎浓缩至40 mL，每次20 mL，每天2次。

3. 骨折　取鲜小叶买麻藤适量捣烂，酒炒，骨折复位后热敷包扎，固定，每天换药1次。

4. 急性呼吸道感染　取买麻藤50～100 g,加水2碗,煎后冲冰糖服,每天1～2剂,高热者加用其他药物。治疗急性呼吸道炎症感染50例,多数服药1～4剂见效。

5. 治疗慢性气管炎　取买麻藤200 g,水煎2次,混合浓缩成60 mL,分3次服,10天为1个疗程。治疗90例,近期控制19例,显效27例,好转31例,无效13例。或用买麻藤75 g,盐肤木干根或茎50 g,制成糖浆或片剂,每天3次分服,治疗196例,结果近期控制27例,显效50例,好转76例,无效43例。将近半数病例在3天内见效,绝大多数在10天内见效。其止咳、化痰作用优于平喘,且祛痰作用似与抑制腺体分泌有关。对中医辨证属虚寒型的慢性气管炎疗效较好,属痰热型和肺燥型的慢性气管炎疗效较差。适当延长疗程可提高疗效。副作用以口干、头晕为主,其次如视力模糊、鼻咽干燥、胃痛等。一般均较轻微,多自行消失,不影响治疗。此外,曾将买麻藤、盐肤木加入氯苯那敏制成雾化剂行雾化吸入,治疗84例,近期控制27例,显效24例,好转27例,无效6例,未见明显的不良反应或副作用。

6. 急性胰腺炎　将买麻藤制成200%煎液,每天服3次,每次20 mL,治疗20例,见效18例,无效2例。见效时间最快2天,最长9天,平均为6天。

【配伍禁忌】　谨慎内服,孕妇忌用。

三十五、蝶　　豆

【别名】　蝴蝶花豆、蓝花豆、蓝蝴蝶。

【基原】　为豆科蝶豆属的植物蝶豆 Clitoria ternatea Linn 的全草。

【产地】　分布于广东。越南、老挝、柬埔寨等东南亚各国也有分布。

【炮制】　秋季采挖根部,除去须根,洗净泥土、杂质,晒干。

【功效与主治】　有清热解毒、利尿、缓泻的作用。用于腹水,发热,缓泻,腹部水肿。根用于慢性支气管和偏头痛。此外,尚有止痛的功效,主治关节疼痛。

【用法用量】　内服:4.5～9 g,水煎服。外用:适量,研末油调敷。

【毒性】　种子含腺苷、对羟基-桂皮酸,花含锦葵花素葡萄糖苷、飞燕草糖苷等,叶子含蝶豆宁、山萘酚苷。根有毒,种子含有毒的腺苷等。

【中毒症状】　恶心,呕吐,剧烈腹泻。

【预防】　严格掌握适应证和用量,谨慎内服。

【救治】　绿豆12 g,黑豆10 g,甘草6 g,水煎服;或取甘草适量,取一小截捣烂，填入肚脐中，外面用医用胶布固定，12 h后取下。

【合理应用】 本品有较好的止痛功效，且为家庭观赏花卉，取材容易，可用本品外敷止痛，主治关节肿痛。

【配伍禁忌】 孕妇禁用。

第二章 动物类有毒中药

第一节 毒蛋白类

一、蜂 房

【别名】 露蜂房、蜂肠、马蜂窝、马蜂包、野蜂房、纸蜂房、蜂肋、大黄蜂窠、革蜂子窝。

【基原】 本品为胡蜂科昆虫马蜂 Polistes olivaceous (De Geer)、日本长脚胡蜂 Polistes japonicus Saussure 或异腹蜂 Parapolybia varia Fabrcuicus 干燥的巢。

【产地】 中国大部分地区均产。

【炮制】 全年可采,但以冬季为多,采得后晒干或略蒸后除去死蜂、死蛹后再晒干。蜂房可以生用也可炮制后应用。①蜂房:除去杂质,剪成块生用;②炒蜂房:取净蜂房块,炒至微黄色;③蜜炒蜂房:取净蜂房块与蜂蜜拌炒至微黄色,喷水,再炒至黄色不粘手为度;④煅蜂房:取净蜂房块,置罐内,盐泥封固,煅存性,露去火毒。

【功效与主治】 祛风,攻毒,杀虫,止痛。用于龋齿牙痛,疮疡肿毒,乳痈,瘰疬,皮肤顽癣,鹅掌风。

【用法用量】 内服:3~5 g,煎服或烧存性研末服;外用:适量,研末油调或煎水漱、洗患处。

【毒性】 蜂房油可引起家兔、猫的急性肾炎。小鼠静脉注射给蜂房水提取液 LD_{50} 为 (12.0 ± 0.38) g/kg,皮下注射 LD_{50} 为 (32.33 ± 2.31) g/kg。中毒量时,小鼠自发活动减弱,渐渐发展为步履蹒跚、共济失调、呼吸衰竭而死亡。

【中毒症状】 早期可有食欲不振、疲倦、恶心、呕吐,继而出现头痛、腰痛、面部及四肢浮肿、尿少等。

【救治】

1. 早期可应用低分子右旋糖酐静脉滴注,以保护红细胞。

2. 可用20%甘露醇,或25%山梨醇125~200 mL,于30 min内快速静脉推注。若在2～3 h内尿量增加（每小时尿量达40 mL以上），则可确定少尿系由脱水引起，可继续应用，每天2～3次，并适当补给液体，以纠正脱水。

3. 如有感染，需选用对肾脏毒性较小的青霉素、红霉素、新生霉素等抗生素。

4. 中草药可用陈皮9 g，泽泻12 g，赤小豆30 g，小蓟15 g，大腹9 g，白术9 g，水煎服。

5. 对症治疗。

【合理应用】

1. 慢性气管炎　慢性支气管炎久咳不已用蜂房末3 g（小儿酌减），鸡蛋1枚（去壳），放锅内混合，不用油盐炒熟，于饭后1次吃下，每天1～2次，连服5～7天。

2. 老年性哮喘　蜂房焙干研粉，配以少许蛤蚧粉，每次0.5 g，每天服3次，治疗老年性哮喘，疗效极佳。

3. 百日咳　用蜂房1个，先用开水泡4～5次，至无红汤为止，再用清水漂洗数次，然后用纱布包好，加水约800 mL，煎数沸，再加冰糖30 g煎取药汁，候温顿服治疗百日咳。

4. 遗尿、尿频、小便失禁　蜂房（焙黄）、桑螵蛸各等份，共研细末，每服3～6 g（小儿酌减），每天2次，黄酒送下。

另用蜂房研末，每次服4 g（年幼者酌减），每天2次，开水送服，治遗尿、小便失禁，一般4～7天奏效。用补中益气汤加蜂房治疗小儿尿频100例，取得满意效果。药物组成及治法：黄芪12 g，党参10 g，白术、柴胡、露蜂房各5 g，当归、升麻、陈皮、甘草各3 g。加清水300 mL，煎取150 mL，温服，每天1剂，5天为1个疗程。结果：100例全部治愈，治疗时间最长3个疗程，最短1个疗程。

5. 精子异常　以蜂房为主辨证治疗男子不育症、死精子症，效果较好。炙带子蜂房15 g，鹿角霜、阳起石、仙灵脾、川断、枸杞子、白术、当归各10 g，黄芪15 g，炒黄柏6 g，每天1剂，水煎服，共服20剂。另以蜂房为主辨证治疗精子畸形，效果较好。炙带子蜂房15 g，制附片（先煎）、鹿角霜、仙灵脾、菟丝子、枸杞子、川断、吴茱萸、淮山药各10 g，蛇床子6 g，生甘草3 g，每天1剂，水煎服，并嘱服药期间减少房事。服药半个月后，隔天1剂，再服20剂。以蜂房为主辨证治疗精子活动力低下，效果较好。炙带子蜂房15 g，仙灵脾、菟丝子、枸杞子、熟地黄、山茱萸、白术各10 g，何首乌、黄芪各30 g，淮山药20 g，炒黄柏6 g，每天1剂，水煎服，服20剂后，隔天1剂。

6. 阳痿　蜂房炙存性，研细末，每服3～5 g，用温开水或黄酒送下，每天

2次,连服1~2周,可治疗阳痿,此方亦可用于遗尿。

7. 类风湿性关节炎 露蜂房500 g,雷公藤300 g,北防风200 g,制川乌100 g,桂枝100 g,当归200 g,酒黄芪300 g,姜黄150 g,秦艽200 g,制成冲剂,每袋重20 g,每天3次,每次20 g,温开水或白酒溶化冲服,孕妇忌服。结果:总有效率为96.8%,其中显效39例,显效率为40.6%。

8. 急性脊髓炎 用巴豆蜂房方加减内服外敷的综合方法治疗急性脊髓炎37例,疗效满意。

(1) 内服:巴豆3 g,蒲公英30 g,生黄芪30 g,生猪脚500 g,上四味放入药罐中,加水约200 mL,使药物完全浸泡,用武火炖30 min,肉熟烂为宜。患者以食猪脚为主,每天2次,上下午各服1次。若呕甚者,可服生姜汁;泻甚者,用生绿豆粉冲服即可缓解。

(2) 外敷:巴豆40 g,露蜂房60 g,野菊花40 g,地龙40 g,蒲公英30 g,生黄芪30 g,诸药烘干后用生茶油调成糊状,外敷患处,隔天换药1次,皮肤破损者不用,7天为1个疗程,治疗2个疗程。治疗结果:治疗组痊愈33例,显效2例,有效1例,痊愈率89.2%;对照组痊愈19例,显效5例,有效3例,无效2例,痊愈率65.5%。

9. 腮腺炎 对13例流行性腮腺炎患者,应用蜂房粉调香油外敷患部,均获良效。治疗方法:取蜂房30~50 g(用量视肿胀范围大小),剪碎,置瓦片(各种瓦片或泥缸、泥盆片)上用明火或炭火焙至焦黄或锅炒成焦黄色即可。凉后研细加适量香油调成糊状,均匀敷于腮部肿胀处,必要时可予包扎,每天早晚各1次,直至痊愈。治疗结果:敷药1天,腮肿消退2例,敷药2天,腮肿消退6例,敷药3天,腮肿消退5例,13例患者均在敷药3天内未应用其他药物情况下腮肿消退,其他症状消失,无并发症发生。

10. 扁桃体炎 用腺炎丸(蜂房制成的水丸),初期每服20粒(相当于蜂房2 g),每天2次,后期增至每服30~40粒,每天4次。治疗扁桃体炎726例,615例有效(84.7%),111例无效(15.3%)。

11. 乳腺炎 用蜂房治疗急性乳腺炎30例,疗效满意。用药方法:将蜂房焙干后研粉,每次服1~3 g,热黄酒30 mL冲下,每4~6 h服1次。治疗结果:痊愈27例,进步1例,无效2例,通常5 min产生止痛作用,炎症迅速消退。

12. 产后缺乳 用蜂窝豆腐汤治疗产后缺乳35例,疗效满意。药物组成:蜂房1个,豆腐250 g,丝瓜10 g,共煮,食豆腐喝汤,每天2次。治疗结果:显效19例,有效14例,无效2例,总有效率94%。

13. 急性菌痢 用蜂房治疗菌痢8例,疗效满意。用药方法:蜂房每服2 g,每天4次,小儿减半。治疗结果:3~8天全部治愈。

14. 肿瘤　用蜂房治疗肿瘤。药物组成及治法：蜂房、白花蛇舌草、七叶一枝花、败酱草各20g，山豆根12g，龙骨15g，西洋参20g，绞股蓝30g，每剂水煎服2次，每天1剂，12周为1个疗程。

15. 乙型肝炎　以蜂房为主治疗急慢性乙型肝炎，疗效较好。蜂房、太子参、黄芪各20g，虎杖12g，五味子10g，丹参、牡丹皮各15g，每剂水煎服2次，每天1剂，疗程4～8周。

16. 慢性肾炎　用复方蜂房制剂治疗慢性肾炎，效果良好。药物组成与用法：蜂房10g，车前草、益母草各30g，六月雪20g，龙葵12g，甘草5g，水煎服，每天2次。

17. 月经不调及不孕症　取蜂房、益母草各30g，王不留行12g，红花10g，研末，每次服10g，每天3次，可治疗月经不调及不孕症。

18. 扁平疣　煅牡蛎30g，马齿苋100g，露蜂房25g，薏苡仁25g，紫草15g，大青叶15g，红花10g。湿热型去牡蛎、红花，煎汤晚饭后1h后服用，次日凌晨将药渣再次煎服；内结型去马齿苋、红花，同上法煎服；血瘀型去牡蛎、马齿苋，同上法煎服。结果服用1个疗程后，病程较短的患者所生突发性扁平疣逐渐消失（多为湿热型），2个疗程后，所有患者均可见效，扁平疣逐渐变小，继续服用，开始消失、脱落，直至痊愈。跟踪调查20例，仅1例1年后复发，复发后根据症型选用以上药物，效果仍显著。

19. 脓疱疮　野菊花、金银花、鸡内金、土茯苓各15g，露蜂房、白芷、穿山甲（炒）、皂角刺各10g，乳香、当归各6g。焦躁不安、纳呆者加独脚金、蝉蜕、灯心草；脾虚体弱、纳呆者加黄芪、薏苡仁、麦芽，或加大土茯苓的用量。另取食醋磨调紫金锭外涂2次。结果52例全部治愈，其中用药3～5剂者35例，6～8剂13例，少数轻症患者用药3剂加外涂紫金锭2～3次痊愈。

20. 银屑病　蜂房、金银花各15g，土茯苓30g，白鲜皮、生地黄、白花蛇舌草各20g，威灵仙、牡丹皮、赤芍、虎杖、蚤休各12g。血热型加仙鹤草、白茅根各30g，紫草10g；血瘀型加三棱、莪术各10g，丹参20g，首乌、黄精各15g；肝肾阴虚者原方去金银花、威灵仙、牡丹皮、赤芍，加女贞子、菟丝子、天冬各15g；病程长、皮损难以恢复者加全蝎6g，皂刺15g。每天1剂，煎3次，头煎、二煎口服，三煎外洗。服药期间忌服腥臭及辛辣刺激食物，30天为1个疗程，并停用其他一切药物。结果总有效率92.6%，痊愈者随访2年复发率为21.6%，用本方仍有效。

21. 疥疮　内服蝉蜕蜂房散（蜂房、蝉蜕各30g，僵蚕、姜黄各15g，大黄10g，研细分18包），每次服1包，用土茯苓100g煎汤送下，配合外用药治疗150例疥疮，均在1周内治愈。

22. 烧烫伤　取露蜂房剪碎置于铁锅中，以文火焙干取出，研末装瓶备用。创面渗出明显者，直接撒敷，每天1次；若创面渗出较少、干裂者用麻油调敷，每天2~3次。若创面已感染者，取露蜂房50 g，加水1 000 mL，煮沸15 min，过滤去渣，用于浸泡或冲洗创面，每次以洗净脓液、污物为度，洗后创面用消毒纱布外敷盖，每天1~2次。

23. 头癣　取蜂房1个，孔中放入明矾末适量，连同蜈蚣2条，置瓦上文火焙焦，共研细末，用麻油调匀，外搽患处，每天2~3次，1周后痊愈。

24. 牙痛　用蜂房15 g，细辛2 g，乳香2 g，研细末，取适量填入牙齿龋洞中，治牙齿龋洞疼痛有效。

25. 鼻炎、鼻窦炎

（1）急性鼻炎以蜂房配苍耳子、辛夷、鹅不食草、防风、麻黄等；风热者鼻塞严重，以蜂房配辛夷、薄荷、野菊花、金银花、黄芩等。

（2）慢性鼻窦炎用蜂房配鱼腥草、藿香、野菊花、龙胆草、生薏苡仁、败酱草、黄芪等。

（3）过敏性鼻炎以蜂房配黄芪、防风、桂枝、蝉衣、乌梅等，常有疗效，共治疗过敏性鼻炎10例，皆取得良效。

26. 鼻息肉　用蜂房配生薏苡仁、皂角刺、乌梅、半枝莲、浙贝、夏枯草。治疗鼻息肉，长期服用，有一定疗效。

27. 结核　用蜂房膏（炙蜂房、炙蛇蜕、玄参、蛇床子、黄芪、杏仁、血余炭、铅丹、蜡、芝麻油，如法熬膏）外贴，治疗3例抗结核药物治疗无效的皮肤结核，全部治愈。另用三生散（蜂房炭、蛇蜕炭、乱发炭各等份研细）温酒调服5.4 g，亦可调入普通敷药中，外敷患处，可治疗骨结核，还可治附骨疽及顽疮久不收口。

【配伍禁忌】　气血虚弱者慎用。

二、蟾　酥

【别名】　蟾酥眉脂、蟾酥眉酥、癞蛤蟆浆、蛤蟆酥、蛤蟆浆。

【基原】　本品为蟾酥科动物中华大蟾酥 *Bufo bofo gargurizans* Cantor或 *Bufo melanostictus* Schneider的耳后腺及皮肤腺的干燥分泌物。

【产地】　河北、山东、四川、湖南、江苏、浙江等地。此外，辽宁、湖北、新疆亦产。

【炮制】　夏、秋季捕得后，将体表洗净，晾干，然后刺激其耳后腺及皮肤腺，使之分泌浆液。浆液需盛于瓷器内，忌与铁器接触，否则易变黑色，并需立即加工,以免时间过久而变质。用120目铜筛过筛,晒干即得。

酒蟾酥:取原药材,捣碎,用白酒浸渍,不断搅动至稠膏状,干燥,粉碎。每10 kg蟾酥,用白酒20 kg。

乳蟾酥:取原药材,捣碎,用鲜牛奶浸渍,不断搅动至稠膏状,干燥,研粉。每10 kg蟾酥,用鲜牛奶20 kg。

蟾酥粉:取原药材,捣碎,研成细粉。

炮制对蟾酥药材中的内酯类成分有影响。分别采用分光光度法、薄层扫描法对蟾酥原药材与蟾酥酒制品和滑石粉制品的蟾毒内酯类成分及脂蟾毒配基进行测定。结果:蟾酥酒制品和滑石粉制品中的蟾毒内酯成分的含量分别下降16.4%和32.6%,脂蟾毒配基含量分别下降14.4%和46.0%。炮制可使蟾酥药材中蟾毒内酯类成分含量降低,有可能导致疗效降低。所以,炮制蟾酥时应当慎重,特别注意在炮制过程中加热温度不宜过高,时间不宜过长。

【功效与主治】 攻毒消肿,通窍止痛,强心利尿。用于疔疮痈疽,咽喉肿痛,龋齿作痛,慢性骨髓炎,中暑吐泻,腹痛神晕,小儿疳积,中风昏迷,心力衰竭,呼吸衰竭,冠心病,癌肿,手术麻醉。

【用法用量】 内服:煎汤,3~6 g;或入丸、散,研末0.3~0.9 g。外用:烧存性,研末敷或熬膏摊贴。

【毒性】 蟾酥静脉注射或腹腔注射后,小鼠出现呼吸急促、肌肉痉挛、竖毛、兴奋、跳跃、惊厥、心率不齐,最后麻痹而死。蟾酥对小鼠的LD_{50},静脉注射为41.0 mg/kg,皮下注射为96.6 mg/kg,腹腔注射为26.81 mg/kg;蟾力苏,静脉注射6.01 mg/kg,皮下注射为124.5 mg/kg,腹腔注射为11.5~16.3 mg/kg,灌服为64.0 mg/kg;华蟾毒精,腹腔注射为4.38 mg/kg;蟾毒灵,腹腔注射为2.2 mg/kg;蟾酥特尼定,静脉注射为1.3 mg/kg;去乙酰毒素,皮下注射为6.45 mg/kg,灌服为24.5 mg/kg;蟾毒素,给犬静脉注射LD_{50}为0.36 mg/kg,灌服MLD为0.98 mg/kg。给药期满后1天,全部处死解剖,肉眼观察各组动物各脏器未见明显异常,心、肺、肝、脾、肾、脑及肾上腺等组织切片亦未见任何病变。

【中毒症状】 潜伏期0.5~2 h。早期可出现上腹不适、恶心、呕吐、口唇及四肢麻木、头昏嗜睡、流涎、口腔黏膜有白色斑块,部分患者有腹痛、水样便、心悸、心跳缓慢或呈窦性心动过速,并可伴窦性心率不齐,严重者出现窦房传导阻滞、房室分离、心房颤动和室性心动过速等,窦房传导阻滞可导致阿-斯综合征,表现为烦躁不安、抽搐、昏迷、面色苍白、四肢厥冷、出汗、脉搏细弱、口唇发绀、血压下降,最后呼吸循环衰竭。蟾酥浆汁溅入眼内,起初觉得剧痛难忍、流泪不止、眼睑肿胀、畏光、眼结膜充血,并可致角膜溃疡。

【救治】

1. 催吐、洗胃、灌肠，必要时高压灌肠，内服蛋清等保护剂，并大量饮水或浓茶。

2. 补液，并补充大量维生素B_1、维生素B_6和维生素C，有尿后可加入适量氯化钾缓慢静脉注入。

3. 应用硫酸阿托品，以抑制蟾酥引起的迷走神经兴奋带来的房室传导阻滞和心律失常。如效果不明显或出现急性心源性脑缺血综合征先兆时，可加用异丙肾上腺素；若有室上性心动过速时可加用利多卡因，以防发生室性颤动。

4. 对症治疗。

5. 鲜芦根120 g捣汁内服，或生大黄15 g煎汤代茶。

6. 蟾酥误入眼中，应先用大量冷开水冲洗，再用紫草汁洗涤或点眼。也可用生理盐水或3%硼酸水冲洗，并酌情滴用抗生素或可的松激素眼液，口服维生素B_1、维生素B_6、维生素C及维生素A、维生素D。

【合理应用】

1. 消化道恶性肿瘤　第1个月，蟾酥注射液20 mL加入5%葡萄糖500 mL，静脉滴注，第2~3个月，每天肌内注射4~8 mL，3个月为1个疗程，间隔1个月进行第2个疗程，用药期间支持对症处理但停用抗肿瘤药物，治疗晚期肝癌患者36例，共治疗2个疗程。结果：生活质量明显改善占30%，改善占70%；肿瘤体积缩小占2%，增大占26%，没有变化占72%；生存期超过半年为100%，超过1年占65%，超过2年占22%。

2. 皮肤癌　蟾酥10 g，研细，放入30 mL生理盐水中，浸泡10~48 h后，蟾酥成糊状，再加入外用的磺胺软膏拌匀，制成含10%或20%的软膏备用。肿瘤周围用75%乙醇溶液消毒后，将软膏均匀地涂在肿瘤上。结果：19例肿瘤消失，活检后未发现癌细胞，有效率占47.5%，5年治愈率占22.5%。

3. 乳腺癌　用华蟾素注射液治疗晚期乳腺癌23例，获得较好疗效。治疗方法：肌内注射华蟾素注射液4 mL，每天2次，连用2个月为1个疗程。结果：治愈1例（1年后无复发），显效6例，有效11例，无效5例，总有效率为78%，有效者瘤体明显缩小。

4. 白血病　取重约125 g蟾蜍15只，去内脏洗净加黄酒1 500 mL，封闭于瓷罐中，置铝锅内加热，煮沸2 h，过滤备用。成人每次15~30 mL，每天3次，饭后服，儿童酌减。连续用药直至症状完全缓解，其后服药15天，间歇15天，在治疗过程中不用其他抗白血病药，但需配合抗感染、输血等。治疗白血病32例，完全缓解8例，基本缓解24例。

5. **癌性疼痛** 以自身对比方法观察巴布型蟾酥膏与氧化锌蟾酥膏的止痛效果。每个病例随机抽签决定先给何种剂型蟾酥膏,在疼痛处外敷1种剂型2 h 内无效者,即给予另1种剂型,如果首次抽签的1种剂型药有效,另1种剂型膏药则在3天后癌性疼痛重新发作时开始使用。结果:巴布型蟾酥起效时间为3~65 min,半数以上病例为10~20 min,显效时间为1~8 h,总缓解时间为3~72 h,巴布型缓解时间优于氧化锌型,但无显著差异。

6. **腰椎横突综合征** 放松腰臀部肌肉,用拇指及中指分别按压第3腰椎两侧横突尖端的激痛点1 min,然后指压臀中肌压痛点,指揉臀中肌、臀大肌、内收肌处痉挛的肌肉索条、结节,松解分离局部粘连。用蟾酥膏(由蟾酥、雪上一枝蒿等组成)在指压部位,主要是第3腰椎横突端的激痛点及臀中肌痛点贴敷。隔天1次,4次为1个疗程。结果:痊愈211例,显效94例,好转51例,无效4例,总有效率为98.89%。

7. **腰椎骨质增生引起的腰腿痛** 蟾酥膏穴位贴敷,3~5天更换1次,4次为1个疗程,雷公藤糖浆15 mL,每天3次,口服,4周为1个疗程。治疗腰椎骨质增生引起的腰腿痛1 700例,显效870例,有效750例,无效80例,总有效率95%。

8. **坐骨神经痛** 蟾酥、细辛、丁香、雪上一枝蒿等组成的蟾酥膏贴肝俞、肾俞、腰俞、环跳、市风、梁丘、阳陵泉、悬钟等穴,每5~7天更换1次,4次为1个疗程。结果:显效142例,有效88例,无效10例,总有效率96%。

9. **结核病** 用蟾酥水溶液总成分注射液肌内注射,每天总量16~20 mg,3个月为1个疗程,持续1~3个疗程。结果:总有效率83.7%,痊愈率46.5%。

10. **慢性乙肝病毒携带者** 华蟾素每天肌内注射4 mL,30天为1个疗程,用药1~3个疗程。结果:治疗HbsAg、HbeAg、PH-SA-R、DNAP阴转率分别为21.09%、38.89%、63.64%、50%。抗HBs、抗HBe的阳转率为19.29%及23.45%,表明华蟾素对HBV复制有较明显的抑制作用。

11. **乙型肝炎病毒性肝炎** 华蟾素每天肌内注射1次,每次2支,连用1个月(1个疗程),并口服维生素,静脉滴注葡萄糖等综合保肝疗法,治疗乙型肝炎病毒性肝炎。结果:60%~85%患者各肝功能指标均有不同程序下降,其中以丙氨酸转移酶下降最为明显。各项肝功能指标达正常值为30%,14.3%HbsAg转阴,28.6%滴度呈不同程度下降,18例HBV感染者治疗HbeAg转阴率为45.45%,抗Hbe阳性率为16.67%。

12. **手术麻醉** 将蟾酥溶于75%乙醇溶液,制成1%~4%酊剂备用,用消毒棉球蘸2.5~3.0 mL,涂咽后壁、咽前弓、咽后弓及扁桃体各2次。涂药3~5 min后行扁桃体切除手术。每次用量相当于25~50 mg生药,观察150例,麻醉优良率达85%。

13. 嗜酸性粒细胞增多症　口服干蟾粉1.0 g，强的松10～15 mg，每天3次；紫金锭2片，每天2～3次。结果：7例治愈，6例有效，多数在用药后10天内粒细胞开始下降。

14. 抢救循环障碍　蟾酥每次服4～8 mg，每天服2～3次。12例用药后2～48 h症状和体征均有改善，表现为脉搏减慢，尿量增加，水肿减轻或消失，肝脏缩小。用蟾酥治疗频发性早搏，效果良好。蟾酥1 mg，每天3次口服。结果：显效26例，有效29例，其中室性与室上性早搏的有效率为68.9%和68.4%。

15. 乳腺增生　蟾酥膏外敷，每周换药3次，对照组口服乳康片。2组均加小金丹，3周为1个疗程，疗程之间停药1周，连续3个疗程。结果：用蟾酥膏治疗组痊愈104例，总有效率89.74%；对照组总有效率为79.01%。

16. 化脓性感染　蟾酥注射液每次10～20 mg，每天2次肌内注射，小儿酌减。治疗期间不加用其他抗菌消炎药物。结果：痊愈204例，好转29例，无效17例，总有效率为93.2%。

17. 腮腺炎　将活蟾蜍的皮完整脱下，迅速将内皮面（带有蟾蜍液面）贴敷患处，用胶布固定，24 h换1次。结果：贴敷1 h后疼痛即减轻，24 h后局部炎症缓解。共治小儿腮腺炎11例，总有效率100%，治疗期间未见不良反应。

18. 急性咽炎　蟾酥2 g，白矾、雄黄各60 g，黄连25 g，每次2～3丸，每天3次。结果：痊愈94例，有效44例，有效率达86.7%。

19. 失活牙髓　蟾酥1.5 g，凡士林1.5 g，将蟾酥置乳钵中压成粉末状，加上凡士林调和均匀成膏糊状。患牙去尽龋腐，暴露穿髓孔处，防湿吹干后，放入两粒芝麻大小的上述蟾酥失活膏封上，24 h后复诊，可见牙髓神经已被完全杀死失活，全程患者无任何痛苦及不良反应。复诊时，揭去髓室顶封，去除冠髓。结果：完全无痛感者1 320例，有微痛感者80例。组织切片观察结果：牙髓充血，均未见浸润炎性细胞及组织坏死。在蟾酥失活作用下均为正常的牙髓组织。

20. 落枕　取活蟾蜍2只，置于20 ℃温水中待用。先将两块砖放于炉上加温至炙手，再将蟾蜍背部贴在砖上，使蟾酥溢出。待砖冷却至不会灼伤皮肤时（要有烫感），将有蟾酥的一面紧贴在痛剧处，至完全冷却时换上另一块。每天1次，2天为1个疗程。结果：经1～2个疗程治愈者60例，3个疗程治愈者2例。

21. 小儿头皮感染　取蟾蜍1只，重100～150 g，洗净后备用。治疗时，用小棒（如筷子）适度敲击蟾蜍全身，待其皮肤腺体（尤其是耳后腺）分泌出乳白色蟾酥时，将蟾蜍紧贴患儿头皮感染部位反复涂抹（溃烂部位应适当多涂），直到感染部位全部涂抹为止。结果：治愈32例，有效7例，无效1例。全部病例均未发现不良反应。

22. 疮疡　巴豆50 g，乳香90 g，蓖麻子仁90 g，蟾酥3 g，雄黄20 g，冰片20 g，鲜鲫鱼1条，头发36 g，香油1 500 g，铅丹750 g。将上方药物除蟾酥、雄黄、冰片外，置香油中炸枯捞出，香油熬至滴水成珠后，按一丹二油比例下丹，成膏后锅离火片刻，再将已研细的蟾酥、雄黄、冰片下锅搅匀，将膏药倾入冷水中，拉拔数十次去火毒。需用时将膏药炖烊，根据病变范围选用大小适当的棉布，取适量膏药涂于棉布上备用。用法：将膏药用火烤化，贴敷患处。疮疡未破溃时膏药宜厚，3天1换；疮疡已破溃时膏药宜薄，每天1换。换药时将疮口内分泌物拭净，疮口内脓腐物多时可先掺入祛腐药，脓腐已尽者可掺入生肌收口药，然后将膏药贴在疮口上。结果：治疗急性淋巴结肿大56例，均于用药7～12天肿大淋巴恢复正常，疼痛消失。治疗72例各类疮疡中，49例于用药6～15天肿块完全消退，疼痛消失；23例于用药3天后炎症局限，脓肿形成或自溃出脓，未破溃者均经切开排脓，后根据疮疡情况配合应用祛腐生肌药，均于7～15天疮口愈合。

23. 化脓性中耳炎　蟾酥、蜈蚣研成细粉，加食用香油混匀，取上清液，每天1次，1次1～5滴，滴入外耳道，7天为1个疗程。结果：治愈129例，显效55例，好转23例，无效16例，总有效率93.1%。

【配伍禁忌】　孕妇及体弱者忌服。

三、蜈　　蚣

【别名】　百脚、百足、千足虫、金头蜈蚣、川蚣、雷公虫、蜈蚣虫。

【基原】　本品为蜈蚣科动物少棘巨蜈蚣 *Scolopendra subspininpes mutilans* L. Koch的干燥体。

【产地】　主产于湖北、浙江、湖南、安徽、河南、江苏、陕西等地，以湖北、浙江产量大，野生或饲养。

【炮制】　春夏两季捕捉，捕得后，用两端削尖的竹片，插入头尾两部，绷直晒干，或先用沸水烫过，然后晒干或烘干。传统切制炮制：①蜈蚣拭净，除去头足，剪断用。②酒炙蜈蚣：蜈蚣除去头足，折断，酒润后，微火焙干。③焙蜈蚣：去竹片，洗净，微火焙干。现代炮制研究：关于去头足，从微量元素分析比较，躯干与头足的微量元素相同，唯躯干微量元素含量微高，去头足可提高微量元素的含量。但头足占整体药量不大，无大毒，故认为可省去去头足的繁琐操作。但炮制方法应经高温处理，能杀菌去腥解毒，又易酥脆便于研粉。

【功效与主治】　熄风镇痉，攻毒散结，通络止痛。用于小儿惊风，抽搐痉挛，中风口㖞，半身不遂，破伤风，风湿顽痹。

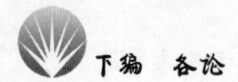

【用法用量】 3～5 g，研末吞服，1次0.6～1 g，外用适量，研末或油浸涂敷患处。

【毒性】 有研究认为，蜈蚣溶解蛋白质的溶血作用可直接引起急性肾皮质坏死，造成急性肾小管损伤，而所含组胺样物质能使平滑肌痉挛、毛细血管扩张及通透性增加，同时还有致敏作用，因此对急性肾功能衰竭起到促进作用。蜈蚣水煎液最大浓度45 g/kg（相当于成人最大用量的193倍）给小鼠灌胃7天，无不良反应，说明水煎液毒性甚低。蜈蚣水溶性蛋白提取物小鼠灌胃LD_{50}为（9.90±0.27）g/kg，腹腔注射LD_{50}为（6.66±0.18）g/kg，小鼠可出现明显的神经中枢系统的抑制作用。小鼠分别灌胃少棘蜈蚣和墨江蜈蚣1 g/kg，3～4天后仅少数死亡，体重减轻；该两种蜈蚣分别给小鼠服用15天和30天，每天分别是0.0415 g和0.27 g，对体重、血色素无异常变化。另据报道，小鼠灌胃蜈蚣4 g/kg无死亡；大鼠每天灌胃2 g/kg，连续15天，血象、非蛋白氮、脏器均未见异常。

【中毒症状】 应用蜈蚣制剂治疗时，有部分患者可出现灼热、头胀、头昏、面孔潮红，应用剂量过大可引起中毒。中毒潜伏期为0.5～4 h。中毒表现为：恶心、呕吐、腹痛、腹泻、全身无力、不省人事、心跳及脉搏缓慢、呼吸困难、体温及血压下降等。出现溶血反应者，尿呈酱油色，并伴有溶血性贫血症状。长期服用有报道出现心悸、胸闷、气短、心电图呈STT改变，并有频发性室性早搏，及引发溃疡病的可能。出现过敏反应者表现为全身出现过敏性皮疹，奇痒难忍，甚者可出现过敏性休克。

【救治】

1. 凤尾草120 g，金银花90 g，甘草60 g，水煎服。
2. 制马钱子末0.6 g，开水冲服，必要时每3 h重复1次。
3. 桑白皮、蚯蚓适量，煎服。
4. 茶叶适量，泡水频服。
5. 过敏者可给西药抗过敏药物，必要时给激素。

【合理应用】

1. 面瘫 将蜈蚣2条研成末，以防风30 g煎汤送服，每天晚饭后服1剂。治疗周围神经麻痹26例，痊愈16例，显效6例，好转3例，无效1例。

2. 头痛 制蜈蚣2～3条，制全蝎6 g，川芎20 g，白芷15 g，柴胡15 g。治疗期间停服西药，并按照中医辨证施治原则，随症加减。肝阳上亢者加石决明、钩藤、白芍；头痛而重、痰浊者加制胆星、半夏；气血虚弱者加黄芪、党参、枸杞子。治疗顽固性头痛，结果1～2个疗程后，显效74例，有效25例，无效7例，总有效率为93.39%。

3. 三叉神经痛 蜈蚣5 g，川芎30 g，白芷15～30 g，钩藤15～30 g（后

下），细辛4~10 g，白附子10 g，夏枯草10~20 g。气虚加党参；血虚加熟地黄、当归；便秘加大黄；阴虚加牡丹皮、龟板。治疗三叉神经痛27例，结果：一般用药2~3剂即可缓解症状，为巩固疗效，用药最多用至21剂，治疗有效率为96.3%，其中治愈率92.6%。

4．坐骨神经痛　雷公藤5~15 g（先煎1 h），熟地黄20 g，桑寄生30 g，独活20 g，当归尾15 g，鸡血藤15 g，炒秦艽15 g，防风20 g，威灵仙30 g，丹参15 g，怀牛膝15 g，蜈蚣2条，甘草6 g，生姜20 g，大枣20 g，水煎，每天1剂，分2次服。治疗坐骨神经痛18例，结果：治愈16例，显效2例。

5．枕大神经痛　川芎15 g，全蝎5 g，蜈蚣2条，荆芥10 g，羌活10 g，细辛3 g，薄荷（后下）5 g，白芷10 g，防风10 g，甘草5 g，加水500 mL，煎取300 mL，每天1剂，分2次服，7天为1个疗程，共用2个疗程。治疗枕大神经痛31例，治愈18例，有效10例，无效3例，总有效率为90.3%。

6．癔症性喉肌麻痹　蜈蚣50条，浙贝母30 g，白芍15 g，射干9 g，烘干研极细末，平均分成20等份，每次1份，每天2次，温开水送服，10天为1个疗程，连用3~5个疗程。治疗结果：痊愈6例，显效2例，好转2例。

7．呃逆　柿蒂30 g，煎液20 mL，蜈蚣3 g焙焦研末以药液冲服，每天2次。胃寒气逆，加丁香3 g；胃热呃逆加芦根20~30 g，竹茹10 g；久病本虚加人参10 g，黄芪30 g。治疗顽固性呃逆46例，全部治愈，且无复发。

8．异位性皮炎　蜈蚣1~2条，延胡索9 g，蝉蜕9 g，羌活9 g，钩藤12 g，当归9 g，每天1剂，水煎2次，取汁400 mL，分3次温服，随症加减。另取大黄粉20 g，冰片6 g研细末，渗出者干撒患处；肥厚苔癣者，把上药与10%蛇床子酊100 mL共调外擦患处，每天2次。治疗异位性皮炎31例，治愈22例，好转9例，总有效率100%。

9．带状疱疹　蜈蚣3条，雄黄30 g，黄柏10 g，共研细末，凡士林调匀配成软膏。常规消毒皮损部位，按皮损面积大小将药涂于患部，每天2~3次，治疗带状疱疹38例，全部治愈，总有效率100%，治疗时间最长16天，最短1.5天，平均7天，一般治疗24 h后症状明显改善，2.5天灼热刺痛显著减轻，水疱红晕变浅，小水疱趋向萎缩，4天后水泡干涸结痂，疼痛消失，6~7天后痊愈。

10．老年性瘙痒　用蜈蚣3 g，加冰糖10 g，入小碗，隔水蒸，水沸后30 min后取出，去虫体取汁，1次口服，隔天重复1次。治疗181例，痊愈174例，无效4例，复发3例，总有效率96.24%。

11．鸡眼　每条干蜈蚣加黄豆油10 mL，置铁勺中加热，至蜈蚣酥黄时取出，待干研粉备用。鸡眼处以温水浸泡15 min后，用手术刀片将鸡眼角质层硬皮削掉，轻轻提起肌丝切除，以不出血为度，在清除部位填满蜈蚣粉，外贴伤湿止痛膏或胶布固定，勿浸入水中，7天后揭掉。治疗112例均获临床治愈，其中1次治愈103例，2次治愈9例，除4例失访外，随访1年未见复发。

12. 手足顽癣　用蜈蚣6条，全蝎6个，马钱子6 g，共浸泡于500 mL 75%乙醇溶液内，盖紧瓶盖，1周后即可使用。外涂患处，每天2～3次，治疗手足癣，收到明显效果。

13. 瘰疬　取蜈蚣5条，穿山甲、皂刺各15 g，白花蛇1条，密陀僧60 g，蜘蛛网2 g，柳槐条10 cm长的约30根，蟾蜍1个，冰片、樟脑适量，香油250 g，广丹120 g。按常规方法熬成膏药，敷贴患处，10天1换，治愈为止。用药期间忌房事及食油腻食物。

14. 宫颈糜烂　用黄蜈散（黄柏65%，蜈蚣6.4%，雄黄13%，轻粉13%，冰片2.6%）外治宫颈糜烂62例，显效53例，无效9例，显效率为85.5%。该方具有消炎、消肿、促进宫颈糜烂局部正常鳞状上皮再生，宫颈糜烂自然修复的作用。

15. 重复流产　千脚蜈蚣100 g，鲜鸡蛋2枚，加水文火煎煮30 min，取汁250 mL，与鸡蛋同服，每天1次，共2剂。对照组给予黄体酮针20 mg 肌内注射，每天1次，绒毛膜促性腺激素1 500 IU 肌内注射，每天1次，临症给予中药，每天1剂，7天为1个疗程，共2个疗程。结果：实验组有效24例，有效率为92.3%；对照组有效17例，有效率为85%。

16. 结核病　蜈蚣600条，参三七100 g，白及、紫河车各200 g，百部、猫爪草各200 g。前4味研粉制成胶囊服用，后2味水煎。以上为100天1个疗程剂量，配合异烟肼、乙胺丁醇二联化疗。对照组以异烟肼、利福平、链霉素、吡嗪酰胺、乙胺丁醇为主进行3联或4联化疗。结果：①治疗前后空洞变化：治疗组24例空洞者，8例空洞闭合，9例空洞缩小，7例无效，总有效率70.8%；对照组11例空洞者，空洞缩小2例，无效9例，总有效率18%。②总疗效比较：治疗组36例，显效14例，有效15例，无效7例，总有效率80.54%。对照组20例，显效2例，有效7例，无效11例，总有效率为45%。说明治疗组疗效明显优于对照组，尤其是在空洞闭合方面。

17. 腰扭伤　蜈蚣1条，牛膝12 g，露蜂房10 g，猪骨250 g，川芎10 g，三七6 g（冲），黄芪25 g，桑枝10 g，桂枝5 g，地龙10 g，水煎服，每天1剂，连服3～5剂。治疗急性腰扭伤100例。结果，治愈95例，好转5例，服药最多5剂，最少2剂。

18. 泌尿系结石　蜈蚣1条，金钱草100 g，琥珀末6 g（冲），鸡内金6 g（冲），大黄6 g（冲），滑石20 g（先煎），黄柏10 g，牛膝12 g，炮山甲2 g（冲），路路通10 g，石见穿12 g，水煎服，每天1剂，每煎药液不少于500 mL

口服，通过增加尿量，促使输尿管蠕动频率加快，并配合适当跳跃运动，以利尿路结石排出。结果：显效95例，无效5例。

19. 慢性骨髓炎 外用药以蜈蚣、炉甘石、煅石膏3味药组成，将蜈蚣置瓦片上焙至黄色后晾干研末，炉甘石研末水飞，三者混合后用凡士林调和制成凡士林纱条备用；内服是将单味蜈蚣置瓦片上焙至黄色后晾干装入胶囊中，用加减四妙勇安汤送服。刮除疮口内游离死骨，创面较大者，可用凡士林纱布直接填塞；形成窦道者，用血管钳将凡士林纱条送达骨组织中，初期每天换药1次，后期2~3天换药1次，口服蜈蚣胶囊，每天3次，每次5粒，2周为1个疗程，共治疗约3个疗程，治疗结束后随访6个月。治疗慢性骨髓炎8例，结果治愈4例，有效3例，无效1例。

20. 腮腺炎 全蜈蚣2条，银朱6 g，研为细末，以鸡蛋清调敷患处。如局部发热者，可加黄连、黄柏、栀子各3 g。治疗腮腺炎60例，结果轻者1次，重者2次即愈。

21. 中耳炎 取完整蜈蚣若干，文火焙焦研末，按一定比例放入香油中，振荡混匀后静置，取其上清液备用。首先用干棉球拭外耳道分泌物（忌用双氧水、注射用水、生理盐水等）。然后嘱患者头倾向一侧，向后上方轻拉耳郭，用滴管向外耳道滴入2~3滴，在患者做吞咽动作的同时，用指轻压耳屏数次即可，每天用药1次，如鼓膜穿孔较大，滴药后可将大小与鼓膜相当的无菌棉片，放于鼓膜外。治疗结果：疗效最短者1天，最长者15天，平均5.6天，其中急性患者35天，慢性患者平均6.6天。

22. 肺炎 蜈蚣2条（约6 g），炙麻黄8 g，杏仁10 g，生膏30 g（先煎），炙甘草6 g。偏热者加黄芩、牛蒡子；偏寒者加川桂枝、防风；痰多者加制半夏、茯苓、陈皮、贝母。每天1剂，分2次煎服，在服中药期间停服其他一切药物，10天为1个疗程，共服1~2个疗程。治疗间质性肺炎36例，结果痊愈28例，显效6例，有效2例，其中1个疗程治愈者21例，2个疗程治愈者7例。随访3个月无1例复发。

【配伍禁忌】 孕妇及阴虚者忌服。《本草纲目》云其："畏蜘蛛、鸡屎、桑皮、白盐。"

四、全 蝎

【别名】 蝎、主簿虫、全虫、茯背虫、山蝎、东全蝎、钳蝎。

【基原】 本品为钳蝎科动物东亚蝎 *Buthus martensii* Karsch的干燥体。

【产地】 主产于河南、山东，前者习称"南全蝎"，后者习称"东全蝎"；河北、辽宁、湖北等地亦产。销往全国并出口，野生或饲养，现多人工饲养。

【炮制】

蝎的加工方法：一种是"咸全蝎"，首先将全蝎洗净捞出，放入盐水锅内浸泡6~12 h，盐水浓度为4%~5%，浸泡后捞出，然后放入沸盐水中煮10~20 min，捞出后置通风处阴干。另一种是"淡全蝎"，先将蝎放冷水中洗净，捞出，再放入沸水中煮，待水沸腾时捞出，晒干。蝎毒提取，可有高频刺激，也可用夹子夹住蝎尾，人工刺激头胸部，使蝎排毒以获毒液。

传统炮制方法：①净全蝎：取全蝎，除去杂质，洗净，干燥。②酒全蝎：取净全蝎，酒洗后干燥。③薄荷制全蝎：取薄荷叶加沸水适量，盖密，泡30 min，去渣。再用薄荷水洗净盐霜，捞出，滤去水，晒干或低温烘干。每100 g全蝎用薄荷叶20 kg。

【功效与主治】 熄风止痉，攻毒散结，通络止痛。用于小儿惊风，抽搐痉挛，中风口㖞，半身不遂，破伤风症，风湿顽痹，头痛，疮疡瘰疬。

【用法用量】 2.5~4.5 g，研末吞服，1次0.6~1 g；外用适量。

【毒性】 全蝎的毒性成分主要是蝎毒，蝎毒最小致死量对兔为0.07 mg/kg，小鼠为0.5 mg/kg，蛙为0.7 mg/kg。蝎毒中含神经毒素、溶血毒素、出血毒素、心血管收缩毒素。

【中毒症状】 头痛、头昏，血压升高，心悸心慌，小便涩痛不利，烦躁不安。严重者血压突然下降，呼吸困难，发绀，昏迷，最后因呼吸中枢麻痹而死亡。服全蝎致过敏反应者可出现全身性红色粟粒样皮疹或风团，奇痒难忍，可有发热、憋闷。

【救治】

1. 中草药 金银花30 g，半边莲9 g，土茯苓15 g，绿豆15 g，甘草6 g，水煎服；或用五灵脂、生蒲黄各9 g，雄黄3 g，共研细末，分3次醋冲服，每4 h服1次。

2. 西药 肌内注射阿托品，并补充钙剂。服用全蝎过敏者，可予激素、抗组胺药。

【合理应用】

1. 偏头痛 全蝎3 g，地龙、天麻、僵蚕、钩藤、白蒺藜各12 g，白芷10 g，川芎6 g，丹参15 g。阴虚阳亢型，加知母、生地黄、黄柏、山萸肉、女贞子、旱莲草；肝阳上亢型，加柴胡、黄芩、石决明、怀牛膝、白芍、杭菊；痰湿中阻型，加法半夏、白术、陈皮、茯苓、苍术；痰阻经络型，加红花、赤芍、桃仁、牡丹皮。1周为1个疗程。治疗偏头痛60例，治疗1~2个疗程后，34

例痊愈，22例有效，4例无效。

2. 神经痛　白芍30~50g，白术20~30g，白芷、桃仁、全蝎各10g。风寒型加桂枝10g，风火型加黄芩15g，瘀热型加黄芩、牡丹皮各15g。每天1剂，分2次煎服，10剂为1个疗程。治疗原发性三叉神经痛72例，结果：治愈51例，显效30例，无效9例，总有效率为90%，其中1个疗程有效43例。

3. 面神经炎　黄芪100g，归尾、赤芍、川芎、桃仁、防风各9g，红花6g，地龙、白附子各8g，全蝎、僵蚕各10g，白术12g，蜈蚣3条，用清水1 000 mL，文火煎取200 mL，连续煎取3次，将3次药液混合，每次口服200 mL，每天3次，饭后服，10天为1个疗程。服药期间停服西药及其他疗法，嘱避风寒，或卧床休息。治疗面神经炎30例，结果：服药1个疗程即痊愈者28例，服药2个疗程痊愈者2例。随访1~3年，未见复发。

4. 肩关节周围炎　将全蝎、血竭、川乌、草乌、白芷、骨碎补按2∶3∶5∶5∶4∶6的比例混合，共为细末，医用凡士林调匀成膏。使用时，将药膏直接均匀地涂布在患处或主要疼痛部位，胶布覆盖固定。5天换药1次，5次为1个疗程。疗程结束后让患者尽力做旋转、抬举锻炼2天，再行下1个疗程，局部破损、溃烂者禁用。治疗肩关节周围炎54例，治愈46例，有效7例，无效1例。

5. 淋巴结炎　将蝎尾、冰片按3∶1的比例混合，共为细末，用医用凡士林调匀成膏，装瓶密封。使用时，将药膏直接均匀地涂布于肿大的淋巴结处，胶布覆盖固定。3天换药1次。局部破损、溃烂者禁用。治疗幼儿急性颌下淋巴结炎86例，以全蝎膏外用治愈，无1例施行手术治疗，其中贴药1次即愈者29例，贴药2次痊愈者34例，3次者23例。

6. 纤维炎　全蝎、细辛各20g，研为细末调匀，用医用凡士林100g调成软膏。用时取药膏适量涂布在痛处，用软塑料布覆盖，胶布固定，4天换药1次，一般贴3~5次即愈。

7. 慢性脊髓炎窦道　全蝎5g，蜈蚣10g，共研细末，消毒备用。患处常规消毒，用双氧水冲洗，再用林可霉素冲洗，取油纱条蘸二虫粉少许，塞入窦道，外敷纱布固定，2天换药1次。首次换药前，拍片排除死骨。同时内服中药及抗生素治疗。用本法治愈慢性脊髓炎窦道12例，均在2~3周内愈合。

8. 扁桃体炎　取全蝎1条，六神丸10粒，用米醋调和，放在伤湿解痛膏正中，然后敷耳垂下方之颌角的皮肤上。双侧肿者可同时敷用。一般敷12 h。如有并发症，可加用抗生素治疗。治疗急性扁桃体炎32例。结果：敷药24 h，体温正常，咽喉充血明显减轻，扁桃体缩小，咽痛、咳嗽等症状消失者23例；敷药48 h，上述症状消失者7例，其余2例效果不佳。

9. 腮腺炎　治疗组46例的全蝎用量，5~6岁2g，6~7岁3g，7~9岁4g，

9~14岁5g，全蝎用香油炸脆顿服；双嘧达莫3~5g/kg，每天5g，分3次口服，两药均以4天为1个疗程。对照组30例用板蓝根冲剂，每天3次口服，4天为1个疗程。结果治疗组全部痊愈，对照组痊愈18例。两组疗效比较有显著性差异。全部患儿随访3~6个月，均未发现后遗症。

10. 面神经麻痹　用50%复方牵正注射液（当归、全蝎、白附子、白僵蚕各60g，大蜈蚣40条）于患者地仓、颊车、牵正、阳白、太阳及健侧合谷等穴位交替注射，每次3穴，各注射0.6 mL。治疗面神经麻痹418例。结果：痊愈者占90%。

11. 破伤风　蝉蜕10~15g，白附子10~15g，天麻10~15g，防风10g，天南星12g，白芷10g，川芎10g，细辛3g，水煎200 mL，服煎液，用黄酒、温开水冲服止痉散（蜈蚣5g，全蝎16g，白僵蚕16g，每次服2~6g），小儿酌减，结合西药抗毒素、抗生素及对症治疗。治疗破伤风150例，治愈137例（新生儿122例），死亡13例（新生儿5例）。

12. 乳腺疾病　全蝎焙干去足3g，炒白术12g，法半夏9g，白芍15g，茯苓12g，炙甘草3g。肝郁痰凝加柴胡6g，薄荷6g（后下），瓜蒌12g，贝母9g，天南星9g，生牡蛎30g（先煎）；冲任失调加仙茅6g，仙灵脾9g，当归12g，川芎6g。治疗乳腺增生疾病80例，结果痊愈53例，好转27例，总有效率100%。

13. 癫痫　取全蝎1个（不去头足），置洗净的瓦片上，文火焙干，研成细末，新鲜韭菜250g，洗净晾干，将全蝎粉与韭菜混合一起揉汁，用新纱布滤汁，汁中放红糖50g，拌匀后蒸熟，空腹1次服。大发作型：每月发作5次以下者每周服药3次，发作6~10次者每天服药2~3次；癫痫持续状态者每天服用3~4次；局限性癫痫头痛型、精神运动型及腹痛癫痫发作，根据每月发作次数控制在每周1~3次。发作控制后，服药由每周1次逐渐减少为每月1次或2次，维持0.5~1年。治疗癫痫104例，显效78例，有效17例，无效9例，总有效率95%。

14. 脑梗死　黄芪40g，丹参30g，桃仁、红花、川芎各15g，地龙、全蝎各12g，僵蚕10g，三七粉5g。肝肾阴虚加天麻、白芍各15g，并随症变化，辨证加入相应1~2味，每天1剂，水煎服，早晚各1次，服30天，西药治疗同对照组。治疗脑梗死36例，对照组20例，治疗组基本治愈9例，显效15例，有效8例，无效4例。对照组基本痊愈3例，显效7例，有效3例，无效7例。

15. 腰椎间盘突出症　海马10g，全蝎3g，炙地鳖虫10g，牛膝10g，炮山甲10g，木瓜15g，蜈蚣2条，水煎服，早晚各1次。局部中药电渗：桃仁、干姜、防风、伸筋草、透骨草、杜仲、乳香、赤芍、红花、桑寄生、威灵仙、没药、鸡血藤各50 g，放入瓦缸内，加水10 000 mL，煎至4 000 mL，将药液倒出，加入陈醋1 000 mL，瓶装备用。结果：治疗后疗效优秀48例，良好19例，一般5例，差3例。

16. 糖尿病　糖宁Ⅲ号合剂：党参、白术、淮山药、黄芪、玄参、僵蚕、全蝎、红花、忍冬藤、葛根等。含生药0.4 g/mL，每天3次，每次10 mL。结果：近期治愈61例，好转195例，未愈27例，空腹血糖由治疗前的（11.834 7 ± 3.093 0）mmol/L下降至（7.824 9 ± 2.114 8）mmol/L。治疗前后比较，临床症状亦有改善。

17. 支气管哮喘　熟附子15 g，菟丝子30 g，杏仁12 g，紫菀15 g，法半夏10 g，地龙干20 g，全蝎6 g，五味子10 g，细辛3 g，桔梗15 g，炙甘草12 g，茯苓30 g，蛤蚧5 g，水煎，分早晚2次服用。对照组服用小青龙口服液，每次2支（每支10 mL），每天3次口服。两组组均以30天为1个疗程，连续观察3个疗程。结果第1、2、3个疗程，观察组有效率分别是75.6%、84.4%、95.6%，而对照组分别为74%、57.9%、71%。且疗程越长，疗效越好，观察组肺通气功能改善优于对照组；观察组IgE较对照组下降尤为明显。

18. 骨结核　全蝎、地龙、地鳖虫各等份，研末水泛为丸，每次3 g，每天3次。治疗骨关节结核、淋巴结核，有良效。

19. 小儿百日咳　全蝎1个，炒焦为末，用熟鸡蛋1枚蘸食，每天2次，3岁以下酌减，5岁以下递减。治疗小儿百日咳74例，均在4～7天内治愈。

20. 抽搐　天麻8 g，僵蚕8 g，蝉蜕10 g，柴胡12 g，白附子8 g，胆星10 g，黄芩10 g，黄连4 g，远志12 g，石菖蒲15 g，钩藤15 g，当归12 g，白芍10 g，白术12 g，焦三仙各10 g，朱砂5 g，生甘草10 g，共研细末，4～8岁，每次服1.5 g，每天2次；9～12岁，每次服3 g，每天2次；20天为1个疗程。治疗小儿多发性抽搐30例，均有效。

21. 皮肤病、溃疡及外科感染性疾病　全蝎、蜈蚣、冰片等，配制成软膏。外敷患处，每天1～4次，适用于散发不破溃之皮疹；或直接敷贴病灶上，适用于皮肤结核及其他破溃疮面、疖、痈、带状疱疹等；或将全蝎膏制成油纱条敷贴，用于小面积破溃及手术创面。禁用于渗出性皮肤病（如急性湿疹）。治疗脱疽57例，臁疮25例，褥疮15例，疖痈47例，银屑病17例，红皮病2例，皲裂35例，手足癣28例，带状疱疹15例。以上外科、皮肤科疾病393例，治愈180例，显效101例，无效12例，总有效率95.9%。

22. 复发性口疮　制半夏12 g，党参或太子参15～30 g，苍术6～12 g，白术10～15 g，黄芩6～12 g，黄连3～10 g，干姜、生姜各7.5 g，生地黄15～30 g，川芎12 g，白芍、生甘草、当归、升麻、柴胡各10 g。随症加减，全蝎每方必用，入汤剂用8~10 g，或研末吞服，每天服1~1.5 g，每天2次，每天1剂，每剂2服，待溃疡愈合后再续服1~3个月，隔天1剂或每天1剂。接着仅用全蝎1味吞服以巩固疗效，再连服1~3个月。治疗复发性口疮110例，显效53例，有效57例。

23．眼肌麻痹　全蝎、钩藤、柴胡、黄芩、前胡、防风、党参各10 g，甘草3 g，水煎服，每天1剂。配合针刺太阳、攒竹、风池、上星、百会、承泣、透眉（丝竹空透攒竹）等穴位，每次留针30~45 min，每天1次，12次为1个疗程。治疗眼肌麻痹28例，经1~4个疗程，平均2个疗程，治愈25例，有效2例，无效1例，总有效率94%。

24．耳鼻部疾病　首先将全蝎膏制成约3 cm×1 cm的全蝎膏纱条备用。患部用双氧水棉签清洁，耳疖、耳疮者，将药条留置外耳道内，使药条与病变部位全面接触，每天更换1次；发生于鼻尖、鼻翼的鼻疔，每天将药膏直接涂敷患部2次。治疗耳鼻部疾病104例。结果：耳疮44例患者中，2~3天治愈16例21耳；4~6天治愈28例38耳。耳疖平均4天治愈。鼻疔平均5天治愈。鼻疖3~5天治愈16例，6~10天治愈28例38耳。鼻出血治愈时间在5~11天。另据报道，用全蝎、枯矾各等份，研细末，将患耳洗净擦干，每天1次，连用3~5天可治愈化脓性中耳炎。

25．肌内注射所致局部反应　全蝎40 g，研为细末，用凡士林调制成100 g药膏，取适量均匀地涂于患处，纱布覆盖固定，2天换药1次，局部已破损、溃烂者禁用。治疗因注射卡那霉素所致局部反应者14例，链霉素所致者17例，青霉素所致者23例，氯霉素所致者4例，黄体酮所致者3例，丙酸睾酮所致者3例。结果：痊愈53例，好转9例，无效2例，总有效率为96.9%。

26．烧伤　取全蝎30~40个，放入500 g油中浸泡12 h以上。将烧伤面水泡剪破，涂抹此油。用此全蝎油浸液治疗烧伤8例，结果：均很快止痛，结痂而愈。

27．顽固性呃逆　全蝎10 g，蝉蜕20 g，赤芍60 g，炙甘草20 g，苏子15 g。恶心呕吐加苏梗20 g，柿蒂30 g；胃脘胀痛加香附20 g，延胡索20 g；失眠烦躁者加石菖蒲20 g，生牡蛎30 g，合欢皮30 g。每天1剂，水煎服。服药期间停服其他中西药物。治疗结果：16例治愈，其中用药1~3剂控制3例，4~5剂控制者6例，6~7剂控制者7例。

28．痔疮　全蝎8 g，白僵蚕8 g，晒干或用瓦片烘干，共研细末，平均分为7份，每次将1份放入1枚生鸡蛋内，放入锅内蒸熟食之，每晚1次，7天为1个疗程，1个疗程未愈者可服第2个疗程。治疗痔疮230例，痊愈161例，好转63例，无效6例，总有效率97.4%。大多数患者用药1个疗程后症状缓解，疼痛消失，少数患者服用2个疗程后治愈，个别患者效果不明显。

29．癌症疼痛　活全蝎1个，置青瓦上焙干后研成细末，再取鲜鸡蛋1枚，搅匀后冲入开水成蛋花,将蝎粉均匀撒在蛋花上,让患者趁热喝下,每天3次饭前服用。治疗晚期癌症42例,结果:显效29例,占69%;有效11例,占26%;无效2例,占5%。总有效率95%。

【配伍禁忌】 孕妇及血虚生风者忌服。

五、土 鳖 虫

【别名】 䗪虫、地鳖虫、地乌龟、节节虫、蚂蚁虎、土元、土虫、簸箕虫、盖子虫、山蟑螂。

【基原】 本品为鳖蠊科昆虫地鳖 *Eupolyphaga sinensis* Walkier、冀地鳖 *Steleophaga plancyi*(Boleny)的雌虫干燥体。

【产地】 主产于河南、江苏、河北、山西、山东、湖北等地,内蒙古、陕西、湖南、福建亦产。野生或饲养,以河南产量最大,江苏产质量最佳。

【炮制】 野生者每年5~8月翻开松土捕捉,或在厨房、仓库等处用食饵(麸皮炒焦加些食油)诱捉,或于夜间用灯光诱捉。饲养的每月捕捉1次。炮制:将原药材除去杂质,淘净,晒干,生用或炒用。炒土鳖虫:取洁净的土鳖虫用文火炒至微黄色,取出放凉。

【功效与主治】 破瘀血,续筋骨。用于筋骨折伤,瘀血经闭,癥瘕痞块。

【用法用量】 煎汤6~10 g。或入丸、散,散剂每次1~1.5 g。外用捣敷,适量。

【毒性】 小鼠单次给予土鳖虫总生物碱后,先表现抖动,进而跳跃、震颤、竖耳,多在10~20 min内死亡,LD_{50}为(136.45±7.98)mg/kg。

【中毒症状】 过敏反应的表现为全身出现密集的小丘疹,伴全身瘙痒,停药后1~2天皮疹消失。但当再服䗪虫制剂后,又会重新出现同样的小丘疹,伴全身瘙痒,可能是䗪虫所含的异性的蛋白质刺激引起的。另外,对消化道有一定的刺激。

【救治】 若出现过敏反应,可用氯苯那、维生素等对症处理。

【预防】

1. 注意体质 对䗪虫制剂过敏者忌用,应重视药物过敏史的询问。

2. 注意剂量 䗪虫内服毒性不明显,但仍应先应用常规剂量,然后根据患者体质、耐受程度等逐渐增量,见效为度。尤其应用于心血管系统疾病时,应注意常用剂量的䗪虫能直接扩张血管,使回心血量减少,降低心脏的前负荷。或研末装胶囊吞服。

3. 注意配伍 䗪虫味辛、咸,气腥,配伍养血滋服之品,可制其偏性,亦可用白蜜制丸，起解毒作用。

4. 注意宜忌　䗪虫属破血通经之品，能堕胎，故妊娠忌服，月经期无瘀血者亦忌服。

【合理应用】

1. 内伤、扭挫伤　用单味䗪虫4个，焙黄，研细末，黄酒送服，早晚各1次，治疗急性腰扭伤，一般2～3天即愈。另用土鳖虫、乳香、没药、三七各50 g，纯蜂蜜2 kg，中药研粉，将蜂蜜放在锅内煎熬，后加入药粉搅拌，等药蜜均匀后随即离火，放进24 cm×50 cm 的绷带，浸透后备用。患者仰卧于床上或椅上，行手法整复为主，使其筋顺脉通后，敷用乳没蜜纱条3～5层，绷纱包扎。每隔5天换药1次。治疗软组织损伤200例，均于用药2 h 基本止痛，24 h 基本消肿。另据报道，用土鳖虫、红花各10 g（藏红花更佳），白酒适量，急性扭伤者，以土鳖虫、红花掺入200 mL白酒内加水200 mL，用大火煎约0.5 h，3次温服；慢性扭伤者，将土鳖虫、红花混研为细末，用白酒2～3次送服。治疗腰扭伤49例，服1剂治愈16例，服2～3剂治愈20例，服4～15剂治愈13例，治愈率为100%。

2. 骨折　用土鳖虫60 g，鲜螃蟹30 g，自然铜（火煅醋淬）30 g，马钱子（油炸去毛）30 g，白酒500 mL浸泡，每次20 mL，每天2次。配合药酒浸淋绷带夹板固定方法治疗新鲜长管骨骨折112例，结果骨折临床愈合时间：股骨骨折41.7天，胫骨43.3天，肱骨20.7天，尺桡骨25.7天，桡骨下端21.5天。另外，用苏鳖散（苏木9 g，地鳖虫9 g，生大黄21 g，广木香12 g，桃仁12 g，当归18 g，上药共研为末）调蜂蜜或凡士林敷于布上，贴于骨折处，治疗骨折疗效满意。

3. 急性手腕、足跟腱鞘炎　用土鳖虫6 g 配生栀子10 g，生石膏30 g，桃仁9 g，红花12 g，共研细末，75%乙醇溶液浸湿，蓖麻油调成糊，摊于纱布上，敷贴患处，隔天换药1次。治疗57例，结果治愈38例，显效10例，无效9例。

4. 骨与关节结核　䗪虫、全蝎、蜈蚣各30 g，共为细末，将药粉混入鸡蛋内，蒸熟食之，每次3～6 g，每天服1～2次，或加黄连粉1.5 g，不入鸡蛋，直接服用，每次3～6 g，每天服3次。结果治愈率为81.3%，平均治疗期为10个月。

5. 外痔　取活䗪虫摘去头，涂擦外痔，每天1次，3～4天即可见效。此法尚有消肿散瘀之功效。

6. 内痔　用土元、枯矾、血余炭、地榆炭、露蜂房（煅）各12 g，共研细末，消毒后备用。再用芒硝、黄柏各等份，开水浸泡，于大便后熏洗肛门，然后取适量准备好的药面放在洁净的纸上，掺入肛门即可。用药期间忌一切辛辣刺激品。治疗内痔患者18例，轻者2～3次，重者4～5次即愈。

第二章 动物类有毒中药

7. 高血压并左室肥厚 用中药土元粉联用钙离子拮抗剂硝苯吡啶治疗高血压并左室肥厚（LVH），并设对照组。两组均在进入观察前停用降压药及辅助用药，两周后给予硝苯吡啶，每次15 mg，每天3次口服。观察组加用水蛭土元粉胶囊（水蛭、土元按1∶1比例混合粉碎后过100目筛装入胶囊），两组疗程均为6个月。两组心功能均有改善，观察组优于对照组。

8. 类风湿性关节炎 用蚕沙9 g，蕲蛇、炙蜣螂各4.5 g，地鳖虫6 g，钻地风、透骨草、伸筋草各9 g，炙全蝎、炙蜈蚣各1 g，前8味煎水，后2味研末，分2次冲服，治疗类风湿性关节炎有一定效果。另用地鳖虫、全蝎、蜈蚣、地龙、乌蛇各10 g，共捣碎，加白酒500 mL浸泡1周后备用，每次服15～20 mL，早晚各1次。

9. 慢性肝炎 用地鳖虫、太子参各30 g，紫河车24 g，广姜黄、郁金、三七、鸡内金各18 g，共研细末，另以虎杖、石见穿各120 g，煎汁泛丸，每次3 g，每天服2次，治疗慢性肝炎。

10. 肝硬化 䗪虫、炮山甲各100 g，水蛭75 g，大黄50 g，共研细末，每次服5 g，每天服2～3次，2个月为1个疗程。结果临床治愈11例，基本治愈13例，好转12例，无效4例，总有效率90%。

11. 血吸虫病肝肿大 用地龙2 g，水蛭3 g，地鳖虫9 g，生山楂15 g（1日量），研末制成片剂（三虫片）。第1个月服以上治疗量，第2个月用量减半。结果2个月后显效58例，有效43例，无效6例。有效病例肝脏平均缩小3 cm，肝功能改善。

12. 癫痫 用地鳖虫、蜈蚣、全蝎、僵蚕、乌蛇各等份，蜜制为丸（五虫丸），治疗癫痫28例，其中21例治疗后停止发作，4例发作次数减少，抽搐减轻。

13. 重伤晕厥 用地鳖虫15 g，自然铜9 g，乳香、没药、血竭、朱砂、巴豆各6 g，麝香0.6 g，研细，每次服0.5 g，治疗重伤晕厥有一定效果。

14. 脑震荡后遗症 用红参15 g，地鳖虫、当归、枸杞子各21 g，炙马钱子、川芎各15 g，地龙、乳香、没药、全蝎各12 g，胎盘、鸡内金各24 g，血竭、甘草各4 g，研细，每次服4.5 g，每天服2次，治脑震荡后遗症，效佳。

15. 肺结核 用地鳖虫、首乌、白及研末，另以生地榆、筚草、黄精煎汁泛丸，每次服9 g，每天服2次，治疗肺结核。

16. 妇科疾病 用地鳖虫30～45 g，配合其他中药，治疗胎盘残留、闭经及进行早期妊娠流产，均获得满意疗效。其中4例早期妊娠者重用地鳖虫，经服3～7剂即完全流产，并无毒副反应。另外用酒炙地鳖虫、炮山甲、桃仁等治疗宫外孕腹部症块不消者，可获良效。还有用地鳖虫20个，桃仁20粒，大黄

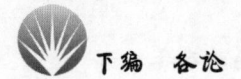

15 g，共研细粉，炼蜜为丸，每天2次，分4次服完；或用地鳖虫6 g，桃仁6 g，大黄9 g（打碎），水煎，冲少量酒服，治疗经闭腹痛。

17．冠心病　将127例冠心病病例随机分为单方䗪虫组与西药双嘧达莫组、复方䗪虫组（即中药对照组加入土鳖虫10～20 g）与中药对照组（丹参、川芎、红花、赤芍、降香、葛根、瓜蒌等），进行临床观察。治疗结果提示，复方䗪虫组疗效比西药对照组高，而明显优于中药对照组，且治疗时间明显缩短。复方䗪虫组比单方䗪虫组疗效高，单方䗪虫组疗效略高于西药对照组。

18．狂犬病　用桃仁（去皮尖）、地鳖虫（去头足）各6 g，生大黄9 g，蜂蜜（冲服）15 g，水煎服。治疗45例，经治疗后随访2～10年均未发病。

19．小儿麻痹后遗症　用桂枝、土鳖虫各等份，共研细末，6个月至1岁服0.9 g，1～2岁服1.5～1.8 g，3～5岁服2.1 g～3 g，每天3次，酒送下。或用川牛膝9 g，土鳖虫7个，马钱子（油炸黄）0.9 g，共研细末，分为7包，每晚睡前用黄酒送服1包。

20．白血病　用穿山甲15 g，土鳖虫10 g，昆布、海藻、鳖甲各30 g，水煎服，治疗白血病。

21．子宫颈癌　用土鳖虫10 g，穿山甲15 g，天龙6 g，蜈蚣2条，水煎服，治疗早期或晚期子宫颈癌均适用，以早期治疗效果好。

22．鼻咽癌　用土鳖虫、酢浆草、红糖，捣烂外敷治疗鼻咽癌，第2次用药去掉酢浆草。用量视病灶大小而定。

23．银屑病　用土鳖虫、全蝎、蜈蚣、蕲蛇按2∶1∶5∶2的比例混合，烘干，研细，每次服3 g，每天3次，白酒或白开水送服，治疗银屑病。

24．多种痛症　单用䗪虫，焙黄酥为度，研末，白开水或黄酒送服，每晚1次，每次服3个，治肾虚或外伤性腰痛。另用地鳖虫7个（全头足），用砂锅焙干过筛，黄酒适量作为药引服下，每隔2～5天服1次。治疗坐骨神经痛25例，有效率达92%。或用土鳖虫、全蝎各15 g，蜈蚣6条，上药煎水，去渣，先熏后洗，每天2～3次，10次为1个疗程。治疗50例术后疤痕痛，效果满意。

25．子宫肌瘤　䗪虫、桃仁各9 g，大黄6 g，以酒水各半，煎取半杯，顿服，可下瘀血，治疗子宫肌瘤。

26．功能性不射精症　用土鳖虫、威灵仙、麻黄等中药制成通精冲剂，每袋10 g，每晚1袋，如行房事，应提前4～6 h服药，1个月为1个疗程，可连用3个疗程。治疗160例，有效154例，受孕87例。

27．带状疱疹　将土鳖虫用40%的乙醇提取2次，浓缩成稠膏，加适量辅料制粒，干燥整粒后装成胶囊服用。每天早晚各服1次，每次4粒，3天为1个疗程，未愈者再服药1个疗程，以愈为度。治疗32例带状疱疹，结果1个疗程治愈

27例，2个疗程治愈3例，3个疗程治愈2例，治愈率100%。治愈后观察28天，无1例复发。

【配伍禁忌】 孕妇忌服。有过敏史者忌服。

六、虻　　虫

【别名】 蜚虻、复带虻、牛苍蝇、牛蚊子、瞎蠓、牛魔蚊、绿头猛钻、瞎虻虫。

【基原】 为虻科昆虫双斑黄虻（又名夏带虻）*Atylotus bivittateinus* Takahasi 的干燥雌虫体。

【炮制】 每年5～8月捕捉。将虻虫捏死，或沸水烫死，晒干或阴干。

传统炮制：①生虻虫：将干燥的虻虫除去翅、足及杂质。②炒虻虫：取虻虫置锅内，炒黄或炒焦，放冷，取出后去头足、翅、泥末。③米炒虻虫：将虻虫用米炒制，其方法为：将虻虫与米拌炒至米呈深黄色为度，取出，筛去米粒，摊凉。每100 kg虻虫，用米2 kg。

【功效与主治】 逐瘀，消癥。用于癥瘕、少腹蓄血、血滞经闭、仆损瘀痛等症。

【用法用量】 内服1～3 g，煎汤，或焙干研末吞服0.3～0.6 g，或入丸、散剂。外用适量。

【毒性】 本品水提醇沉物对小鼠的$LD_{50}>50$ g/kg，其溶血试验为阴性。

【中毒反应】 据报道，有一患者15岁，因肩部被牛虻叮咬，约5 min后，出现全身皮肤潮红、瘙痒，并觉头晕，随即昏迷，送往医院途中大小便失禁。入院检查见面色苍白、四肢湿冷，脉搏细速，昏迷，瞳孔等大正圆，对光反射存在，皮肤网状潮红，血压10/7 kPa。经吸氧，肌内注射肾上腺素、氯苯那敏，静脉注射地塞米松、10%葡萄糖酸钙及静脉输液等治疗，神志逐渐清醒，给予特非那定、西咪替丁等药物口服，观察1天无异常出院。

【救治】 内服过量可洗胃、导泻，服用活性炭末。继用绿豆、甘油各10 g煎汤口服。如中毒反应较严重，可参见上面【中毒反应】处理。

【合理应用】

1. 冠心病　虻虫6～12 g，陈皮12 g，水煎服，每天1剂，30天为1个疗程。气虚加党参15 g，阴虚加玉竹12 g。治疗冠心病心绞痛18例，缓解、显效12例，好转6例；复查心电图，显效6例，改善7例，无变化5例。其中，对改善心电图S-T段降低、RT波改变的效果好。

2. 脑血管病　用水蛭、郁金、虻虫等药制成消栓通胶囊剂，治疗脑血栓、脑溢血、脑动脉硬化、脑栓塞，疗效理想。

3. 肝病　在辨证论治的基础上，分阶段运用"西虻片"（西红花、虻虫、桃仁、水蛭）配入清热利湿方剂中，治疗1例亚急性重型肝炎显效，黄疸、浮肿消退，肝功能恢复正常。最后以西虻片合益气健脾方剂，改用丸剂缓用，终使危重之症化险缓和。另有报道，用虻虫、水蛭为主药的抵挡汤加炙鳖甲等活血化瘀药，治疗1例肝硬化患者，服药3个月，症状明显改善。用此方治疗黄疸久治不退者亦有效。用于改善瘀血严重之肝昏迷，有助于神志清醒。

4. 血栓闭塞性脉管炎、静脉曲张综合征　口服通脉散（虻虫、土鳖虫、沉香、穿山甲、罂粟壳为主），治疗10例血栓闭塞性脉管炎患者，收到较好的疗效，能使患肢指（趾）温度回升至正常，肤色好转，疼痛缓解，血液流变学6项指标均有不同程度的改善。另有人用通脉活血汤（炙虻虫、炙全蝎、干地龙、当归、丹参等为主）治疗血栓闭塞性脉管炎8例，经6个疗程治疗，结果治愈6例，显效2例。用大黄䗪虫丸（大黄、䗪虫、水蛭、虻虫）治疗血栓闭塞性脉管炎和静脉曲张综合征为主的患者，取得良好的疗效。

5. 血栓性静脉炎　用虻虫、水蛭、穿山甲与四妙散合方为主，治疗7例血栓性静脉炎，近期疗效良好，诸症消除而愈。服药最少10剂，最多64剂，且无明显副作用。

6. 小儿腺病毒性肺炎　用虻虫、水蛭、当归、赤芍、川芎、牡丹皮、鸡血藤、黄芪组成的化瘀汤治疗小儿腺病毒性肺炎合并弥散性血管内凝血93例，结果痊愈72例，好转4例，死亡17例，病死率为18.25%，较以前明显下降。

7. 小儿急性肾炎　对97例属病程久、血瘀严重的小儿急性肾炎患者，给予破血逐瘀法治疗，药用虻虫、水蛭、三棱、莪术及一般活血化瘀药当归、桃仁、川芎为主，治疗效果良好，甲皱微循环等各项指标均有所改善，尿常规阴转率明显增高。

8. 肿瘤　用五虫丸（水蛭、虻虫、地鳖虫、壁虎、蟾皮）治疗原发性肝癌，有较好的破血消癥作用。本方起到了暂时抑制癌细胞发展并延长患者寿命的作用。也可用虻虫、全蝎、蜈蚣、黄药子浸酒剂，内服治疗胃癌。有以虻虫纳入鸡蛋内煮熟，去虫吃蛋，治疗食管癌。有人用抵挡汤（水蛭、虻虫、大黄各9 g，桃仁18 g）及宫颈Ⅰ号内服治疗子宫颈癌。治疗结果：5年以上治愈15例，近期治疗早期子宫颈癌15例，8例治愈。

9. 肺癌合并胸腔积液　泽兰、生薏苡仁各30 g，虻虫3 g，川贝母、郁金、苦杏仁、黄芩各12 g，瓜蒌皮、合欢皮、百部各15 g，首煎取汁300 mL，次煎取汁200 mL，将2次水煎液合并后分早、中、晚3次，于饭后温服，20天为1个疗程，1个疗程结束停药2天继服，治疗4个疗程统计结果。用中药同时给予卡帕

0.4 mg加入生理盐水250 mL中静脉滴注,次日给予足叶乙苷(Vp16)0.1 g加入生理盐水250 mL中静脉滴注,每天1次,连用5天后停药,查血细胞分析及肝功能,根据其变化及用药后不良反应,对症治疗。结果:显效19例,有效26例,无效11例,总有效率为80.3%,治疗显效及有效的患者停药1周后,化验血细胞及肝功能均在正常范围。

10. 子宫内膜异位症 用异位粉(虻虫、地龙、蟅虫、蜈蚣、水蛭各1.2 g),每次6 g,配合辨证方剂治疗子宫内膜异位症156例,显效89例,缓解39例,反复19例,无效9例,有效率为82.05%。

11. 痛经、月经不调、闭经 用荡胞汤(朴硝、桃仁、茯苓、牡丹皮、大黄各9 g,人参、桂心、芍药、川朴、细辛、牛膝、当归、陈皮、虻虫、水蛭各6 g,附片4.5 g)治疗痛经、月经不调、血瘀等妇产科病症疗效甚好。

用虻虫30个(去翅足),桃仁20个(去皮尖),酒制大黄150 g,以水500 mL煎至300 mL,每次服100 mL,不下再服,至月经下后停药。治疗闭经有一定效果。

用水蛭2 g,虻虫0.6 g,大黄3 g,桃仁3 g,炙甘草3 g,每天1剂,水煎服,连服5剂。或用大黄、蟅虫、桃仁、虻虫、蛴螬、芍药、干地黄、杏仁、甘草、黄芩、干漆,每次服3 g,每天服1~2次,治疗闭经。

12. 血管性头痛 用复方地甲猬虫汤(地龙、虻虫各15 g,穿山甲21 g,刺猬皮18 g)为主,辨证治疗血管性头痛240例,全部病例均用过西药或中药治疗而疗效不理想。近期疗效:基本治愈218例,好转12例,无效10例,总有效率为95.8%。远期疗效:对治愈的218例进行1~3年随访,其中194例情况良好,24例复发,疗效较好。

13. 精神病 水蛭、虻虫、桃仁、大黄等量。水蛭和虻虫用砂锅炒热,四味药每2 g,炼蜜1 g,每次3 g,每天服2~3次。用此抵挡丸配合抗抑郁药治疗迁延性抑郁症2例,疗效满意。1年多观察未复发抑郁症。另据报道,用虻虫组成的抵挡汤原方治疗经闭发狂者1例,服药2剂,经水来潮,再服2剂,神清而愈。

14. 前列腺炎 用虻虫组成的抵挡汤治疗慢性前列腺炎15例,12例治愈,2例好转,1例无效;用抵挡汤(虻虫6 g,水蛭9 g,大黄15 g,桃仁12 g)为基本方治疗急性尿潴留30例,结果30例症状缓解,实验室检查正常。用抵挡汤加味治疗前列腺炎并尿潴留患者,服药5剂后,小便即通畅,诸症悉除。

15. 痔疮 用虻虫粉单味内服治疗瘀血型内痔出血,有效率达78.5%,未见副作用。

16. 跌打损伤 用虻虫、水蛭、桃仁、大黄、芒硝等治疗从高处坠下,瘀血肿痛或宿伤成积,每获良效。

17. 外伤性癫痫　用虻虫配伍组成的抵挡汤加味治疗外伤性癫痫数例，疗效尚可。认为抵挡汤所主"如狂，发狂，其人喜忘"与"癫痫人格"相符，故能获效。

18. 肿毒　用虻虫、冰片等份，置于膏药中贴患部治疗肿毒，有一定疗效。

19. 银屑病　用虻虫30个，浸入75%乙醇溶液中7天，用浸液涂患处，治疗银屑病。

【配伍禁忌】　孕妇、体虚及有出血倾向者慎用。

七、水　　蛭

【别名】　马鳖、蚂蟥、蚂蟥干、水蚂蟥、蚂蟥蜞、马蜞、肉钻子、马蛭、牛蚂蟥。

【基原】　本品为水蛭科动物蚂蟥 *Whitmania pigra* Whitman、水蛭 *Hirudo nipponica* Whitman或柳叶蚂蟥 *Whitmania acranulata* Whitman的干燥全体。

【产地】　分布于全国各地，主产于河北、山东、安徽、江苏、浙江、江西、湖北、湖南及东北等地。

【炮制】

水蛭：将原药材除去杂质，洗净，润软，切成0.5 cm厚片，干燥，筛去灰屑。

制水蛭：取滑石粉或沙子置锅内，用文火炒热后，加入净水蛭，拌炒至微鼓起，取出，筛去滑石粉或沙子，放凉。每100 g净水蛭，用滑石粉15 kg。

【功效与主治】　破血，逐瘀，通经。用于癥瘕痞块，瘀血经闭，跌仆损伤。

【用法用量】　内服1.5~3 g，水煎服，或研末冲服，或装胶囊内吞服，每次0.3~0.6 g。外用，活水蛭置痛处吮吸，或浸液滴。

【毒性】　雌性小白鼠皮下注射水蛭煎剂，LD_{50}为15.24 g/kg。内服中毒量为15~30 g。

【中毒症状】　中毒潜伏期为1~4 h，可有恶心、呕吐、子宫出血，严重时出现胃肠出血、剧烈腹痛、血尿、昏迷等症。

【救治】

1. 内服过量可洗胃、导泻，服用活性炭末。继用绿豆、甘草各10 g，煎汤口服。

2. 剧烈腹痛、有出血倾向时，口服云南白药，每天3次，每次1~3 g，或

肌内注射、口服维生素K或肾上腺色腙片等。昏迷或休克时，用万年青、半边莲各30 g，水煎分2次服，每2~4 h服1次。严重者给予强心剂，如毒毛花苷K或西地兰。出血严重者给予输血。

【合理应用】

1. 高血压性脑出血　用生水蛭、生大黄研粉装入胶囊内吞服，水蛭粉每次3 g，每天3次，生大黄粉4 g，每天2次，用药21~56天，治疗出血性中风17例，基本痊愈4例，显效4例，有效7例，无变化、死亡各1例，总有效率为88.2%。另用水蛭口服液治疗急性脑出血27例，每次100 mL（含生水蛭3 g），每天3次，28天为1个疗程，结果明显好转21例，显效5例，无效3例，总有效率为90%。

2. 脑梗死　用水蛭口服液，每次10 mL（含生药3 g），每天3次，30天为1个疗程。治疗脑梗死50例，3个月后痊愈10例，显效28例，有效11例，无效1例，总有效率在98%。脑血流图复查血容量改善者87%，CT扫描好转率为66.5%，其中恢复正常14.2%。

3. 脑动脉硬化　将生水蛭研末，每次3~6 g，每天2次，以温开水冲服，15天为1个疗程，连用2~3个疗程。治疗脑动脉硬化患者41例，经治疗治愈13例，好转28例，总有效率为100%。

4. 脑病

（1）脑瘀血后精神障碍：水蛭20 g，研末，装入胶囊，每次2.5 g，每天2次，治疗脑瘀血神志清醒后出现兴奋躁动，语无伦次，幻听幻觉，喧扰不宁。用药15天后精神症状悉除，唯左肢仍乏力，再每天用黄芪50 g煎汤送服水蛭胶囊，并配合功能锻炼，2个月后能弃杖行走。

（2）脑瘀血后眩晕：水蛭300 g，研末，装入胶囊，每次2.5 g，每天2次，治疗脑瘀血后头晕目眩。用药15天后眩晕完全消失。再每天用黄芪50 g煎汤送服水蛭胶囊，配合针灸及功能锻炼，3个月后左手可持5 kg，并能弃杖行走。

（3）脑梗死痴呆：用水蛭（研冲）10 g，黄芪100 g，赤芍、当归、桃仁、红花、郁金各10 g，地龙、石菖蒲各15 g，水煎服，每天1剂。治疗脑梗死后痴呆，服药20剂后诸症明显好转，再进30剂，患者神志清醒，二便可自控，能弃杖行走。

（4）脑部肿瘤：用水蛭（研冲）10 g，当归、枸杞子、菊花、茯苓各10 g，熟地黄20 g，山茱萸、淮山药各12 g，牡丹皮、泽泻各8 g，水煎服，每天1剂。治疗头颅区占位性病变，症见头痛头晕，右眼无光感等。15剂后头痛头晕基本消失，右眼已有光感。原方再进25剂，精神饱满，右眼发胀消失，右眼能看清手指。又服50剂，尔后改为水蛭胶囊1.5 g。每次配合杞菊地黄丸，治疗两年多，头痛未再发作，右眼视力0.1，能从事家务劳动。多年后随访仍健在。

（5）脑外伤综合征：水蛭150 g，三七100 g，全蝎50 g，共研为细末。每天15 g，分2次服，用50 mL米酒送服。治疗脑挫伤后头晕头胀、健忘、入睡难、多梦易醒、精神不振、倦怠乏力等症。复诊：头痛间歇期延长，程度减轻。诸症好转，考虑病久伤气血，改为水蛭胶囊2 g，每天2次；归脾丸9 g，每天2次。1.5个月后患者能参加重体力劳动。随访未见复发。

5. 冠心病、心绞痛　用水蛭片（每片含生药0.75 g）口服，每天3次，每次2～4片，持续服药20～60天。治疗冠心病、心绞痛100例，显效34例，改善56例，无效9例，恶化1例；其中心电图恢复正常15例，改善44例，无效37例。

6. 高脂血症　每晚服水蛭粉3～5 g，开水送服，30天为1个疗程。治疗本病25例，1～3个疗程后，发现水蛭有显著降低血脂的作用，对胆固醇、甘油三酯、β脂蛋白均有效，尤对甘油三酯的效果更明显，有效率为91%。

7. 高黏滞血症　用水蛭10 g，大黄30 g，桃仁20 g组成活血化瘀丸治疗高黏滞血症42例，1个月疗程结束后，血液流变学中的各项指标都比治疗前有明显降低。

8. 高血压　用水蛭、土元按1∶1混合粉碎，装入胶囊，每粒0.25 g。口服，每次1.0 g，每天3次，4周为1个疗程。治疗轻中型高血压病32例，显效12例，有效17例，无效3例，总有效率为90.63%。

9. 病毒性肝炎　将慢性肝炎患者随机分为治疗组和对照组，在基础治疗基础上，治疗组120例用甘利欣加水蛭注射液治疗，对照组115例只用甘利欣加10%葡萄糖治疗，3个疗程后观察结果。结果：治疗组总有效率为98.83%，对照组71.7%，两组总有效率差异有显著意义。治疗组在缓解症状、体征，改善肝功能及血液流变学方面也优于对照组。因此，水蛭治疗慢性病毒性肝炎安全有效。

10. 淤胆型肝炎　水蛭入血分，破瘀血，具有良好的活血退黄作用，能促使黄疸迅速消退。常配伍赤芍、丹参、郁金、虎杖根、平地木、六月雪、生大黄等治疗，一般1～2个月黄疸就能消退，曾治疗数十例，疗效满意。

11．肝硬化　用温经消瘀方（黄芪30～60 g，桂枝10～30 g，大黄10～20 g，土鳖虫10 g，虻虫4 g，甲珠10 g，桃仁、牛膝、当归、吴茱萸、柴胡各10 g）治疗，水煎，每天1剂，连服1个月，间歇10天为1个疗程，共治3个疗程。后改汤为散，每次15 g，每天2次，以六君子汤送服，服半年以上巩固疗效。显效率近期疗效为86.05%，远期疗效为88.57%。

12．肝硬化腹水　用生水蛭粉配扶正、健脾补气之品，治疗肝硬化腹水22例，收效满意。口服生水蛭粉十分安全，用量5～10 g，每天2～3次，连服1～3个月未见明显毒副作用。药理研究证明水蛭素不宜受热，水煎服水蛭素多已被破坏，故临床多以生水蛭粉装入胶囊内吞服，以除其腥味，患者易接受。

13. 门静脉高压 34例患者均给予丹参注射液10 mL加入5%葡萄糖注射液300 mL，每天1次静脉滴注；水蛭经火焙制研磨装胶囊，每天3 g，分2次口服。治疗期间监测凝血时间。用药2个月后于上午安静状态下复查彩超记录Dpv和Dsv值，结果显示静脉滴注丹参口服液加口服水蛭胶囊可使肝硬化门静脉高压患者的Dpv和Dsv内径显著下降。

14. 慢性肾炎 以黄芪、水蛭、地龙为主组成方剂，治疗慢性肾炎120例，其中普通型62例，高血压型38例，肾病综合征20例。结果症状消失，浮肿消退，高血压趋向于正常，尿检蛋白转阴性者为治愈104例，占86.7%；症状消失，尿蛋白微量，24 h尿蛋白定量在0.25 g以下者为好转，占13.3%。总有效率100%。

15. 肾病综合征 用水蛭、土元自然风干后去其杂质，按1∶1比例混合粉碎过120目筛，将细粉装入零号胶囊，每粒含生药0.25 g。治疗时停用免疫抑制剂，激素减量或停药，按肾功能情况加服此胶囊，每天2.25～3.5 g，每天3次温开水送服，疗程2个月。治疗期间观察血压、尿蛋白、肾功能、血钾及服药后的不良反应。治疗难治性肾病综合征12例，所有患者蛋白尿均明显减少，12例中有4例完全消失。服药后未见不良反应。

16. 肾盂积水 生水蛭经炮制后，研细末，装入2号胶囊中，每粒胶囊含生药约0.25 g，每次口服8粒，早晚各1次，连续服1周为1个疗程。服药1周后复查B超，18例积水均消失，2例肾盂积水减轻；再服1个疗程，肾盂积水消失。有效率达100%。

17. 多囊肾 取水蛭粉、皂荚粉各1.5 g，混合后开水吞服。部分患者因忌腥气可改用装入胶囊吞服。此二药均宜生用，不宜入煎剂，否则影响疗效。以上为1次量，每天服2次，3个月为1个疗程。经治2个疗程，10例腰痛、血尿、蛋白尿症状消失，B超检查原肿大之肾脏明显缩小；2例尚有少量蛋白尿存在，肾脏未见增大。

18. 慢性肾功能不全 黄芪、附子、白花蛇舌草、益母草、川芎、贯众为主要成分制成浓缩胶囊。每次6粒（3 g），每天3次，口服。水蛭胶囊：用水蛭、生大黄研细末制成，每次服3粒（1.5 g），每天3次，口服。此二药均用白茅根水送服。尿毒症患者配合中药灌肠治疗。治疗慢性肾功能不全116例。结果：显效38例，有效73例，无效4例，死亡1例。

19. 肾功能衰竭 用生水蛭、生大黄、冬虫夏草按2∶4∶4比例，共研细末，装零号胶囊。每次口服6粒（含生药3 g），每天3次，并辅以高热量、低蛋白、低磷饮食，降压、利尿，维持电解质平衡，抗感染等对症治疗，疗程3个月。治疗慢性肾功能衰竭21例，显效7例，有效10例，无效4例。

20．尿路结石　水蛭15～20 g，金钱草25 g，海金砂12 g，牛膝12 g，泽泻12 g，瞿麦10 g，猪苓20 g，大黄10 g，黑丑10 g。气虚者加黄芪15 g，党参12 g；痛剧者加三棱10 g，莪术10 g；有血尿者加白茅根15 g，小蓟12 g。治疗尿路结石34例，结果：治愈13例，有效15例，无效6例。总有效率为82.3%。

21．慢性盆腔炎　用水蛭12 g，当归、乌药各20 g，桃仁、红花、赤芍、香附各10 g，红藤30 g，吴茱萸6 g，益母草25 g，水煎服，每天1剂。治疗慢性盆腔炎患者，1个月后左附件肿大及盆腔积液完全消除，病告痊愈。

22．闭经　以水蛭合四物汤治疗闭经患者，3剂后月经来潮，经量正常。

23．宫外孕　用水蛭、蜈蚣、䗪虫按2∶1∶3的比例配方，烘干研末，加蒸馏水煮30 min，重复过滤2次，滤液水浴浓缩成30%的水溶液。临床上用于宫外孕患者杀胚，发现其HCG值在48 h降低，妊娠乳凝试验转阴。

24．输卵管梗阻性不孕　生水蛭、三棱、莪术、乳香、没药、路路通、桃仁、败酱草、黄芩、黄连、虎杖各15 g，红花5 g，将以上药物用水煎成200 mL，降温至40 ℃左右时，用一次性单腔导尿管插入肛门内15～25 cm处，再用甘油注射器将200 mL药液慢慢注入。药液在体内保留时间越长越好。灌注时间在每月月经后第3天开始做灌肠治疗，5天为1个疗程。灌注期间停用其他药物。结果：经3个疗程治愈者13例，6个疗程治愈者15例，好转者8例，无效12例。总有效率达75%。

25．盆腔炎性包块　单用水蛭粉500 g，每天早晚用温开水各冲服4 g，治疗盆腔炎性包块1例，服药2个月余，肿块尽消，经随访4个多月未见复发。

26．卵巢囊肿　用生水蛭粉每次3 g，早晚用黄酒冲服1次，治疗卵巢囊肿11例，痊愈6例，包块缩小2例，无效3例。

27．子宫肌瘤　治疗组100例，复方水蛭胶囊，每次5粒，每天3次，饭后服；对照组50例，甲基睾丸素，每次10 mg，每天2次，口服。两组均以1个月为1个疗程，3个疗程后进行B超、CT及妇科查体等检查，以观察疗效。结果：两组肌瘤疗效极显著，治疗组优于对照组，两组临床症状无统计学差异，认为复方水蛭胶囊治疗子宫肌瘤疗效确切。

28．人工流产、引产或足月分娩所致宫腔粘连　水蛭化瘀作用很强，优于一般活血化瘀药物，对瘀血病灶有较强的吸收功能，宫腔粘连常常子宫萎缩或子宫颈内口疤痕形成，且有瘀血阻滞阻脉证，凡难治者，水蛭可以治之。经期本品可适当加大剂量，特别是月经量少、色暗、有块者，水蛭在复方中一般可用6～10 g，经后期则以3～5 g为宜。伴有出血性疾病者则慎用。

29．子宫卒中综合征　子宫卒中综合征与瘀血阻滞、血不归经有关。为除去其病之根,以水蛭配大黄等份共研细末冲服治之,一般每天服生药1~3g,对防止病情复发有良好疗效。

30. 早孕 用通经抗早孕汤(水蛭、土牛膝、川芎、红花等)治疗早孕158例,经2~6剂治疗,月经来潮135例,有效率达85.4%。

31. 肺心病 在常规治疗基础上加用水蛭粉,每次口服1g,每天3次,2周为1个疗程。治疗肺心病63例,另设不加水蛭粉的对照组67例,结果治疗组总有效率为90.5%,明显高于对照组(77.6%);死亡率治疗组为9.5%,明显低于对照组(22.4%)。

32. 慢性胃炎 用水蛭粉,每包含水蛭0.3g,口服,每天3次,每次1包,饭后温开水送下。治疗消化系统疾病引起的纳差76例,显效32例,有效39例,无效5例,总有效率为93.4%。服药过程未见明显副作用。

33. 血吸虫 用水蛭、土鳖虫、地龙、生山楂制成三虫片。另取水蛭、土鳖虫、地龙制成三虫胶囊。临床上口服片剂及胶囊剂并配合服用汤剂。治疗血吸虫病肝肿大剑突下5cm以上患者137例,显效71例,有效59例,无效7例,总有效率为94.89%。

34. 慢性支气管炎 用炙水蛭1.5g,炙皂荚3g,研粉装胶囊,组成水蛭皂荚散分次吞服,结合辨证施治服用汤剂,治疗2例哮喘发作患者,效果颇著。另用生水蛭3~6g合一味参苏饮加味煎服,治疗临床久治难愈的咳嗽以及跌打损伤、负重内伤、咯血残瘀所致瘀血咳嗽36例,有效率达94.4%。

35. 顽固性呛咳 桔梗、水蛭、桃仁、地龙、丝瓜络、炙麻黄、木蝴蝶、甘草、旋覆花。若气逆上冲甚者加苏子、葶苈子,痰热苔黄者加桑白皮、黄芩。每天1剂,水煎分2次温服。服药7~30剂后,30例呛咳告愈。

36. 不射精症 用水蛭6g,蜈蚣1条,地龙、肉苁蓉、枸杞子各12g,菟丝子、熟地黄、路路通各15g,柴胡3g,随症加减,每天1剂水煎服。治疗不射精症87例,结果痊愈72例,有效3例,无效12例,总有效率达82.8%。

37. 阳痿 用水蛭浸膏、人参皂苷、鹿茸提取物、淫羊藿浸膏等应用现代工艺制成肛门栓,每天用药1枚,每2周为1个疗程,治疗阳痿120例,总有效率为85.8%。另据报道,用生水蛭晒干研末,制成胶囊,每粒含生药0.5g。随汤药送服,成人每次服2~3粒,每天3次,治疗阳痿、男性不育症等。

38. 阴茎硬结症 用阳和汤加当归、丹参,另水蛭粉冲服,以期温肾和阳,散寒通瘀。共治13例阴茎硬结症,其中11例痊愈,2例好转。治疗时间为37~115天,平均76.6天。

39. 血精 用小茴、当归、蒲黄炭各9g,干姜、玄参、没药、川芎、赤芍、灵脂各60g,肉桂3g,水蛭6g(研末分2次冲服),每天1剂,水煎服,连服38天，治1例精液带血患者后，诸症改善，未见血精。复查精液：乳白色，量3.5 mL，精子密度62×10⁹/L，活动率68%，镜下未见红细胞。

40．精液不液化症　用水蛭200 g研细粉，每次4 g，每天2次，温开水冲服，服完为1个疗程，治疗精液不液化症7例，服用1个疗程后行精液检查，30 min内全部液化5例，1 h内全部液化者2例。

41．慢性前列腺炎　萆薢、赤小豆、薏苡仁、鱼腥草、海藻各30 g，黄芪、黄柏各15 g，菟丝子、皂角刺、桃仁、甘草各10 g，肉桂3 g，水蛭粉5 g，每天1剂，水煎分2次服，1个月为1个疗程。治疗慢性前列腺炎85例，显效31例，有效39例，无效15例，总有效率为84%。

42．前列腺肥大　用水蛭一味分装胶囊中，每次1 g，每天2次，20天为1个疗程，治疗前列腺肥大症。水蛭总用量少则120 g，最多达360 g。水蛭祛瘀散结，软化增生之前列腺，其优点是破瘀之功强而不伤血，散结之力胜而不耗气。

43．急性结膜炎　活蚂蟥（水蛭）3条，置于6 mL生蜂蜜中，6 h后将浸液倒入清洁瓶内备用，每天滴眼1次，每次1～2滴。治疗急性结膜炎400例，绝大部分是双侧结膜炎，其中单用本法治疗者380例，合并西药（磺胺类、抗生素药物）治疗者10例，均全部治愈。

44．眼睛胬肉　取新鲜水蛭2条，置于10 mL生蜂蜜中，经18～24 h即可溶化，待化完后用4层纱布过滤即成药液。千里光、山葡萄茎叶或根，洗净，等量，水煎，过滤备用。先将后者所制药液洗眼，再用前者所制水蛭蜜点眼（当日配当日用完），每天数次，连用3～5天，胬肉即可消退。对病程较长者，可配合中药内服。

45．角膜翳、内障眼病、玻璃体混浊　采用活水蛭蜂蜜浸出液滴眼，每次1～2滴，每天3～4次，或制成水蛭注射液，局部麻醉下行球膜下注射，一般0.3～0.5 mL。医治角膜瘢痕云翳、粘连角膜瘢翳71例，显效26例，好转39例，无效6例。治疗各型内障眼病124例，显效65例，好转51例，无效8例；用于玻璃体混浊37例，显效26例，好转9例，无效2例。

46．玻璃体积血　采用成品水蛭低温烘干，研细末，以Ⅰ号胶囊分装备用。服法：成人，每天3次，每次3粒（约1 g），儿童，每天3次，每次2粒，10天为1个疗程，未愈者可继续第2、3个疗程的治疗。至玻璃体积血大部分吸收，可较清晰看清眼底时，改用补阳还五汤。治疗玻璃体积血6例，结果：6例玻璃体积血经服水蛭胶囊后，玻璃体积血均基本吸收。时间最短1个疗程，最长者3个疗程。4例视力均恢复1.0以上。无病例在治疗期间发生再出血及发生继发性青光眼。

47. 死精子过多　用生水蛭2份，淫羊藿5份，共研末，混匀，每次6 g，每天3次，温开水冲服。服药20天，治一患者，精子活力从40%上升到70%。

48. 甲醇中毒性视神经炎　用温胆汤加活水蛭20 g治疗因饮白酒过量致中毒性视神经炎。方中竹茹改用天竺黄10 g。每天1剂，内服3剂见效，视力为0.1，视神经乳头有所改善。继用上方24天，两眼视力达1.0，视神经水肿消退。

49. 糖尿病　用水蛭粉、苍术各10 g，大黄、生黄芪各30 g，生地黄、丹参、玄参各20 g，葛根、石斛各15 g，每天1剂，水煎服。治疗糖尿病20例，治疗3个月，结果显效11例，好转6例，无效3例，总有效率85%。

50. 2型糖尿病高黏滞血症　60例患者均根据糖尿病治疗常规在1周内空腹血糖控制在7.8 mmoL/L以下。加服生水蛭粉胶囊，每天服生药3 g，连用3周为1个疗程。结果：患者治疗前后血流变指标对比可见，水蛭治疗3周后全血比黏度、血浆比黏度分别降低26%，提示水蛭对2型糖尿病高黏滞血症有一定治疗作用。

51. 糖尿病并发神经病变　用水蛭连胶囊（水蛭、黄连、六味地黄丸，每粒相当于生药2.0 g）治疗，每天3次，每次3粒，饭后服用，连续服药3周，观察治疗效果：显效66例，有效36例，无效10例，加重6例，总有效率86.4%。有效46例，无效14例，加重17例，总有效率69.0%。另外，对糖尿病并发神经病变血液流变学、空腹血糖、血脂水平影响明显。其中，对于全血比黏度、血浆比黏度、红细胞压积、红细胞变形指数、纤维蛋白原、空腹血糖、三酰甘油和低密度脂蛋白最为明显。

52. 感冒

（1）风寒感冒：35例风寒感冒患者用荆防败毒散煎服，每天1剂，分3次服用，每次加水蛭胶囊3粒。

（2）风热感冒：30例风热感冒患者用银翘散煎服，每天1剂，分3次服用，每次加水蛭胶囊3粒。

结果：风寒感冒治疗有效率为94.2%，风热感冒治疗有效率为90.0%。

53. 内脏器官微循环障碍疾病　用水蛭治疗各类内脏器官微循环障碍的疾病，如小儿肺炎、小儿肺炎合并脑干脑炎、弥散性血管内凝血、肺栓塞、新生儿肺出血、肾小球肾炎等疾病，取得了较好的疗效，提示水蛭可以改善微循环和脑血流量。通过减轻红细胞淤滞使血流速度加快，使脑微循环障碍得以纠正，从而减轻脑水肿程度，促进脑神经功能彻底恢复。同时，水蛭可以解除肺部毛细血管的痉挛，改善肺毛细血管灌注，纠正内外呼吸功能障碍，缓解通换气功能不足，减少肌体缺氧，使血氧分压升高。水蛭对微循环障碍的疾病确有疗效，可与肝素等相比，在改善微循环治疗中，未引起出血和其他副作用。

54．瘀血头痛　用生水蛭粉40 g，川芎粉20 g，装入胶囊，分10天早中晚分3次服用，治疗数例顽固性瘀血头痛，均收到良好的效果。

55．复发性口疮　将水蛭100 g磨成细粉，放入600 mL水中，加热至100 ℃ 10 min。置于室温下浸泡24 h，用3层纱布过滤，将滤出液加热浓缩至300 mL，加入聚乙烯醇基质，制成药膜。治疗30例，患处贴敷药膜，每天3次。结果：痊愈时间为2～5天，平均（3.20±1.11）天。

56．消化道肿瘤　用水蛭、全蝎各15 g，血竭、白芥子各10 g，蟾酥2 g，蜈蚣10条，白花蛇2条，共研细末，每次1.5～3 g，每天2次，饭前30 min冲服（或装胶囊口服）。治疗胃癌疼痛100例，结果显效72例，有效26例，无效2例，总有效率98%。另用海藻水蛭散治疗噎膈患者3例，其中1例为食管癌，效果良好。药物组成：海藻30 g，水蛭60 g，每次6 g，每天2次，黄酒冲服。

57．血栓性静脉炎　用通脉散（由水蛭、壁虎制成），口服，每次6 g，每天2次，疗程为60天，治疗血栓性静脉炎20例，痊愈13例，显效4例，有效3例，总有效率为100%。

58．深浅部静脉炎　浅部静脉炎用清热解毒、活血化瘀之法加水蛭10 g（研末冲服），每天1剂，连服10剂后疼痛消失，静脉已可触摸。深部静脉炎按中医辨证，用清热解毒、活血化瘀通络法，另加水蛭6～10 g冲服，连用20剂后临床症状消失。用玄参15 g，当归20 g，蒲公英20 g，紫花地丁15 g，牛膝15 g，金银花20 g，忍冬藤30 g，水蛭粉10 g（冲服），每天1剂，水煎分2次服，治疗深浅静脉炎48例，有效率91.6%，一般10～15剂即可治愈。

59．血栓闭塞性脉管炎　用水蛭、地鳖虫、地龙、甘草制成丸药，每粒0.4 g，每次口服5粒，每天3次，30天为1个疗程。治疗四肢动静脉血栓疾病219例，治疗后动脉血栓疾病104例，痊愈72例，好转27例，无效5例，有效率95.19%；静脉血栓疾病115例，亦收到较好疗效。

60．下肢深静脉血栓　除按辨证用药外，皆在方中配以乌梢蛇10～15 g，煎服，水蛭6 g研末冲服（勿加热焙干），30天为1个疗程，治疗下肢深静脉血栓30例，临床治愈16例，显效8例，好转6例，总有效率100%。治疗期间未发生1例栓子脱落造成肺栓塞。

61．血管瘤　用消瘤丸（水蛭、延胡索、生牡蛎，研末泛丸）内服治疗各种类型的血管瘤50例，其中显效30例，有效19例，无效1例，有效率98%。

62．雷诺病　每天用水蛭30 g，分3次口服，并用水蛭、桂枝、甘草等煎熬水外洗患肢，效果满意。

63．微血管术后危象　用水蛭汤防治微血管术后危象，结果：中药组断指再植成活率96.2%，血管危象发生率6.3%，对照组分别为89.1%和19.6%，有显著性差异。且对术后疼痛、肿胀、渗血等指标的改善情况,中药组明显优于西药组。

64. **筋膜间区综合征** 药用水蛭、赤芍、白芍、大黄、黄芩、金银花、地丁、薏苡仁、地龙、厚朴、甘草,并配合应用脱水剂、抗生素等。服药3天后,肿胀及疼痛明显减轻;1周后,皮肤麻木感消失,病情明显好转。

65. **创伤性滑膜炎** 重用水蛭治疗膝关节创伤性滑膜炎证属瘀血内阻、痰瘀互结者。水蛭、赤芍、白芍、当归、黄柏、牛膝、苍术、金银花、薏苡仁、萆薢、制香附、地龙、甘草,每天1剂。结果2周后膝关节积液消失,浮髌试验转阴。

66. **陈旧性骨折** 用益肾壮骨汤治疗经脉阻滞、肾气虚损型陈旧性骨折。水蛭、鹿角霜、熟地黄、锁阳、甲珠、姜黄、黄明胶、骨碎补、香附,每天1剂,收到良好效果。

67. **髌骨软骨炎** 用软坚煎治疗经络损伤、血脉瘀阻型髌骨软骨炎。水蛭、鹿角霜、熟地黄、锁阳、甲珠、香附、大伸筋、甘草、牛膝、野南瓜,每天1剂,收到良效。

68. **踝关节扭伤** 采用活水蛭吸取皮下瘀血,配合手法和整复,让受伤的软组织充分修复3~7天,达到治疗踝关节扭伤的目的。

69. **颈椎后纵韧带骨化** 用活血化瘀、软坚散结药物(水蛭、大黄、土鳖虫、虻虫等)配合手法治疗颈椎后纵韧带骨化10例,总有效率90%。本法可改善椎动脉供血,促进血液循环,促使炎症吸收和韧带软化。

70. **肠粘连** 用水蛭、紫河车、大黄、木香各100 g,三棱、莪术、地鳖虫各200 g,研细末,水泛为丸,每次5~6 g,每天2~3次,口服,3个月为1个疗程。治疗肠粘连65例,结果临床治愈35例,显效16例,有效14例,总有效率100%。

71. **脓疱疮** 先用1∶5 000高锰酸钾溶液清洗患区,外涂1%甲紫溶液,内服5%水蛭煎剂300 mL,晚饭或临睡前1次服完,每晚服1次,疗程1~3天。结果全部经1个疗程治愈(平均2天治愈)。经5年随访,未见复发。

72. **黄褐斑** 水蛭5 g,益母草20 g,桃仁、炮山甲各10 g,当归、何首乌、丹参各15 g,凌霄花、白芷各6 g。生水蛭焙干后研粉(切忌油炙,炙后效减),装入胶囊,每天服5 g,分早中晚3次服用。其余药水煎服,每天1剂,药渣加水200 mL,煮沸后用海绵块吸取药汁敷面斑处,每次30 min,每天数次。结果:痊愈14例,好转5例,无效1例。

73. **颜面损伤性血肿** 内服:水蛭5~10 g,研末冲服或装入空心胶囊内吞服,每天2次,每次1 g,连服5天。女性患者月经期禁服,小孩减半服之。外敷：水蛭30 g，研末，用生理盐水调敷于血肿部位，1天1换，隔天敷药，连用5天，治疗颜面损伤性血肿140例，其中128例痊愈，12例好转，有效率100%。

74．瘢痕挛缩　水蛭9～15 g，桃仁10 g，红花10 g，制乳香10 g，制没药10 g，三棱10 g，莪术10 g，炒白芍15 g，伸筋草10 g，炙穿山甲10 g，威灵仙10 g，每天1剂，连服30剂为1个疗程，一般1～2个疗程，最多服80剂。结果：手背瘢痕10例中治愈5例，有效3例，无效2例。手掌瘢痕6例，治愈4例，有效1例。膝关节瘢痕6例，治愈5例，有效1例。足踝部瘢痕9例，治愈8例，有效1例。

75．剑突综合征　瓜蒌15 g，水蛭、甲珠各10 g，木香、橘络、桔梗各6 g，甘草5 g，水煎，每天1剂，分2次服。局部外敷麝香跌打膏药，每天更换1次。结果：30例全部治愈。

76．血吸虫　以三虫胶囊（醋炒水蛭4 g，酒炒地龙4 g，炒䗪虫10 g）为主治疗血吸虫病肝肿大44例，结果显效24例，有效19例，无效1例。

77．白癜风　用水蛭、丹参各15 g，补骨脂30 g，白附子、肉桂各10 g。混合研末装入瓶中，加入75%乙醇溶液300 mL，密封，每天振荡2次，15天过滤药液后再加地塞米松45 mg，氟尿嘧啶1.5 g，氮芥30 mg，制成复方水蛭酊。用此酊外搽皮损处，每天2次，日光照3～5 min。治疗白癜风40例，结果治愈4例，显效14例，有效10例，无效8例。

78．神经性皮炎　用水蛭12 g，白矾、硫黄各30 g，菖蒲20 g，斑蝥6 g，56%vol白酒2.5 L浸泡15天，在温水洗净的局部患处，涂擦药液，每天3～4次，至局部症状消失，肤色正常后再用药10天。治疗神经性皮炎192例。结果：治愈158例，显效12例，有效14例，无效8例，总有效率95.85%。疗程最长3个月，最短16天，平均29天。

79．小儿脱肛　用水蛭、五倍子等份置灰瓦上炭火焙黄，研为细末，分装备用。Ⅰ度直肠脱垂用水蛭粉、五倍子粉各0.75 g；Ⅱ度用水蛭粉1.8 g，五倍子0.9 g，冰片适量；Ⅲ度用水蛭粉2 g，五倍子粉1 g，冰片适量。治疗小儿脱肛87例，Ⅰ度用药7～9次，Ⅱ度用药10～17次，Ⅲ度25次，症状消失。经1～4年随访，83例痊愈，4例复发再用本法治愈。

【配伍禁忌】　体弱血虚，无瘀血者及孕妇忌服。有出血倾向者慎用。

第二节 其他有毒动物类

一、白花蛇

【别名】 寸白蛇、白节蛇、过基甲。

【基原】 本品为眼镜蛇科动物银环蛇 *Bungarus inulticincus multicinctus* Blyth 的幼蛇全体。

【产地】 主产于广东、广西、海南等省区，台湾、福建、四川、贵州、云南等地亦产。

【炮制】 采收加工：夏秋两季捕捉，剖开蛇腹，除去内脏，擦净血迹，用乙醇浸泡后，盘成圆形，用竹签固定，干燥。炮制：将原药材除去头足，切段。

【功效与主治】 祛风、通络、止痉。用于风湿顽痹，麻木拘挛，中风口㖞，半身不遂，抽搐痉挛，破伤风，麻风疥癣，瘰疬恶疮。

【用法用量】 内服：入煎剂，3~4.5 g；研末吞服1~1.5 g。

【毒性】 头部毒腺含剧烈的神经毒，为小分子蛋白质或多肽类，并含溶血性成分及血球凝集成分，对呼吸中枢有抑制作用，对胃的功能亦有明显抑制作用。为此，必须注意用量。银环蛇毒对小鼠LD_{50}（皮下注射）为0.09 mg/kg，临床致死率为23%。

【中毒反应】 白花蛇蛇毒成分为剧烈的神经毒成分，被蛇咬伤后，局部仅出现麻木，感觉不明显，早期易引起思想麻痹，一旦神经症状发作，严重病例即可出现呼吸麻痹，若抢救不当，常造成死亡。呼吸麻痹的原因，多认为是外周箭毒样作用，其作用发生慢，恢复亦慢或很难恢复。白花蛇不仅对呼吸肌、神经系统，特别是对呼吸中枢有抑制作用，对胃肠功能的抑制亦很明显，在引起呼吸麻痹前，一般不出现心力衰竭或休克，但也可出现严重的心肌损害，故在抢救时，还需积极预防循环衰竭的发生。中毒早期可出现上腹不适，恶心，口唇及四肢麻木，头昏嗜睡，流涎，口腔黏膜有白色斑块。部分患者有腹痛，水样便，心悸、心跳缓慢或呈窦性心动过速，并可伴窦性心率不齐，严重者出现窦房阻滞、房室分离、心房颤动和室性心动过速等症状。传导阻滞可导致阿-斯综合征，表现为烦躁不安，抽搐，昏迷，面色苍白，四肢厥冷，出汗，脉搏细弱，口唇发绀，血压下降，可因呼吸，循环衰竭而死亡。

【救治】

1. 早期及时进行催吐，用1∶5 000高锰酸钾溶液洗胃，再复用药用炭吸附毒素，服用硫酸钠导泻。

2. 静脉滴注5%葡萄糖水。

3. 呼吸抑制时，可给予中枢兴奋剂如尼可刹米等；应用硫酸阿托品，以抑制毒素引起的迷走神经兴奋带来的房室传导阻滞和心律失常。如效果不明显或出现急性心源性脑缺血综合征先兆时，可用异丙肾上腺素；若有室性心动过速时可加用利多卡因，以防止发生颤动。

4. 中药治疗

（1）绿豆15 g，甘草30 g，水煎代茶饮。

（2）雄黄9 g，吴茱萸12 g，贝母12 g，威灵仙12 g，五灵脂12 g，白芷9 g，细辛2.5 g，共研细末，每服9 g，每天3次，加黄酒30～60 mL冲服。

（3）茯苓15 g，半边莲9 g，野菊花15 g，甘草9 g，水煎2次合在一起，早晚分服。

【合理应用】

1. 顽固性头痛 白花蛇肉30 g，全蝎20 g，白附子30 g，制南星30 g，生石膏30 g，防风60 g，地骨皮15 g，共研为末，和匀，贮于瓷罐内备用，每次3 g，每天2次，口服，温黄酒送下，每晚取药末5 g加入等量面粉，用白酒调成饼状，摊贴于两太阳穴上，胶布固定，晨起取下，如贴药处皮肤肿痒，可加大面积比例。治疗顽固性头痛20例，13例头痛消失，7例头痛明显减轻。

2. 颈椎病 小白花蛇1条（约10 g），羌活20 g，独活20 g，威灵仙 20 g，当归10 g，川芎10 g，白芍10 g，桂枝10 g，鸡血藤20 g，白酒2.5 kg 浸泡，3天后服用，每次30～60 mL，每天2～3次，治疗颈椎病20例，结果：20例均于服药1～4周后症状消失，其中3例X线拍片复查颈椎赘物缩小。

3. 强直性脊柱炎 白花蛇15 g，全蝎10 g，补骨脂45 g，仙灵脾45 g，枸杞子30 g，续断30 g，鸡血藤30 g，生甘草10 g，马钱子 3 g。粉碎过筛，装0号胶囊，每次服2粒，每天3次，饭后服，30天为1个疗程，连续服3个疗程。治疗强直性脊柱炎22例，结果：痊愈10例，显效5例，好转3例，无效4例，总有效率81.81%。

4. 肝癌 白花蛇，每天2次，每次3 g，水冲服，连续服用15天为1个疗程，休息3天继续服用，共可服用数个疗程。治疗肝癌17例，结果：对疼痛的有效率为82%，其中对于肝癌的疼痛有效率为87%；对于食欲不振和促进睡眠的有效率均为64%；对于肿瘤的缩小率为60%，转移性的肿瘤为44%。

5. 荨麻疹 白花蛇60 g，党参、玄参、沙参、丹参、苦参各30 g，黄芩、防风、白蒺藜、川大黄、秦艽、白鲜皮、升麻、地骨皮各15 g。共研末，过80～100目筛，混匀，每次10 g，装入空心胶囊，每天3次口服，疗程14天，治疗荨麻疹34例。结果：痊愈77%，好转23%，总有效率为100%，其中急性荨麻疹14例均痊愈。白花蛇散控制风团、瘙痒、红斑、划痕、腹痛、失眠的有效率分别是69.4%、67.4%、77%、56.4%、91.2%和94.5%。服药后起效最短时间为40 min，最长4 h，表现为皮损缩小、隐退、自觉症状减轻或消退。

6. 痹症　痹痛胶囊方由制马钱子、水蛭、川芎、延胡索、白花蛇、蜈蚣等药组成，具有祛邪宣痹、疏通经络、活血化瘀之功效。治疗100例各种痹症，包括风湿性关节炎、强直性脊柱炎、肩关节周围炎、坐骨神经痛、腰椎肥大性骨关节炎、腰肌劳损等，总有效率达96%，显著高于给予风湿寒痛片治疗的对照组，表明本药对各种风湿痹症皆有显著的止痛、缓解症状、改善病情的作用。另据报道：丹参50 g，白花蛇10～25 g（1条），将蛇剪碎，浸于62%vol白酒1.25 kg内，浸泡7天后即可服用。每天睡前服10～20 mL，如服数天后关节疼痛反加重者则不宜服。

7. 类风湿性关节炎　白花蛇、地龙各150 g，地鳖虫、炙蜈蚣各30 g，穿山甲20 g。关节剧痛，久治无效者加炙全蝎30 g，关节变形僵直者加蜣螂30 g，上药共为细末，分为40包，每天早晚各服1包。服后疼痛缓解有效者，可继服2～3包巩固疗效。治疗5例，显效4例，好转1例。另据报道，用类风湿散（含白花蛇、蜈蚣、僵蚕、地龙等，研粉，装胶囊，每粒0.3 g）5粒口服，每天3次，30天为1个疗程，近期治愈26例，显效16例，有效14例，无效2例，总有效率为96.65%。

采用自拟通痹汤（黄芪、穿山甲、地龙、制马钱子、白花蛇、当归等）治疗类风湿性关节炎64例，总有效率为96.7%。

8. 瘰疬　取蜈蚣5条，穿山甲、皂刺各15 g，白花蛇1条，密陀僧60 g，蜘蛛网2 g，柳槐条10 cm长的约30根，蟾蜍1个，冰片、樟脑适量，香油250 g，广丹120 g。按常规方法熬成膏药，敷贴患处，10天1换，治愈为止。用药期间忌房事及食油腻食物。

9. 癌痛　白花蛇、全蝎、蜈蚣、水蛭各30 g，硇砂5 g，蟾酥1 g，炒薏苡仁50 g，鲜泽泻600 g，研末，装胶囊，每次服2～4粒，每天3次。治疗40例，其中Ⅰ级18例，Ⅱ级14例，Ⅲ级8例。结果：止痛有效率达80%。另据报道，用白花蛇、地鳖虫、徐长卿各10 g，熟地黄、鸡血藤各15 g，党参、黄芪各12 g，乳香、没药各9 g，露蜂房、炙甘草各6 g，蜈蚣3 g，治疗肿瘤骨转移痛3例，均获缓解。

10. 骨质增生　白花蛇4条，威灵仙72 g，防风、当归、血竭、透骨草、地䗪虫各36 g。气虚者加生地黄，颈椎肥大者加葛根，上肢骨质增生者加桑枝或桂枝，下肢骨质增生者加牛膝。四肢末端，对外敷药。共研细末，每次3 g，每天3次，口服，1个月为1个疗程。治疗52例，显效42例，有效6例，无效4例。

11. 中风后遗症　白花蛇1条，全蝎、蜈蚣、地龙、水蛭各30 g（为1个疗程量）。上药阴干研细末混匀备用。另外每天用黄芪30 g，煎汤300 mL，每次用100 mL送服五虫散2 g，每天3次，连服20天为1个疗程，间隔10天，进行下一个疗程，一般用药3～4个疗程。治疗58例，基本痊愈10例，显效16例，有效28例，无效4例。

12. 癫痫　用自拟抑癫散（白花蛇、珍珠粉、羚羊角粉、全蝎、胆南星、天竺黄、金线莲、藏红花、菖蒲等）治疗癫痫889例，总有效率95.6%，提示本方具有清热平肝、豁痰开窍、熄风定惊、通经活络等作用。白花蛇1条，全蝎、寄生、香附、菖蒲、郁金、防风各10 g，钩藤15 g，白芍12 g，随症加减，水煎服，每天1剂。治疗20例，显效13例，好转4例，无效3例。

13. 面瘫　用白花蛇15 g，白胡椒10 g，麝香2.5 g，各研细末，混匀。按常规针刺取穴规律选穴，消毒后用刀片划十字形，长2～3 mm 小口，以划破表皮不出血为度，敷药后，用胶布贴盖。每次选5～6穴，每周2～3次，一般治疗7～12次。共治疗43例，痊愈13例，显效14例，进步15例，无效1例。

14. 多发性疖肿　5%白花蛇针剂，每天2次，每次4 mL，肌内注射，10天为1个疗程。治疗70例反复发作用抗生素治疗无效的多发性疖肿患者，治愈53例，好转15例，无效2例，有效率97.1%。1～2天疼痛减轻，如疖肿范围缩小，基底部变软，3～22天治愈，平均治愈天数9.6天。根据观察，此方法对金色葡萄球菌感染的疖肿、毛囊炎效果好。

15. 小儿麻痹恢复期　金钱白花蛇研粉，每次服3 g，每天2次，黄酒送服，用于小儿麻痹恢复期，有较好的疗效。

【配伍禁忌】　阴虚内热者忌服。

二、斑　蝥

【别名】　斑猫、龙尾、斑蚝、斑菌、晏青、龙苗、羊米虫、老虎斑毛、花斑毛、花壳虫、小豆虫、放屁虫、花罗虫、章瓦、苦苣斑蝥、黄斑芫青、黄黑小斑蝥、南方大斑蝥、眼斑芫青、大斑芫青。

【基原】　本品为芫青科昆虫南方大斑蝥 Mylabris phalerata Pallas 或黄黑小斑猫 Mylabris cichorii Linnaeus 的干燥虫。

【产地】 南方大斑蝥在我国大部分地区均有分布，以安徽、河南、广西等地较多。

【炮制】 每年7~8月间于清晨露水未干、斑蝥翅湿不能起飞时捕捉。本品为剧毒药，捕捉时宜戴手套及口罩，以免毒素刺激皮肤、黏膜。捕得后置布袋中，用沸水烫死，然后取出晒干。炮制：①生斑蝥：将原药材除去杂质与灰屑。生品仅供外用。②米炒斑蝥：将原药材去头、足、翅及杂质，与米拌炒至米呈黄棕色，取出，除去米粒与灰屑，放凉。每100 kg斑蝥用米2 kg。

【功效与主治】

破血消症，攻毒蚀疮，引赤发泡。用于癥瘕肿块，积年顽癣，瘰疬，赘疣，痈疽不溃，恶疮死肌。

【用法用量】

内服0.03~0.06 g，炮制后多入丸散用。外用：适量，研末或浸酒、醋，或制油膏涂敷患处，不宜大面积使用。

【毒性】 斑蝥中有毒物质为斑蝥素。斑蝥素及其衍生物中以斑蝥素毒性最强，斑蝥酸钠次之，去甲基斑蝥素又次之，而羟基斑蝥胺与甲基斑蝥胺的毒性最小。小鼠急性毒性试验LD_{50}分别为：斑蝥素腹腔注射为1.25~1.71 mg/kg。斑蝥酸钠口服为（3.8±0.25）mg/kg，腹腔注射为（3.4±0.26）mg/kg，静脉注射为（2.67±0.22）mg/kg。羟基斑蝥胺静脉注射为1.037 mg/kg。甲基斑蝥胺口服为813.7 mg/kg，静脉注射为357.7 mg/kg。去甲基斑蝥素口服为43.3 mg/kg，腹腔注射为12.4 mg/kg，静脉注射为11.8 mg/kg。对人斑蝥中毒量为0.6~1.0 g，致死量为1.5~3.0 g；斑蝥素致死量约为30 mg。

口服斑蝥、斑蝥素等可引起消化道炎症、黏膜坏死；吸收后可引起肾小球变性、肾小管出血、肾小管上皮浊肿，心肌也有出血、浊胀，肝细胞浊肿、脂肪变性坏死，对毛细血管也有毒害作用，并可引起神经系统损害、肺瘀血等。外用可使局部充血、起水泡，大面积使用时毒素吸收后亦可引起全身中毒。实验证实斑蝥素有致癌作用。斑蝥酸钠大面积使用时可见肝及肾曲小管上皮细胞有轻度疏松改变，且肺泡内有大量粉染蛋白积液，肾曲管腔内也有大量粉染积液，甲基斑蝥胺、羟基斑蝥胺、去甲基斑蝥素毒副作用较小。

【中毒反应】 口服中毒者可出现消化道症状：如咽喉、食管及胃有灼痛感，口腔及舌部起水泡，口干口麻，吞咽困难，恶心呕吐，流涎，呕吐物呈咖啡样，剧烈腹痛，腹痛腹泻，大便呈水样或带血液等；泌尿系统症状：如腰痛，双侧肾区有明显叩痛，并有尿频、尿道烧灼和排尿困难，尿内可有红细胞、蛋白，或出现肉眼血尿、尿少、尿闭及急性肾功能衰竭等；心血管系统症状：如血压增高、心率不齐、周围循环衰竭等，恢复期可有心率减慢，并可出

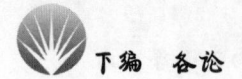

现阴道出血、阴茎勃起等，有时还可出现颜面潮红、眼结膜充血、皮下瘀点、黏膜充血等症状，严重者产生高热、寒战、脉速、谵语，常因昏迷、虚脱、心脏和呼吸抑制死亡，如能恢复，偶可遗留慢性肾炎症状。皮肤接触斑蝥后可产生红斑、水泡等。皮肤大面积接触斑蝥，经皮肤吸收后亦可引起肾炎、膀胱炎等。若误入眼内，可致眼睛红肿、流泪、剧烈灼痛，并有结膜炎、角膜溃疡、虹膜炎等。

【救治】

1. 中草药

（1）咽部灼痛时用鲜天名精和白毛夏枯草绞汁滴咽部，可减轻灼痛感。

（2）黄豆秆灰15 g，冷开水冲服，或用黑豆500 g煮汁冷饮，以毒解为度。

（3）生绿豆30 g，生甘草9 g，生黄连3 g，水煎服。

（4）板蓝根30 g，甘草9 g，黄连3 g，水煎分2次服。

（5）绿茶30 g，煎汤放冷，频服。此外，尚有应用大青叶、靛汁、葱白、百部等药治疗斑蝥中毒者。

2. 西药

（1）口服者立即用药用炭混悬液洗胃，口服牛奶、蛋清或10%氢氧化铝凝胶等，有保护胃黏膜，减少毒物吸收的作用。因斑蝥素系脂溶性物质，故治疗时忌服脂肪类。

（2）服硫酸镁导泻，清除残留毒物。

（3）静脉补液，以加速毒素排泄及维持水、电解质平衡，及时纠正酸中毒。

（4）休克、肾功能衰竭者按常规处理。

（5）对症治疗。

【合理应用】

1. 肝癌　以斑蝥素制剂以治疗原发性肝癌800余例，有效率为40%～60%，可改善症状，延长生存时间，部分病例肿块回缩，病情趋于稳定。治疗中白细胞多不下降，治疗后1年生存率为12.7%。另有报道，用斑蝥素口服或静脉推注治疗Ⅱ期、Ⅲ期原发性肝癌27例，总有效率51.8%，治疗后半年生存率7例，生存1年以上者3例，平均生存期为165.5天。

2. 其他癌症　斑蝥素钠注射液1 mg加入5%葡萄糖注射液300 mL静脉滴注，每天1次，连用14天，治疗晚期癌症（肝癌、胃癌、食管癌、大肠癌、肺癌、鼻咽癌、子宫颈癌）48例。结果：轻度疼痛缓解率100%，中度疼痛缓解率80.95%，重度疼痛缓解率为50%。生活质量评分提高者91.67%，其中提高10分以上者为75%；治疗前后卡氏评分提高者91.67%，其中提高20分以上者达

77.07%；治疗前后外周血的白细胞上升。

3．胃黏膜上皮异型增生　经内窥镜活检管道插入内镜注射针，对准增生部位刺入黏膜注入蟾酥注射液2 mL（30 mg），然后局部喷洒斑蝥注射液 2 mL（含斑蝥提取物1 mg），间隔1～2周重复治疗。治疗前后内镜摄影并有增生同一部位作黏膜活检病理对照。7例中治疗2次者4例，3次者2例，5次者1例。结果：全部病例治疗前后黏膜活检病理证实胃黏膜上皮异型增生消失；2例重度异型增生和2例中度异型增生，1.5年后再次作内镜复查和黏膜活检证实未复发。

4．病毒性肝炎　用脂溶性斑蝥素片（含斑蝥素片0.1 mg，食用植物油20 mg），每天口服0.02 mg/kg，或者用万分之一斑蝥素油外敷肝区5～20 cm^2/kg，1～2天更换1次，治疗甲型肝炎100例（黄疸和非黄疸各半），用药后2～5天症状消失者占70%，其余30%于6～8天症状消失。用药14～20天肝功能转为正常者占65%，其余35%于25～30天转为正常。治愈后还需服药1～2周。此外，配合外敷法尚可治急性乙型肝炎和慢性乙型肝炎。另据报道，用迁肝片（每片含斑蝥除去斑蝥素后的醇提取物0.2 g，青黛、白及、氢氧化铝各0.05 g，酸镁0.02 g）每次2片，每天3次，2周为1个疗程，治疗232例迁延型慢性肝炎，显效80例，有效87例，总有效率71.9%。

5．慢性肝炎　治疗组每次用斑蝥片（每片含量10 mg）2片，每天3次。对照组每次服灭澳灵片4片，每天3次。每一病例观察期限为1年，其中服药观察3个月，随访9个月。结果：服用斑蝥片后，大多数患者自觉症状良好，精神振奋，体征亦有所改善。治疗组25例中有2例因血尿放弃治疗，3天后血尿自行消失。肝功能变化：治疗前后两组丙氨酸转移酶值较接近，治疗后两组丙氨酸转移酶均有所下降，其中斑蝥片组在治疗后第2、3、12个月的疗效高于对照组。其他实验室指标的测定在统计学上均具有显著的意义。

6．肝硬化腹水　用制斑蝥0.1 g，三七0.9 g，沉香0.4 g，维生素B_1 10 mg，研末和匀，分装于3个胶囊内，用温开水送服，每天2次，可连续服用，治疗肝硬化腹水。

7．神经性皮炎　将斑蝥浸于95%酒精中，10天后置广口磨砂瓶内备用。治疗时在皮炎局部以75%乙醇溶液消毒后，用棉棒蘸制备好的斑蝥酊涂抹患处2～3次，以患者感觉局部刺痒疼痛为度，若无明显反应则2～3天后再治疗1次，直至患处起泡，发泡后不再续治，同时视水泡大小进行处理，泡小可任其自行吸收，泡大则用消毒针刺破，并用无菌纱布固定。治疗神经性皮炎31例，结果，治疗1～3次后，痊愈20例，好转6例，无效5例，总有效率为83.9%。

8．各种癣病　先用斑蝥酒（斑蝥50 g，加75%乙醇溶液200 mL浸泡1周）

涂擦3~5次，待局部水泡形成后挑破，以复方狼毒酒纱布外敷2h，每天3~4次，3天为1个疗程，治疗皮癣、体癣、花斑癣有一定效果。另据报道，取斑蝥30g，青皮6g，加白酒250g，浸泡2~7天，用此药反复擦牛皮癣处，直至患处感到灼热或痛痒时，用清水洗去脱皮。

9. 头癣 斑蝥10g，加优质白酒500g，浸泡30天备用。用时用小毛刷蘸药酒涂刷头癣处，至局部充血发红为止，然后上覆凡士林膏6h，每天擦换，数日后癣愈。

10. 过渡性手足癣 斑蝥0.5g，土槿皮30g，大枫子仁30g，苍术15g，川椒15g，蜂房15g，艾叶15g，威灵仙15g，加水以淹没为度，浸泡30 min，煎煮30 min，取汁，原药渣再加水煎煮30 min 取汁，两汁合并，另加老陈醋，为药汁的1/3量，装瓶备用。使用时用药汁浸泡手足患处2次，每次40 min，以淹没为佳；若皮损为轻度角质，斑蝥用量为0.5g；若为中度干燥角质，皲裂不深，痒痛不甚者，斑蝥用量为1g；若干燥角质程度重、皲裂纵横、出血疼痛者，斑蝥用量为1.5~2g；若在角化的基础上伴有水泡者加黄柏15g，痒者加蛇床子20g，浸泡后，交替外用达克宁、华佗膏、1%克霉唑，塑料薄膜封包8~12h。治疗过渡性手足癣30例，结果：治疗前真菌培养阳性率为100%，治疗停药5天后培养真菌阳性率只有1例。

11. 疥疮结节 取氯柳酊加斑蝥酊混合后，用棉签蘸取药液点擦于皮损处，每天2次，7~10天为1个疗程，治疗期间不合用其他外用药物。治疗疥疮结节53例，结果：第1个疗程治愈35例，第2个疗程治愈3例，共治愈38例，其余5例有效，10例无效。治愈率为71.7%，有效率为81.1%。

12. 斑秃 用斑蝥、干姜、辣椒、侧柏叶、白僵蚕等按比例研为细末，以75%酒精泡1周，制成斑蝥酒涂擦剂治疗斑秃，用时反复涂擦患处，直至微热或轻微刺痛为度。3个月为1个疗程。结果：痊愈11例，有效5例，无效2例。

13. 寻常疣 常规消毒后，疣顶部皮肤消毒至见血，将斑蝥去头，局部外涂其流出的水珠样分泌物，1只涂2~3个疣，无需敷料覆盖。12~24h后，可见涂药的疣变成如烫伤后的小泡，48~72h后水泡自行消失不留疤痕。疣数量较多时则选择较大及发病时间长者先治。

14. 传染性软疣 用斑蝥12.5g，雄黄2g，研粉，加蜂蜜适量，调制成膏，治疗传染性软疣。用时先将疣之角质层剥去，以碘酒消毒，然后取相当于疣大小之斑蝥膏，用手指搓成扁圆状置于疣面，用胶布固定。经10~15h，患部即起水泡，疣便浮离皮肤。治疗10例，均获痊愈。

15. 扁平疣 用半斑膏（斑蝥、半夏各等份，研极细末，用10%稀盐酸调成糊状）治疗扁平疣28例，均获良效。方法：将患处消毒后用小梅花针叩打疣顶，使其微出血，再涂以膏剂。治疗结果：1周后可使扁平疣脱落，28例涂药1次后，25例痊愈。

16．尖锐湿疣　取斑蝥干品5 g浸入75%乙醇溶液100 mL中，1周后即可使用。用时暴露病灶，分泌物多者用棉签拭去，用小头棉签蘸药液少许（不滴为度），直接点涂在疣之表面，注意避开正常皮肤或黏膜，5 min后再重复点涂1次。数量多者可分次治疗，每次3~5个，1~2天1次。涂药后待其自然干燥，无需冲洗。结果：病变小者治3~5次后疣组织消失，极小者1次即消，基底黏膜正常，不留疤痕。疣体稍大者上药7~10次，涂药稍加压力，以利药液渗入。加压者疣消后基底部可出现表浅小溃疡，局部涂2%龙胆紫后自愈。5例患者均被治愈，3个月后随访3例无复发。

17．甲沟炎　用斑蝥末每次10~12 mg，均匀地撒一薄层于患处，然后用黑药膏文火烘软贴上，8~12 h后患处有微黄色液体渗出，揭去药膏，清除药泥，外涂2%龙胆紫溶液。单用本法治疗甲沟炎105例，仅用药1次，全部治愈。用药期间忌食辛辣刺激食物及饮酒。

18．变态反应性鼻炎　用斑蝥粉约小绿豆大小敷印堂穴，外盖胶布，使局部起水泡，水泡吸收后再敷，3次为1个疗程。治疗150余例过敏性鼻炎，有效率达90%以上。

19．鼻源性眼痛　用直径1 cm的胶布1块，将其中心剪一直径0.5 cm之圆孔并贴于印堂穴位处。用小刮匙取斑蝥粉如绿豆粒大置于孔中，外贴胶布。注意勿将药物误入眼内及口腔，以免引起不良反应。24 h后除去胶布和药物，可见局部皮肤发红或有水泡，用新洁尔灭或乙醇溶液消毒预防感染，2~3天后水泡自然吸收。每隔7天贴1次，经1~7天治疗，110例中痊愈103例，好转5例，无效2例。

20．颌窦炎　将斑蝥研成细末备用，取约10 cm×10 cm的胶布，中央剪一直径约6 mm的圆孔，敷贴在印堂穴上，取斑蝥粉0.05~0.08 g或少许，放入孔中，外用胶布固定，患者不可随意取下。4~6 h后局部出现无色透明的小水泡，24 h后揭去胶布，在揭去胶布时不可将水泡弄破，让水泡自然吸收结痂，3~5天后，痂皮自行脱落而无任何疤痕，6~7天后进行第2次治疗。8次为1个疗程，1个疗程后统计疗效。结果：30例患者，痊愈25例，显效4例，无效1例，总有效率为96.6%。

21．哮喘、慢性支气管炎、气管炎　用斑蝥、雄黄、麝香（4.5∶4.5∶1）和蜂蜜适量，治疗气管炎，获较好疗效。治疗方法：先将斑蝥研粉，后入雄黄、麝香，共研匀，用蜂蜜调糊，每取米粒大，放于寸方胶布中间贴穴位上，每次取5~7个穴（以双侧定喘、肺俞、风门为主穴，痰多难咯者加双侧丰隆，

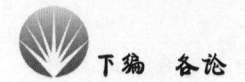

纳呆者加双侧足三里，喘重者加膻中），每7～14天贴1次，间隔7～14天再贴，3次为1个疗程。贴后8～12 h出现水泡，局部发热、胀痛，2～3天后症状减轻，5～6天后取下胶布，涂紫药水，共治小儿咳喘484例，结果：治愈238例，显效85例，进步131例，无效15例，总有效率93.8%。

22．面神经炎、面神经麻痹 用斑蝥3只，巴豆3枚（去壳），共研成粉，用植物油调成糊状，贴于外地仓、下关穴，保留5～8 h，每次选择2个部位，贴后起水泡。每周1次，3～5次为1个疗程。治疗13例，痊愈12例，好转1例。

23．慢性咽炎 用斑蝥膏（斑蝥3 g，全蝎、蜈蚣各1 g，冰片0.5 g，研细，凡士林调）如火柴头大小，贴敷天突穴、曲池穴（单侧），外盖胶布，每次贴3天，贴后生成小水泡，脱痂后再贴1次。配合中药内服治疗慢性咽炎100例，治愈67例，显效14例，好转11例，无效8例，总有效率为92%。

24．风湿性关节炎疼痛 用斑蝥12 g，雄黄3 g，研极细末，然后用蜂蜜调成膏状。患者取坐位或仰卧位，上肢部取曲池、外关、阿是穴，下肢部取梁丘、犊鼻、膝眼、阳陵泉、足三里、阿是穴，踝关节取太溪、解溪、太冲及阿是穴，用75%乙醇溶液把局部消毒后，用麝香壮骨膏或其他追风膏均可，剪取1 cm^{2}大小方块，中间剪去一小洞，贴在穴位上，取火柴头大小斑蝥膏放入小洞，再剪取1小块伤湿膏把药及洞封固，24 h取下，有一小水泡不需进行特殊处理，自行吸收，待皮肤恢复。不愈，再行第2次治疗，直至痊愈为止。治疗结果：本组37例，治愈17例，显效14例，有效6例，总有效率100%。

25．痛经 用斑蝥、白芥子各20 g，研极细末，以50%二甲基亚砜调成软膏。取麦粒大小放于胶布上，贴于中极或关元穴（两穴交替使用）。每次经前5天贴第1次，月经始潮或始腹痛则贴第2次，两个月经周期为1个疗程。一般贴3 h揭去药膏，出现小泡逐渐增大，常2～3天逐渐干瘪结痂。水泡一旦擦破，涂紫药水。治疗1个疗程后，结果：显效56例，有效18例，无效8例。

26．牙痛 用斑蝥1个去头、足，研细末，置于伤湿止痛膏（大小约3 cm×3 cm）中间，贴于牙痛侧颊车穴处。24 h后揭去药膏，可见患处起一水泡，用消毒大头针挑破，出黄水即可。1次治疗而愈，随访2年无复发。

27．失活乳牙和恒牙 取一定量鸦胆子，研细后加入等量乙醚浸泡48 h后，过滤后让乙醚自行挥发，即得鸦胆子糊剂。先用白及细粉10 g加水少量，加热调成糊状，后加入斑蝥细粉10 g，鸦胆子糊剂10 g，及少量丁香油，调成糊状即可。治疗方法：取米粒大小中药失活剂置于牙髓穿髓点处，封药时间，乳牙和恒牙3～4天，后牙5～6天。结果：223例中，优154例，良58例，差11例，优良率95.1%；封药后无痛者122例，占54.7%。

28．胃溃疡 糯米200 g，斑蝥20个，共炒至出青烟，去斑蝥取糯米研细

末，用以治胃溃疡，取制好的糯米粉少许于空腹时冲服，每天3次，连续服用3天，临床症状消失，钡餐复查见溃疡愈合。

29. 肱骨外踝炎 用斑蝥、丁香各等份，将以上药物共研细末，装瓷瓶内密闭备用。用时取1块纱布（4 cm×4 cm），在敷料块中心剪一直径为1 cm 小孔，粘贴在患侧肱骨外踝处。取复方斑蝥散少许（约1.5 g），用75%乙醇溶液将其药末调成糊状，将药糊外敷于患者肱骨外踝的纱布小孔内，然后再以纱布块敷盖上，用胶布将其固定，4～6 h 去除。敷药后局部有灼热感，甚至皮肤上出现微黄色透明小水泡，一般无需特殊处理。如果患肘处水泡明显时，可将水泡中渗出液抽吸，清洁换药或外涂龙胆紫亦可。一般外敷此药1次即可治愈。结果：161例患者显效153例，占95%；有效8例，占5%。其中1次敷药治愈者155例，占96%；2次敷药6例，占4%。

【配伍禁忌】 本品大毒，禁止内服，孕妇禁用。

三、红娘子

【别名】 红娘子、红娘虫、红女、么姑虫、花大鸡、山鸡腰、红盖虫、灰花蛾。

【基原】 为蝉科昆虫红娘子 *Huechys sangujnea* De Gerr. 的干燥全虫。

【产地】 多生于湖南、湖北、河南、河北、江苏等地的丘陵地带，成虫栖息于低矮树丛中。

【炮制】 拣净杂质，除去头、足及翅，用米同炒至老黄色，取出，筛去米粒即成。

【功效与主治】 攻毒、通瘀、破积。外用治瘰疬、癣疥；内服治血瘀经闭，狂犬咬伤。

【用法用量】 内服：炒炙后研末入丸、散。外用：研末敷贴，或调涂。

【毒性】 据报道，误服本品可致消化道黏膜炎性变和坏死，吸收后引起肾小球变性、心肌出血、肝轻度脂肪样变等。

【中毒症状】 皮肤接触其粉末后，局部有烧灼感、潮红，继之形成水泡溃疡。误服后有强烈的消化道症状。口腔咽喉烧灼感、发麻、发生水疱和溃疡，同时伴有恶心，呕吐，腹绞痛，便血，随之头晕、头痛、视物不清。毒素由肾排除可致尿频、尿道烧灼、排尿困难和血尿。尚可引起阴茎勃起，子宫收缩或出血。严重者有高热、休克和昏迷。

【预防】 红娘子一般外用，内服需遵医嘱。体弱者及孕妇忌服。外用应适量。

【救治】

1. 误服后，立即以1∶2 000高锰酸钾溶液洗胃，继以硫酸钠导泻。

2. 口服黏膜保护剂如牛乳、蛋清、藕粉等，或以10%氢氧化铝乳剂10 mL，每小时服1次，白陶土或活性炭皆可应用。

【合理应用】

1. 瘰疬结核　红娘子14个，乳香、砒霜各5 g，硇砂7.5 g，黄丹2.5 g，研为末，糯米粥和作饼贴之，不过1个月，其核自然脱下矣。

2. 横痃便毒　鸡子1个开孔，入红娘子6个，纸包煨熟，去红娘子，食鸡子，以酒下。

3. 疯狗咬伤　红娘子2个，斑蝥5个（去翅、足，若40岁各加1个，50岁各加2个），青娘子3个（去翅、足，40岁加1个，50～60岁加3个），海马半个，续随子0.5 g，乳香、沉香、桔梗各0.25 g，酥油少许，研为末，10岁者作4次服，15岁作3次服，20岁作2次服，30岁作1次服。

【配伍禁忌】　有剧毒，内服宜慎。体弱者及孕妇忌服。

四、没 食 子

【别名】　没石子、墨石子、无食子、无石子。

【基原】　亮斗科植物没食子树幼枝上所产生的虫瘿，为没食子蜂科昆虫没食子蜂 *Cynips gellae-tinctoriae* Olivier. 的幼虫。

【炮制】　洗净，晒干，捣碎。

【功效与主治】　固气，涩精，敛肺，止血。治大肠虚滑，泻痢不止，便血，遗精，咳嗽，咯血，齿痛，创伤出血，疮疡久不收口。

【用法用量】　内服：煎汤，10～20 g；或入丸、散。外用：研末撒或调敷。

【毒性】　动物实验及临床均已证实没食子酸有显著的溶血作用，内服或外用过量，均可致中毒。曾有内服16 g及外用10%膏剂涂遍全身之半而致死的报道。

【中毒症状】　主要表现为溶血作用，中毒时感头痛，恶寒，呕吐，泄泻，发绀，黄疸，大便呈酱油色，尿量减少，尿中有管型及蛋白等，最后可因肾功衰竭而死亡。

【预防】

1. 一般只做外用，内服时需严遵医嘱。

2. 生药煎剂，每天服用不得超过12 g，没食子酚或膏剂更应少量。

3. 定期查肾功能，及时调整水电解质平衡，避免发生急性肾功衰竭。冷服。

【救治】

1. 立即用温水洗胃，抽空胃内容物。
2. 氧气吸入，裨益甚大。必须较长时间间断使用。
3. 基本保持体温于正常水平，勿使下降。
4. 静脉滴注葡萄糖生理盐水，慎用纯葡萄糖溶液。适时加用5%碳酸氢钠溶液。
5. 输血200～300 mL，必要时可再输1～2次。

【合理应用】

1. 小儿泻泄下痢，羸困　没食子（微煨）25 g，诃黎勒（煨）用皮25 g。为细散，每服以粥饮调下25 g，每天3～4次，口服。量儿大小加减。

2. 小儿肠虚受热，下痢鲜血，或便赤，腹痛后重，昼夜不止，遍数频多　没食子、地榆各25 g，黄柏（锉、蜜炙）100 g，黄连（炒、锉）75 g，酸石榴皮50 g，捣罗为细末，以醋煮面糊和丸如麻子大，每服10～20丸，温粥饮下，食前服。

3. 血痢，不问远近　没食子50 g，研细，以软饭和丸，如小豆大，每次于食前以粥饮下10丸。

4. 产后痢　没食子1个，烧，为末，和酒服2 g，冷即酒服，热即饮下。

5. 痔疾，下血无度，或发或歇　没食子3枚（烧灰），樗根白皮150 g（锉、炒微黄），益母草1.5 g，神曲100 g（微炒），柏叶50 g，桑耳50 g，捣罗为细末。每于食前，以温粥饮调下5 g。

6. 阴汗　没石子烧灰，先以微温（汤）浴了，即以帛微裹后，敷灰囊上。

7. 小儿一切口疮，止疼痛　没食子1.5 g（微火炙），甘草0.5 g，上药捣细为散，每于疮上薄掺，盖令偏。

8. 牙齿疼痛　没食子不拘多少，捣罗为散，以绵裹5 g，当痛处咬之即定，有涎吐之。

9. 鼻面酒皶　南方没食子有孔者，水磨成膏，夜夜涂之。

【配伍禁忌】凡泻痢初起、湿热内郁或有积滞者忌服。

第三章 矿物类有毒中药

第一节 含 砷 类

一、砒 石

【别名】 红砒、红信、信石、白砒、白信。

【基原】 本品为砷矿中的砷华 Arsenolium 矿石的加工品。除极少部分来自天然砷矿的氧化物外,大多同砷矿石烧炼升华或使雄黄氧化升华而成。

【产地】 主产于湖南、江西、广东、四川等地。

【炮制】 砒石一般由砒石升华而得,有文献以煅制法代替升华法制取砒霜。具体方法为:取砒石、明矾各等份,分别碾成极细粉;选一底壁平整的坩埚,先把砒石粉末均匀散布于坩埚底,约1.5 cm 厚,中心稍高于周围,然后把等量的明矾末均匀散布于砒石上。点燃炉内木炭,炭火高度以相平于坩埚内所装药粉为宜,约40 min 后明矾熔化、沸腾,如有雾状白气上浮,则需继续加热。待白气消失,取下坩埚,冷却。取出研细,装入瓶内密封待用。当覆盖砒石粉末上的明矾熔化时,形成基本密封的保护层,在一定程度上防止了热量散失,既增高了坩埚内的温度,又使砒石受热均匀,同时明矾也可以吸收一些砒石的气味,因此在成品中虽然含有一定比例的枯矾,但却具备了砒霜性毒、气热的条件。砒霜内含有一定的枯矾成分,无论内服或外用,均有利于发挥砒霜的药效。

【功效与主治】 外用治溃疡腐肉不脱,癣疥,瘰疬,牙疳,痔疮。内服治寒痰哮喘、疟疾。

【用法用量】 内服:入丸、散,砒石30～60 mg,砒霜3～6 mg。外用:研末撒、调敷或入膏药中贴敷。

【毒性】 本品易溶于水,大量误服后,生成离子砷,其中二价离子砷等有细胞原浆毒作用,主要对细胞酶蛋白的巯基有极强的亲和力,特别是与丙酮氧化酶的巯基结合使其失去活性,阻碍了细胞的氧化作用,干扰了细胞的正常代谢，造成广泛性神经系统病变。其次对血管舒缩中枢及周围毛细血管有麻痹作用，可导致毛细血管扩张，渗透性增加，血压下降，进而使小动脉受损，出现组织营养改变。此外，对肾小球亦有损害。口服5~10 mg即可中毒，致死量为60~200 mg。

【中毒症状】 急性中毒后，在用药后1~2 h（快者15~30 min）出现咽喉烧灼感，咽干口渴，流涎，上腹部不适，剧烈呕吐，吐出物初似米汤，以后呈黏液状，并含有胆汁，继而出现阵发性或持续性腹痛，伴泄泻（泻下黏液血便或米汤样粪便），严重者呈血水样便，可引起脱水、酸中毒及休克等。神经系统症状主要是头晕、头痛、烦躁不安、惊厥、意识消失，甚或出现胸闷气急，腹式呼吸消失等膈神经麻痹症状（心肌损害引起的）；肾损害发生血尿、蛋白尿，甚至尿闭；肝损害出现皮肤黄疸、肝昏迷，一般于24 h内死于贫血（特征是"七窍出血"）或肝、肾功能衰竭和呼吸中枢麻痹。吸入性中毒者可见呼吸道刺激症状及神经系统症状。慢性中毒者可见食欲减退、疲乏无力、反应迟钝、发落视矇、头晕烦躁、四肢麻木、腿痛跛行，皮肤接触者可发生皮肤损害，也可发生难愈之溃疡，少数人可致剥脱性皮炎，长期接触者皮肤可见青铜色色素沉着，指甲失去原有的光泽与平整，变得薄脆易损，甚至脱落。

【预防】 由于砒石为剧毒药，临床中必须严格限制用量，尽量避免内服，外用也要慎重。能用其他药物时尽量不用本药，例如痔疮的治疗，应选用不用砷的消痔灵，避免应用传统方法枯矾散或枯痔酊。未成年者和孕妇不能应用本药。外用时也要考虑皮肤的吸收。

【救治】

1. 急性中毒　口服中毒时应尽快用1∶（2 000~5 000）高锰酸钾溶液或1%硫代硫酸钠溶液洗胃、催吐，洗胃要彻底。洗胃后可给牛奶或鸡蛋清水，然后再给硫酸镁30 g以导泻，或口服药用活性炭20~30 g，以吸收残留于胃内的毒物。必要时还可以考虑用肥皂水或温水高位洗肠。对砷中毒的特效解毒药有二巯基丙醇（BAL）、二巯基丙磺舒（Unithol，首剂肌内注射5%水溶液2~3 mL，以后每4~6 h肌内注射1 mL）。第2天可根据病情及尿砷含量肌内注射1~2 mL，每天2~4次，持续1周，同时可静脉滴注5%葡萄糖生理盐水2 000~3 000 mL，并可加入维生素C 3 g，以促使已吸收的砷化物从肾中排泄。血压降低时可加入去甲肾上腺素以升压。肌内注射葡萄糖醛酸对肝肾亦有一定的保护作用。

2. 慢性中毒　对慢性中毒患者可用二巯基丙磺酸钠5%水溶液5 mL，每天肌内注射1次，3~5天为1个疗程，休息3天。根据病情进行几个疗程的治疗。对多发性周围神经炎者，或每天肌内注射维生素B_1 100 mg，维生素B_{12} 500~

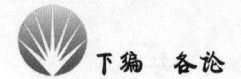

1 000 μg，山莨菪碱2 100 mg，或口服烟酸、复合维生素B、地巴唑等药物。

【合理应用】

1. 急性早幼粒细胞白血病　癌灵1号含砒石、轻粉等，应用时以5 mL加葡萄糖20 mL静脉注射，每天2次；或10 mL加葡萄糖静脉滴注，每天1次，4周为1个疗程。治疗急性早幼粒细胞白血病32例。结果：17例完全缓解，占59%，6例部分缓解，占19%，总有效率达78%。19例缓解者中，14例长期存活，2例失访，3例死亡。存活5年以上者16例，占50%；存活10年以上者6例，占18.8%，存活15年以上者3例。存活最长者已达17年。目前治疗急性早幼粒细胞白血病多用砒霜，而弃用雄黄及砒石。

2. 皮肤癌　白砒条（白砒10 g，淀粉50 g，加水适量，揉成线条状，自然干燥备用），一效膏（朱砂50 g，炉甘石150 g，冰片50 g，滑石粉500 g，淀粉100 g，加麻油适量，调成糊状），将患处局部常规消毒后，于肿瘤周围，间隔0.5~1.0 cm处刺入白砒条，深达肿瘤基底部，在肿瘤周围形成环状。外敷一效膏。每天换药1次，直至痊愈。共治疗22例，均在7~90天内治愈。本法适用于皮肤癌初期无转移者，疗效可靠。治愈后随访，生存5年以上者，均无转移，无复发。

3. 牙髓失活　信石3 g，生川乌2 g，蟾酥油2 g，朱砂0.2 g，可卡因0.5 g，共研细粉，用丁香油调成糊状备用。常规暴露牙髓，放入粟米粒大小的上述失活剂于穿髓处，上放干棉球，然后用丁香油固粉封洞。一般24~48 h复诊，此时牙髓已失活。使用本牙髓失活剂，共治疗600多例，完整观察326例，已失活者315例，失活率达96.7%。具有失活快、疗效好、疼痛反应轻、根尖反应小及患者愿意接受等特点。

4. 结核病　白砒6 g，加400 mL水，搅拌均匀后放入烧瓶内，塞紧加热至沸腾，当T形管有蒸汽喷出时即可对准部位熏治。每天1次，每次1 h，熏7天休息2天，直至痊愈为止。治疗结核病69例，其中骨结核46例痊愈，显效5例，有效1例；淋巴结核23例，痊愈3例。

5. 神经性皮炎　硫黄、炒砒霜各50 g，全蝎20 g，大力子30 g，蝉蜕、三七各25 g，麝香0.6 g，共研成细粉。取上述药粉20 g，加凡士林至100 g，混匀，配成20%凡士林软膏。用时将软膏涂于纱布上，敷于患处，每天1次，或2~3天换1次。治疗期间禁食辛辣刺激性食物，共治疗32例，疗效满意。

【配伍禁忌】　本品极毒，内服、外用均应极谨慎，体虚、肝肾功能差者及儿童、孕妇忌用。

二、雄　黄

【别名】　黄金石、黄食石、石黄、天阳石、黄石、鸡冠石、明雄、雄黄精、刁雄、雄黄粉、明雄黄、熏黄、雄精、腰黄、南雄、南雄黄、苏雄黄。

【基原】　为单斜晶系硫化物类矿物雄黄的矿石。采挖后，除去杂质，或由低品位矿石浮选生产的精矿粉。

【产地】　产于湖南、湖北、贵州、云南、四川等地。

【炮制】　雄黄粉：取净雄黄加适量清水共研细，加多量清水搅拌，倾取混悬液，下沉部分再如上法反复操作多次，除去杂质，合并混悬液，静置后分取沉淀，晾干，研细。炮制目的：水飞制成极细粉，可除去杂质、夹石，降低毒性，便于内服外用。醋制后可增强祛风燥湿、解毒杀虫消肿的作用，同时降低雄黄的毒性。其功用主治同雄黄粉，唯毒性降低。

【功效与主治】　燥湿祛风，攻毒杀虫，截疟。治疗痈肿疔疮，蛇虫咬伤，咳喘，癌肿，破伤风，惊痫，痢疾。

【用法用量】　外用：研末撒、调敷或烧烟熏。内服：入丸、散，0.3～1.2 g。

【毒性】　雄黄中含有的As_2O_3有剧毒，对中枢神经系统、心血管系统及胃肠系统均有毒性，易致人死亡。用雄黄做毒性试验，西黄耆胶混悬液的LD_{50}为3.207 g/kg，灌胃后可立即死亡，肝肺充血；用硫化砷进行家兔静脉注射，LD_{50}为800 mg/kg。含有雄黄的牛黄解毒片人服用后有时会发生毒副作用，严重者出现剥落性皮炎或伴随有全身症状和内脏损害。

【中毒症状】　急性中毒：口服砷化物后几分钟后可出现急性砷中毒症状。如果胃内有食物，症状可能推迟在数小时后出现。一般口服砷化物后0.5～4 h内胃部及腹部剧烈疼痛、呕吐及腹泻，患者口内有金属感，严重时可出现脱水或休克。此外，临床检查可见中毒性肝损害、鼻出血、皮肤刺痒、皮肤出血点和紫斑，以及烦躁不安、抽搐等。严重者一般在口服砷24 h内，由于休克能使患者惊厥、昏迷甚至死亡。如果患者肠胃症状好转病情减轻，经过几天到1个月后，可能发生多发性神经炎、中毒性肝病、皮疹、皮肤变黑（色素沉着）、指（趾）甲出现白色横纹等症状。此外，生化检查可见患者血清丙酮酸氧化酶活力下降，血清中巯基含量降低。慢性中毒最初表现为无力、食欲减退、疲倦，有时出现恶心、呕吐，并发腹泻或便秘等。

以上症状发生时多伴有皮肤色素沉着（砷性黑皮症）。在发生皮肤色素沉着的部位多出现皮肤过度角化，即皮肤角质增生变厚、龟裂。皮肤角化多见于手掌和脚趾部位。患者经常有鼻炎、口腔及鼻黏膜溃疡并可能进一步发展成角膜炎。指甲失去光泽、变薄变脆，易脱发。如果骨髓系统受到影响则会引起血液细胞成分的改变，即红细胞数目减少，白细胞形态发生改变，引起小红细胞的出现等。长期砷中毒患者有时发生严重贫血。患者最后有向心性多发性神经炎的症状，此症状经常可作为慢性砷中毒的典型症状。慢性砷中毒所引起的皮肤、指甲、毛发的改变，与这些组织中含有大量含巯基的角蛋白有关。

【救治】 砷中毒的临床治疗在很大程度上依赖于砷的化学形式。此外，还要考虑摄入的时间及剂量、个体年龄和生理条件等。在急性砷中毒的情况下，应立即进行检查及化验，特别要密切监视血容量状态，因为高频率的肠胃紊乱可导致低血容量和休克的出现。此外，为维持患者血压，应进行输液治疗及使用增压药。急性砷中毒可使用二巯基丙醇（BAL）进行络合治疗。由于BAL与砷的配位能力极强，可以与体内的酶及蛋白上已络合的砷形成五环配位络合物，使酶及蛋白质上的砷得以释放，形成的BAL-As络合物可以通过肾排出体外，从而消除砷的毒性。近来，其他解毒药DMPS及DMSA也有与二巯基丙醇相同的作用。

【合理应用】

1. 慢性粒细胞白血病　雄黄中治疗粒细胞白血病的主要成分为As_2O_3。应用雄黄适量，口服。治疗慢性粒细胞白血病7例，结果3例完全缓解，2例部分缓解，1例显著进步。

2. 各种炎症　雄黄、明矾、枯矾各等份，研成细粉，加凡士林调成药膏，涂在无菌纱布上敷于患处，胶布固定，每天1次，用量根据患处面积大小而定。治疗48例各种炎症，结果全部治愈。痊愈时间最长10天，最短3天，平均6.5天；换药次数最多为10次，最少3次，平均6.5次。

3. 尿路感染　雄黄、枯矾、黄柏、苦参各10 g，研成细粉，装入10 cm×15 cm的消毒过的纱布口袋，封口将药袋固定于患者内裤正中，2天换1次。治疗小儿尿路感染92例，结果治愈75例，好转15例，无效2例，总有效率98%。疗程平均35天，最长6天。

4. 带状疱疹　雄黄粉50 g，与75%乙醇溶液100 mL混合后每天涂抹患处2次。对疱疹较多且疼痛剧烈者，可在上述处方中添加2%普鲁卡因20 mL止痛。共治疗400余例，疗效满意，疗程平均5～6天。

5. 痔、肛裂出血　雄黄、明矾、炉甘石各等量，冰片为上药的半量，将上述各药混匀后研细装瓶备用。患者用药前先用药粉调成膏抹患处，每天涂2～3次，连续涂药3天。共治疗数十例，轻者1天，重者2～5天即痊愈，且无明显不良反应。

6. 淋巴结核、淋巴结炎　雄黄、明矾、枯矾各等量混合研细后，用凡士林适量调成药膏。使用时将药膏置于纱布上贴于患处，每天换药1次。治疗颈淋巴结核9例，均于敷药后5~10天治愈；治疗淋巴结核42例，一般于敷药3~4天症状即可消失。

7. 溃疡性黑色素瘤　茯苓、雄黄、矾石各等份，研细过筛混匀后备用。使用时患处消毒后外敷此粉，每天换药1~2次。内治配合用连翘、金银花各50g，浓煎后代茶饮，每天1剂。疗程长短不限。此药可控制黑色素瘤溃疡面的扩大，显著减少血液渗出。临床5例保守治疗5个月至1年后，手术切除，均未发现转移，且随访2年未见复发。另5例一直采用保守治疗，生存5年者2例，生存3年、2年及1年者各1例。

8. 脓疱疮　取75%乙醇溶液或饮用白酒适量加入雄黄粉适量，调成糊状置阴凉处备用。使用时先用75%乙醇溶液消毒，已成脓疱疮者剪去疱壁并除去脓液。对已结痂者，去痂后用生理盐水清洗糜烂面，将雄黄糊涂抹于患处，每天1次，直至痊愈为止。共治疗12例，全部治愈。

【配伍禁忌】　阴血亏虚及孕妇忌服。

第二节　含　汞　类

一、丹　药

【别名】　红粉、红升丹、白降丹。

【基原】　丹药为人工炼制的汞制剂的统称。名称和分类繁多，主要是随药物组成、炼制方法、炼成后在炼制容器中的部位、色泽质地等不同而异。按药物组成、炼制方法不同，丹药大致可分为升药、降药两大类。升药又大致分为红粉、红升丹两类。红粉是由水银、火硝、白矾炼制而成，又名三仙丹、升药、红升、小升丹等；红升丹是在前者的基础上，加皂矾、朱砂、雄黄、铅等药炼制而成，又名大升丹、小金丹、大红升丹等。降药历代有24种以上制法，主要组成为水银、火硝、白矾、食盐等。一般称为白降丹，又名降丹、降药、水火丹、大金丹等。

【产地】　我国大部分地区均有生产，主产于河北、湖南、江苏等地。

【炮制】

1. 红粉（三仙丹）的制备　水银、火硝、白矾各等份。先将火硝、白矾置乳钵内研细，合水银擂至不见水银星为止，倾入砂锅中，上面覆盖瓷碗，缝隙用湿纸封固，外用盐水和黄土调成糊状涂密，以防泄气。碗上放棉花团，以测火候。一切准备齐全，即可用火炉烧锅。开始用文火，烧1~2 h，碗底棉花变成黄褐色即成。将锅取下放冷，除去锅上黄土，揭碗，收集附着于碗底的一层橙色结块，刮下装瓶备用。

2. 红升丹的制备　处方：水银30 g，火硝60 g，白矾15 g，皂矾18 g，雄黄15 g，朱砂6 g。制作方法：将各药（除水银外）研成细末，置乳钵中与水银混匀至不见水银星为止，然后倾入铁锅，上覆以瓷碗，缝隙用湿纸封固，再用盐黄泥或石膏调湿密封至碗底，碗上放几粒白米以测火候。将锅置火上炼，始用文火，后用武火，炼至米变焦黄色。将锅移至阴凉处，待冷揭开，凝结在碗底的橙红色结块即是红升丹，刮下置有色瓶中贮存。

3. 白降丹的制备
（1）降法制备：取硝石、皂矾、食盐各45 g，研细，加入水银30 g，共研至不见水银星为度，再与朱砂、雄黄各6 g，硼砂细粉15 g研匀。置瓦罐内，用文火熔融，不断搅拌，待均匀地凝结罐底后，停止搅拌，用微火烘干，是谓结胎。将罐覆盖于稍大的瓷碗上，接口处用韧纸浸湿围严，再用煅石膏粉调成糊状密封。另取与瓷碗口直径相等之盆盛满冷水，将罐碗置水盆中，在罐的周围罩一铁皮圈，罐与铁皮圈之间加入炭火（炭量一次加足），先用文火烧炼1 h，续用文火烧炼2 h，停火冷却，启罐，刮取白色结晶，即为白降丹，避光保存。

（2）升法制备：按上法结胎后，在罐上放一光底大碗（碗口向上），罐碗接合处按上法密封。碗内盛满冷水。然后将罐移置火上烧炼，碗内频换冷水，约烧2 h，去火待冷，启罐取丹。

【功效与主治】　三者均具有杀菌、拔毒、搜脓、祛腐之效。治疖疔痈疽、慢性溃疡、瘘管、梅毒、结核、骨髓炎、恶性肿瘤。

【用法用量】　本品有剧毒，腐蚀性极强，一般不宜内服，外用亦宜微量。用鸡毛蘸少许药粉（研极细）撒于疮面，可根据病情需要配合其他药物配成散剂干撒，或配成油剂、软膏涂擦，或制成药线插入窦道中。

【毒性】　红升丹用花生油调配成混悬液，每组小鼠（16只），给药剂量按30 mg/kg等比按数1.5倍递增，经口灌胃，用寇氏法计算LD_{50}为（120±1.71）mg/kg。氧化汞对人的致死量为0.1~0.7 g，小鼠口服LD_{50}为22 mg/kg，大鼠LD_{50}为18 mg/kg，粗制氧化汞对人的致死量为1~1.5 g。白降丹小鼠急性毒性试验：西蓍胶悬浮液灌胃LD_{50}为0.078 mg/kg；氧化汞小鼠静脉注射LD_{50}为7.6 mg/kg，小鼠口服LD_{50}为37 mg/kg；氧化亚汞对大鼠LD_{50}为0.21 g/kg。

【中毒症状】　白降丹具有强烈的刺激性和腐蚀性，误服或经皮肤黏膜吸收可致细胞代谢紊乱,营养不良,甚至坏死,并引起神经系统功能紊乱及肝肾损伤,严重者可致死亡。氯化汞是一种典型的肾毒性毒物,肾脏是它的主要靶器官。它主要损害近曲小管上皮细胞,可引起中毒性肾病。

【合理应用】

(一)三仙丹

1. 梅毒 以三仙丹配轻粉、玄明粉、僵蚕、珍珠等制成三仙丹合剂口服,并同时配以清血搜毒丸(血竭、广木香、青木香、巴豆霜、儿茶、丁香),用漱口灵(土茯苓、金银花、青黛、薄荷、冰片)漱口,治疗梅毒91例,取得较好的效果。

2. 白癜风 三仙丹、硫黄各等份,研细为末,用棉球放醋内湿润,再蘸药末涂擦患处20 min,每天2次。治疗同时,配合内服"白驳片",治疗患者200例,治愈率80%。

3. 带状疱疹 用红冰散、三仙丹、冰片、煅石膏、蛤粉,按3:3:10:7:4比例,研极细末,取适量香油调敷,隔天1次。治疗88例,除1例过敏停用外,余87例痊愈,平均疗程4.4天。

4. 酒糟鼻 三仙丹5 g(研细末)、薄荷脑3.7 g(研细末)、香脂10 g,共拌匀成膏,每天早晚各擦药1次。治疗37例,其中痊愈14例,显效16例,好转14例,无效3例。

5. 头部瘘管 用三仙丹药线或细油纱条蘸少许小升丹按常规置入瘘管,治疗先天性耳前瘘3例,牙源性瘘管7例,慢性颌骨骨髓炎并发瘘管5例,先天性腮裂瘘管2例,先天性甲状舌骨瘘管2例,鼻正中瘘管1例,疗效满意。

6. 疮疖、痈疽溃破等顽固性疮疡

(1)内服:取升丹0.3 g,以枣肉为丸,每次服1丸,1周1次,空腹凉开水送服,3~5周为1个疗程。

(2)外用:局部消毒后,用生理盐水将疮面洗净,取升丹或丹药少许撒于患处,外敷纱布,每天或隔天换药1次。共治疗25例,发病部位:手指者3例,腹部2例,下肢者20例。病程最长者5年,最短者1周,治愈23例,2例无效。治愈时间最短者1周,最长者3周。

7. 骨髓炎及其他疔毒、疮疡 用三仙丹制成药捻插入窦道引流或以丹药0.1~0.3 g撒布于创面,每天或隔天换药1次。以本品治疗骨髓炎及其他疔毒、疮疡、痈疽等患者4 000余例,均取得明显的疗效。

8. 骨质增生 取三仙丹3 g,当归、乳香、没药、红花各10 g,共研细末,加水调成糊状,慢火加热至80 ℃,再加糯米粉少许调匀,冷至40~45 ℃时,敷于骨质增生部,再用塑料薄膜覆盖,周围用胶布封牢、包扎,24 h取下。7天后再来1次，3次为1个疗程。用本方共治颈、胸、腰椎骨质增生123例，病史20天至20年，结果痊愈28例，显效73例，有效12例，无效10例，总有效率91.8%。

（二）红升丹

1. 瘘管　将伤口清洗干净，再把由红升丹制成的药线插入瘘管底部，在伤口外留0.5 cm，伤口用金黄膏或黄连素外敷。创面肉芽组织红润后，改用九华膏或生肌玉红膏外敷。治疗58例不同原因所致的瘘管，结果全部治愈，其中疗程为1个月者44例，2个月14例。

2. 慢性窦道　将红升丹1份，生石膏1份配成1号方；红升丹2.5份，生石膏7.5份，配成2号方；3号方由红升丹1份，五宝丹9份组成；4号方为五宝丹。适应证：1号方用于肉芽老化、边缘紫黑，或周围组织较硬的伤口；2号方适用于1号方之后，伤口周围软化、硬痂脱落后；3号方适用于2号方之后，创口周围血运明显改善，分泌物不多，有新肉芽生长；4号方用于新生肉芽接近长平，无分泌者。必要时外敷生肌膏。共治疗55例各类慢性窦道，治愈率为96.4%。

3. 术后切口感染　将红升丹撒于消毒后的创面上，以灭菌敷料盖之，每天换药1次，待肉芽新鲜、脓汁减少时，用生理盐水纱布换之。治疗术后感染34例，全部治愈，最短者12天，最长23天，平均13.3天。

4. 骨髓炎　用红升丹外敷治疗骨髓炎7例，结果经治疗瘘管、瘘管愈合，局部的炎症明显消退。时间最长135天，最短48天，平均治疗90天，全部治愈。

5. 恶性葡萄胎肺转移　将红升丹装入胶囊内，每周服药1次，每次0.4~0.5 g。服后如有恶心、呕吐、腹泻等症状，要多喝水，勤漱口。反应重加支持疗法，减量或停服。此法配合化疗治疗2例恶性葡萄胎肺转移，结果1例5个月后基本痊愈，半年后复查，两肺转移病灶已消失；另1例胸片转移灶已近消失。

6. 疖肿、乳腺炎、蜂窝组织炎、化脓性骨髓炎、骨结核瘘管、下肢溃疡　红升丹3份，煅石膏6份，青黛1份，共研细末，撒在创面腐肉上，或用纸钉条插入脓腔、瘘管内。

（三）白降丹

1. 流行性腮腺炎　以黑药膏为赋形剂，摊于4 cm×4 cm的纸上，膏药直径约2 cm，厚约1 cm，用火柴尖点白降丹粉末于膏药中心至微见白色即可（用量过大则灼伤皮肤，出现大泡，疼痛难忍）。将上了白降丹的黑膏药贴于双侧腮腺部或耳后、颌下等肿胀之处，也可辨证分型加服中药，或用生姜、葱、蜜煎水调冲和膏外敷患处，成脓后再将上了白降丹的黑药膏贴于患部中央，破之，引脓外出，按溃疡处理，内服舒肝溃坚汤。治疗流行性腮腺炎264例，结果全部治愈。

2. 皮脂腺　切开囊肿排出黏液或豆渣样物后，用棉球饱蘸稀释的白降丹（白降丹1份，熟石膏9份）纳入囊腔，以提取脓腐，蚀去囊壁。经治疗60例均愈，其中用药1次者34例、2次者17例、3次者9例。复发8例，原因是切口过小过浅，药物不能深入囊腔，囊壁脓腐残留。

3. 子宫糜烂　月经干净后3~7天内，在子宫颈糜烂处涂药粉。切忌将药粉撒在阴道壁上，若有失误应即时清洗掉。治疗子宫糜烂79例，均于用药3次后复查，痊愈23例，显效40例，有效15例，无效1例。

4. 淋巴结核　将含氯化汞98%的白降丹分别用生理盐水配成0.5%和0.1%两种浓度的溶液，后置入消毒纱布即成白降丹纱条。用法：先用0.5%的白降丹纱条充填疮口，待腐脱脓尽或肉芽转健时改用0.1%的白降丹纱条，疮面贴盖凡士林纱布，隔天换药。临床治疗44例溃瘘型淋巴结核，除1例间断治疗外，其余43例均愈，疗程最长64天，最短19天。

5. 骨结核　取白降丹1份，新大米饭1份，混合研如泥状，搓成火药杆粗细之条，阴干备用。用法：将白降丹药条沿脓腔或窦道插入，敷以二味拔毒膏，无菌纱布贴固。一般10次（隔10天1次）即可使腐肉蚀净。治疗骨结核10例，痊愈7例。

6. 皮肤癌　将白降丹附于纸捻上，结扎肿瘤基底部，膏药密封，每隔3~5天更换1次。用上法治疗基底细胞癌及鳞状细胞癌，均收到满意效果。

7. 骨关节结核　用白降丹少许做成药捻，从瘘管或寒性脓肿切开处插入，直至药捻不能继续进入为止，上敷黑药膏或用纱布包扎。每周更换药捻1次，一般更换5~7次即愈。

8. 内痔　取白降丹6g，糯米粉9g，白及33g，先将白及煎成浓液，再将其余二药混合后拌入白及液内，搓成药条（每条含白降丹0.01~0.05g），用于治疗内痔Ⅰ期、Ⅱ期、Ⅲ期。用时先将痔核暴露清楚，消毒后将药条排列插入痔核内，一般插3~5条（每次总量10条左右），换药后1~2天痔核即坏死，1周后开始脱落。

【配伍禁忌】　孕妇、儿童、年老体弱者、肝肾功能较差者忌用，本品不可持续应用。

二、朱　砂

【别名】　丹砂、辰砂。

【基原】　为三方晶系矿物辰砂Cinnabaris，或人工合成的硫化汞HgS。

【产地】　主产于贵州、湖南、四川、广西、云南等地。

【炮制】 朱砂粉：取原药材，用磁铁吸尽铁屑，置乳钵内，加适量清水研磨成糊状，然后加多量清水搅拌，倾取混悬液。下沉的粗粉再如上法，反复操作多次，直至手捻细腻，无亮星为止，弃去杂质，合并混悬液，静置后倾去上清水，取沉淀晾干，再研细即可。或取朱砂用磁铁吸尽铁屑，球磨水飞成细粉，60 ℃以下烘干，过200目筛。炮制目的：本品临床应用只入丸、散，或冲服，不入煎剂，水飞极细粉能清除杂质，降低毒性，便于应用，故无论内服外用，均宜水飞后用。

【功效与主治】 安神、定惊、明目、解毒。治癫狂、惊悸、心烦、失眠、眩晕、疮疡、疥癣。

【用法用量】 内服：0.3～0.9 g，入丸、散，或挂衣。外用：适量，配合他药干撒。

【毒性】 用小鼠做朱砂的急性毒性测定LD_{50}为12.10 g/kg。

【中毒症状】 朱砂超量服用或长期服用可造成急性或慢性中毒，以慢性中毒为多见。朱砂中毒的原因是汞与蛋白质中的巯基有特别的亲和力，朱砂中的游离汞可被吸收入血，并可被分布到各器官，与肾、肝、心脏等组织中的含巯基的蛋白酶结合，使酶蛋白功能降低，从而影响细胞的正常代谢，产生一系列中毒症状。急性中毒的症状为严重的急性胃肠炎包括腹痛、恶心、呕吐、腹泻，严重者出现脓便血、少尿、尿毒症、昏迷等。慢性中毒症状有口腔金属味、口腔黏膜溃疡、牙龈炎、呕吐血样物、腹痛、腹泻、视物模糊、精神紊乱、少尿、无尿、肾功能衰竭等。

【救治】

1. 用10%的二巯基丙醇油剂肌内注射，第1天剂量为3～4 mg/kg，每4 h 1次，第2天为2 mg/kg，每4 h 1次，第3天用6 mg/kg，每6 h 1次。此后每10天3 mg/kg，12 h 1次，直至痊愈。

2. 急性中毒时，用二巯基丙磺酸，每次5 mg/kg，肌内注射，第1天每6 h 1次，第2天2～3次，以后每天1～2次，7天为1个疗程。慢性中毒时，用2.5～5 mg/kg，每天1次，肌内注射连续3～4天，间歇3～4天，为1个疗程。

3. 一次性服用大量朱砂引起急性中毒者还可用活性炭洗胃，以吸附游离汞排出。

4. 口服青霉胺15～25 mg/kg，每天2次。

5. 维持体液和电解质平衡，纠正酸中毒。

6. 对肾功能衰竭者进行血液透析治疗。

7. 用土茯苓15 g，贯众、通草各9 g，或用猪苓、甘草、泽泻、金银花各15 g，每天1剂，10天为1个疗程，用以驱汞。

【预防】

1. 注意朱砂的安全用量，不可多服、久服。
2. 不能与含溴、氯、碘离子的药物或食物如三溴合剂、昆布、海藻等一同使用。
3. 朱砂应入丸、散生服，不宜采用煎煮方法入药，因加热会增加游离汞和可溶性汞含量，增加毒性。
4. 避免用铝器研磨朱砂。
5. 采用水飞炮制法减少可溶性汞和游离汞含量。
6. 中药丸剂不宜采用朱砂包衣。
7. 不采用朱砂拌其他药同煎。

【合理应用】

1. 癫痫　用朱砂9 g，蜈蚣1.5 g，黄酒适量，治疗癫痫150例。方法是：将朱砂、蜈蚣分别研细末，以黄酒于夜间服用。10～14岁儿童使用时，将朱砂减为4 g，5～10岁儿童减为2 g，5岁以下再酌减。用药期间禁食刺激物。结果控制发作69例，基本控制发作67例，总有效率为90.6%。

2. 外感高热　用含朱砂的紫雪散治疗外感高热31例，每次1.5 g，每天2次，疗程不超过4天，治疗中酌情给予输液，但不使用影响观察药物疗效的药物。结果，服药后平均1.56 h体温开始下降，体温恢复正常的平均时间为38.4 h，总有效率为90.32%。

3. 小儿夜啼　将朱砂研极细末，于晚上临睡前用棉签以开水浸湿，蘸药少许，涂于神阙、劳宫（双）、膻中和风池（双）等穴，不需包扎。婴儿药末浓度酌减。每晚1次。按此法治疗小儿夜啼71例，一般1次即可见效，可连用3天，71例患儿全部治愈，其中1次治愈者54例，有效3例，但3个月以后复发，再用同法后痊愈。

4. 肛周脓肿　肛周脓肿患者行切开引流术排净脓肿后，采用中药拔毒膏（轻粉25 g，朱砂250 g，大黄120 g，冰片25 g）做成的油棉纱布填入脓腔，引流脓液，再外敷止痛消肿膏（五倍子200 g，黄连50 g，雄黄20 g，红花20 g），每天1次，用药8天，共治疗肛周脓肿50例，治愈率100%。用药过程未见副作用，提示该法具有清热利湿、祛腐生肌、活血止痛、提高机体抗病能力的作用。

5. 肺结核盗汗　用五倍子粉2～3 g和飞朱砂1～1.5 g制成五倍子朱砂粉，加水适量调成糊状，涂于纱布上敷于脐部，24 h 1次，用于治疗肺结核盗汗30例。轻度盗汗者用药1～2次即可有效，重度者用药1～6次有效。五倍子朱砂粉置神阙穴外敷，1～2天换药1次，连用7～10天，用于治疗单纯性遗尿11例，取得良好效果。

6. 包皮龟头溃疡　应用朱砂溃疡膜治疗包皮龟头溃疡108例疗效观察结果，治愈率97.21%，好转率2.79%，有效率100%，提示朱砂溃疡膜取得显著疗效，是由于中药组方具有清热解毒、润肤生肌、消肿散瘀、止痛防腐之功效，为包皮龟头溃疡患者局部治疗提供了一个安全、经济、有效的新方法。

7. 痔疮　采用自拟熏洗剂痔瘘消（雄黄、朱砂、冰片、朴硝、苦参、黄柏、花椒、血竭等组成）治疗肛门炎性疾患396例，总有效率为99.24%。

【配伍禁忌】　不宜久服、多服，以防汞中毒；忌火煅（可析出水银，有剧毒）；忌用铝制品盛放；肝、肾功能不正常者及孕妇及小儿慎服；不宜与昆布等含碘药物同用。

三、轻　粉

【别名】　汞粉、银粉。

【基原】　轻粉 *Calomedalas* 为水银升炼的粗制氯化亚汞（Hg_2Cl_2）结晶。

【产地】　主产于湖南、湖北、云南、四川、山西、陕西等地。

【炮制】　用砖砌一炉灶，上有十个炉眼，每一炉眼放一平底锅。先将胆矾1.625 kg，食盐1.5 kg放于盆内，加水约1 500 mL混合，放入水银3.125 kg，搅拌成粥状，再加入红土约10 kg，拌和成半干半湿的软泥块，分成10份，捏成馒头状。另在平底锅中央撒一层沙土，将馒头状物分别放在沙土上，并用陶瓷或瓷盆盖上，再用泥封固，以防泄气。先放在炉旁。每炉约用上等木炭23.5 kg，先在炉外烧之全红，再装入各炉眼内，略烧片刻，即行通火，将炉眼中央摆成空形，若见有火苗之处，用炭压盖不使上燃，再将炉门关闭，开始闷火，等到炭已烧透，至无火苗，且外被一层白灰时，将已封固的平底锅放在每个炉眼上，将炉门关闭。22 h后开锅，则见锅内出现多角形片状雪花样结晶，用鸡翎扫下，拣去杂质，遮光密闭保存，红土与沙仍可使用。

【功效与主治】　内服祛痰消积，逐水通便。外用杀虫、攻毒、敛疮。治痰涎积滞、水肿膨胀、哮喘、二便不利、肿瘤、疥癣、黄水疮、臁疮、梅毒恶疮、湿疮。

【用法用量】　内服：研末0.06～0.15 g，多入丸、散，或装胶囊服，服后应漱口。外用：研末调敷或干撒。

【毒性】　轻粉混悬液给小鼠灌胃的LD_{50}为410 mg/kg，大鼠为1 740 mg/kg。中毒后小鼠的心、肝、肾皆有不同程度的病变，肾小管上皮细胞最显著，有浊肿、脂变、坏死等，卵巢中部分较大滤泡破碎，且有白细胞浸润。

【中毒症状】 多为吸入汞蒸气或口服汞盐所致。口服者可见口腔及咽部烧灼痛、黏膜肿胀、出血、糜烂、口内有金属味、恶心呕吐、腹痛、腹泻、黏液便或血便,甚至出现血性肠炎、穿孔、惊厥、震颤。汞吸收入血后,可致汞毒性肾病,出现水肿、尿少、蛋白尿、管型尿,严重者可发生急性肾功能衰竭、昏迷、抽搐、血压下降甚至休克、呼吸浅表、急促,最终因呼吸衰竭而死亡。慢性中毒以口腔炎、震颤、消化系病变及精神障碍为特征,此外尚有肝、肾损害,性功能减退,血液系统、呼吸系统、心血管系统均受影响。

【预防】 轻粉作为临床服药时,只宜暂用,不可久服。

【救治】

(一)急性中毒

1. 口服中毒者立即洗胃(应在服毒后10~15 min内,过迟有发生胃穿孔的可能)。内服或胃管注入10%药用炭混悬液、牛奶、鸡蛋清或五倍子末12~15 g,水调频服。必要时可导泻或灌肠,忌用生理盐水,因其可增加轻粉的吸收。

2. 应用拮抗剂,每0.06 g汞用磷酸钠0.324~0.65 g,再加醋酸钠0.324 g,溶于200 mL温水中,每小时口服1次,共4~6次。

3. 应用解毒剂,首选二巯基丙磺酸钠或二巯基丁二酸钠,宜少量多次给药。用5%二巯基丙磺酸钠1.0~2.5 mL,肌内注射,每天4~6次,有肾脏损害者慎用。或用青霉胺,每次0.3 g,每天3次口服。也可用硫代硫酸钠静脉注射,每次20 mL,每天1次。

4. 对症治疗。出现高血钾时,可静脉缓慢推注10%葡萄糖酸钙50 mL,然后静脉注射5%碳酸氢钠 200 mL;酸中毒时,给予乳酸钠100 mL,或5%碳酸氢钠200 mL;心力衰竭者,按强心利尿原则处理,给予双氢克尿噻,每次50 mg,每天3次,同时给予毒毛花苷K 0.25 mg,加入50%葡萄糖20 mL中,静脉注射,以后根据病情再做调整。若有口腔炎,可用0.25%高锰酸钾或3%过氧化氢溶液含漱与冲洗。

(二)慢性中毒

除用上述解毒剂及钙剂外,应补充维生素B_1、维生素C、维生素A、维生素B_2等。配服中药解毒剂,如绿豆甘草汤、地浆水、麻油三者内服;土茯苓、贯众、木通各9 g,水煎服;华佗解轻粉方(金银花、紫草、山慈菇各30 g,乳香、没药各15 g)水煎服,空腹饮之。

【合理应用】

1. 哮喘 轻粉(研成细末)、面粉(1~4岁轻粉1.2 g,面粉60 g;

5~10岁轻粉3.6 g，面粉180 g；16岁以上轻粉45 g，面粉250 g。以上为1个疗程用量）。用法：两粉均为8等份，以1份轻粉合1份面粉混合，烙饼8个。每天早晨空腹服1个，8个为1个疗程。曾治疗100多例青少年及幼儿患者，皆有效。

2. 恶性淋巴肉瘤　轻粉2.1 g，月石、白硇砂、苏合油、硼砂、白及各15 g，血竭、枯矾、雄黄、全蝎、蜈蚣、生水蛭各30 g，乳香、没药、朱砂、花粉各60 g，共研末，加水，做丸如绿豆大，每天3次，视患者的耐受程度，每次2~10丸，疗程3~6个月，3例疗效显著。

3. 神经性皮炎　轻粉、银朱、东丹各60 g，松香360 g，蓖麻油90 g（夏天配制减为60 g）。先将蓖麻油和松香一并入砂锅内炖烊后，以木棒不断搅拌，约5 min，稍冷，再缓入银朱、东丹、轻粉，遇热甚可变质，故配制时必须用文火保温摊于纸上，1个次摊好，制成轻粉膏，治疗神经性皮炎42例，取得较好的疗效。

4. 慢性皮肤溃疡　轻粉、红升丹、血竭、乳香、没药、珍珠、黄丹各15 g，辰砂3 g，冰片0.9 g，以上9味共研细末。血余炭9 g，蓖麻子12 g，豆油（或菜油）240 g，麻油120 g，黄蜡、白蜡各60 g，鸡子黄10个取油。将血余炭、蓖麻子放入油内熬至烟尽去渣，加蜡与油等一同熔化倾入瓷罐内，再将药膏糊上，敷以消毒纱布，以胶布固定即可。必要时，可在患处上药后贴上。对一切恶疮肿毒、溃烂流脓有良效。治疗炎症感染、外伤、结核等皮肤溃疡数十例皆有显著效果。

5. 汗斑　用汗斑散（轻粉、海螵蛸各等份，先将海螵蛸置瓦片上焙干研粉，再入轻粉和匀）。用时洗净局部后，敷药适量。治疗31例患者，初发者1次可愈，最多3次取效，无复发病例。

6. 顽固性湿疹　轻粉、冰片、雄黄、地肤子、苍术各5 g，密陀僧15 g，硫黄、蛇床子、黄柏各10 g。研末，用酒和醋调和涂患处，每次2~3次。治疗8例，疗效满意。

7. 中耳炎　轻粉3 g，冰片0.3 g。共为细末，每用少许吹耳内，每天1~2次。可配以核桃油滴入，也可配以猪胆汁滴入。

【配伍禁忌】　内服宜慎。体弱者及孕妇忌服，畏砒霜。忌入煎。

第三节 含铅类

一、密陀僧

【别名】 金炉底。

【基原】 为方铅矿冶炼而成的粗制氧化铅Galena。

【产地】 多产于湖南、湖北、福建、广东。

【炮制】 将铅熔融,用长铁棍子在熔铅中旋转几次,部分熔铅粉黏附在铁棍上,然后取出浸入冷水中,熔铅冷却后变成了密陀僧,如此反复几次,至积聚近10 kg时,将其打下,除去杂质,研成细粉。

【功效与主治】 消肿杀虫,收敛防腐,坠痰镇惊。主治各种肿毒、溃疡、湿疹、狐臭、创伤、惊痫、痔疮等。

【用法用量】 内服:研末,0.3~0.9 g,或入丸、散。外用:研末撒或调涂。

【毒性】 人中毒血浓度为0.7~1.3 mg/L,致死血浓度为1.1~3.5 mg/L。成人经口或吸入铅粉尘,吸收的铅最小致死量为0.5 g。

【中毒症状】 铅是典型的多亲和性毒物,作用于全身各个系统,主要损害神经、造血、消化和心血管系统。急性中毒以消化道和神经系统症状为主,如口内有金属味、流涎、恶心、呕吐,吐出物带血丝;腹部(多在脐附近)剧痛难忍而无阳性体征,按之痛减,泄泻,粪呈灰黑色;头痛,烦躁不安,谵妄,幻觉,眼、睑、舌、指震颤,有时可出现癫痫样发作,或类似麻痹性痴呆的表现,小儿常有脑水肿、颅内压增高的表现,还可见多发性神经炎。此外,尚可见中毒性肝炎、中毒性肾病、贫血及脱水、酸中毒、电解质紊乱、循环衰竭、暂时性高血压、肺淤血、肺出血、肺水肿等临床表现。

慢性中毒者面色土黄或灰白,齿龈有铅线,腹部经常绞痛,顽固性便秘,食欲减退,有神经衰弱症候群及多发性神经炎。

【救治】

(一)急性中毒

1. 10%葡萄糖酸钙10 mL,静脉注射,每天1~2次,持续2~3天,或口服乳酸钙1 g,每天3次,持续2~3天,间隔3~4天后可重复使用。其作用是将血液循环中的铅驱回到骨骼内,以减轻由于血铅升高所致的症状。

2. 误服者需及时洗胃，给予蛋白、牛奶以保护胃黏膜，再用硫酸镁导泻。

3. 急性症状缓解后用依地酸二钠钙驱铅。

（二）慢性中毒

1. 依地酸二钠钙以短程间歇疗法为原则。每天1 g，静脉推注、静脉滴注或肌内注射，3～4天为1个疗程，间隔3～4天后可重复使用。

2. 二巯基丁二钠每天1～2 g，静脉缓慢注射或肌内注射，3天为1个疗程，间隔3～4天可重复使用。其驱铅作用不亚于依地酸二钠钙。

3. 二乙烯三胺五乙酸钙三钠　每天0.5～1 g，分2次肌内注射，3天为1个疗程。停药3天后可重复使用。

4. 青霉胺　口服0.3 g，每天3～4次，或每天1～3 g加于生理盐水500 mL中静脉滴注，2～4天为1个疗程。

5. 二巯基丙磺酸钠　5%溶液2～3 mL，肌内注射，以后每次1～2.5 mL，每4～6 h1次，1～2天后每次2.5 mL，每天1～2次，持续治疗1周左右。

6. 其他辅助治疗

（1）口服或肌内注射复合维生素B或维生素B_2。

（2）补充微量金属合剂，硫酸铜200 mg，高锰酸钾600 mg，枸橼酸亚铁30 g，硫酸锌1 g，氯化钴100 mg，糖浆适量，加水至1 000 mL，每次口服10 mL，每天3次。

（3）补中益气汤加减，每天1剂。

（4）万能解毒汤：香附9 g，大小血藤各15 g，三七（冲）、冰片（冲）各0.6 g，金粉蕨248 g，水煎服。

【合理应用】

1. 乳腺癌　密陀僧、香油各120 g。将药放在砂锅内，炭火上熬，用筷子搅拌，熬至滴水成珠为度，将膏药暖后贴患处。若核已破，则将疮口露出，药贴周围，便于向外流水。

2. 遗精　密陀僧3 g，五倍子3 g，海螵蛸4 g。共研细末，筛去粗末备用。每晚临睡前，用少许搽在阴茎龟头上；如果为包茎，用凡士林擦龟头上，再搽药末。搽药当天不遗精。

3. 汗斑、雀斑、花斑癣　密陀僧、硫黄各等份，研细末。用75%的乙醇溶液浸湿的棉球蘸药粉直接涂擦汗斑或雀斑至皮肤微红。40例患者均1～2次痊愈。密陀僧30 g，硫黄5 g，川椒30 g，共研细末，取生姜1片，蘸药粉少许搽患处，早晚各搽1次，每次5～10 min。搽药勿用水洗去。治花斑癣369例，全部痊愈。

4. 烧伤　大黄密陀僧药膏是用大黄、密陀僧按3∶2的比例研极细粉，每100 g凡士林加入药粉10 g，搅拌均匀即可。用法：清创后按创面大小用此药膏在创面上均匀涂敷,再用无菌纱布包扎,每1～2天更换1次。治疗258例中,Ⅰ度烧伤6天痊愈,浅Ⅱ度平均8天痊愈,深Ⅱ度15天痊愈,Ⅲ度烧伤平均28天痊愈。Ⅰ度、Ⅱ度烧伤均不留瘢痕,治愈率为100%,无恶化死亡。取密陀僧30 g,冰片3 g,分别研末,用量视伤口大小,用狗油调搽,可起清热燥湿、止血收敛、消肿止痛生肌的作用。

5. 痤疮 用密陀僧、赤石脂、硫黄、樟脑、天仙子、白果各10 g,冰片适量,共研细末,加入75%乙醇溶液300 mL,装瓶密封5天即可。用时将药物充分摇匀,以棉签蘸药外搽皮损处,早晚各1次,10天为1个疗程。治疗144例,治愈76例,有效62例,无效6例。

6. 酒糟鼻 密陀僧60 g,玄参、硫黄各30 g,轻粉24 g,研粉,白蜜适量调成糊状,早晚各搽1次,每次在患处搓5 min。治疗69例,痊愈32例,显效21例,有效10例,无效6例。取密陀僧3 g,研细末,人乳调搽,也可治酒糟鼻。

7. 神经性皮炎 密陀僧18 g,土槿皮、蛇床子、百部根各30 g,五倍子25 g,轻粉6 g,共研细末备用。先用皂角洗患处,再用醋调药粉成糊状,敷贴患部,上盖一层油纸,每天换药1次,病程较短、病情轻者可用纱布包药糊,每天擦数次。治疗16次,均有效。随访1～3年均无复发。

8. 白癜风 密陀僧10 g,硫黄、枯矾、雄黄、蛇床子各6 g,冰片3 g,共研细末,用凡士林调擦患处,每天1次。治疗30例,痊愈24例,好转5例,无效1例。

9. 湿疹 密陀僧10 g,黄柏5 g,冰片2.5 g,共研为末,以香油调匀,每天1次涂于患处。治疗50例,临床治愈48例,显效2例。用密陀僧6 g,明矾30 g,芒硝30 g,以开水600 mL冲化坐浴,可治肛门湿疹。

10. 阴囊皮肤病 密陀僧、青黛、硫黄、滑石各等份,共研细末,香油调匀外敷,每天2次。治疗160例,其中阴囊皮炎85例,阴囊湿疹45例,阴癣30例,经随访110例,全部痊愈。

11. 水田皮炎 密陀僧1 000 g,研成细粉,用桐油500 mL调成糊状。下水部位先洗净,擦干,再用棉球蘸药涂之,经1～2 h干后,即形成药膜,再下水工作,可保护皮肤,预防水田皮炎的发生。如出现皮炎,患处用温水洗净擦干,用上药涂局部,每天2～3次。共防治水田皮炎患者3 860例,疗效达90%,预防作用达96%。

12. 疟疾 密陀僧6 g,胡椒6 g,砂糖少许。前二味共研细末,与砂糖和匀,用饭做小饼贴肚脐上。

13. 痢疾 密陀僧、黄丹、二粉、硫黄、轻粉,用面和捣,贴脐甚妙。

14. 复发性口疮 取密陀僧3 g,研细末,醋调漱口;用密陀僧10 g,白芷

6 g，共研极细末，以鸡蛋黄油调搽，见效快。

15. 褥疮　密陀僧10 g，蜂房6 g，冰片2 g，用凡士林调成软膏外敷。

16. 皮肤瘙痒症　密陀僧10 g，炉甘石3 g，呋喃西林0.1 g，研极细末，用人乳或开水调搽；渗液多者先用开水冲明矾30 g，外洗后再敷药。将密陀僧放炉火中烧红后立即投入醋中，冷后捞起，如此反复7次，将药研为细末，加白茶油调匀，涂患处。治疗数百例顽固性皮肤瘙痒症，无不获愈。

【配伍禁忌】　体虚者忌服。

二、铅　　丹

【别名】　黄丹、广丹、真丹、铅华、丹粉、红丹、虢丹、国丹、朱粉、松丹、陶丹、樟丹、东丹。

【基原】　为用铅 Calenite 加工制成的四氧化三铅。

【产地】　主产于河南、广东、福建、湖南、云南等地。

【炮制】　将纯铅放在铁锅中加热，炒动，利用空气使之氧化，然后放在石臼中研成粉末。用水漂洗，将粗细粉末分开，漂出细粉，再经氧化24 h，研成细粉过筛即得之。

【功用与主治】　解毒生肌，坠痰镇惊。主治痈疽、溃疡，金疮出血，口疮，目翳，汤火灼伤，惊痫癫狂，疟疾，痢疾，吐逆反胃。

【用法用量】　内服：入丸散，1次量不能超过1.5 g。外用：研末撒、调膏，或熬膏。

【毒性】　小鼠静脉注射LD_{50}为16.7 g/kg，大鼠腹腔给药LD_{50}为220 mg/kg。临床中毒量为0.04 g，每天口服2 mg，连服数周出现慢性中毒。

【中毒症状】　急性中毒者以消化道和神经系统症状为主，如口内有金属味、流涎、恶心、呕吐、吐出物带血丝，脐周剧痛、按之痛减，腹泻、粪呈灰黑色，头痛、烦躁不安、谵妄、幻觉、震颤，有时可出现癫痫样发作，或类似麻痹性痴呆的表现。小儿常有脑水肿、颅内压增高的表现，还可见多发性神经炎。此外，尚可见中毒性肝炎、中毒性肾病、贫血及脱水、酸中毒、电解质紊乱、暂时性高血压、肺瘀血、肺出血、肺水肿、循环衰竭等临床表现。

慢性中毒者面色土黄或灰白，齿龈有铅线，腹部经常绞痛，顽固性便秘，食欲减退，有神经衰弱症候群及多发性神经炎；女性患者有月经不调、流产等；小儿可见发育迟缓、抵抗力降低等，血常规异常，尿铅含量高于正常值。

【救治】

1. 误服致急性中毒者，应以1%硫酸钠或硫酸镁洗胃、导泻，再内服牛奶、生蛋清，或口服枸橼酸钠，使血液中铅结合成枸橼酸铅自尿中排出。

2. 口服乳酸钙1 g，每天3次，持续3天，或10%葡萄糖酸钙10 mL，加入15%葡萄糖液10~20 mL内，缓慢静脉推注，每天2~4次。

3. 驱铅疗法。每天0.5~1 g依地酸二钠钙静脉注射，用药3~4天，间隔停药3~4天为1个疗程。或用二巯基丁二酸钠，每天1~2 g，用法基本同上药。但要注意此药水溶液不稳定，久置后毒性较大不宜静脉注射。二巯基丁二酸作用同前者，性能稳定，口服或静脉注射血药浓度维持时间长，毒性低，加服碳酸氢钠或枸橼酸钠可增强排泄金属离子的效果。

【合理应用】

1. **皮肤感染**　铅丹100 g，制炉甘石200 g，血竭30 g，共研细末，过100目筛，高压消毒备用。用时先常规清洗患部，然后掺以本品，外盖消毒敷料，每天或隔天换药1次。内服加味三妙丸苍术、黄柏、薏苡仁、赤小豆各30 g，川牛膝15 g，制乳香、制没药各10 g。治疗外伤感染、开放性骨折感染、湿疹感染、烫伤感染和蛇伤感染共36例，溃疡平均面积为25.2 cm^2，经用上法治疗21~158天后，痊愈30例，好转4例，无效2例。

2. **鸡眼**　黄丹1.5 g，水杨酸25 g，白糖1.5 g，普鲁卡因1 g，将以上四味药均匀混合后，再加入75%的乙醇溶液缓慢搅拌，调至糊状，装瓶备用。使用时先用汽油或乙醚除去鸡眼及周围皮肤油质，然后用粘膏1块，在中央挖成小孔，使整个鸡眼暴露，用上药涂敷患处，另用1块粘膏固定。4~6天后揭开粘膏，如鸡眼尚未完全分离时可再敷药。结果：治疗56例鸡眼，有效率为91%，治愈率占60.7%。

3. **骨、关节结核窦道**　先将樟丹、银珠各10 g，轻粉1.5 g，放入盛500 g麻油的锅内熬15 min后，再入蟾蜍1 g，蜈蚣4条，熬60 min，冷却成膏。敷药前常规消毒窦道口周围，将药膏涂于敷料上，敷于患处，包扎固定。2~3天换药1次，2个月为1个疗程，可连用4个疗程。治疗150例，痊愈134例，好转14例，无效2例，总有效率98.66%。

4. **风湿性关节炎**　铅丹、皂矾、火硝、白胡椒、五倍子各等份，共研细末。以食醋将药末30~50 g调成泥状，令患者握在双手中，或以塑料布包扎，待全身出汗后撤除药物，并避免着凉。一般用药1次即可收效，也可隔一定时间再次给药。

5. **骨髓炎**　樟丹、独角莲（鲜品）各1份，香油（花生油、豆油亦可）2份。先将独角莲根切成片，放油中煎至焦黑色时再捞出，继以文火炼油，至滴水成珠，将火移开，慢慢将樟丹倒入油中，充分搅拌，再将其熬至黑色即离火，放入冷水中，即成膏药。用时将其烤化摊于布上，待温贴于患处，如患处已破溃，须将膏药中间剪一小孔，使破溃面露在膏药外面，便于脓汁流出。

6. 骨肉瘤疼痛　用东丹30 g，蜈蚣、全蝎各10 g，斑蝥、白果皮各1 g，生石膏15 g，共研细末，撒在虎骨膏上，循环选穴，外敷7天。或以东丹60 g，明矾、生石膏、天南星各15 g，蟾蜍1.5 g，砒石、乳香各2 g，没药5 g，炮山甲、白芷各10 g，肉桂45 g，共研细末，撒在虎骨膏上，外敷痛处。

7. 宫颈糜烂　樟丹24 g，枯矾240 g，黄连15 g，乳香、没药、儿茶各6 g，蛇床子10 g，钟乳石9 g，雄黄、硇砂各3 g，冰片0.5 g。上药共研细末，放入麝香0.5 g混合，炼蜜为丸，每粒0.4 g。将药粒塞宫颈管处，每隔4天塞1次，月经干净后5天后上药。治疗500例，痊愈350例，显效90例，好转46例，无效14例。

8. 外阴溃疡　樟丹、儿茶、海螵蛸各等份，研成散剂备用。先用1%新洁尔灭消毒患处，然后在创面均匀撒散剂，每天1～2次。治疗100余例（有的仅上药2～3次即愈），均收到满意效果。

9. 慢性皮肤溃疡　黄丹、制炉甘石、熟石膏各等份，共研细末，加凡士林调成膏状。清洗伤口，将药涂于纱布上，敷贴患处，胶布固定，3天换药1次，治疗10例均愈。

10. 疣　黄丹10 g，生薏苡仁、板蓝根各60 g，木贼30 g，蜂房、威灵仙、芒硝各20 g，上药均放入陈醋500 mL中密封浸泡5天，每天振荡1次。用药液涂搽患处，每天3～5次。治疗扁平疣、寻常疣、传染性软疣、尖锐湿疣67例，其中尖锐湿疣17例均愈，其余显效。

11. 湿疹　黄丹、黄柏各30 g，上药各研细末混匀，患处渗出液多者可直接将药末撒于疮面，若渗出液少则以香油调敷。治疗100例，痊愈63例，显效22例，好转15例。

12. 足癣　黄丹、五倍子（煅）各等份，将上药各研细末，混合装瓶备用。将脚洗净敷上药粉，治疗50余例，均在2～3天治愈。东丹、花椒各15 g，硫黄50 g，上药各研细末，混合均匀。如脚癣溃烂流黄水，先用淘米水烧热洗脚，揩干，用药粉撒敷患处，另置少许于袜内，不必包扎，每晚1次。干燥型者，用醋调药粉搽之，并用绷带包扎，每天3次。治疗近百例，效果显著。

【配伍禁忌】　虚寒吐逆者忌服。不宜持续内服，以防蓄积中毒。

第四节 含铜类

一、胆矾

【别名】 石胆、毕石、君石、基石、黑石、铜勒、立制石、石液、制石液、鸭嘴胆矾、翠胆矾、蓝矾。

【基原】 为硫酸盐类矿物胆矾 Chalcanthite 的结晶体或人工制成的含水硫酸铜。

【产地】 天然胆矾主要产于我国西北气候干燥地区铜矿的氧化带中,云南、山西、江西、广东、陕西、辽宁、甘肃等地有出产。

【炮制】 从铜矿中挖得,选取蓝色透明的结晶,拣尽杂质,筛簸干净,制成小块,用时再捣碎或研细。人工胆矾可用硫酸铜作用于铜片或氧化铜制得。

【功效与主治】 催吐,祛腐,解毒,明目。用于风痰壅盛、喉痹失音、癫痫、风烂赤眼、牙疳、口疮、痔疮、肿毒、胬肉疼痛以及宫颈糜烂等病症。

【用法用量】 内服:入丸、散,0.3~0.6 g,1次极量为0.6 g,每天极量为1.0 g。外用:研末撒或调服,或化水洗眼。

【毒性】 按孙氏测定法将小鼠灌胃给药,测得胆矾的 LD_{50} 为 0.27 g/kg,观察3天发现小鼠拒食,死于肝充血。硫酸铜对人的口服致死量约为10 g,中毒潜伏期为15~60 min。

【中毒症状】 急性可溶性中毒的临床表现为急性胃肠炎,中毒者口中有金属味、流涎、恶心、呕吐、上腹痛、腹泻,有时出现呕血、黑便。口服大量铜盐后,牙齿、齿龈、舌苔蓝染或绿染,呕吐物呈蓝绿色,血红蛋白尿或血尿,尿少或尿闭,病情严重者因肾功能衰竭而死亡。有些患者在中毒第2~3天出现黄疸。

【救治】

1. 用0.1%黄血盐溶液洗胃,洗至不见红棕色的沉淀物为止。

2. 洗胃后可服用氧化镁、药用炭等,不能服用牛奶、豆浆及脂肪类和酸类的食物。

3. 可服用硫酸镁25~30 g导泻,以排出毒物。

4. 多次饮用浓茶,输葡萄糖溶液。如有酸中毒,可适当补充碳酸氢钠溶液。

5. 口服依地酸钠（EDTA-Na），每天4次，每次1 g；肌内注射每天2次，每次0.25~0.5 g；静脉滴注，每天2次，每次0.5~1 g（用生理盐水或5%葡萄糖溶液稀释成0.25%~0.5%），每个疗程3~5天。对慢性中毒也可适当应用。

【合理应用】

1. 皮肤肿瘤　胆石、磁石、白矾、雄黄各30 g，用升华法煅烧72 h后外敷，治疗16例皮肤癌（除3例为癌前期病变外，其余皆为癌瘤）。临床治愈10例，其余6例好转。

2. 慢性宫颈炎　以胆矾为主，加用桃叶水、蛤粉，治疗慢性宫颈炎400例，治愈率为65.75%，有效率为100%。

3. 白砒、砒霜中毒　胆矾、藜芦各6 g，以水800 mL煎服，煎至约600 mL去渣服用，治疗3例服毒患者均痊愈。

4. 口腔炎　胆矾、梅片、细辛各10 g，延胡索、川芎、甘草各5 g，将上述各药共研细粉并过筛，装瓶备用。使用时将药粉涂擦患处，每天1~2次。共治疗阿弗他口腔炎64例，治愈52例，显效7例，有效3例，无效2例。此外，本方对舌炎、冠周炎、牙龈炎、口角炎皆有效。

5. 精神病　取胆矾3 g，朱砂、甘草炭各0.3 g，白糖3.6 g，研为粉末后装入胶囊内，1周1次，清晨空腹用黄酒（50~100 mL）送下，服药后多饮水。初患者服0.15~0.24 g，1年以内者服3 g，服药20 min呕吐2~4次，1~2 h后即无不适感。

6. 咽部脓肿、白喉　用胆矾研极细末，和入酸醋中漱口漱喉。也可用三圣散（鸭嘴胆矾1份，炒制僵蚕2份，共研细末）吹喉。

7. 腋臭　胆矾9 g，巴豆3粒，麝香0.9 g，各研细末，混匀，分装入3个活田螺中，稍加搅拌，用原来的田螺盖盖严，静置24 h，待化成淡绿色液体，以胶布封口备用。每天早、晚用棉签蘸田螺水涂腋下，随即用手擦至微红即可。3天为1个疗程，可连续治疗2~3个疗程。治疗30例，有效率达90%以上。

【配伍禁忌】　体虚者禁服。

二、铜　　绿

【别名】　铜青。

【基原】　为铜器表面经二氧化碳或醋酸作用后生成的绿色锈衣。

【产地】　全国各地均有加工制造。

【炮制】　取铜器久置潮湿处，或用醋喷在铜器上，使其表面产生青铜色的铜锈，刮取后干燥备用。

【功效与主治】 退翳、祛腐、敛疮、杀虫、吐风痰。治目翳、烂弦风眼、痔恶疮、喉痹、牙疳、臁癣、顽癣、风痰卒中等症。

【用法用量】 内服：入丸、散0.9～1.5 g。外用：研末撒或调敷或点涂。

【毒性】 小鼠静脉注射LD_{50}为14.7 g/kg。服用过量能引起剧烈呕吐、腹痛、血痢、痉挛、谵语、呼吸浅弱，终至虚脱、死亡。

【中毒症状】 铜盐具有收敛和刺激作用，能产生强烈的胃肠道刺激，由于刺激胃肠黏膜而反射地引起呕吐，此为传入冲动经迷走及交感神经传至延髓呕吐中枢所致。由于反复剧烈呕吐，可致脱水及休克。铜绿对黏膜具有腐蚀性，故口腔、食管等黏膜均可引起不同程度的糜烂。铜是一种神经毒性药，相当量铜被吸收入体内后，可有全身中毒症状，如血管损害，中枢神经先兴奋、后抑制，以及肝、肾损伤等。中毒时间长者可发生溶血性贫血。铜绿使用过量，可引起铜中毒，其症状多有剧烈呕吐、下痢、腹痛、便血，甚至虚脱而死。

【救治】 内服中毒者可采取以下方法：

1. 用1∶4 000高锰酸钾（黄血盐）溶液洗胃，然后灌服淀粉糊、牛乳等。

2. 口服硫代硫酸钠5～10 g，每天3次。

3. 口服青霉胺，每次0.3 g，每天3～4次，连服7天为1个疗程。应用前需做青霉胺过敏试验。

4. 内服1%亚铁氰化钾溶液20 mL。

5. 绿豆120 g，甘草30 g，水煎服。

【合理应用】

1. 瘩背疮 取儿茶、血竭各10 g，铜绿、轻粉、朱砂各5 g，红粉4 g，冰片6 g，大珍珠（煅）2粒，共研细末，同鲜鹳草60 g，猪板油120 g共调，铁锤捣烂如糊状调匀即成。用法：将此膏分为2帖，每帖贴7天，第1帖后可见脓液流出，疮面收缩一半，第2帖后收口愈合，痊愈后忌食刺激性食物。共治疗瘩背疮200余例，效果显著。

2. 肠痈 取大青叶90 g，铜绿、芙蓉叶、生大黄、川黄柏、黄连、五倍子、白矾、胆矾、乳香、没药、广丹各30 g，研末，以香油500 g加热，加入少许花椒，煎焦去渣，加黄蜡（冬季100 g，夏季150 g），稍冷却加入药粉300 g成膏。用法：在四层纱布上先涂上一层铁箍散软膏，其上再涂一层止痛消炎膏，厚约0.3 cm，敷于患处，每天换1次，配合内服药，治疗急性阑尾炎穿孔并腹膜炎及阑尾周围脓肿33例。结果痊愈29例，好转3例，无效1例转手术治疗，平均疗程16天。

3. 面神经麻痹 用复方铜纱膏（铜绿9 g，香油、松香各12 g，将以上3味置铁锅内，文火加热，不断搅拌成膏状，摊于布上，备用）外用，贴患侧太阳、颊车、地仓穴，待药膏干时再换药。用本膏治疗面神经麻痹5例，均获痊愈。

4. 颈淋巴结核　先用胡桃仁30 g，蓖麻仁50 g，入石臼中捣如泥，加松香30 g打匀，再入铜绿9 g，当归、广丹各15 g，蜈蚣、地龙各8条，雄黄20 g，轻粉10 g，血竭8 g，研细末兑入，加适量茶油，捣搅成膏。每次8 g，摊布贴患处。配用火针速刺硬核中心，再在硬核周围刺3~4针，深度以硬核的2/3为宜。如用火针排脓，刺后应用手轻轻挤按，出脓后再贴本膏。结果：共治31例，治愈27例，好转3例，1例复发。

5. 脓疱疮　用铜绿、白矾、松香各等份，共装入葱叶内孔，水煎，待药溶化，取出，去葱叶晒干，加冰片少许共研细末。疮未溃者香油调搽，疮已溃脓水者药粉干撒。每天1次，一般3~7天可愈。

6. 湿疹　铜绿、升丹、旧牛皮鞋底灰各15 g，绿矾、雄黄、硫黄、明矾、枯矾、砒霜、珍珠粉各3 g，红毛油脚（即凤毛油脚）适量。上药均研成粉末，混匀，用红毛油脚调成糊状涂于患处。当药糊干燥且有水样分泌物流出时，继续涂药，一般4天可愈。

7. 牙痛　铜绿、杭白菊、高良姜各9 g，雄黄（水飞）、干姜各7.5 g，冰片0.3 g，细辛4.5 g。共研极细末，入瓷瓶收藏，防止潮解。用时先将鼻涕拭净，将黄豆大小药物吸入鼻内。左齿痛吸入左鼻孔，右齿痛吸入右鼻孔，疼痛剧烈可两鼻孔均吸，泪出则痛止。治疗100例，除4例无效外，都有良效，一般用药1次即止痛。

8. 对口疮　铜绿1.5 g，木鳖子3个（去壳），朴硝3 g，轻粉6 g，乳香4.5 g，杏仁7粒，细辛4.5 g，共研细末，加入葱白约15 cm，蜂蜜15 g同捣如泥，摊于布上贴患处。贴后如觉患处奇痒，揭开膏药，撒雄黄末少许再贴即可止痒。

9. 臁疮　用猪板油1 kg切块，放锅内炼好去渣，将白梨2个切片放油内炸至黑黄色，将渣去净后加铜绿9 g，熬至黑黄色，用毛头纸放锅内蘸匀，取出备用。用时用生理盐水洗净患处，用上述油纸7张（重叠）包裹，每隔24 h去掉1张靠患处的油纸，再将剩余油纸按原法包好，一般7天即愈。治疗10余例，疗效满意。

【配伍禁忌】　体弱血虚者忌服。无论内服或外用，应严格掌握用量。服用过量能引起呕吐、腹痛、血痢、痉挛等症，严重者可致虚脱，甚至死亡。

第五节 其他有毒矿物药

一、硇 砂

【别名】 北庭砂、赤砂、黄砂、狄盐、气砂、紫硇砂、白硇砂。

【基原】 为卤化物类矿物硇砂的晶体。

【产地】 主产于青海、甘肃、新疆等地。

【炮制】 白硇砂采得后，去尽附着的泥土及杂石，打成碎块；紫硇砂可能为中间品，原药材拣尽杂质，刷净表面，用时捣碎或研细。原药材用开水化开，滤纸过滤，倾入瓷盆中，加醋［药、醋比例为10：（2～5）］，隔水加热到一定程度，随时捞出液面的白霜，干燥即成，一般呈米黄色，即为制硇砂。

【功效与主治】 消坚软坚，破瘀散结，化痰。主治癥瘕痃癖、噎膈反胃、痰饮、喉痹、积痢、经闭、目翳、息肉、疣赘、疔疮、瘰疬、痈肿、恶疮等。

【用法用量】 内服：入丸、散，0.3～0.9 g。外用：研末点、撒或调敷，或入膏药中贴，或化水点涂。

【毒性】 氯化铵（白硇砂的主要成分）：小鼠皮下注射LD_{50}为0.5 g/kg，大鼠肌内注射LD_{50}为30 mg/kg。白硇砂：小鼠给予本品西黄蓍胶悬浮液腹腔注射LD_{50}为3.517 g/kg。紫硇砂：小鼠给予本品西黄蓍胶悬浮液腹腔注射LD_{50}为4.435 g/kg。

【中毒症状】 早期口腔灼痛、吞咽困难、流涎、呕吐、腹痛、便血、高烧、周身无力等，严重时血压下降、脉搏缓而无力，昏迷。

【救治】

1. 用2%的硼酸溶液洗胃，内服通用解毒剂，可服柠檬汁、牛奶等。
2. 谷氨酸钠17.25～23 g，加入5%葡萄糖溶液中静脉滴注。
3. 对症治疗，补液、镇静、强心等。
4. 甘草15 g，生姜、黄芩各9 g，水煎服；或防风12 g，大青叶21 g，甘草60 g，绿豆30 g，水煎服。

【合理应用】

1. 食管癌 将紫硇砂放入瓷器内研成细末（避金属），加水煮沸，过滤取汁，加醋（500 g汁加500 g醋）再煎，先武火，后文火，直至煎干，得灰黄色结晶粉末。每次0.6～1.5 g，最大剂量每次不超过2.4 g，每天服3次。经治22例，近期痊愈3例,明显好转8例,好转7例,其中1例3个月后钡餐检查正常。

2. 鼻咽癌 将硇砂用水溶化成饱和液,过滤,取滤液400 mL,加醋200 mL,用炭火煅制硇砂粉,装瓶备用。另取天葵子500 g研末,加入5 000 mL高粱酒浸1周成天葵酒。用时先以开水冲服硇砂粉,每天3次,每次1 g许。同时服用天葵酒30 mL。试治2例,其中1例服药1周后,肿块缩小1/2,其他症状亦见减轻。此外,还有以硇砂制剂为主,加用中草药,或配合放疗、化疗治疗鼻咽癌30例,也有一定近期疗效。

3. 鸡眼 用硇砂2 g溶于2%普鲁卡因2 mL中,密闭备用(不能超过2天,最好用时配)。先将患处用75%乙醇溶液消毒,再以三棱针蘸药液2滴于鸡眼中心,即将三棱针快速向中心直刺,达到基底部见血为止,最后用绊创膏敷盖,3~4天除去。不愈者10天后再行治疗。治疗100例,痊愈88例,好转12例(多因故中断治疗)。治愈者最少治疗1次,最多5次,一般2~3次。据观察,病灶直径在0.5 cm以下、病程短者,多数1次可愈;病灶直径在0.5 cm以上者,常须多次治疗方可痊愈。

4. 慢性鼻炎 将硇砂用热水溶解,用活性炭脱色,制得纯品结晶,配成5%~7.5%的注射液,行局部注射。治疗时先以1%地卡因表面麻醉,然后于每侧鼻下甲注入硇砂液1 mL。每周1次,6次为1个疗程。观察70例,结果治愈12例,好转51例,无效6例,加重1例。用药后除5名出现头昏、头痛和1例打喷嚏、流涕外,余无不良反应。

5. 寻常疣 选无杂质的紫硇砂30 g,研成极细末,装瓶备用。使用时选择1个最大的疣体,取硇砂粉0.5 g,敷于疣体上,胶布固定,1周为1个疗程。该药易溶于水,故敷药后不可与水接触。用本法治疗寻常疣只需选取1个较大疣用药,其他疣可不药而愈。治疗89例均获愈。

6. 鼻息肉 硇砂9 g,轻粉、枯矾各4.5 g,雄黄6 g,冰片、生甘遂各3 g,分别研细,混匀备用。用棉球浸消毒甘油后,蘸药末少许贴息肉表面,30 min后取出,隔3 h用1次。治疗85例,痊愈25例,好转56例,无效4例。所有病例在上药30 min后有黏液或水样涕增多,不妨碍治疗的进行。

7. 骨、关节结核 紫硇砂6 g,皂角子100粒,加入500 mL米醋内浸泡3天,入砂锅内熬至将干,将砂锅底硇砂拌于皂角子上,焙干备用。每次4~8粒,早晚各1次,空腹温开水送服,儿童药量酌减,30天为1个疗程。治疗30例,病程3个月以内者,一般服药4天关节肿胀消退,全身症状减轻,服药3周,症状基本消失,血沉正常,X线摄片显示关节囊肿消退、骨关节、骨质结构趋向恢复。病程在3个月以上3年以下者,一般服药1周后瘘管均已基本封闭,2周后全身症状缓解,5周后症状基本消失,血沉及X线恢复正常。随访6个月至

1年，未见1例复发；3年以上者有1例复发，再服上药治疗，已痊愈。

【配伍禁忌】 体虚无实邪积聚者及孕妇忌服。

二、白　矾

【别名】 涅石、石涅、矾石、羽涅、羽泽、理石、白君、明矾、雪矾、云母矾、生矾。

【基原】 为矿物明矾石经加工提炼而成的结晶。

【产地】 产于甘肃、安徽、山西、湖北、浙江、福建等地。

【炮制】 采集明矾石后，打碎，放在锅内，加清水使之溶解，用滤纸过滤，收集溶液，倒在蒸发器内蒸至干，冷却后即可析出药用结晶。

【功效与主治】 有解毒杀虫、燥湿止痒、止血止泻、清热消痰等作用。主治疮疡疥癣、湿疹瘙痒、吐衄下血、泻痢不止、癫痫发狂、肝炎黄疸、胃、十二指肠溃疡、子宫脱垂、赤白带下、口舌生疮、水火虫伤等症。

【用法用量】 内服：入丸、散1~3 g；外用：适量，研末撒或调敷或化水洗。

【毒性】 动物实验证实，白矾可在体内蓄积，造成血钾增高、代谢紊乱、脑缺氧、缺血、呼吸、循环衰竭而死亡。小鼠急性毒性试验LD_{50}为1.53 g/kg，家兔或狗直肠周围注射8%的明矾注射液2 mL/kg，有明显中毒反应，发生出血性凝固坏死，继而周围形成异物胶原纤维瘢痕化，造成尿闭、尿失禁、腹泻、排便困难，肛门、会阴及睾丸、阴囊水肿，甚至肛门周围组织坏死，直肠瘘管，晚期直肠狭窄。

【中毒症状】 不论是口服还是注射，白矾的毒性主要是较强的局部反应，而全身反应较轻。大量内服能刺激胃黏膜，引起出血性胃炎，严重者可危及生命。中毒后1~2 h发病，反复用高浓度（如50%溶液）达一定数量者，可引起牙龈腐蚀溃烂，口腔咽喉烧伤，呕吐，腹泻及出血性胃炎，严重者可出现虚脱甚至死亡。

【救治】

1. 口服中毒者及时用乳汁胶或1∶5 000高锰酸钾溶液洗胃。

2. 口服牛奶、蛋清、阿拉伯胶或西黄蓍胶，以保护消化道黏膜。

3. 静脉补充5%葡萄糖盐水，以补充体液，稀释毒素以促进其排泄。

4. 阿托品0.5 mg肌内注射，每天2次；氢氧化铝凝胶10~15 mL，口服，每天3次；苯巴比妥15 mg，每天2次，口服；干酵母和镁盐等可酌情使用。

5. 及时进行对症治疗，如纠正酸碱平衡、电解质紊乱等。

6. 中药治疗

（1）陈皮9g，半夏9g，云苓9g，甘草6g，白及15g，水煎，早晚服。

（2）地榆炭15g，白及30g，藕节15g，黄连9g，共研为细末，每4h冲服6g。

（3）绿豆30g，甘草9g，法半夏9g，牡蛎21g，龙骨21g，水煎服，早晚分服。

【合理应用】

1. 痔疮　用15%或18%的明矾注射液注入痔核，对各期内痔及混合痔合并黏膜脱垂都有疗程短、副作用少的特点。根据数百例的观察，一般在治疗后5~7天痔核即可脱落，绝大多数于1~2周愈合。

2. 脱肛　用10%明矾注射液于肛门四周做点状注射。治疗18例，经3个月随访，均获痊愈，无1例并发感染及出血。

3. 子宫脱垂　用明矾粉（一般6g左右）直接喷洒于脱出的子宫体及穹隆部进行治疗。观察20例，用药3~6次后全部治愈。复查仅1例Ⅲ度患者复发。

4. 睾丸鞘水肿　采用明矾液（用明矾10g溶于1%普鲁卡因100mL中，过滤消毒）局部注射，试治5例睾丸鞘水肿，结果注射1次均获得痊愈。在注射后第2天局部稍有红肿，但可自行消退。

5. 传染性肝炎　取明矾粉装入胶囊，每次1g，每天服3次（或每天1次服3g）；或用枣泥850g，加入甘油500mL，捣成泥膏状后和入明矾500g，制成丸剂，每天顿服9g，孕妇减半；儿童以5%明矾浆口服，年少酌减。均于空腹时服，一般10~30天为1个疗程。初步观察，有使症状很快改善、黄疸及早消退、肝功能恢复正常等作用。观察76例，用药后一般症状和黄疸消退天数分别为4.9天和12.6天。住院天数为8~36天，平均19.6天。出院时除症状完全消失外，肝肿大及肝功能试验绝大多数恢复正常或接近正常。此外，对肝硬化引起的黄疸及阻塞性黄疸亦有效果。

6. 中耳炎　用10%明矾液滴耳，每天1次。经治50例，用药2~15次后，痊愈32例，显著进步14例。少数因感冒、洗浴而复发。

7. 慢性细菌性痢疾　每次口服10%明矾液15mL，每天服4次，10天为1个疗程。共治70例，近期治愈40例，占57.2%；进步8例，占11.6%。其中以急性发作型和胃肠功能紊乱型疗效最好，迁延性效果最差。少数病例服药后有头晕、恶心、呕吐等反应，一般不严重，治疗过程中或停药后可自行消失。

8. 肺结核咯血　明矾24g，孩儿茶30g，共研末混合，将0.1~0.2g装入胶囊。每次服1粒，每天服3~4次，大咯血每3h服1次，连续服至咯血停止，再续服2~3天。治疗观察70余例，半数以上患者在服药2天后停止咯血，绝大多数

第三章 矿物类有毒中药

在1~10天止血。结果表明，对浸润型肺结核患者的止血效果特别明显；对中、小量咯血者疗效较好；对大量咯血者疗效较差，甚至无效。

9．狂躁型精神病　明矾、冰糖各120 g，加水600 mL，浓煎至200 mL。空腹时1次顿服100~200 mL。治疗3例狂躁型精神病，服药1~2次后即恢复正常。

10．癫痫　用白矾粉，每天早晚各服1次，每次3~5 g。一般发病1~2个月者服药20天，半年者服药1个月，1年以上者服1~3个月。试治5例，均控制发作。分别经4个月或3年观察随访，未见复发。

11．膀胱大出血　用1%的明矾溶液，采用间断灌注冲洗（耻骨上有膀胱造瘘管者），待冲洗液转清后再缓慢滴入明矾液。若灌注冲洗1 000 mL以上，尿液清亮即可停药。8例患者经上述处理后，均在24 h内肉眼血尿消失，其中3例尿红细胞4~8/Hp，未见副作用及后遗症。

12．慢性溃疡性结肠炎、直肠炎　以明矾、苍术、苦参、槐花各15 g，大黄10 g，加水煎成250 mL，每次50~80 mL保留灌肠，早晚各1次，7~10天为1个疗程。少数患者1个疗程即可见效，多数需要重复2~3个疗程。359例中，结果疗效显著者201例，良好者98例，尚可者49例，无效7例，另有4例无效者不是本病。

13．急性尿潴留　用5%白矾水溶液30~50 mL，1次口服。治疗尿潴留患者24例，取得满意疗效。根据24例疗效观察，白矾对重型脑炎和重型流脑所继发的急性尿潴留疗效特别显著，对前列腺肥大引起的急性尿潴留无效。

14．耳郭性假性囊肿　对耳郭性假性囊肿进行常规皮肤消毒，在积液最高的部位穿刺，抽尽积液后注入与积液量相等的1%明矾液。若需要再次注射，可在前次注射引起的肿胀、疼痛消退后1~2天进行。共治21例，治愈20例，占95.2%。随访1~3年，除1例球上颌囊肿1年后复发外，余者无复发。

15．毒隐翅虫皮炎　毒隐翅虫皮炎是虫体生殖产生的毒素沾染皮肤所致的皮损，为夏季常见的皮肤病。将药用明矾加蒸馏水配成1%溶液做冷湿敷，盖上凡士林纱布封包。治疗患者5例，其结果：封包1天后4例皮肤损处形成痂壳脱落，1例红斑消失；2天后5例都基本痊愈，只留有暂时性的色素沉着斑。

16．消化道出血　明矾45 g，孩儿茶90 g，加水1 500 mL，煎成200 mL，每次30 mL，每天服2~4次。共治18例，17例有效。

17．避孕、绝育作用　明矾2 g，研粉，于分娩后，未进食前用温开水送服。共治12例，均未孕，其中1例已7年未孕。另取明矾2 g，研成粉，装入胶囊，产后胎盘娩出，空腹时1次服胶囊，用于绝育。应用明矾绝育共35例，观察1年多，失败1例，其余均未怀孕。

【配伍禁忌】　体虚者忌服。

三、硫　　黄

【别名】　石硫黄、土硫黄、石留黄、黄硇石。

【基原】　为天然硫黄矿，或经初步加工而成。亦可从黄铁矿等硫化物中炼制。

【产地】　硫黄常由火山作用产生，常见于温泉、喷泉、火山口地带。主产于山西、陕西、河南、湖北、广东、四川、台湾等省。

【炮制】　生硫黄：将采挖的泥块状硫黄矿置土罐内加热熔化，除去杂质，倒入预制的模板内，待冷后取出打碎备用。制硫黄：将原药材拣净，打成碎块，与豆腐同煮（药：豆腐比为1∶2），至豆腐呈黑绿色，用清水漂净便可。

【功效与主治】　硫黄为外用内服之品。外用有杀虫疗疮之功，主治疥癣、湿疹、皮肤瘙痒、皮脂溢出性皮炎、黄水疮等；内服有散寒、祛痰、壮阳通便之功，主治肾不纳气的寒喘、阳痿、小便频数、腰膝冷痛、虚冷便秘等症。

【用法用量】　内服：2～5 g，或入丸、散。外用：适量，研末撒，或油调敷，或磨汁涂，或烧烟熏。

【毒性】　硫黄给小鼠灌胃的LD_{50}为20 g/kg。升华硫小鼠急性毒性LD_{50}为0.266 g/kg。内服中毒量为10～20 g。

【中毒症状】　硫黄用量过大可导致中毒。中毒表现首先是全身乏力，头痛，头晕，心悸，气短，恶心，呕吐，腹胀，腹泻，腹痛，甚至便血，体温升高，意识模糊，瞳孔缩小，对光反应迟钝，继而昏迷，以致死亡。

【救治】

1．洗胃　用温开水反复洗胃，洗胃前，胃内可注入饱和硫酸镁溶液100 mL，加温开水200 mL。洗胃后给予硫酸镁导泻。

2．静脉给药　静脉注射1%美蓝10 mL，加50%葡萄糖溶液40 mL，或注入20%硫代硫酸钠40 mL，以促进血液中血红蛋白的复原。

3．人工呼吸　在施行人工呼吸的同时，可用呼吸兴奋剂。

4．控制感染　给予青霉素、链霉素等抗生素。

5．补充维生素　补充大量维生素B、维生素C、维生素K等。

6．口服药物　生绿豆粉15 g，每天1～4次，温开水送服。或用生甘草15 g，黑豆30 g，水煎服。亦可用瓜蒂散研末，每次0.5～1.5 g，冷开水调服。

【预防】

内服一般不超过4.5 g，阴虚火旺者及孕妇禁用。烧烟外熏时，应避免吸入过多的硫化氢气体，可采取器皿烟熏局部法，或戴防毒面具。

【合理应用】

1. 疥疮　将石灰、硫黄按1∶1比例放入锅内，加水煮熬，使石灰、硫黄混合成橘黄色液体，澄清过滤，冷却后装入玻璃瓶内备用。用时取药液200 mL与温水混匀，浑身淋洗，每天1次，重者每天2次，连续淋洗5～7天。共治疗疥疮1 000余例，治愈率为98%。用铁锅煎鸡蛋1枚，上撒硫黄粉3 g，待温服下，每天1次，连服3天，治疗疥疮12例，全部治愈。

2. 脾肾阳虚型肾炎　以生硫黄为主配合中西药治疗脾肾阳虚型肾炎20例，取得较满意疗效。用生硫黄末1.5～2.5 g，每天服1次，服10天左右量渐增加，同时服加味苓桂术甘汤、强的松等。治疗结果：完全缓解12例，好转7例，无效1例。

3. 坐骨神经痛　生硫黄合活络效灵丹治疗坐骨神经痛，用生硫黄研细末，每天早晚服1次，用白酒或黄酒调开，汤药送服。首次0.5 g，连服3天，每3天增加0.5 g，直到1次可服10 g。15天为1个疗程，休息1周，第2个疗程剂量在第1个疗程的基础上递增，如此推算，极量为210 g。若服后出现剧烈头痛，心烦躁渴、头发变白者停服硫黄。治疗120例，治愈72例，显效10例，进步14例，无效24例。最短1个疗程，最长4个疗程。

4. 高血压　用双黄片（硫黄、绿豆各等份，水煮2 h，取出硫黄干燥，加制大黄而成糖衣片），每次4片，饭后服。试治高血压100例，3个月后总有效率为83%。

5. 遗尿　用硫黄3 g，葱白1根，捣成膏状。睡前外敷脐上，用伤湿止痛膏固定，晨取下，每天换药1次，连用3～5天。共治疗20余例患儿，症状均得到控制。

6. 胆管蛔虫　用硫黄50～100 g，与2枚鲜鸡蛋拌匀，用猪油煎成薄饼，布包，敷于疼痛部位，外加热水袋续热，共治20例。腹痛在2 h内消失者2例，在2～12 h内消失者7例，无效2例，总有效率90%。

7. 蛲虫病　用硫黄内服，2～5岁每次0.3 g，6～7岁每次0.5 g，每天3次，进餐时服。同时，每天洗肛门1次，并将硫黄粉敷于肛门及其周围。共治疗57例，治愈率达50.95%。

8. 风寒顽痹　许多风寒顽痹、平素畏寒喜暖者，用硫黄治之，均能收到满意的效果。对20例服用硫黄患者进行随访，多数患者每次服硫黄粉0.2 g，每天3次，连服1～3个月后感到肌肤温煦，关节灵便，且无副作用。经肝功能化验，均未发现蓄积中毒现象。

9. 慢性腹泻　用生硫黄1.24 g，制巴豆霜0.64 g，为1天量，装胶囊分2次饭后服。治疗因慢性结肠炎、菌痢及阿米巴痢所致的慢性泄泻38例,有效率86%。

10. 网球肘　让患者取座位,将患侧肘关节放于桌上,找出最痛点做好记号,然后按部位大小选择硫黄结晶颗粒置于最痛点处,用火药点燃,并速用橡皮盖熄灭。要求施术部位不起泡,以感刺痛为原则,一般治疗1次,不愈者3天再灸1次。共治疗234例,治愈89例,好转127例。

11. 酒糟鼻　硫黄洗剂100 mL加入灭滴灵2.6 g,振匀后外涂患处,每天2次,6周为1个疗程。治疗61例,基本治愈41例,显效14例,见效5例,无效1例,总有效率为98.4%,未发现明显副作用。

12. 内痔出血　硫黄30 g,大枣90 g,置锅内共炒至大枣全部成焦炭后离火,研细末。成人每次1 g,于饭前半小时用开水送服,每天服3次,小儿酌减。6天为1个疗程,如便血不止,可连续服用。观察120例,有效率81.6%。

13. 肛门瘘管　硫黄250 g,大枣7枚,共置瓦上,点燃硫黄,直至大枣烧成炭,弃剩余硫黄,服大枣炭,每天服1枚,首日加倍,6天为1个疗程,治疗4例,均痊愈。

14. 带状疱疹　用硫黄、枯矾、血余炭各33 g,冰片4 g,共研细末。疮面用灭菌生理盐水清洗,取上药适量,用麻油调成糊状,外敷疮面,上盖油光纸,用5~6层无菌纱布覆盖,绷带包扎固定。每天换药2次,至结痂为止。治疗26例,平均治愈时间为4.6天。

15. 慢性湿疹　硫黄与甘草(2∶1)水煮半小时,取硫黄晒干,研末分装胶囊内,每粒0.6 g。成人服4~5粒,小儿酌减,1次吞服。治疗8例,均痊愈。

16. 红皮病　用2%的硫黄混悬液肌内注射,开始用0.2 mL,以后视机体反应情况增加0.2 mL,最大可增至2 mL。10~15次为1个疗程,疗程期间休息1~2周。共治7例,均治愈或好转。

17. 神经性皮炎　取硫黄、冰片,按3∶2的比例研成粉末,加适量凡士林混匀成复方硫黄软膏。将96例神经性皮炎患者分为两组,甲组用复方硫黄软膏,乙组用肤轻松软膏,都在早晚涂患处并包扎。观察20天,结果甲组和乙组依次为治愈16例、5例;好转27例、17例;无效5例、26例。总有效率为89.58%、45.83%。未见副作用。

18. 慢性阻塞性肺病　采用以硫黄为主药的复方中药片剂治疗1 462例慢性阻塞性肺病,其中1 131例以肾阳虚为主,197例以脾阳虚证为主,134例以肺气虚为主,取得良好效果。通过研究认为,在北方寒冷的气候条件下更适合于发挥硫黄的温补作用。

19. 水源性排尿　内服硫黄治疗该病5例,全部治愈,疗程最短者18天,最长者43天。患者均为女性,年龄最大47岁,最小25岁,病程最长8年,最短1年余。另硫黄为金石之药,不能久服,宜中病即止。

20. 癣 用治癣合剂(硫黄30 g,明矾、大蒜各10 g,炉甘石、氧化锌各6 g),食醋适量。将硫黄、明矾、大蒜(需隔年者)三味研细末,加后两味药于前药中,置一搪瓷碗内加食醋调匀,用火煮沸10 min,待冷后即可涂擦患处,每天2次,共治癣30例,均用药3~5天痊愈。用复方硫黄软膏(硫黄20 g,雄黄10 g,水杨酸5 g,硼酸5 g,冰片5 g,松节油10 mL,凡士林加至100 g)均匀涂擦患处,每天2次,治疗奶癣312例,均获临床治愈。经随访,其中52例复发,复治后仍有效。

21. 头皮脂溢性皮炎 用颠倒散(大黄、硫黄各等份,研细末备用),先用温水洗湿头皮,然后把颠倒散搓头皮上,2~3 min后用温水洗去药粉,每隔3~5天用1次。共治疗头皮脂溢性皮炎100例,显效60例,有效31例,总有效率达91%。

22. 溃疡后不收口 用新鲜鸡蛋1枚,硫黄(研细末)30 g,用筷子把鸡蛋戳开一个口,搅匀蛋清、蛋黄,一边搅动一边加入硫黄末,二药搅匀后,用黄泥包裹封闭严密,投入黄豆秆火内,烧熟为止,取出蛋硫研极细末,装瓶备用。用时清洗疮面后撒上药粉,用敷料胶布包扎,每天1次或2天1次换药。本方治疗溃疡后久不收口,效果良好。对外伤或肛肠手术后创口外掺包扎亦有效。

23. 痱疖 将患处用温水洗净后,直接用硫黄软膏敷抹于患处,每天3~4次,2~3天为1个疗程。治愈率为99.5%。本法使用简单,且无毒副作用,患儿易接受。

24. 带下 用鸡蛋1枚,戳一个小孔,放入硫黄粉0.3~0.4 g,调匀后封好蛋孔,蒸熟后去壳内服,每晚1次,连续服用3~6次,病情重者10次。治疗寒湿带下72例,其中痊愈69例,3例好转,未发现副作用。

25. 鼻前庭炎 用硫黄8 g,雄黄20 g,樟丹10 g,共研细末,加白凡士林200 g,调匀成膏,外涂疮面,治疗鼻前庭炎45例,有效率100%。

26. 婴儿湿疹 用硫黄霜(黄连30 g,黄柏30 g,硫黄5 g,将黄连、黄柏加水200 mL,文火煎40 min,过滤去渣,入硫黄搅拌,再加入冷霜100 g,加温调制而成),每天2次涂擦患处。共治疗婴儿湿疹70例,痊愈54例,有效12例。

【配伍禁忌】 阴虚火旺者及孕妇忌服。畏朴硝。

下编 各论

附 录

一、十八反歌诀

本草明言十八反,半(半夏,包括生半夏、清半夏、姜半夏、法半夏)蒌(瓜蒌、瓜蒌仁、瓜蒌皮、天花粉)贝(川贝、浙贝、平贝母、伊贝母、湖北贝母)蔹(白蔹)及(白及)攻乌(川乌、草乌、附子、天雄)。藻(海藻)戟(大戟)遂(甘遂)芫(芫花)俱战草(甘草)。诸参〔(包括各类人参和人参叶、西洋参、党参、沙参(包括南沙参和北沙参)、丹参、苦参、玄参〕辛(细辛)芍(白芍、赤芍)叛藜芦。

二、十九畏歌诀

硫黄原是火中精,朴硝一见便相争。
水银莫与砒霜见,狼毒最怕密陀僧。
巴豆性烈最为上,偏与牵牛不顺情。
丁香莫与郁金见,牙硝难合荆三棱。
川乌草乌不顺犀,人参最怕五灵脂。
官桂善能祛冷气,若逢石脂便相欺。
大凡修合看顺逆,炮煎灸煿莫相依。

三、妊娠禁忌歌诀

芫斑水蛭及芒虫,乌头附子配天雄。
野葛水银并巴豆,牛膝薏仁与蜈蚣。
三棱芫花代赭麝,大戟蝉蜕黄雌雄。
牙硝芒硝牡丹桂,槐花牵牛皂角同。
半夏南星与通草,瞿麦干姜桃仁通。
硇砂干漆蟹甲爪,地胆茅根都失中。

凡能影响胎儿生长发育、有致畸作用,甚至造成堕胎的中草药,妇女在怀孕期间应禁止使用。具有毒性的中草药有攻下逐水、破血逐瘀及具有芳香走窜功能的中草药,均属妊娠禁忌用药。

《中国药典》将妊娠禁忌用药分为妊娠禁用药、妊娠忌用药、妊娠慎用药三种。

妊娠禁用药为毒性中药马钱子，孕妇绝对不能使用。

妊娠忌用药大多为毒性较强或毒性猛烈的中草药，有天仙子、轻粉、斑蝥、雄黄、三棱、莪术、水蛭、关木通、土鳖虫、川牛膝、千金子、千金子霜、巴豆、巴豆霜、甘遂、芫花、京大戟、牵牛子、商陆、丁公藤、芒硝、玄明粉、阿魏、猪牙皂、益母草、麝香、附子、虻虫、天山雪莲花、鳖甲胶、陆英，应避免使用。

妊娠慎用药一般包括通络祛瘀、解气破滞以及药性辛热的中草药，可根据孕妇患病的情况酌情使用，非特殊情况应尽量避免使用，以免发生意外。慎用药物有：蟾酥、华山参、硫黄、干漆片、姜黄、急性子、瞿麦、制川乌、制草乌、番泻叶、白附子、枳实、三七、大黄、王不留行、西藏红花、红花、肉桂、苏木、虎杖、卷柏、漏芦、禹州漏芦、穿山甲、桃仁、凌霄花、牛膝、蒲黄、郁李仁、枳壳、天南星、冰片、草乌叶、禹余粮、常山、赭石、关白附、干蟾、菊三七。